Das große Buch für die gesunde Haut

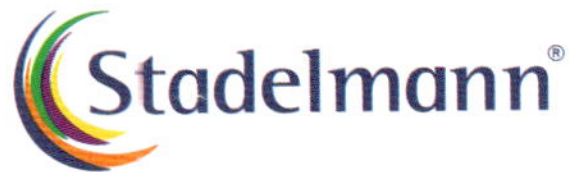

Ruth von Braunschweig

Das große Buch für die gesunde Haut

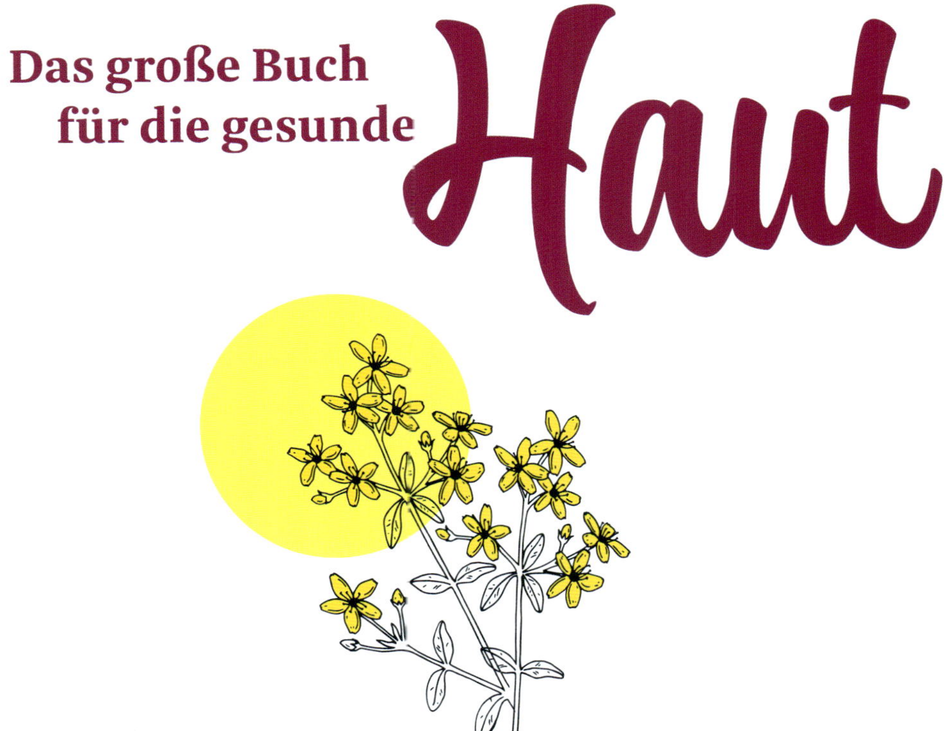

Ätherische Öle und Pflanzenöle für Hautpflege, Psyche und ein starkes Immunsystem

Wichtiger Hinweis:

Dieses Handbuch dient der Aufklärung, Information und Selbsthilfe. Jede Leserin und jeder Leser ist aufgefordert, in eigener Verantwortung zu entscheiden, ob und inwieweit die ätherischen Öle und Pflanzenöle eingesetzt werden können. Das Buch soll jedoch medizinischen Rat nicht ersetzen. Im Zweifelsfall oder bei bereits bestehender Erkrankung muss für eine korrekte Diagnose und entsprechende Behandlung stets eine Ärztin/ein Arzt oder eine Hebamme hinzugezogen werden. Ätherische Öle sind hochwirksame Substanzen, die falsch eingesetzt oder zu hoch dosiert zu Nebenwirkungen führen können. Bei Unklarheiten zur Anwendung fragen Sie in Ihrer Apotheke nach. Beachten Sie bitte unbedingt die Hinweise und lesen Sie das Buch aufmerksam.

Impressum:

3. Auflage 2024

ISBN 978-3-96914-001-7

Nesso 8, 87487 Wiggensbach

www.stadelmann-verlag.de

E-Mail: bestellung@stadelmann-verlag.de

Lektorat des Manuskripts: Eva Wagner

Redaktion: Martin Stiefenhofer, Uscio; Ingeborg Stadelmann, Wiggensbach

Lektorat: Dr. Eva Heuberger, St. Ingbert

Gestaltung und Satz: Studio Somo, Ofterschwang

Inhaltsverzeichnis

8 Die wichtigsten ätherischen Öle und ihre Wirkungen 124

Geleitwort

Die Haut ist ein faszinierendes Organ. Sie ist nicht nur das größte, sondern macht im Schnitt ein Siebtel unseres Körpergewichtes aus. Sie hüllt uns ein und schützt uns nach innen und nach außen. Ohne sie würde alles Wertvolle nach außen dringen. Alle chemischen und physikalischen Reize und alle mikrobiellen Kompartimente aus unser Umwelt würden ungehindert mit uns in Wechselwirkung treten.

Doch die Haut ist weit mehr als nur eine Schutzhülle, sie ist ein Ausdruck von uns selbst. Die bekannte Kosmetik-Unternehmerin Estée Lauder soll einmal gesagt haben, wir würden die ersten zwanzig Jahre unseres Lebens unsere Gesichtshaut in die Welt tragen, danach trügen wir unser Leben auf unserer Gesichtshaut.

In gewisser Hinsicht gleicht unsere Haut einem Eisberg: Wir meinen, alles über sie zu wissen, doch viele Erkenntnisse sind noch unter der Oberfläche verborgen und warten darauf, ans Tageslicht gebracht zu werden. Diesem Abenteuer stellt sich die Autorin mit Sachverstand und Liebe zum Detail. Frau von Braunschweig liefert in ihrem Buch umfangreiche Informationen zur Haut, zum Immunsystem und zu psychisch-emotionalen Aspekten, vor allem zu Stress. Sie ergründet, wie die Haut mit der körperlichen, aber auch mit der psychischen Abwehrkraft zusammenhängt, und beschreibt auf sehr anschauliche und unterhaltsame Weise, warum Hautpflege mit natürlichen Inhaltsstoffen uns Menschen auf allen drei Ebenen besonders guttut.

Dipl.-Ing. (FH) Pharm. Chemie Dr. rer. medic. David Hauck
Geschäftsführer (CEO) Dr. Hauck R&D GmbH
Kempten, im August 2022

Vorwort

Nachdem ich viele Jahre unzählige Seiten Fachliteratur zu dem Thema Haut gelesen habe, bin ich erstaunt, wie viel über die gesundheitliche Bedeutung der Haut bekannt ist. Gleichzeitig bin ich schockiert, was alles bei einer konventionellen Hautpflege ignoriert wird. Sie haben es in der Hand, Ihre Haut gesund oder krank zu pflegen.

In diesem Buch werden Sie viel Neues über die Haut erfahren, unser größtes und immer noch ein weitgehend unbekanntes Organ. Wussten Sie zum Beispiel, dass die Haut auf das Engste mit der Psyche vernetzt und ein wesentlicher Bestandteil unseres Immunsystems ist?

Die Haut nimmt im wahrsten Sinn des Wortes alles auf, seien es Gedanken, Umweltreize oder Kosmetika. Mit der richtigen Pflege können Sie sie also fit machen und fit halten, damit sie ihre vielfältigen Aufgaben erfüllen kann. Gerade pflanzliche Produkte wie ätherische Öle in Kombination mit fetten Pflanzenölen und Hydrolaten sind Multitalente, denn sie pflegen und schützen nicht nur die Haut, sondern entfalten ihre gesundheitsfördernde Wirkung im gesamten »Netzwerk Mensch«. So können Sie buchstäblich über die Haut Ihre Psyche, Ihr Hormon- und Immunsystem pflegen. Wie das funktioniert, erfahren Sie in diesem Buch.

Pflanzliche Produkte sind optimal für die Haut, denn sie sind dem menschlichen Organismus seit Millionen von Jahren bekannt. Unser Stoffwechsel hat sich hervorragend an sie angepasst. Hingegen enthalten konventionelle Kosmetikprodukte häufig synthetische, erdölbasierte Inhaltsstoffe, die im Vergleich zu den Pflanzeninhaltsstoffen für den Organismus neu und unbekannt sind. Diese Zutaten müssen kritisch hinterfragt werden, denn sie können auch Schaden anrichten. Was sie langfristig im »Netzwerk Mensch« bewirken, ist immer noch unklar.

Im Praxisteil des Buchs finden Sie eine Fülle an einfachen und wirkungsvollen Aromamischungen aus natürlichen pflanzlichen Rohstoffen, die unsere Haut pflegen und gesund erhalten. Dazu sorgen sie für mehr Wohlbefinden, während das Immunsystem widerstandsfähiger wird. Kleinere Alltags- sowie seelische Probleme und Stress können mit ihrer Hilfe abgemildert werden.

Aber die Qualität der Produkte muss stimmen. Sonst wird aus der reizvollen Begegnung mit Aromamischungen schnell eine hautreizende. Woran Sie hochwertige ätherische Öle, Hydrolate und fette Pflanzenöle erkennen, wer individuelle Aromamischungen für Sie herstellt und was echte Natur- und Biokosmetik ausmacht, verrate ich Ihnen ebenfalls in diesem Buch. Ich wünsche Ihnen viel Vergnügen beim Lesen und Ausprobieren.

Ruth von Braunschweig
Köln, im Juli 2022

1 Wunderwerk Haut

Seit vielen Jahren fasziniert mich, wie ätherische Öle – gerade in niedrigen Dosierungen – in Kombination mit pflanzlichen Ölen auf so vielfältige Weise zum Wohlergehen der Menschen beitragen. Dieses Phänomen möchte ich in diesem Buch auch unter dem Aspekt der modernen Biologie näher betrachten.

Damit wir die Wirkung von ganzheitlicher, natürlicher Hautpflege verstehen, müssen wir uns mit der Haut, dem Immunsystem, dem Gehirn und vor allem mit dem Lebensraum der Zellen näher befassen. In diesem Kapitel geht es also zunächst um die Haut und ihr ausgeklügeltes Zellsystem.

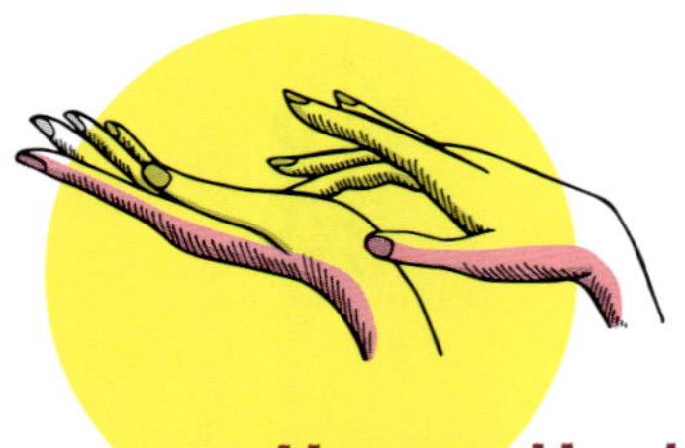

Unsere Haut – viel mehr als nur eine »Hülle«

»Unsere Haut [...] ist wie ein schimmerndes Seidentuch, mit Tausenden von Sinneszellen bestickt, durchwoben von Nerven und Gefäßen, gepolstert mit Fasern und Geweben, durchtränkt von kostbaren Flüssigkeiten.« Schöner und bewegender als mit diesen Worten der Ärztin Heike Gerlach, die ich während eines Vortrags[1] hörte, ist unsere kostbare Schutzhülle Haut wohl nicht zu beschreiben. Es lohnt sich, sie gut zu behandeln, sie zu pflegen und zu verwöhnen.

Pflanzenöle und -fette sind die Basis der Aromakosmetik. Diese sogenannten »fetten Öle« und die ätherischen Öle und Hydrolate ergänzen einander auf einzigartige Weise.

Es gibt kaum ein Organ, das für mich faszinierender ist und sich genialer selbst steuert als die Haut. Je mehr ich über sie weiß, umso größer sind mein Erstaunen und meine Bewunderung für dieses Meisterwerk der Natur. Denn die Haut ist ein wahres Multitalent; ihre Aufgaben sind so vielfältig wie bei keinem anderen Organ: Sie ist nicht nur ein Sinnes- und Schutzorgan, sondern auch ein Aufnahme- und Entgiftungsorgan sowie ein Immunorgan. Sie kann unsere Umwelt mit eingelagerten Druck- und Wärmesensoren, lichtempfindlichen Zellen und Chemorezeptoren erspüren. Aber dazu später mehr.

Rein anatomisch betrachtet, kann die Haut von außen nach innen in drei Gewebeschichten unterteilt werden:

- die **Epidermis** (Oberhaut)
- die **Dermis** (Lederhaut auch *Corium* genannt)
- und die **Subcutis** (Unterhaut bzw. Unterhautfettgewebe).

Die Epidermis und die Dermis bilden zusammen die *Cutis*, die Haut im eigentlichen Sinne. Geschützt wird die Epidermis nach außen durch einen fettigen Oberflächenfilm, den *Hydrolipidmantel* oder *Hydrolipidfilm*. → *Siehe Abbildung rechts.*

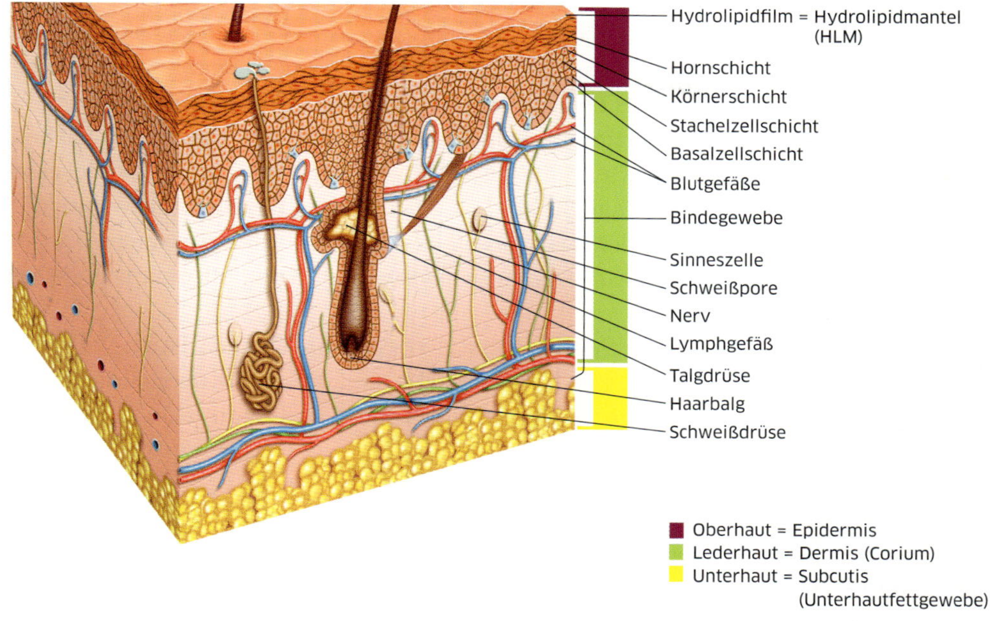

Abb. 1: Die verschiedenen Schichten der menschlichen Haut.

Die Epidermis leistet 24-Stunden-Schichtarbeit

Die Epidermis ist in ständigem Wandel – innerhalb von etwa 28 Tagen werden sämtliche ihrer Zellen erneuert. Während ihrer Wanderung von der untersten Schicht zur Oberfläche verändern die Hautzellen ihr Aussehen und ihre Funktionen. Sie bilden verschiedene Schichten, die etliche Schutzfunktionen erfüllen, und sozusagen nebenbei üben fast alle Epidermiszellen immunologische Aufgaben aus. Diese fleißige Belegschaft arbeitet perfekt zusammen, um uns beständig vor Umwelteinflüssen zu schützen.

1. Die unterste Schicht ist die Basalzellschicht *(Stratum basale)*. Hier teilen sich die Zellen kontinuierlich, sodass die darüberliegenden Schichten genügend Nachschub erhalten.
2. Über der Basalzellschicht befindet sich die mehrlagige Stachelzellschicht *(Stratum spinosum)*. Hier werden die Zellen flacher und die Zellabstände weiter. Die Zellen sind durch »stachelig« aussehende Brücken mit ihren Nachbarzellen verbunden. In dieser Schicht wird der Verhornungsprozess (siehe unten) eingeleitet.

3. In der angrenzenden **Körnerzellschicht** *(Stratum granulosum)* findet der hauptsächliche Verhornungsprozess statt. Die Zellen hier verfügen über körnige Einlagerungen, eine Vorstufe des Keratins (der Hornsubstanz). Außerdem findet man in den Zellen vermehrt bestimmte Lamellenkörperchen oder Organellen (siehe dazu »Schema einer Zelle« auf Seite 48), die Lipide (Fette) in Form von parallel gestapelten Plättchen enthalten. Sie sind das Baumaterial für die lebenswichtige Hornschichtbarriere, von der Sie in diesem Buch noch sehr oft lesen werden.
4. Darüber befindet sich die **Glanzschicht** *(Stratum lucidum)*, aber nur an den Fußsohlen und Handflächen.
5. In der äußersten Schicht, der **Hornschicht** *(Stratum corneum)*, ist der Verhornungsprozess abgeschlossen und die Zellen sind fast vollständig mit Hornsubstanz (Keratin) gefüllt. Sie haben keinen Zellkern mehr, dennoch sind sie an zahlreichen Stoffwechselprozessen beteiligt.

Im Übergangsbereich von Körnerzellschicht und Hornschicht werden die Lipide der Lamellenkörperchen in die Zellzwischenräume der Hornschicht abgegeben. Sie füllen als Lipidmatrix die Räume zwischen den Hornzellen aus. Diese Lipidmatrix besitzt eine ausgeklügelte Architektur und bildet gemeinsam mit den Hornzellen einen effizienten Schutzschild, die Hornschichtbarriere.

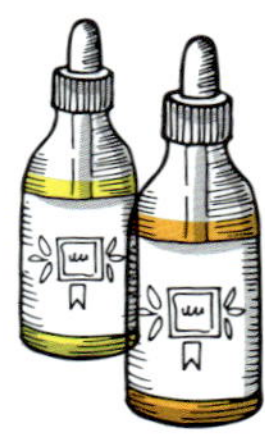

Mit der Funktionsfähigkeit der Hornschicht steht und fällt die Gesundheit der Haut und des ganzen Menschen. Die äußere Schicht unserer Haut sollte daher gut gepflegt werden! In diesem Buch erfahren Sie, warum und wie das geht.

Die Epidermis enthält weder Nerven noch Blut- oder Lymphgefäße. Sie wird indirekt durch die darunterliegende Dermis versorgt und besteht zu ungefähr 90 % aus hornbildenden Zellen:

- Von der Basalzellschicht bis zur Körnerzellschicht heißen sie **Keratinozyten** oder hornbildende Zellen,
- in der äußersten Hornschicht werden sie **Korneozyten** oder Hornzellen genannt.

Die hornbildenden Zellen sind untereinander durch sogenannte **Korneodesmosomen** verknüpft. Das sind hakenähnliche Strukturen, die die Zellen miteinander »verdübeln«.

Neben den Keratinozyten gibt es noch weitere Zelltypen, unter anderem mit immunmodulierenden Aufgaben. Im Rahmen dieses Buches sind vor allem interessant:

Die Melanozyten (pigmentbildende Zellen) und die Langerhans-Zellen (Immunzellen), die aus dem Knochenmark eingewandert sind.

Die Basalmembran – ein hochspezialisiertes Gewebe

Zwischen der Epidermis und der Dermis befindet sich eine hauchdünne Gewebsschicht, die sogenannte Basalmembran. Sie verbindet die Epidermis mit der Dermis und ist zugleich eine »Unterlage«, die der Verankerung von Zellen dient. Die Basalmembran spielt eine wichtige Rolle für die Hautgesundheit, wie wir im Kapitel 3 über das Immunsystem noch sehen werden.

Die Dermis oder Lederhaut

Unter der Epidermis liegt die wesentlich dickere Dermis oder Lederhaut, die zu etwa 90 % aus Bindegewebe besteht. Die Dermis versorgt die Epidermis unter anderem mit Nährstoffen und entsorgt ihre Abfallstoffe. Man unterteilt sie in zwei Schichten:

- Die obere Schicht *(Stratum papillare)* ist zapfenförmig mit der Epidermis verzahnt. Diese »Zapfenschicht« besteht aus lockeren kollagenen und elastischen Bindegewebsfasern und ist durchzogen von feinen Blut- und Lymphgefäßen (Kapillaren), Nervenenden und zahllosen Sinneszellen.
- Die untere Schicht *(Stratum reticulare)* ist ein Netzwerk aus straffen kollagenen und elastischen Bindegewebsfasern. Sie sorgen für die Reißfestigkeit, Elastizität und Belastbarkeit der Haut.

Wichtige Zellen der Dermis sind die Bindegewebszellen (Fibroblasten), die das kollagene und das elastische Netzwerk zusammenhalten.

Die Subcutis: Unterhaut(fettgewebe)

An die Dermis schließt sich ohne scharfe Abgrenzung die Unterhaut (Subcutis), auch Unterhautfettgewebe genannt, an. Sie besteht vor allem aus Binde- und Fettgewebe. Das Fettgewebe dient unter anderem der Wärmeisolierung sowie als Speicher für Nährstoffe und schützt die inneren Organe vor Druck und Stoß. Die Fettzellen sind außerdem wichtige Produzenten von Östrogen, auch nach der Menopause.

Das Unterhautfettgewebe ist aber auch ein bevorzugter Speicherort für Schad- und Fremdstoffe, die nicht vollständig abgebaut und ausgeschieden werden können. Die Auswirkungen von ungesunder Ernährung, aber auch von falscher Körperpflege kommen hier zum Tragen.

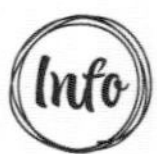

Die Haut – Aufnahmeorgan und Entgiftungsinstanz

Die menschliche Haut ist ein Organ wie das Herz oder die Leber. Nicht nur, dass sie uns »zusammenhält« und unseren Körper vor schädlichen äußeren Einflüssen schützt – sie kann noch viel mehr: Stoffe aufnehmen, Stoffe abgeben, und sie beherbergt einen Teil des lebenswichtigen Immunsystems.

Wir dürfen uns die Haut nicht als ein undurchlässiges Bio-Bollwerk vorstellen. Viele kleine Moleküle können ihre äußerste Schicht, die Epidermis, spielend überwinden. Von dort können manche bis in den Blutkreislauf gelangen und sich im Körper verteilen. So sind beispielsweise kleine fettlösliche Duftmoleküle, ob natürlich oder synthetisch hergestellt, schon nach kurzer Zeit (rund 10 bis 30 Minuten) im Blut nachweisbar.

Noch wenig bekannt ist, dass die Haut auch ein ausgezeichnetes Instrument zur Entgiftung ist, das mit Fremdstoffen und auch mit unterschiedlichsten Giftstoffen (Toxinen) ausgezeichnet umgehen kann. Körperfremde Stoffe, die in die Haut eindringen, werden durch Entgiftungsenzyme abgebaut. Diese Enzyme kommen zahlreich in den Epidermiszellen sowie in den Talgdrüsen und Haarfollikeln vor.

Eine sehr wichtige Gruppe von Enzymen, die Fremdstoffe abbauen, sind die sogenannten **Zytochrom-P450-Isoenzyme**. Den Namen müssen Sie sich nicht merken, aber Sie sollten wissen: Es sind die gleichen, wie sie auch in der Leber vorkommen. Sie können zahllose Stoffe von einer bisher kaum bekannten Vielfalt entgiften. »Die Entgiftungsfunktionen der Haut haben für die Elimination von niedermolekularen Substanzen eine ähnlich fundamentale Bedeutung wie das Immunsystem für die Abwehr mikrobieller Belastungen. Beide Systeme zusammen gewährleisten nicht nur einen optimalen Schutz der Haut, sondern darüber hinaus die Unversehrtheit und korrekte Funktion des Gesamtorganismus«, so Irmgard Niestroj in ihrem Buch *Praxis der orthomolekularen Medizin.*

Die Haut: kein undurchlässiges Bollwerk, sondern Aufnahme- und Ausscheidungsorgan.

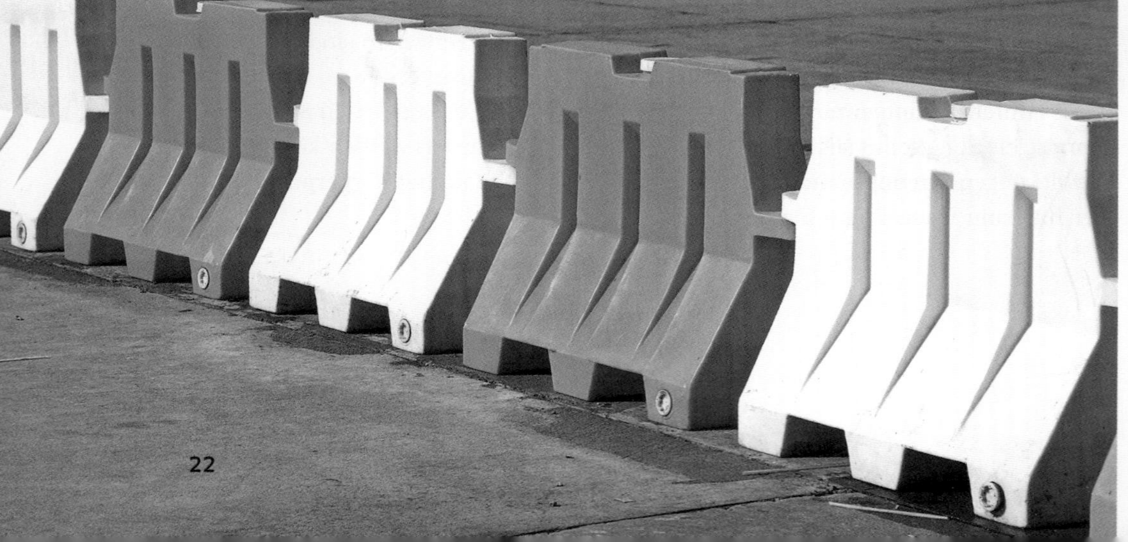

Das Immunorgan Haut

In der Immunabwehr kommt der Haut eine besondere Rolle zu. Seit Ende des vergangenen Jahrhunderts ist bekannt, dass unsere Haut zahllose immunologische Aufgaben erfüllt. Die Epidermis mit ihrem Hydrolipidmantel, die Dermis und die Hornschichtbarriere bilden zusammen mit den unzähligen, kleinen Lebewesen, die sie besiedeln (der sogenannten »Hautflora«, mehr dazu auf Seite 28), ein hocheffizientes und komplexes Immunorgan. Es wird auch als kutanes oder Hautimmunsystem (oder auch als SIS, *skin immune system*) bezeichnet. Dieses Hautimmunsystem ist mit allen anderen Immunsystemen des Körpers auf das Engste vernetzt und sie beeinflussen sich gegenseitig. Das bedeutet: Wenn das Hautimmunsystem geschwächt ist, wirkt sich das negativ auf das Gesamtimmunsystem des Körpers aus. Umgekehrt gilt aber auch: Ist das Hautimmunsystem stark, so profitiert davon das ganze Immunsystem.

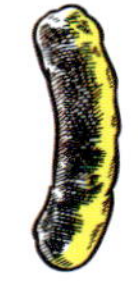

Man unterscheidet zwischen dem epidermalen und dem dermalen Immunsystem, die sich gegenseitig bedingen.

Epidermales Immunsystem

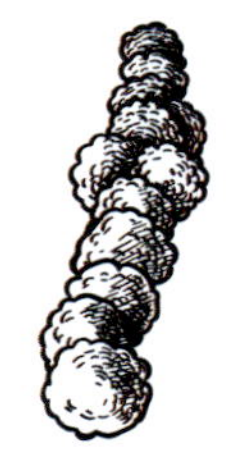

Die meisten Epidermiszellen sind Immunspezialisten. Unter der Hornschicht befinden sich neben verschiedenen Lymphozyten zwei weitere Typen von Abwehrzellen, die sonst nirgendwo im Organismus vorkommen. Es sind die bereits genannten Keratinozyten (hornbildende Zellen) und die vielseitigen Langerhans-Zellen.

Was Keratinozyten leisten

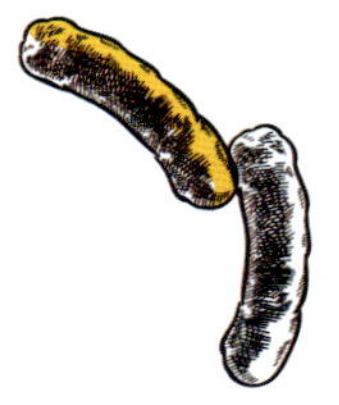

Diese hornbildenden Zellen stellen zum einen eine mechanische Barriere dar, die vor physikalischen und chemischen Umwelteinflüssen, aber auch vor schädlichen äußeren Einflüssen wie fremden oder pathogenen (krankmachende) Mikroorganismen schützt.

Früher war die Meinung vorherrschend, dass Keratinozyten kaum an immunologischen Vorgängen beteiligt seien. Forschungsergebnisse der letzten Jahrzehnte haben jedoch gezeigt, dass Keratinozyten echte Immunzellen sind. Sie stehen an »vorderster Front« und werden durch Substanzen und Keime aus der Umwelt direkt aktiviert. Blitzschnell müssen sie erkennen, ob es sich bei den »Fremdlingen« um »Freunde« oder »Feinde« handelt, woraufhin sofort die verschiedensten Botenstoffe (Zytokine) produziert werden. Dringen zum Beispiel Bakterien ein, so bekämpfen die Keratinozyten sie zunächst vor Ort mit selbst hergestellten antimikrobiellen Substanzen (z. B. Defensine). Die Keratinozyten können mithilfe von Botenstoffen aber auch unterschiedlichste Immunzellen »zu Hilfe rufen«. Das Immunsystem wird hochgefahren.

Ist die Gefahr gebannt, produzieren die Keratinozyten andere Zytokine, die dafür sorgen, dass die erhöhte Immunaktivität wieder zurückgefahren wird. Das ist wichtig, denn sonst wäre das Immunsystem in dauerhafter Alarmbereitschaft.

Wenn nun die Haut ständig mit zu vielen Schadstoffen belastet wird, bleibt die erhöhte Alarmbereitschaft der Keratinozyten bestehen. Infolgedessen kommt es langfristig zu chronischen Mikroentzündungen, die eine vorzeitige Hautalterung und Hautprobleme fördern. Diese Mikroentzündungen wiederum können langfristig zu stillen Entzündungen werden, die den gesamten Körper schwächen (siehe auch Seite 37).

Unsere Keratinozyten müssen also geschützt und gut gepflegt werden, damit sie ihre immunologischen Aufgaben zuverlässig erfüllen können. Der Wahl der kosmetischen Hautpflegemittel kommt dabei eine wichtige Rolle zu.

Langerhans-Zellen: Außenposten des Immunsystems

Die sogenannten Langerhans-Zellen in der Epidermis sind spezielle Zellen, die aus dem Knochenmark stammen und in die Haut eingewandert sind. Sie kooperieren eng mit den Keratinozyten und verständigen sich untereinander durch eine große Zahl von unterschiedlichen Botenstoffen. Diese Zellen werden auch als »Außenposten des Immunsystems« bezeichnet, weil sie eine bedeutende Rolle bei der Immunabwehr spielen. Sie haben eine Doppelfunktion:

- **Mikroben- und Fremdstoffjäger**
  Zum einen fungieren sie als Makrophagen: Sie können »Fremdlinge« wie Bakterien, Viren, Tumorzellen oder verschiedenste Fremdstoffe unschädlich machen, indem sie diese »fressen«, im Fachjargon: phagozytieren (von Griech. *phagein* = essen).
- **Antigen-präsentierende Zellen**
  Zum anderen »fangen« sie eingedrungene Fremd- und Schadstoffe ein, wandern damit zum nächsten Lymphknoten und präsentieren diese Fremdstoffe bestimmten Abwehrzellen, den sogenannten T-Lymphozyten oder T-Zellen. Auf diese Weise lernen die T-Zellen diese Fremdstoffe kennen und können sie wiedererkennen, wenn die Fremdstoffe erneut präsentiert werden.

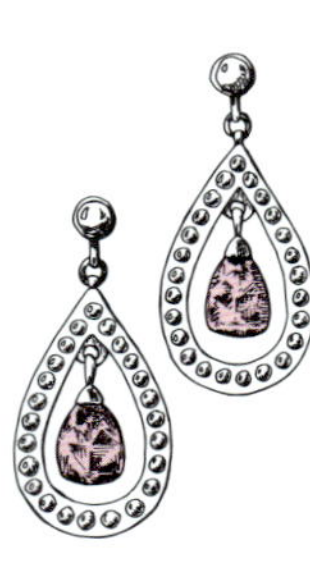

So sind Langerhans-Zellen aber auch für das Auftreten von **allergischen Reaktionen** – wie beispielsweise Kontaktekzeme – gegen Medikamente, Nickel, Farb- oder Duftstoffe oder auch gegen Kosmetikprodukte verantwortlich.

Dermales Immunsystem

Im Fasernetzwerk der Dermis findet man ebenfalls die unterschiedlichsten Immunzellen (auch hier unter anderem wieder Lymphozyten). Sie sind aktiv an der Bekämpfung von Mikroorganismen und Fremdstoffen sowie dem Abtransport abgestorbener Zellen beteiligt. Diese Immunzellen vernichten die meisten Mikroorganismen.

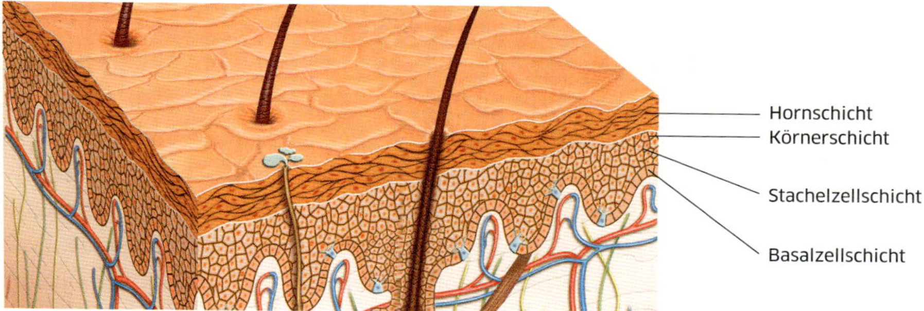

Abb. 2: Die einzelnen Schichten der Epidermis werden nach außen vom Hydrolipidmantel abgeschirmt.

Eine weitere Gruppe von Immunzellen, die Mastzellen, produzieren Histamin und andere Botenstoffe, die bei bestimmten Entzündungsreaktionen freigesetzt werden. Sie sind beteiligt an entzündlichen und allergischen Reaktionen.

Der Schutzfilm Hydrolipidmantel

Nach außen geschützt wird die Haut von einer einzigartigen und kostbaren Hülle: dem Hydrolipidfilm oder Hydrolipidmantel (HLM). → *Siehe Abbildung oben.*

Chemisch gesehen ist der Hydrolipidmantel eine **Emulsion** – also ein Gemisch von wasserhaltigen und fetthaltigen Bestandteilen oder Phasen –, für deren Stabilität natürliche Emulgatoren wie Cholesterin (oder genauer Cholesterol) sorgen.

Die Fette in diesem biogenen Schutzmantel sind von völlig anderer Natur als Mineralöle. Auf diesen grundlegenden Unterschied komme ich in Kapitel 9 über Pflanzenöle und -fette noch ausführlich zu sprechen.

Obwohl diese schützende, körpereigene Emulsion hauchdünn ist, leistet sie Enormes und ihre Bedeutung für die Gesundheit wird noch immer völlig unterschätzt. Der Hydrolipidmantel ist die erste wichtige Barriere gegen Fremdstoffe, Keime und andere schädliche Umwelteinwirkungen. Er legt sich wie ein schützender Mantel lückenlos über die Epidermis.

- Die **wässrige Phase**, die hauptsächlich aus dem Schweiß stammt, besteht aus Wasser und wasserlöslichen Stoffen, den sogenannten NMF *(natural moisturizing factor)*, wie zum Beispiel Milchsäure, Glycerin, Aminosäuren oder Harnstoff. Sie haben gute wasserbindende Eigenschaften. Eine bestimmte Säure, die Urocaninsäure, kann außerdem UV-Strahlen absorbieren und so die Haut vor UV-Licht schützen.
- Die **Fettphase** stammt überwiegend aus den Talgdrüsen. Dieser Lipidschutzfilm ist der eigentliche Schutzmantel. Er wird von unterschiedlichen Hautlipiden, wie z. B. Triglyceriden, Wachsen, Cholesterin und freien Fettsäuren gebildet. Die Zusammensetzung der Fettphase ist individuell sehr unterschiedlich, jeder Mensch hat sein eigenes »Fettmuster« auf und in der Haut.

Die Fettsäuren schützen die Epidermis zusätzlich vor Feuchtigkeitsverlust. Daneben bekämpfen sie schädliche Bakterien, Viren und Pilz und hemmen ihr Wachstum. Interessanterweise gibt es auch Fettsäuren mit so ungewöhnlichen Strukturen, wie sie in der Natur sonst nicht vorkommen. Sie können von Bakterien nicht verstoffwechselt werden und schützen so die Haut zusätzlich vor pathogenen Keimen.

Die Zusammensetzung des Lipidschutzfilms[2] beträgt beim Menschen im Mittel:

- **Triglyceride** *(also Fettsäuren plus Glycerin): ca. 45 %*
- **Wachse:** *ca. 25 %*
- **freie Fettsäuren:** *ca. 10 % (emulgierende Eigenschaften)*
- **Squalen:** *ca. 12 %*
- **Diglyceride:** *ca. 2 % (emulgierende Eigenschaften)*
- **Cholesterin und -Ester:** *ca. 4 % (emulgierende Eigenschaften)*

Aus dieser Analyse wird klar: Der Hydrolipidmantel enthält weitgehend die gleichen Stoffe wie die natürlichen Pflanzenöle und -fette.

Wenn wir natürliche Pflanzenfette und -öle auf unsere Haut auftragen, geben wir ihr also genau das, was sie braucht. Was liegt näher, als das auch zu tun?

Der Hydrolipidmantel hat mit einem pH-Wert von etwa 5,6 – 6,5 einen leicht **sauren** Charakter und wird daher oft als »Säureschutzmantel« bezeichnet. Dieser Ausdruck greift aber zu kurz. Es ist richtig: Die wässrige Phase und die freien Fettsäuren tragen zum sauren Milieu bei und haben einen maßgeblichen Anteil an der Schutzwirkung des Hydrolipidmantels. Für seine volle Leistung sind jedoch noch weitere Elemente notwendig.

Lipide und freie Fettsäuren: Schutzstoffe

Neben den Säuren, die uns schützen, sind es auch die Wachse, Fette, fettähnlichen Substanzen, freien Fettsäuren sowie das Hautmikrobiom (also die natürliche, gesunde Keimmischung), die diese aktive Schutzhülle bilden. Die Fettmoleküle der Haut werden durch bestimmte Enzyme (hier: die Lipasen) und Bakterien in freie Fettsäuren und Glycerin aufgespalten. Die freien Fettsäuren mit ihrem leicht sauren Charakter wirken auf viele Bakterienarten antimikrobiell und senken gleichzeitig den pH-Wert des Hydrolipidmantels optimal ab. Glycerin wiederum ist ein ausgezeichneter und besonders verträglicher Feuchthaltefaktor.

Nun kommen wir zu einem entscheidenden Punkt: Der leicht saure Hydrolipidmantel ist ein optimaler Lebensraum für die oben genannten natürlichen Bakterien der Haut, das Hautmikrobiom – nicht jedoch für fremde und pathogene Keime. Physiologische Keime, also unser natürliches Hautmikrobiom, sind für die Gesundheit von sehr großer Wichtigkeit. Sie bestimmen mit, ob wir fit sind oder schwächeln. Unsere Hautbewohner müssen deshalb gepflegt werden.

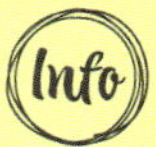

Fette Pflanzenöle pflegen und schützen den Hydrolipidmantel

Es liegt auf der Hand, dass wir unsere Schutzhülle, den Hydrolipidmantel, mit körperähnlichen Stoffen schützen und pflegen müssen. Pflanzliche Öle, Fette und Wachse sowie ihre Begleitstoffe sind dazu optimal geeignet. Sie bilden einen Schutzfilm, ohne dabei die Epidermis »abzudichten«, denn sie werden integriert.

Pflanzenöle und -fette können eine abwehrschwache Haut wieder in Schwung bringen: Die Hautbakterien können nämlich Fettmoleküle in Glycerin und Fettsäuren spalten. Diese beiden Stoffe gehören zu den »Lieblingsspeisen« der »guten« Bakterien. Sie sind also das »Futter« für das Hautmikrobiom, welches das natürliche Gleichgewicht der Mikroorganismen fördert. Zudem produzieren die »guten« Bakterien saure Stoffwechselprodukte, die der Fehlbesiedlung zum Beispiel durch krankmachende oder unphysiologische (körperfremde) Keime entgegensteuern.

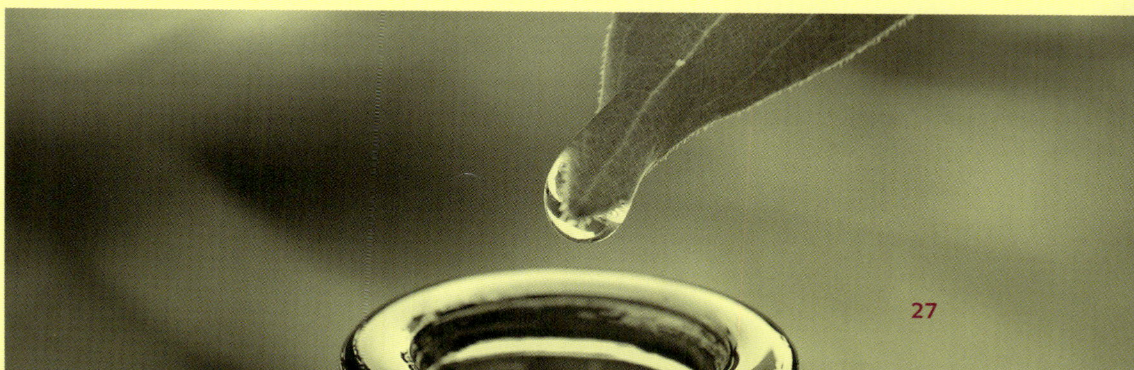

Die Haut: dicht mit Bakterien besiedelt

Bakterien und andere Keime – das hört sich zunächst nach etwas an, das wir beseitigen müssten, doch das Gegenteil ist der Fall: Wir benötigen diese Vielzahl von Mikroorganismen, die unsere gesamte Hautoberfläche besiedeln.

Flora – Mikrobiota – Mikrobiom: unsere Hautmitbewohner

Dies sind alles Begriffe für die vielfältige, individuell einzigartige Besiedelung unserer Haut und Schleimhäute durch Billionen stoffwechselaktiver Mikroorganismen, also Mikroben.

Flora bedeutet so viel wie Blume, Blüte oder Pflanzenwelt. In der Tat wurden die vielfältigen Bakterien und Pilze früher der Pflanzenwelt zugeordnet – eine »blühende Wiese«, lebendig und in steter Wechselwirkung mit uns. Allerdings ist dieser Begriff für unsere Mitbewohner aus botanischer Sicht nicht korrekt. »Hautflora« gilt deshalb als veraltet. Heute wissen wir dank wissenschaftlicher Forschung und neuester molekularbiologischer Methoden viel mehr über ihre Zusammensetzung und beeindruckende Diversität.

In der Fachwelt hat der Begriff **Mikrobiota** die Bezeichnung (mikrobielle) Flora größtenteils abgelöst. Darunter verstehen wir heute die Gesamtheit aller Bakterien, Urbakterien (Archaeen), Pilze und Viren, die neben der Haut auch den Darm und viele weitere Körperflächen besiedeln. Nicht nur wir Menschen haben unsere individuelle Mikrobiota, sondern auch Tiere und Pflanzen.

Als **Mikrobiom** bezeichnen wir die Gesamtheit der Gene beziehungsweise die genetische Information der Mikrobiota. Im Rahmen des *Human Microbiome Project* (HMP) wird das Genom, also der Genpool der menschlichen Mikrobiota untersucht.

Die Differenzierung der Begriffe Mikrobiota und Mikrobiom ist selbst in der Fachwelt noch im Wandel. In diesem Buch verwende ich den Begriff Mikrobiom.

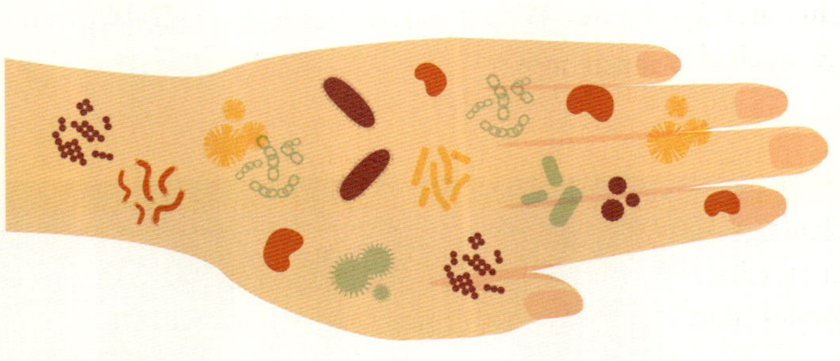

Abb. 3: Das gesunde Hautmikrobiom – kein blühendes Blumenbouqet, sondern ein dienlicher Mix verschiedenster Mikroorganismen.

Nur das Ungeborene im Mutterleib besteht beinahe zu 100 % aus menschlichen Zellen. Während des Geburtsvorgangs kommt das Kind mit zahllosen weiteren Keimen der Mutter in Berührung. Sie besiedeln das Neugeborene sofort und bilden sozusagen das erste Rüstzeug der Haut für das Leben in der neuen Umgebung. Im Laufe der Zeit wird das Baby von weiteren winzigen Lebewesen erobert, sei es im Mund, auf der Haut oder im Darm. Sie bleiben dem Menschen bis zu seinem Tod treu; am Ende einer gesunden Entwicklung besteht der Mensch – was die reine Anzahl der Zellen betrifft – mehrheitlich aus Mikroorganismen. Die genauen Zahlen gehen hier auseinander, es kommen aber sicher mehrere Mikroorganismen auf eine menschliche Zelle. Und trotzdem überwiegt an uns das Menschliche, denn die Keime sind ausgesprochene Leichtgewichte und wesentlich kleiner als menschliche Zellen.

Keime und Mensch – ein bewährtes Zusammenleben

Bakterien sind wohl die erfolgreichsten Lebewesen der Erde – mit ihrer »biologischen Intelligenz« können sie sich schnell an die ungewöhnlichsten und ungemütlichsten Wohnstätten anpassen. Ob Erde, Wasser, Schwefelsee, Blume, Ameise, Pferd, Nase oder menschliche Haut – sie haben die Erde und ihre Bewohner seit Milliarden von Jahren erobert.

So leben auf der ca. 2 m² großen Hautoberfläche eines Menschen sogar etwas mehr Mikroorganismen als Menschen auf unserem Planeten, nämlich ca. zehn Milliarden. Für Bakterien und andere Mikroorganismen sind wir Menschen ein attraktiver Lebensraum und sie bilden mit uns eine innige Lebensgemeinschaft zu beiderseitigem Vorteil. Diese wechselseitig abhängige Beziehung zwischen zwei Arten, Symbiose genannt, ist über einen langen Zeitraum in einer Koevulotion entstanden; beide Seiten haben eine lange gemeinsame biologische Entwicklungsgeschichte hinter sich.

Die Bakterien, die auf unserer Haut leben, haben nicht das Ziel uns zu schaden oder sogar zu vernichten, denn wir ernähren sie mit einem reich gedeckten Tisch, dem oben beschriebenen Hydrolipidmantel. Im Gegenzug verteidigen unsere winzigen Mitbewohner ihr »Nutztier« Mensch unter anderem gegen die unterschiedlichsten Umweltkeime. Sie halfen schon vor Millionen von Jahren unseren Vorfahren und helfen uns auch heute noch dabei, in einer feindlichen Welt zu überleben. Solche »friedlichen« Mikroorganismen werden auch als *Kommensalen* (wörtlich »Mitesser« oder »Tischgenossen«) bezeichnet.

Individuelle Öko-Systeme

Jeder Mensch ist ein einzigartiges ökologisches System, sei es im Körperinneren oder auf der Oberfläche. Es ist ein bisschen wie auf der Erde: Da gibt es auf der Haut sehr dicht bevölkerte »Dschungelzonen«, das sind feuchtwarme Gebiete in den Achselhöhlen, der

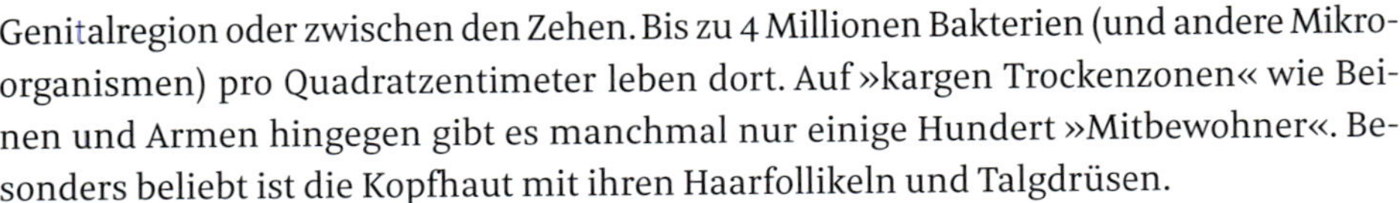

Genitalregion oder zwischen den Zehen. Bis zu 4 Millionen Bakterien (und andere Mikroorganismen) pro Quadratzentimeter leben dort. Auf »kargen Trockenzonen« wie Beinen und Armen hingegen gibt es manchmal nur einige Hundert »Mitbewohner«. Besonders beliebt ist die Kopfhaut mit ihren Haarfollikeln und Talgdrüsen.

Übrigens hat jeder Mensch auf der Haut seine ganz persönliche »Wohngemeinschaft«. Diese Mikrobengemeinschaft ist so individuell wie ein Fingerabdruck.

Bakterien kreieren unseren persönlichen Hautduft

Das Hautmikrobiom hat aber noch eine weitere Funktion. Was wäre die Haut ohne ihren persönlichen Duft? Jeder Mensch hat seine ganz individuelle Duftnote. Wir kennen den wunderbaren Duft von Babyhaut oder den Duft der oder des Geliebten, der uns verzaubert, wohingegen uns Schweißfüße in die Flucht schlagen. Diese verschiedenen Duftcocktails verdanken wir den unterschiedlichsten Bakterien. Sie zersetzen die Absonderungen der Talg- und der Schweißdrüsen auf der Haut. Beim Abbau der Sekrete entstehen viele Fettsäuren und andere Moleküle, sogenannte **Chemosignale**, die unseren typischen Körpergeruch bilden. Auch er ist so einmalig wie ein Fingerabdruck. Bakterien bestimmen also mit, ob zwei sich »riechen« können oder nicht, und beeinflussen damit unser Sozialverhalten.

Bakterien & Co. als Teil des angeborenen Immunsystems

Die physiologischen Keime, unser Hautmikrobiom, sind also sprichwörtlich unsere »Bodyguards« und gehören deshalb zum angeborenen Immunsystem (zum erworbenen Immunsystem erfahren Sie mehr im Kapitel 3 »Immunsystem und Allergien«). Sie werden auch **residente** Keime genannt, weil sie auf unserer Haut gleichsam wohnen, also auf ihr »residieren«.

> *Achtung: Verwechseln Sie die **residenten** Keime bitte nicht mit den ähnlich klingenden, gefürchteten **resistenten** Keimen (sogenannte Krankenhauskeime)!*

Wir bieten unseren physiologischen Keimen ein behagliches Zuhause mit reichlich Nahrung: Schweiß, Hautschüppchen und Haartalg sowie die Abbauprodukte des Hauttalgs, zum Beispiel Fettsäuren und Glycerin.

Ihre Gegenleistung ist die Bildung eines dichten **Schutzwalls** gegen zahllose fremde Mikroorganismen. Fremdkeime können sich auf uns kaum häuslich niederlassen, weil sie im wahrsten Sinn des Wortes keinen Platz finden. Damit nicht genug: Die residenten Keime verteidigen ihr »Zuhause Mensch« auf das Heftigste, indem sie Fremdkeime mit antibakteriellen Substanzen vernichten.

Daneben erfüllen sie lebenswichtige immunologische Aufgaben. Die wohl wichtigste: Sie stimulieren unser Immunsystem und halten es auf Trab. Das Immunsystem benötigt nämlich den ständigen Kontakt mit Bakterien, um sich ununterbrochen auszubilden, fortzubilden und zu lernen; anders gesagt: um bei Fremdkeim-Alarm auf dem neuesten Stand zu sein. Ein gut trainiertes Immunsystem kann viel besser mit pathogenen Keimen umgehen als ein ungeübtes.

Daneben lindern Bakterien entzündliche Reaktionen nach Verletzungen und fördern die Wundheilung.

Außerdem kann das Hautmikrobiom nicht nur fremde Keime bekämpfen, sondern auch zahllose Fremdstoffe zerlegen und abbauen. Es unterstützt so die Arbeit des Immunsystems.

Fremdkeime: nützlich oder schädlich?

In der Natur und in der Evolution gibt es im Grunde kein »Gut« oder »Böse«, es gibt jedoch Keime, die unserer Gesundheit schaden können. Wenn solche Mikroorganismen nur vorübergehend auf der Haut siedeln, nennt man sie Anflugskeime (transiente Keime). Richten sie sich jedoch auf unsere Haut ein, so spricht man von temporär residenten Keimen. Dazu gehört z. B. der gefürchtete bakterielle Erreger *Staphylococcus aureus*. Sehr problematisch sind resistente Keime, also Bakterien, die unempfindlich gegen Antibiotika sind und inzwischen häufig in Krankenhäusern vorkommen. Sie sind leider besonders anhänglich und besonders gefährlich.

Ein gesundes Hautmikrobiom kann Fremdkeime und pathogene Keime bestens in Schach halten, benötigt sogar den Kontakt mit ihnen, denn sie trainieren unser Immunsystem. Aber wir müssen für unsere »Bodyguards« gute Gastgeber sein, damit sie diese Aufgabe auch erfüllen können.

Ein ausgeglichenes Verhältnis zwischen residenten Keimen und Fremdkeimen ist die Voraussetzung für Gesundheit. Wenn das Gleichgewicht gestört wird, ist das Immunsystem geschwächt und schädliche Mikroorganismen können zuschlagen.

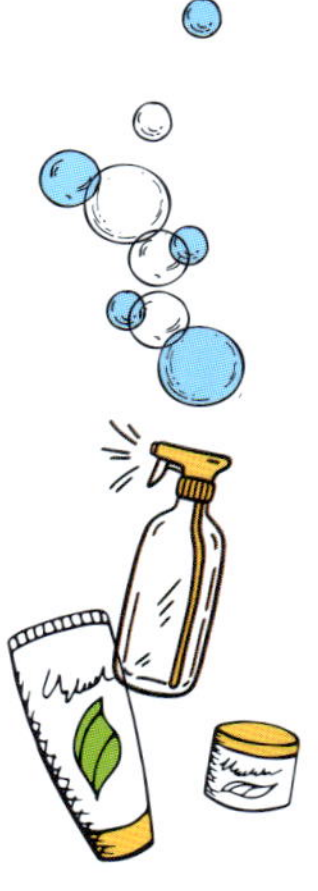

Bakterien – unsere Freunde und Helfer

Statt uns aber bei unseren Hautbakterien zu bedanken und sie bei ihrer schweren Arbeit zu unterstützen, rücken wir ihnen mit aggressiven Wasch-, Desinfektions-, Putz- und Konservierungsmitteln zu Leibe – und das nur, um eventuell schädliche Keime auszumerzen. Das ist wahrlich mit Kanonen auf Spatzen geschossen. Statt unser natürliches Mikrobiom zu fördern, zerstören wir es! Denn konventionelle Pflegeprodukte machen unseren nützlichen »Mitbewohnern« das Leben extrem schwer, weil sie Stoffe enthalten, für die unsere Hautbakterien nicht trainiert sind. In der Folge kommt es zur Fehlbesiedlung durch Keime, die nicht auf unsere Haut gehören – auch pathogene. Was für Schlüsse wir daraus ziehen müssen, ist sonnenklar: Übermäßige Körperhygiene mit den falschen Produkten schädigt das Hautmikrobiom.

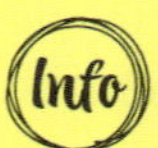

Natürliche Hautpflege ist »bakteriengerechte« Hautpflege

Ätherische Öle sind unter anderem Spezialisten gegen Fehlbesiedelungen, sie sorgen für ein ausgeglichenes Hautmikrobiom und unterstützen es aktiv gegen pathogene Keime. Ätherische Öle zusammen mit pflanzlichen Ölen und Fetten schützen und pflegen unsere Haut optimal.

Die Hornschicht – unser mächtiger Schutzschild

Die äußere Hornschicht *(Stratum corneum)* spielt eine zentrale Rolle für die Hautgesundheit und somit für die Gesundheit des ganzen Menschen. Sie zählt zu den raffiniertesten und effizientesten biologischen Schutzmechanismen überhaupt und ist unser eigentlicher Schutz vor Umwelteinflüssen, UV-Strahlen und Fremdstoffen. Außerdem würden wir ohne diese Schutzhülle täglich ca. 20 Liter Wasser verlieren und Keime könnten ungehindert in unseren Körper eindringen.

Von der Umwelt trennen uns bloß 10 bis 20 Schichten abgestorbener, abgeflachter Hornzellen, die mit Keratin (Horn) ausgefüllt sind. Untereinander sind sie durch dübelartige Strukturen (die bereits erwähnten Korneodesmosomen) verknüpft. Daneben gibt es noch die sogenannten *tight junctions* (»dichte Verbindungen«), charakteristische Zellverbindungen zwischen benachbarten Epithelzellen. Die Hornzellen sind außerdem in eine fettartige Substanz eingebettet, die Lipidmatrix. Diese erfüllt sehr wichtige Barrierefunktionen gegenüber Umweltweinflüssen.

Die Gesamtheit der Hornzellen und die Lipidmatrix bilden die Hornschicht.

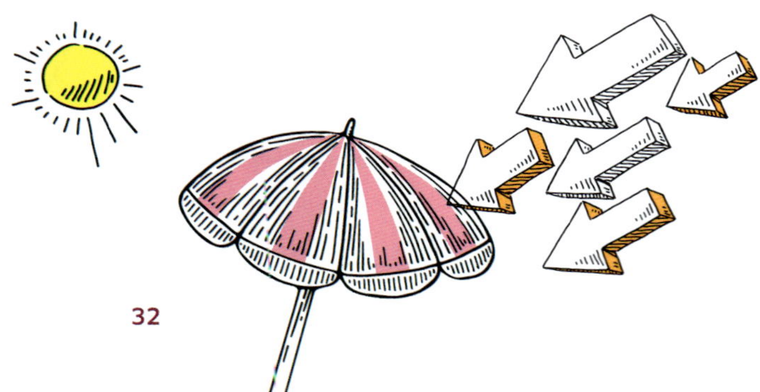

Das Hautmikrobiom befindet sich nicht nur im Hydrolipidmantel außen auf der Haut, sondern auch in den obersten Bereichen der Hornschicht. So können unsere residenten Keime Fremdkeime, die schon tiefer eingedrungen sind, noch vor Ort vernichten, und gleichzeitig werden die unterschiedlichsten Immunzellen aktiviert.

Hornzellen und Lipidmatrix: effizienter Schutzwall

Bis in die 1960er-Jahre gingen Forschende davon aus, dass die Hornschicht nur eine homogene, undurchlässige Hülle sei, ähnlich wie eine Plastikfolie. Dann entwickelte der Dermatologe Peter Elias 1970 das einprägsame »Ziegelstein-Mörtel-Modell«. Die Lipidmatrix ist demnach so etwas wie ein »Zellmörtel«, der die Hornzellen (die »Ziegelsteine«) wie bei einer Mauer zusammenhält. Diese Modellvorstellung ist noch heute aktuell – leider. Denn wir müssen umdenken, nachdem uns in den 1990er-Jahren die Elektronenmikroskopie tiefere Einblicke in die Hornschicht erlaubt und gezeigt hat, dass sie sehr viel mehr ist als eine »fettige, inaktive Füllsubstanz«.

Obgleich die Hornschicht mit ihren kernlosen Hornzellen biologisch »tot« ist, stellt sie nach neuen Erkenntnissen ein aktives Gewebe dar, in dem viele biochemische Prozesse ablaufen. Sie wird daher auch *living stratum corneum* (lebendige Hornschicht) genannt. Aber sie hat auch biosensorische Eigenschaften, das heißt: Sie reagiert auf schädliche Umweltreize sofort mit Reparaturmaßnahmen, um ihre Barrierefunktionen aufrechtzuerhalten. Auf diese Weise dürften über Signalketten auch Interaktionen mit tieferen Hautschichten stattfinden[3].

Die Hornschicht reagiert auf Stress, und dabei kann es zu Funktionsstörungen der Barriere kommen. Diese Barrierestörungen zeigen sich mit zunehmendem Alter immer stärker.

Sie sehen also: Die Lipidmatrix ist viel mehr als »Zellmörtel«, nämlich ein äußerst lebendiger Teil unseres Körpergewebes.

Um die Bedeutung der Hornschicht besser zu verstehen, ist es nötig, sich die Lipide zwischen den Zellen näher anzuschauen. Sie bestimmen mit, wie wohl wir uns in unserer Haut fühlen.

Zusammensetzung der Lipidmatrix

Die Lipidmatrix besteht vor allem aus freien Fettsäuren, Ceramiden und Cholesterin. Aufgrund ihrer chemischen Struktur und ihrer Anordnung sind diese Bestandteile in der Lage, hochgeordnete, funktionstüchtige und stabile Doppelschichten (sogenannte *bilayer*) zu bilden. Diese bestehen abwechselnd aus einer wässrigen und einer fettlöslichen Schicht. Dadurch entsteht eine weitgehend undurchlässige Barriere, die die Haut optimal vor dem Eindringen von Schadstoffen und Keimen schützt.

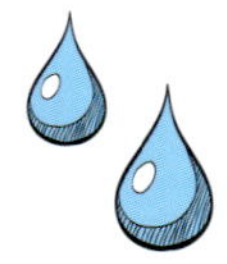

Durch diese Struktur kann die Matrix Feuchtigkeit binden und speichern. Sie weist auch eine gewisse Durchlässigkeit (Permeabilität) auf. Ständig wird eine geringe Menge an Feuchtigkeit abgegeben; das muss so sein und ist physiologisch normal, damit der Stofftransport gewährleistet ist. Man nennt dies den **transepidermalen Wasserverlust** (oder TEWL, von Englisch: *transepidermal water loss*), der die Hornschicht durchfeuchtet.

Aus welchen Bestandteilen ist unsere lebenswichtige Barriere nun zusammengesetzt? Eine Vorstellung davon liefern folgende Durchschnittswerte aus verschiedenen Untersuchungen[4]:

Lipidzusammensetzung der Hornschichtbarriere

Ceramide:	ca. 50 %
Cholesterin:	ca. 27 %
Cholesterin-Ester:	ca. 10 %
Cholesterin-Sulfat:	2 – 5 %
freie Fettsäuren:	10 – 15 %

Freie Fettsäuren

Myristinsäure:	1 %
Palmitinsäure:	14 %
Palmitoleinsäure:	2 %
Stearinsäure:	11 %
Ölsäure:	15 %
Linolsäure:	22 %
Arachinsäure:	2 %

Beachten Sie: Das sind Durchschnittswerte. Die Zusammensetzung variiert je nach Körperregion und Geschlecht. Auch individuelle Unterschiede spielen eine große Rolle, genauso wie Alter, Ernährung, Stresssituation und andere Faktoren.

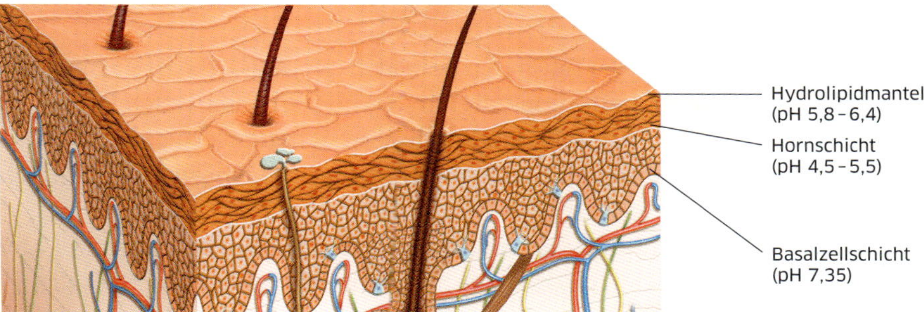

Abb. 4: In den verschiedenen Hautschichten herrschen unterschiedliche pH-Wert-Verhältnisse. Der Hydrolipidmantel ist leicht sauer, die darunter liegende Hornschichtbarriere stärker saurer. In der untersten Hautschicht ist der pH-Wert neutral.

Wenn Sie diese Auflistung später mit dem Kapitel 9 vergleichen, in dem ich die wichtigsten fünfzehn Pflanzenöle aufzähle, die sich für die Hautpflege eignen, werden Sie feststellen: Die meisten Fettsäuren sind bekannte Vertreter, wie sie in Pflanzenölen und -fetten vorkommen. Auffallend ist der hohe Anteil an gesättigten Fettsäuren, an Ölsäure, Linolsäure, Cholesterin und insbesondere an Ceramiden (siehe Seite 36). Alle Pflanzenöle enthalten zudem Phytosterole, die dem tierischen Cholesterin chemisch sehr ähnlich sind.

Freie Fettsäuren

Freie Fettsäuren sind wichtig für eine intakte Barriere. Sie säuern sie an, sodass im oberen Bereich der Barriere der pH-Wert auf ca. 4,5 bis 5,5 absinkt. Sie ist somit saurer als der darüberliegende Hydrolipidmantel, der einen pH-Wert von ca. 5,8 bis 6,4 hat. Ein niedriger (also saurer) pH-Wert wirkt unter anderem antimikrobiell; falls krankmachende Mikroorganismen in tiefere Hautschichten gelangen, werden sie vom sauren Milieu gestoppt, denn viele von ihnen brauchen höhere pH-Werte, also ein eher basisches Milieu.

Aber auch bestimmte Enzyme, die am Aufbau der Barriere beteiligt sind, benötigen einen niedrigen pH-Wert. Bei einem höheren pH-Wert kommt es zu Barrierestörungen.

Im **Stratum basale**, der untersten Schicht in der Haut, erreicht der pH-Wert seinen physiologischen Neutralpunkt von 7,35, wie er im Körper (Blut etc.) normalerweise vorliegt[5]. → *Siehe Abbildung oben.*

Ceramide

Neben Cholesterin und freien Fettsäuren besteht die Hornschichtbarriere überwiegend (zu 50 – 60 %) aus einer Stoffgruppe, die wir Ceramide nennen. Besonders wichtig ist das Ceramid I und ein wichtiger Bestandteil dieses Ceramidmoleküls ist die Linolsäure[6]. Ein Mangel an Linolsäure führt deshalb zu trockener, schuppiger und empfindlicher Haut.

Auf die Haut aufgetragen wird Linolsäure nachweislich in das Ceramid-I-Molekül der Hornschicht eingebaut. Das erklärt auch, warum Linolsäure in der Hautpflege – insbesondere für trockene Haut – so wichtig ist. Denn wie ich oben schon sagte: Die Lipidschicht verhindert weitgehend den Verlust von Feuchtigkeit aus tieferen Schichten.

Wenn die Hornschichtbarriere schwächelt

Völlig undurchdringlich ist unser Schutzwall allerdings nicht. Manche kleinen fettlöslichen Stoffe können durch die Barriere in den Blutkreislauf vordringen und sich im ganzen Körper verteilen. Aber auch manche Farbstoffe, Konservierungsstoffe, Wirkstoffe oder Duftstoffe aus Kosmetikprodukten können unter bestimmten Umständen auf diesem Weg bis ins Blut gelangen. Die Größe, oder genauer gesagt Molekülmasse, ist neben vielen weiteren Faktoren entscheidend dafür, ob die Moleküle die Haut durchdringen können. Eine bestimmte Molekülmasse darf nicht überschritten werden. Die meisten Medikamente penetrieren die Haut deshalb nur in einer ausgeklügelten »Verpackung«, z. B. über Hormonpflaster.

Eine geschwächte oder gestörte Hornschicht beruht in der Regel auf **Störungen der Lipidmatrix**. Dies kann angeboren sein, wie zum Beispiel bei trockener oder neurodermitischer Haut. Die Störungen und Schwächungen können aber auch erworben sein, verursacht etwa durch falsche Pflegemittel, Medikamente und insbesondere durch falsch verstandene, übermäßige Hygiene mit aggressiven waschaktiven Substanzen. Dadurch wird die Barriere »löchriger« und durchlässiger. Das führt unter anderem zu Feuchtigkeitsverlust und zu vermehrtem Eindringen von Keimen und Fremdstoffen in tiefere Hautschichten. Langfristig kann dies zu unterschiedlichen Hautproblemen führen.

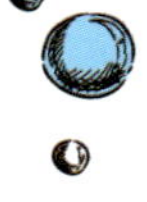

Ebenso wie ein gesundes, natürliches Hautmikrobiom spielt also auch eine intakte Hornschicht für die Hautgesundheit eine zentrale Rolle. Das heißt: Eine gut gepflegte Hornschicht pflegt indirekt die lebende Epidermis und die mit ihr verbundene, darunter liegende Dermis mit. Eine intakte Barriere hat einen entscheidenden Einfluss auf regenerative Vorgänge in tieferen Hautschichten.

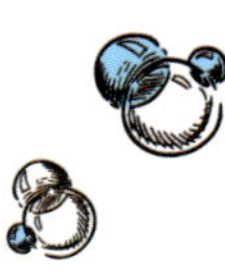

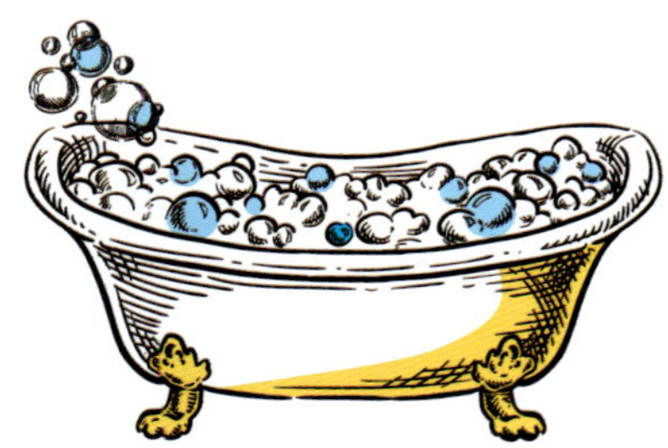

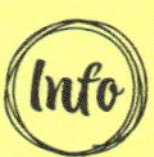

Stille Entzündungen – Gefahr für die Gesundheit

»Stille Entzündungen« (silent inflammations) – Entzündungen, die ohne die üblichen Entzündungssymptome wie Rötung, Schmerzen oder gar Fieber einhergehen – sind ein großes gesundheitliches Problem. Sie sind tückisch, denn sie tun nicht weh, und so existieren sie unentdeckt im Körper. Sie schwächen aber langfristig das Gesamtimmunsystem und schädigen auf Dauer den Organismus. Vermutet wird, dass stille Entzündungen unter anderem durch Fremd- und Schadstoffe aus der Umwelt, durch unphysiologische Keime, Medikamente oder andauernden Stress verursacht werden können. Die Liste der Erkrankungen, die mit stillen Entzündungen in Zusammenhang gebracht werden, ist lang. Aktuelle Forschungen geben Hinweise darauf, dass beispielsweise für Allergien, Herz-Kreislauf-Erkrankungen, Arthrose, Rheuma, Autoimmunerkrankungen, Krebs, depressive Verstimmungen, Alzheimer – um nur einige zu nennen – stille Entzündungen mitverantwortlich sind.

Richtige Ernährung ist wichtig

Die Funktionsfähigkeit der Barriere hängt auch von der Ernährung ab. Keratinozyten brauchen essenzielle Fettsäuren, insbesondere Linolsäure. Ohne diese können sie keine funktionstüchtige Barriere aufbauen. Ein Mangel an Linolsäure – auch in der Ernährung – führt daher unter anderem zu einer gestörten Barriere, zu trockener, entzündlicher Haut und zu Funktionsstörungen der Keratinozyten.

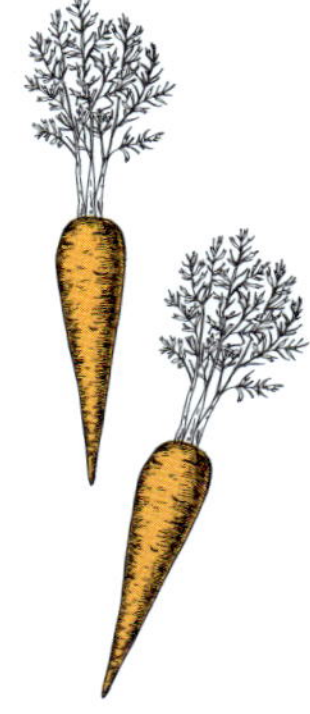

Die Funktionsfähigkeit der Hornschichtbarriere hängt von äußeren und inneren Faktoren ab, beispielsweise

- *falsche Hautpflege: durch Mineralöle wie Vaseline und andere Paraffine, aggressive synthetische Emulgatoren (Syndets),*
- *zu häufiges und zu intensives Waschen,*
- *Psyche: unkontrollierter Stress,*
- *Veranlagung: Mangel an Lipiden,*
- *Alter: Im Alter nimmt die Barrierefunktion ab,*
- *hormonelle Umstellung,*
- *Ernährung: Mangel an nativen, ungesättigten Ölen,*
- *Medikamente, zum Beispiel »Cortison«.*

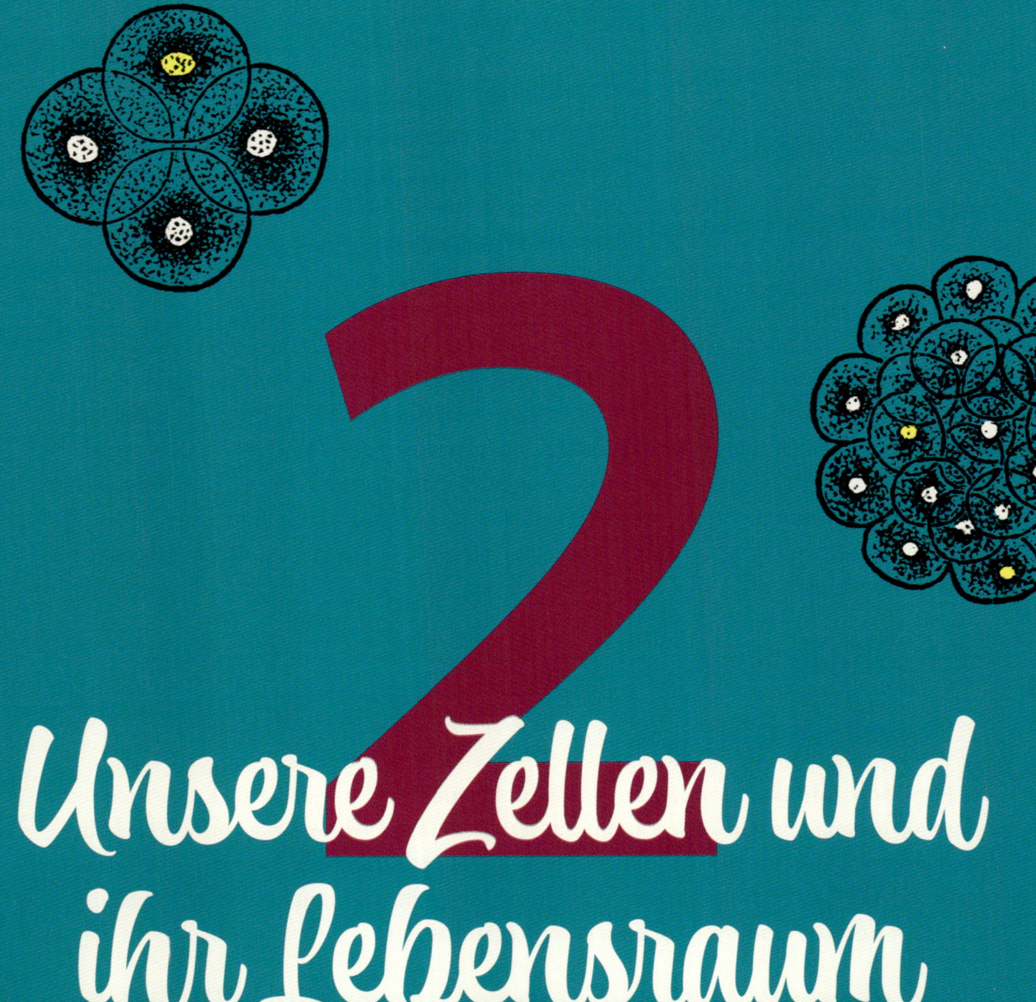

2 Unsere Zellen und ihr Lebensraum

Unsere Haut ist nicht nur unser größtes Organ, sondern auch ein einzigartiges Immunorgan. Sie sollte geschützt und gepflegt werden, denn mit ihr steht und fällt die Gesundheit des Menschen. Aber unsere Haut braucht die richtige Pflege. Was das ist, darüber gehen die Meinungen weit auseinander. Dabei ist es im Grunde sehr einfach: »Richtige Pflege« heißt nicht in erster Linie, dass sich die Haut weich anfühlt und faltenfrei ist, sondern dass sie gesund, funktionsfähig und abwehrstark bleibt. Eine sinnvolle Hautpflege sollte daher eine natürliche, biologische Hautpflege sein. Aber was versteht man eigentlich darunter und was ist das Besondere daran?

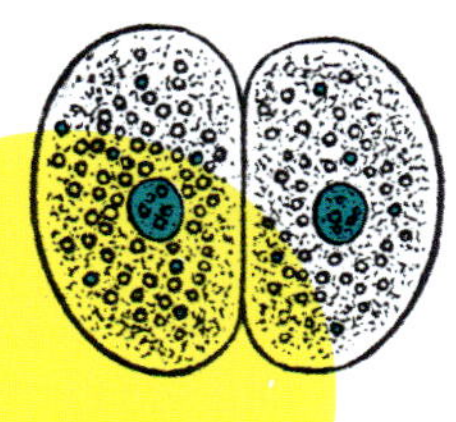

Die Zellfunktionen unterstützen

Zur Biologie gehört neben der Beschreibung von Organismen insbesondere das Wissen über die Abläufe in den Organismen – bis hin zur Zelle und den molekularen Vorgängen in der Zelle, also beispielsweise Antworten auf Fragen zu finden wie: Was hält die Zelle gesund? Wie funktioniert die Zellteilung störungsfrei? Was sorgt für eine optimale Regeneration des Gewebes?

Konkret auf die biologische Hautpflege gemünzt, bedeutet das: Was unterstützt die physiologischen Vorgänge in unseren (Haut-)Zellen, und was schadet ihnen?

Schauen wir noch einmal genauer hin, diesmal auf das Innenleben der Zellen und auf den Lebensraum, in den sie eingebettet sind.

Warum plädiere ich für Naturkosmetik und biologische Hautpflege? Ganz einfach: Unsere Haut ist mit etwa zwei Quadratmetern Fläche unser größtes Organ. Die Pflege mit naturreinen Stoffen hält sie gesund.

Das Bindegewebe – Netzwerk des Lebens

Im vorigen Kapitel haben wir viel über die verschiedenen Gewebe- und Zelltypen der Haut erfahren. Aber wie informieren sich die Zellen über ihre jeweiligen Aufgaben? Wer oder was steuert die Zellteilung und Zelldifferenzierung, die Bewegung und die Kommunikation der Zellen? Wie werden Zellen ernährt, wie werden abgestorbene oder defekte Zellen entsorgt? Und wer koordiniert und reguliert das alles?

Die Antwort ist kurz: Es ist das Bindegewebe.

Damit Sie den positiven Einfluss der natürlichen Hautpflege besser verstehen, möchte ich Sie mit dem Lebensraum der Zellen vertraut machen. Denn der Lebensraum – die Umwelt – entscheidet über die Gesundheit unserer Zellen, auch unserer Hautzellen. In diesem Teil unseres Körpergewebes, im Lebensraum der Zellen, setzt eine biologische Haut- und Gesundheitspflege an.

Extrazelluläre Matrix – der Lebensraum unserer Zellen

Während die Einzeller ursprünglich im Urmeer lebten, das alle notwendigen Stoffe bereitstellte, für die Entsorgung der Abfallstoffe sorgte und den Stoff- und Informationsaustausch garantierte, sieht der Lebensraum der ca. 60 Billionen Zellen eines menschlichen Körpers anders aus: Das Milieu der menschlichen Zellen ist das Binde- oder Grundgewebe. Mit diesem Sammelbegriff bezeichnet man unterschiedliche Gewebearten. Allen gemeinsam ist ihr grundsätzlicher Aufbau als Einheit von unterschiedlichen Bindegewebszellen mit allen Makromolekülen (großen Molekülen) zwischen den Zellen. Dieses Gebilde oder Gewebe wird auch als extrazelluläre Matrix (abgekürzt EZM oder auf Englisch ECM) bezeichnet. Ebenfalls gebräuchlich sind die Begriffe Interzellularsubstanz oder Zwischenzellsubstanz.

Die extrazelluläre Matrix mit der extrazellulären Flüssigkeit (Gewebsflüssigkeit) ist der Lebensraum aller Körperzellen.

Ohne diese bindegewebige Zwischenzellsubstanz sind die Zellen nicht lebensfähig. Der gesamte Stoffwechsel spielt sich darin ab, denn hier enden die Kapillaren der Blutgefäße und die Nervenenden des vegetativen Nervensystems, während die Lymphgefäße in diesem Raum beginnen: All diese »Versorgungs- bzw. Entsorgungsleitungen« reichen nicht bis in die Zellen selbst hinein, sondern enden bzw. beginnen in der bindegewebigen Substanz, in die die Zellen eingebettet sind.

In diesem Gewebe laufen auch alle Grund- und Lebensfunktionen ab, und sie werden dort auch reguliert. Daher wird das Bindegewebe auch als Grundgewebe und manchmal als Grundregulationssystem oder Grundsystem[7] bezeichnet.

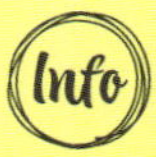

Das Grundgewebe reguliert alle Lebensprozesse

Das Grundsystem gewährleistet unter anderem folgende Lebensprozesse:

- den Wasser- und Mineralstoffwechsel,
- die Regulierung des Säure-Basen-Gleichgewichts,
- Ionenaustauschfunktionen,
- die Regulierung unspezifischer immunologischer Prozesse.

Außerdem beeinflusst es:

- das vegetative Nervensystem,
- das hormonelle System,
- das Herz-Kreislauf-System und andere Organe des Körpers,
- den Zellstoffwechsel
- und das innere Gleichgewicht des Gesamtorganismus, die sogenannte Homöostase.

Und nicht zuletzt reguliert es die Selbstorganisation und die Selbstheilungskräfte des Organismus.

Der Lebensraum der Zellen beeinflusst auch die Zellaktivität und sogar die Aktivität der Gene, also unseres Erbguts. Das ist die sogenannte Epigenetik oder Genregulation. Sie hat ein wichtiges Dogma der Biologie gekippt, nämlich dass die Eigenschaften eines Organismus unverändert durch das Genom, also das vererbte Genmaterial, weitergegeben werden. Die Epigenetik zeigt auf, dass die Genaktivität, also welche Gene unseres Genoms »an-« bzw. »ausgeschaltet« werden, stark von der Umwelt und unserer Sozialisierung beeinflusst wird.

Die extrazelluläre Matrix ist buchstäblich ein Reaktor des Lebens. Hier entscheidet sich, wie gesund oder krank ein Organismus ist.

Das Zellmilieu, die extrazelluläre Matrix, ist auch der Ansatz einer biologischen Hautpflege. Und dieser Lebensraum ist der eigentliche Wirkungsort der ätherischen Öle und Pflanzenöle. Das heißt, eine biologische Hautpflege, wie sie die Naturkosmetik anbietet, in diesem Fall die Phyto-Aromakosmetik, setzt hier an.

Anatomie des Bindegewebes

Die extrazelluläre Matrix durchzieht den ganzen Körper wie eine Art Urmeer – ihr flüssiger Anteil, die Gewebsflüssigkeit, enthält im Übrigen die gleichen Salze wie unsere Meere. Sie wird im Körper als Extrazellulärflüssigkeit bezeichnet.

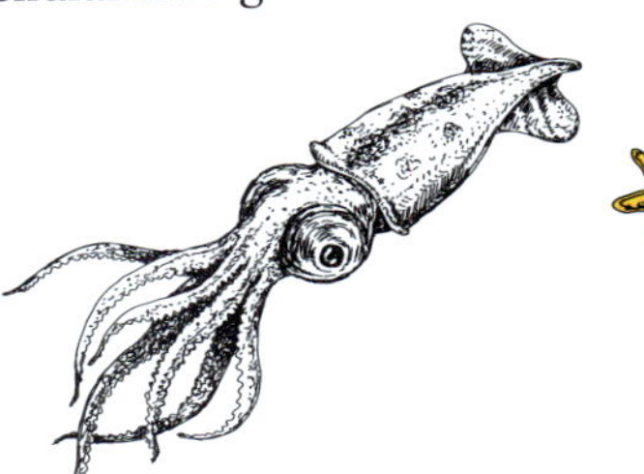

Die extrazelluläre Matrix setzt sich wie folgt zusammen: → *Siehe Abbildung unten.*

- **Bindegewebsfasern:** geformter, faseriger Anteil.
- **Grundsubstanz:** gelartiger, ungeformter Anteil. Die darin enthaltene Gewebsflüssigkeit ist extrazelluläre Flüssigkeit.
- Dazu kommen noch **Bindegewebszellen** wie Fibroblasten und Makrophagen.

Das »Muttergewebe« extrazelluläre Matrix

Das komplexe Fasernetzwerk, die EZM, möchte ich modellhaft mit einem Schwamm vergleichen. Die festen Bestandteile des Schwamms entsprechen dabei vor allem **kollagenen** und elastischen Fasern. Seine Hohlräume werden durch die oben beschriebene, gelartige Grundsubstanz ausgefüllt, das heißt: Der »Schwamm« ist sozusagen vollgesogen mit der extrazellulären Flüssigkeit, unserem »Urmeer«. Neben Salzen enthält sie unter anderem Hormone, Botenstoffe, Nähr- und Abfallstoffe oder Wachstumsfaktoren. → *Siehe Abbildung rechts.*

Jede Körperzelle (einzige Ausnahme sind die roten Blutkörperchen) wird von dieser Matrix umhüllt und »badet« darin. Die Matrix durchzieht den ganzen Körper und ist funktionell ein »Bindegewebs- bzw. Grundgewebsorgan«. Matrix bedeutet ursprünglich Gebärmutter, und genau diese Funktionen übernimmt die EZM: Sie ernährt, »beschützt«, koordiniert alle Zellen des Körpers und entsorgt die Abfallstoffe aus den Zellen.

Dieser »Schwamm zwischen den Zellen« kann je nach Ort im Organismus sehr unterschiedlich aussehen: locker und weich oder sehr dicht; ganz schmal oder großräumig. Und er ist kein wirres, ungeordnetes Fasergeflecht, sondern ein **hochgeordnetes**, komplexes Netzwerk.

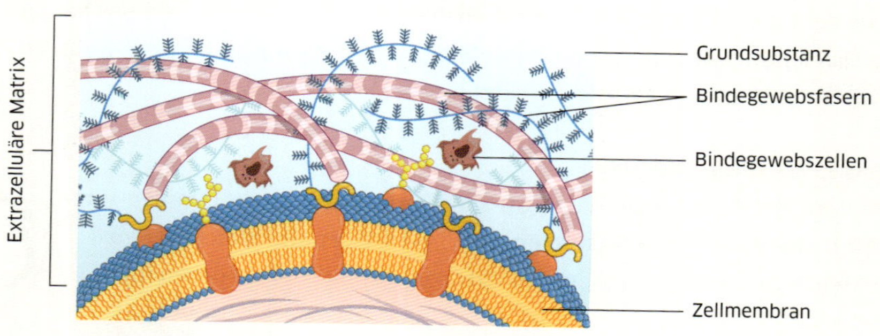

Abb. 5: Das Bindegewebe, die extrazelluläre Matrix, besteht aus faserigen, gelartigen und zellulären Anteilen.

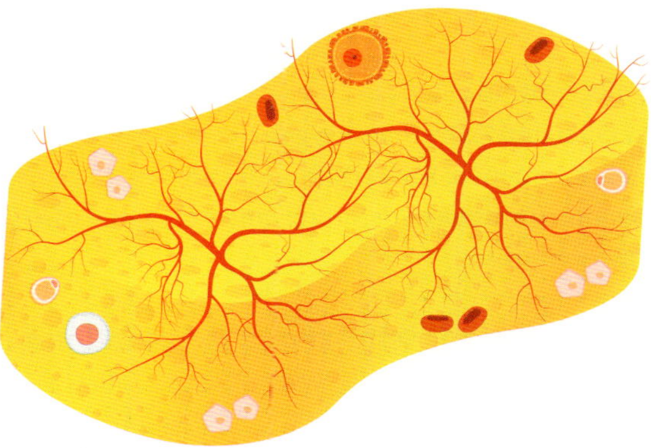

Abb. 6: Die extrazelluläre Matrix gleicht einem Schwamm aus kollagenen und elastischen Fasern. Er ist vollgesogen mit der extrazellulären Flüssigkeit. Sie enthält u.a. Salze, Hormone und Botenstoffe.

Ein vernetztes Ver- und Entsorgungssystem …

Blutkapillaren, Lymphgefäße und Nervenenden des vegetativen Nervensystems tauchen in diesen »Schwamm« ein, ohne eine einzige Zelle zu berühren. Das bedeutet: Sauerstoff, Nährstoffe, Botenstoffe, Hormone und Elektrolyte aus den Blutkapillaren, aber auch Informationen aus dem Nervensystem gelangen immer zuerst in die EZM und dann erst in die Zelle.

Die Zelle wiederum schickt ihre Abfallstoffe (zum Beispiel Kohlendioxid) sowie Botenstoffe und Informationen (in Form von Molekülen, elektrischen Signalen usw.) in die EZM. Dort werden sie von den Blutkapillaren und Nervenenden aufgenommen.

Den Weg zwischen Blutkapillaren bzw. Nervenenden und Zelle nennt man »Transitstrecke«. Wir können uns leicht vorstellen, dass – ganz wie auf der Straße und in der Stadt – diese Transitstrecken freigehalten werden müssen, damit einerseits Nahrung, Botenstoffe und Informationen in die Zelle gelangen und andererseits Abfallstoffe sowie wiederum Botenstoffe und Informationen aus dem Zellinneren ordnungsgemäß ihre Zielorte erreichen. Ordnungsgemäß im biologischen Sinne heißt: So, wie es im Organismus angelegt und vorgesehen ist.

Nochmals zum Verständnis: Keine Blut- oder Lymphgefäße, keine Nervenenden berühren die Zellen. Die vermittelnde Substanz ist immer die extrazelluläre Matrix.

Das bedeutet, dass alle Substanzen dieses hochkomplexe Netzwerk EZM passieren müssen, ehe sie zu den Zellen und Zellverbänden gelangen – seien es Nahrungs- und Genussmittel, Medikamente, Kosmetika, Farb-, Duft- und Konservierungsstoffe, oder Informationen, wie zum Beispiel Hormone oder Neurotransmitter, die »chemischen Vermittler« unserer Gefühle und Gedanken.

... das auch steuert, reguliert, schützt und Informationen transportiert

Die EZM ist also das zentrale Regulationsgewebe, das alle Zellen miteinander verbindet. So entsteht ein dreidimensionales Netzwerk durch unseren gesamten Körper.

Fast alle Zellen stehen mit der EZM mit Hilfe von zahllosen Rezeptoren in Kontakt, das sind spezialisierte »Andockstellen« (Verbindungsstellen) für bestimmte Moleküle oder auch Reize. Auch in der EZM selbst gibt es ungezählte spezielle Rezeptoren, die EZM-Rezeptoren. Erst anschließend, nach dem »Andocken«, findet eine Reaktion statt.

In der Grundsubstanz spielen wasserreiche, stark vernetzte Riesenmoleküle, die Proteoglykane (Zucker-Eiweiß-Moleküle), eine besondere Rolle. Sie bilden molekulare Netzwerke, die eine Art Schutzschirme um die Zellen bilden. Sie haben unter anderem Sieb- und Filterfunktionen, damit die Zellen nicht durch Fremdsubstanzen geschädigt werden. Aber sie haben noch andere Funktionen. Ich möchte sie mit einem Spinnennetz vergleichen, denn diese wasserreichen Zucker-Eiweiß-Moleküle können hervorragend Informationen empfangen, speichern und übermitteln. So werden, ähnlich wie bei einem Spinnennetz, alle stofflichen, chemischen und elektrischen Informationen unmittelbar verbreitet, die Zellen also sofort informiert. Umgekehrt werden Nachrichten aus dem Zellinneren im gleichen Tempo über die EZM zu den Zellen und Organen des Körpers transportiert.

Jede Information, die dieses Netz berührt bzw. von ihm empfangen wird, beeinflusst also sofort – in Bruchteilen von Sekunden – den gesamten Körper. Mit anderen Worten:

Die extrazelluläre Matrix ist die intelligente Steuer- und Regulationszentrale außerhalb der Zellen. Sie beeinflusst direkt die Organ-, Nerven-, Lymph- und Immunsysteme und ist ihnen vorgeschaltet. Über die EZM »weiß« jede Zelle, was eine andere Zelle »macht«. Dieses Kommunikationssystem ist evolutionsbiologisch alt und zählt zu den schnellsten im Körper!

Die extrazelluläre Matrix beeinflusst nicht nur den Aufbau der Zelle, ihre Beweglichkeit und die Zellwanderung, sondern auch die Zellaktivität als Ganzes, die Entwicklung und die Differenzierung der Zellen sowie die Kommunikation der Zellen untereinander[8]. Wie kann man sich das vorstellen?

Die Stränge des vegetativen Nervensystems enden, wie schon beschrieben, »blind« in der EZM. Das bedeutet: Alle Informationen des vegetativen Nervensystems gelangen in chemischer Form, also als Botenstoffe wie zum Beispiel Wohlfühl- oder Stresshormone, direkt in die extrazelluläre Matrix. Von dort geht es weiter in die Zelle.

So gut wie alle Zellen enthalten Rezeptoren in ihrer Zellmembran, mit denen sie mit der extrazellulären Matrix in Kontakt treten können. Informationen aus der EZM werden so an die Grundsubstanz der Zelle (die intrazelluläre Matrix; wir lernen sie auf den nächsten Seiten genauer kennen) weitergeben.

Umgekehrt – Sie ahnen es schon – gelangen Nachrichten aus dem Zellinneren zur Matrix zurück und informieren andere Körperzellen, die Organe und das Gehirn.

Die extrazelluläre Matrix spielt auch eine wichtige Rolle bei der Selbstregulation des Organismus. Sie ist damit gleichsam der Ort der Selbstheilungskräfte. Jedes Lebewesen hat die angeborene Fähigkeit, Schäden durch Verletzungen oder Erkrankungen wieder zu reparieren, sprich: zu heilen. Etwa, wenn eine Schnittwunde nach einiger Zeit von alleine verheilt oder der Körper mithilfe einer Erhöhung der Temperatur – also mit Fieber – Krankheitserreger bekämpft.

Sprechen wir also vielleicht besser von Selbstregulation: Bei Verletzungen oder Krankheiten ergreift der Organismus Maßnahmen, bis das gesunde Gleichgewicht wiederhergestellt ist.

Werkzeuge der EZM: Fibroblasten und Makrophagen

Fibroblasten sind ortsständige Bindegewebszellen, die sowohl die Fasern der Matrix als auch die Makromoleküle der Grundsubstanz produzieren. Sie nehmen Informationen aus der Umwelt blitzschnell wahr und reagieren situationsgemäß. Sie spielen eine zentrale Rolle bei der Gewebsregeneration, der Wundheilung, der Narbenbildung und bei den Hautalterungsprozessen. Ständig erneuern und reparieren sie die dreidimensionale Netzstruktur.

Neben den Fibroblasten spielen die zuvor schon genannten mobilen Makrophagen (»Fresszellen«) in der EZM eine wichtige Rolle. Sie sind ebenfalls Bindegewebszellen und gehören zum angeborenen Immunsystem. Die amöbenartigen Makrophagen durchwandern ständig das Netzwerk der Matrix, immer auf der Suche nach Keimen, abgestorbenen Zellen bzw. abgestorbenem Gewebe oder Fremdstoffen, um sie zu fressen. Sie können aber bei Bedarf auch lebendes Gewebe abbauen, wie beispielsweise frische Narben, kleine Tumoren oder »Webfehler«. Die Makrophagen sind die Waffen eines uralten, hochentwickelten Abwehrsystems.

Kleine Exkursion in den Mikrokosmos Sandlückenfauna

Die winzige Welt zwischen den Zellen erinnert mich an meine Forschungszeit in der Außenstation der **Meeresbiologischen Anstalt Helgoland** auf Sylt. Damals machte ich Bekanntschaft mit einem fantastischen Mikrokosmos.

Unser Forschungsteam nahm den Lebensraum »Sandlücke« unter die Lupe und wir entdeckten ein einzigartiges Biotop: Im feuchten Sand zeigten sich unter dem Mikroskop die seltsamsten Gestalten von nie gesehenem Körperbau. Dieses Wunder mit seinen Symbiosen und die erkennbare Koevolution der Lebewesen hat mich damals sehr beeindruckt.

Die ersten Umweltkatastrophen, die mit Erdöl verschmutzen Strände, Seevögel und Seehunde, waren in den Medien der 1960er-Jahre allgegenwärtig, doch die klitzekleinen Bewohner der »Sandlücke«, deren Lebensraum nun teilweise lebensfeindlich geworden war, beachtete niemand.

Genauso können Sie sich unseren Körper mit seinen Zellen vorstellen, wenn Sie ihn mit erdölbasierten »Pflegeprodukten« »verwöhnen«: Die darin enthaltenen, teils aus Mineralöl hergestellten Duft-, Farb-, Hilfs-, Wirk- und Konservierungsstoffe können über die Haut in den Blutkreislauf gelangen, sich im gesamten Organismus verteilen und ihn belasten.

Der weitaus größere Teil dieser schwer abbaubaren Moleküle wird jedoch abgewaschen und verschmutzt unsere Gewässer, vom kleinsten Bächlein bis zum weiten Ozean.

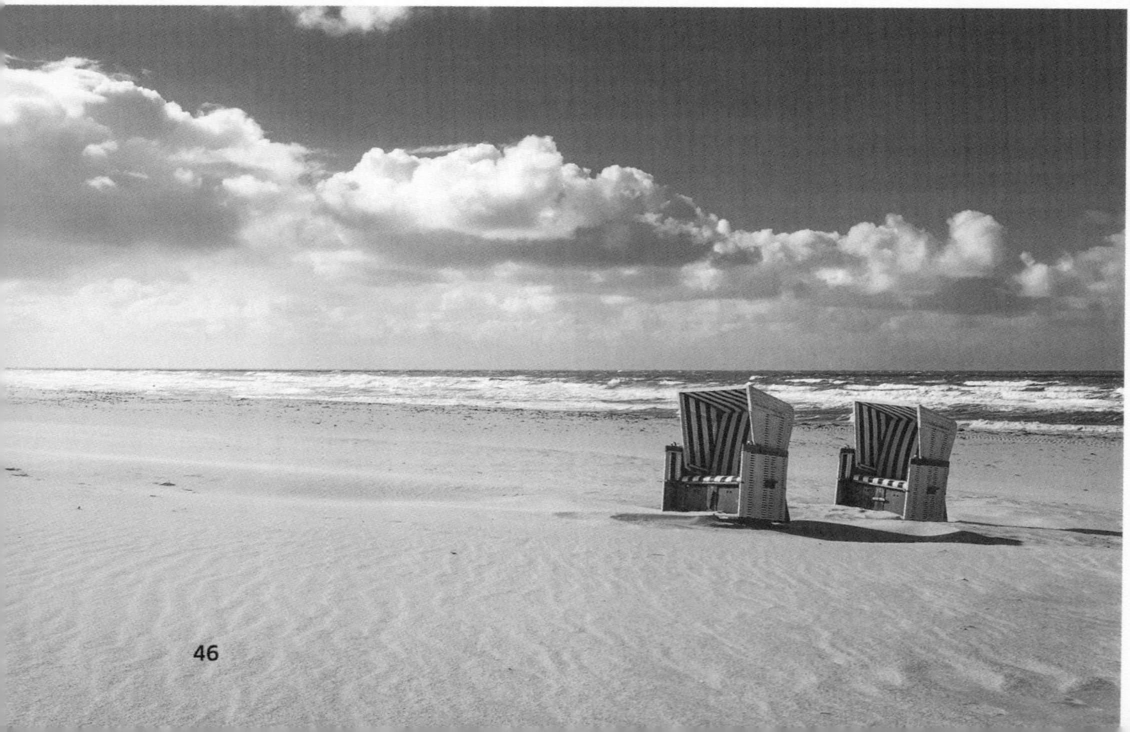

Wenn Fibroblasten unter Stress stehen

Das lockere, faserige Bindegewebe der EZM geht durch Vermehrung der Fasern nahtlos in straffes und faseriges Bindegewebe, die Sehnen, Faszien und Gelenkkapseln über, und bei weiteren Verdichtungen entstehen Knorpel- und Knochengewebe.

Anhaltender, unkontrollierbarer Stress (siehe Kapitel 5) wirkt sich als Erstes in der EZM aus: Ängste, Sorgen und Missstimmungen werden – in Form von Botenstoffen, Hormonen etc. – von den Fibroblasten »empfangen«, die sofort darauf reagieren. Sie bilden vermehrt ungeordnete Faserstrukturen um freie Nervenendigungen. Diese »verfilzten« Fasern klemmen die Nervenenden regelrecht ein. Das wird im Gehirn als Schmerz wahrgenommen.

Schädliche Stoffe und die EZM

Die extrazelluläre Matrix kann ihre zahllosen Aufgaben optimal erfüllen, wenn sie nicht mit dem Abtransport von Schadstoffen ausgelastet ist.

Normalerweise werden die unterschiedlichsten Abfallprodukte von den Kapillaren, dem Lymphsystem, den Makrophagen sowie bestimmten Entgiftungsenzymen und Bakterien entsorgt. Doch auch dieses Entsorgungssystem hat, wie alles in unserem Organismus, seinen optimalen Auslastungsgrad. Wird dieser überschritten, so arbeiten die Entgiftungsmechanismen auf Kosten anderer Funktionen der EZM.

Das hat zur Folge, dass zahllose Stoffwechsel- und Signalfunktionen, die ständig in der extrazellulären Matrix ablaufen, erheblich gestört werden. Schätzungsweise wird der Mensch täglich mit rund 60 000 (!) verschiedenen körperfremden Stoffen (= Xenobiotika) konfrontiert.

Durch die zahllosen Fremdstoffe werden die Transportwege und Transitstrecken in der EZM blockiert, die Sieb- und Filterfunktion der Molekularsiebe (Proteoglykane) lässt nach. Die Zellen werden schlechter versorgt, ihre Abbauprodukte langsamer entsorgt. Aber auch die Information der Zellen und die Kommunikation zwischen den Zellen werden behindert. So kann es früher oder später zu Fehlregulationen des Immunsystems kommen. Die Folgen können sein: eine erhöhte Entzündungsbereitschaft, chronische Erkrankungen, Hautprobleme oder allergische Reaktionen.

Im Zusammenhang mit schädlichen Stoffwechselendprodukten wird manchmal von »Schlacken« gesprochen, die ausgeleitet werden müssten. Der Mensch soll entgiften, also entschlacken. Der Begriff Schlacke ist aber bloß als Sinnbild zu verstehen für einen Stoffwechsel, der seine Flexibilität verloren hat, so Professor Dr. Andreas Michalsen, Chefarzt der Abteilung Naturheilkunde im Immanuel Krankenhaus Berlin, in einem Beitrag zum Fasten auf dem Portal Phytodoc.

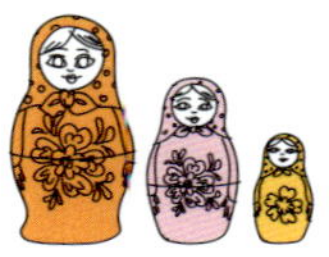

Der Lebensraum in der Zelle: die intrazelluläre Matrix

Bis jetzt habe ich viel von der extrazellulären Matrix gesprochen, aber es gibt auch eine Matrix im Zellinneren, im Zellkern und in den Mitochondrien: die intrazelluläre Matrix (IZM).

Lassen Sie uns dazu zuerst einen Blick auf die Zelle werfen. → *Siehe Abbildung unten.*

Der Lebensraum innerhalb der Zelle wird **Zytoplasma**, Zytoskelett oder eben intrazelluläre Matrix (IZM) genannt. Dieses Zellinnere ist ebenfalls ein hochgeordnetes, komplexes Netzwerk. Es ist der Lebensraum des Zellkerns sowie anderer Zellorganellen (kleine »Körperchen«, die in allen lebenden Zellen vorkommen und wichtige Funktionen erfüllen) wie z. B. der Mitochondrien. In einer Zelle sollen bis zu 100 000 biochemische Reaktionen pro Sekunde ablaufen – in ihrer Gesamtheit **Zellstoffwechsel** genannt. Die »Regie« beim Zellstoffwechsel führt primär die intrazelluläre Matrix.

Eingebettet in die IZM liegen zahlreiche Zellstrukturen, von denen ich Ihnen die wichtigsten hier vorstelle.

Zellkern und Kernmatrix

Der Zellkern enthält in seinem Inneren ebenfalls ein hochgeordnetes Fasergeflecht, die Kernmatrix. Sie umhüllt die **DNS** (Desoxyribonukleinsäure), unsere genetische »Datenbank«. Diese verarbeitet alle Informationen, die von außen ankommen, und schickt dann Informationen aus der Datenbank – wieder via intrazelluläre Matrix – nach au-

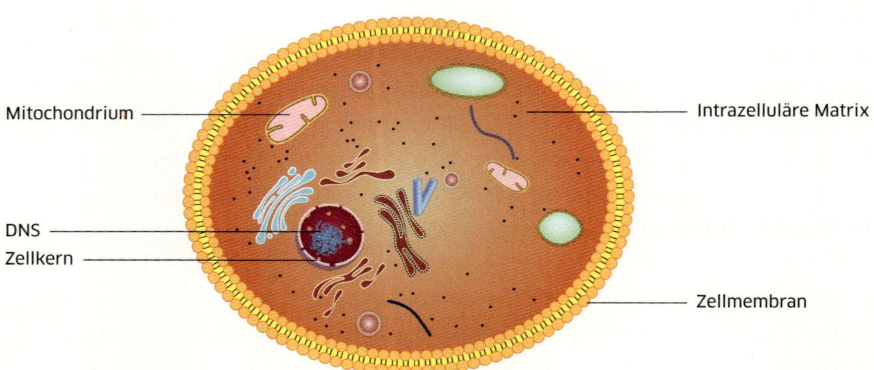

Abb. 7: Schema einer Zelle. Sie können sich den Aufbau der Zellen vorstellen wie die berühmten russischen Püppchen: Das äußerste Püppchen ist die Zellmembran, eine Doppellipidschicht. Innerhalb der Membran befindet sich die intrazelluläre Matrix (IZM). Darin eingebettet liegen verschiedene Zellorganellen und der Zellkern. Er wird umgeben von der Kernmembran mit ihren Poren und enthält die Kernmatrix, die ihrerseits die Erbinformation (DNS) umhüllt.

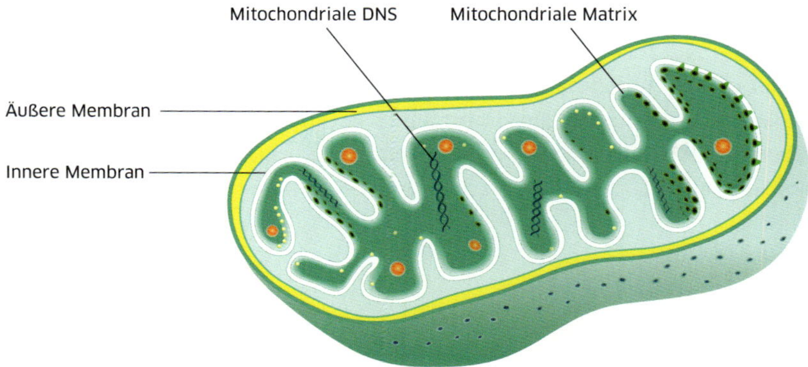

Abb. 8: Mitochondrien – die »Kraftwerke« unserer Zellen – könnten eingewanderte Bakterien sein. Ihr Erbgut liegt ungeschützt in der mitochondrialen Matrix, es ist deshalb anfällig für Schädigung.

ßen in die EZM. Die Doppelmembran der Kernhülle enthält »Löcher«, die Kernporen, sodass ein ständiger Informationsaustauch stattfindet. Die vermittelnde Substanz ist auch hier immer die Matrix.

Fleißige Organellen

Jede lebende Zelle ist voll mit weiteren, zum Teil ganz eigenständigen Strukturen, die die Grundlage für das Funktionieren der Zelle bilden – und in der Folge des Gewebes, des Organs und des gesamten Organismus. Eine menschliche Zelle enthält rund 600 bis 6000 Mitochondrien. Es sind winzige »Zellkraftwerke«, die den gesamten Organismus mit Energie für unseren Stoffwechsel für alle Lebensvorgänge versorgen.

Je nach Stoffwechselaktivität – also je nach Energiebedarf – bevölkern unterschiedlich viele Mitochondrien eine einzige Zelle. Besonders viele sitzen in den Basalzellen der Epidermis. Hier finden ständig Zellteilungen statt, die viel Energie benötigen. → *Siehe Abbildung oben.*

Mitochondrien: Nachfahren von Bakterien

Mitochondrien sind ganz spezielle Zellorganellen. Sie vermehren sich ähnlich wie Bakterien unabhängig von den Teilungen der Zelle und des Zellkerns. Sie haben sogar eine eigene Erbsubstanz (DNS) samt eigenem Stoffwechsel. Aufgrund dieser Ähnlichkeiten stellte die berühmte Biologin Lynn Margulis (1938–2011) die Endosymbionten-Theorie auf. Nach dieser These müssen sich die Mitochondrien vor ca. 2 Milliarden Jahren aus Bakterien entwickelt haben. Sogenannte »Urbakterien« (Archaeen) nahmen andere Bakterien in sich auf und ließen sie zu einem Teil ihres (noch sehr einfachen) Organismus werden. Dieses Zusammenwirken zweier Organismen heißt, wie wir schon im Kapitel über die Hautkeime gehört haben, Symbiose. In diesem Fall ist es eine Endosymbiose, da der eine Symbiosepartner im Inneren (endo = innen) des anderen lebt. Aus dieser Endosymbiose entstand also mutmaßlich vor Urzeiten die moderne Zelle mit einem Zellkern – den Mikroorganismen wie Bakterien übrigens nicht haben; ihr Erbgut liegt frei in der Zelle.

Apoptose – der programmierte Zelltod

Mitochondrien sind wichtige Steuerungselemente der Zellen, denn sie regen viele Stoffwechselvorgänge an, dirigieren die verschiedensten wichtigen Zellfunktionen und entscheiden so über das Schicksal aller Zellen, Gewebe und Organe mit. Besonders wichtig dabei ist der programmierte Zelltod, die sogenannte Apoptose. Millionen von Zellen sterben in jeder Sekunde ab, der Körper kann auf diese Art alte, nutzlose und gefährliche Zellen wie zum Beispiel mutierte Zellen oder Krebszellen vernichten. So schafft er Platz für die große Anzahl neuer Zellen, die permanent gebildet werden. Dieser programmierte Zelltod ist eine Waffe des Körpers gegen Krebs, denn bei Krebserkrankungen kommt es zur unkontrollierten Vermehrung von entarteten Zellen, wie etwa beim Hautkrebs. Dieser Entartung kommt der Organismus (in den meisten Fällen) mit der Apoptose zuvor.

Die Mitochondrien sorgen dafür, dass die Apoptose reibungslos funktioniert.

Mitochondriale Matrix und freie Radikale

Die Erbsubstanz der Mitochondrien, die mitochondriale DNS, liegt frei und ungeschützt (also ohne eine Hülle wie beim Zellkern unserer Zellen) in einer weiteren Matrix, der mitochondrialen Matrix. Die mitochondriale DNS ist daher besonders anfällig, etwa gegen freie Radikale, das sind Moleküle, die aufgrund ihrer Struktur besonders reaktionsfreudig sind. Sie »attackieren« andere Moleküle und verändern sie chemisch und physikalisch, wobei die anderen Moleküle in ihrer Funktionsfähigkeit beeinträchtigt werden.

Und das ist ein großes Problem. Denn bei der Energiegewinnung in der Zelle bzw. den Mitochondrien fallen – wie bei jedem Kraftwerk – ständig »Abfallstoffe« in Form von freien Radikalen an. Wenn es zu viele werden, schädigen sie das Erbgut der Mitochondrien – mit fatalen Folgen.

Es leuchtet also ein, dass unsere lebenswichtigen Endosymbionten nur optimal arbeiten können, wenn ihr Lebensraum frei von Störfaktoren ist und der Abfall reibungslos entsorgt werden kann.

Mitochondrien mögen pflanzliche Mikronährstoffe

Deshalb sind Fettbegleitstoffe, die wie ihr Name verrät in pflanzlichen Fetten und Ölen enthalten sind, so wichtig für unsere Zellen. Fettbegleitstoffe, beispielsweise Vitamin E, Phenole oder eben pflanzliche Duftstoffe, sind pflanzliche Mikronährstoffe. Sie sind ausgezeichnete Radikalfänger und schützen so auch vor Schädigungen durch UV-Strahlen. In Kombination mit ätherischen Ölen schützen und pflegen sie optimal die Mitochondrien, den Zellkern und die Matrix. Die wichtigsten davon stelle ich Ihnen im Kapitel 9 über die Pflanzenöle vor.

Eine gewisse Menge an freien Radikalen benötigt der Organismus jedoch, um trainiert zu werden. Das ist so ähnlich wie beim Immunsystem, das stets einen gewissen Kontakt mit pathogenen Keimen braucht, um sich gegen sie rüsten zu können. Gesunde Ernährung kann also auch übertrieben werden, wenn sie zu viele Radikalfänger und Antioxidantien enthält – beispielsweise in Form von Nahrungsergänzungsmitteln. Denn dann kehrt sich ihr gesundheitsfördernder Effekt um, wie Untersuchungen gezeigt haben. Nahrungsergänzungsmittel sind für gesunde Menschen nicht notwendig.

Die biologische Matrix braucht pflanzliche Öle

Zwischen Zellumgebung, Zellinnerem, Zellkern und Mitochondrien verlaufen durchlässige Grenzen. Über die alles verbindenden Matrizes sind unsere Gewebe, Zellen und Körperregionen untereinander vernetzt. Dieses dynamische Netzwerk erstreckt sich bis in die letzten Winkel des Körpers.

Jede Information, ob chemisch oder elektrisch, spielt sich in der »lebenden Matrix« ab. Das heißt: Nicht nur Fremdstoffe, sondern auch hohe Konzentrationen – von welchen Stoffen auch immer – können das dreidimensionale Matrix-Netzwerk negativ beeinflussen und zahllose Regulationsvorgänge behindern oder gar blockieren. Aus diesem Grund spreche ich bei der natürlichen, biologischen Hautpflege auch von »regulationsphysiologischen Dosierungen«: Sie sind so gewählt, dass sie den Zustand der Zellen und somit die Organe regulieren. Regulationsphysiologische Dosierungen sind grundsätzlich niedrige Dosierungen, die langfristig angewendet werden können.

Mit der Funktionsfähigkeit all seiner Matrizes – ob extra- oder intrazelluläre Matrix, ob Kern- oder mitochondriale Matrix – steht und fällt also die Gesundheit des Menschen. Aromakosmetik pflegt die extrazelluläre, die intrazelluläre, die mitochondriale und die Kernmatrix. Sie schützt und pflegt die Zellen, den Zellkern und die Mitochondrien und somit den ganzen Organismus. Die natürliche Hautpflege ist somit eine optimale Gesundheitspflege.

Hautpflege und Zellgesundheit

Seit dem Aufschwung der modernen Kosmetik in den 1960er-Jahren hat der Anteil an unphysiologischen, schwer abbaubaren Substanzen in Hautpflegeprodukten für Jung und Alt stetig zugenommen. Diese Mischungen aus erdölbasierten, synthetischen Substanzen sind in meinen Augen ein schleichender »Giftcocktail«. Manche dieser fettlöslichen Bestandteile können die Hornschichtbarriere der Epidermis spielend überwinden und sich über den Blutkreislauf im Körper verteilen – sie belasten den Organismus.

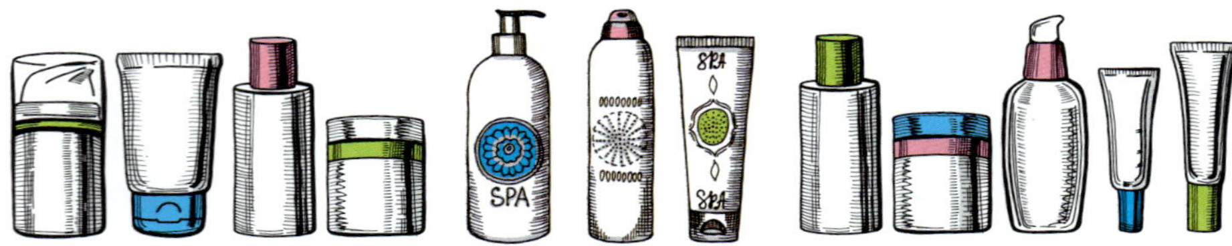

Die Basalmembran stärken

Wie Sie im Abschnitt über die Anatomie der Haut gelesen haben, liegt zwischen der Epidermis und der Dermis eine spezialisierte Form der extrazellulären Matrix, die Basalmembran. Eine gut funktionierende Basalmembran ist besonders wichtig für die Hautgesundheit, in ihr finden unter anderem die Kommunikation und der Stoffaustausch zwischen allen Zellen und Hautschichten statt. Sie spielt bei der Wundheilung, bei Entzündungsprozessen, bei der Immunabwehr sowie bei Autoimmun- und Krebserkrankungen eine wichtige Rolle.

Aromamischungen dringen bis zur Basalmembran vor und entfalten dort ihre positiven Wirkungen. So lassen sich die schnelle Wundheilung, die Zellregeneration und andere gesundheitsfördernde Eigenschaften der ätherischen Öle erklären.

Problematisch: konventionelle Hautpflegemittel

Nun wissen Sie, wie ausgeklügelt und genial, aber auch wie komplex und empfindlich unser größtes Organ, die Haut, ist, und können besser verstehen, warum wir so gut auf unsere Hautpflege achten müssen. Denn mit der konventionellen Hautpflege ist es eine regelrechte Tragödie.

Konventionelle Hautpflegemittel enthalten einen hohen Anteil an »Ölen«, »Fetten« und »Wachsen«, die aus Erdölprodukten gewonnen werden. Synthetische Hilfsstoffe wie Emulgatoren und viele andere vermitteln zunächst ein »wunderbares« Hautgefühl. Die Haut sieht gepflegt und gut aus – ist es aber nicht.

Was synthetische Pflegemittel mit der Haut anrichten

Die körperfremden Substanzen »vermüllen« buchstäblich den Lebensraum der Immunzellen der Haut und machen ihnen das Leben schwer. Denn für evolutionsbiologisch unbekannte Molekularstrukturen, wie sie in synthetischen Stoffen vorkommen, fehlen passende Enzyme, um sie schadlos abzubauen und zu entsorgen. Auch Bakterien – unsere wichtigen »Mitbewohner« auf der Haut – beißen sich daran quasi die Zähne aus. Was geschieht also mit diesen Fremdstoffen? Fettlösliche Fremdstoffe werden oft vor allem in der Hornschicht, in der EZM der Hautzellen und im Fettgewebe der Unterhaut abgelagert und gespeichert. Die Funktionsräume der EZM werden dabei empfindlich gestört, sodass die Arbeit der Keratinozyten und der Langerhans-Zellen zunehmend eingeschränkt wird. Es kann zu unterschiedlichen Hautproblemen kommen. Denn – zur Erinnerung: Die Hautzellen sind vernetzt und verbunden durch die EZM.

Mineralöle

Es liegt also auf der Hand, dass hochkonzentrierte Mineralöle, auch Paraffinöle oder -wachse genannt, die Hornschicht erheblich stören, da sie in ihrem chemischen Aufbau und ihrer Struktur keine Ähnlichkeit mit den Lipiden der Barrieren haben (siehe dazu auch Kapitel 9). Diese synthetischen Fette werden nicht in die hochgeordneten Barrieren integriert, sondern decken lediglich die Hautoberfläche ab. Man nennt dies den »Okklusionseffekt«. Die Haut fühlt sich im Moment zwar sehr gut an, aber das täuscht: Die Barrieren werden empfindlich gestört. Je länger der Okklusionseffekt anhält, umso undichter wird die Barriere. Nach dem »Absetzen« kommt es verstärkt zu Wasserverlust und einer vorübergehenden Hautverschlechterung. Auch Silikone sind nicht besser – sie haben die gleiche schädliche Wirkung.

Synthetische Emulgatoren

Die meisten Menschen geben Cremes oder Lotionen den Vorzug gegenüber Ölen. Verständlicherweise, denn sie sind leichter zu handhaben. Diese Mischungen aus Fett und Wasser benötigen jedoch – Sie erinnern sich – immer einen Emulgator (ein anderer Name für Tensid), um stabil zu bleiben. Aber bei den Emulgatoren gibt es gute und schlechte.

Erdölbasierte Öle und Fette sowie viele Tenside, die in konventionellen Cremes und Hautpflegeprodukten verwendet werden, stören erheblich die Physiologie der Haut. Sie gelangen in die Hornschicht und können dort die Lipide der Hautschichtbarrieren emulgieren (also dafür sorgen, dass wässrige und fettige Bestandteile sich verbinden). Auf diese Weise werden die dort sitzenden natürlichen Barrierelipide »ausgewaschen« und so die Barriere geschädigt. Durch diesen Auswascheffekt wird die Hornschichtbarriere porös und die Haut kann nicht mehr so gut Feuchtigkeit speichern. Sie wird trockener und empfindlich und sie »spannt«. Keime und Fremdstoffe haben nun leichtes Spiel, in tiefere Schichten der Epidermis zu gelangen.

Die Kosmetikindustrie verwendet synthetische Emulgatoren, da die Cremes und Lotionen damit jahrelang stabil bleiben. Das leisten natürliche Emulgatoren normalerweise nicht. »Gut für die Creme – schlecht für die Haut.« So kann man die Wirkung vieler synthetischer Tenside zusammenfassen.

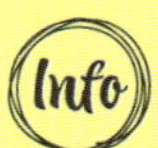

Emulgatoren aus der Natur – gut für die Haut

Die rettende Lösung für unsere Hautgesundheit sind pflanzliche und tierische Emulgatoren aus der Natur, zum Beispiel Lecithin oder Wollwachs. Diese Stoffe sind faszinierend, denn sie werden unter anderem in die Hornschichtbarriere integriert. Sie können unseren porösen Schutzwall ausbessern und schützen so vor Feuchtigkeitsverlust. Sie sind also gleichzeitig Emulgatoren und sehr wertvolle Wirkstoffe.

Cremes und Lotionen mit diesen Inhaltsstoffen dürfen laut Kosmetikverordnung als »emulgatorfrei« bezeichnet werden. Sie sind allerdings weniger stabil als konventionelle Produkte mit synthetischen Emulgatoren, das heißt, die Cremes können schneller »brechen«, also sozusagen ihren wässrigen Anteil ausstoßen. Das ist einer der Gründe, warum Naturkosmetikcremes und -lotionen kürzer haltbar sind als konventionelle.

Waschaktive Substanzen

Dies ist eine weitere Bezeichnung für Tenside. Sie werden in Reinigungsmitteln wie Duschgels oder Flüssigseifen eingesetzt. Das Problem: Beim Waschen der Haut mit stark waschaktiven, synthetischen Substanzen (sogenannten »Syndets«) wird der schützende Hydrolipidmantel weitgehend entfernt. Dies führt zu einer trockeneren Haut. Aber auch die physiologischen (»guten«) Keime werden durch hautunverträgliche Syndets vernichtet. Die Folge: Die Abwehr der Haut ist erstmal geschwächt.

Waschaktive Substanzen, die in den meisten konventionellen Reinigungsmitteln vorkommen, schädigen aber auch die Hornschichtbarriere. Sie greifen sie an, sodass sie langfristig »löchrig« wird.

Auch hier gibt es neuere, hautfreundliche Alternativen, die zwar auch synthetisch, aber aus natürlichen Rohstoffen gewonnen werden, wie zum Beispiel aus Rübenzucker und Pflanzenölen. Diese Tenside sind nicht nur verträglicher für die Haut, sondern auch umweltfreundlicher als ihre älteren Verwandten, denn sie können leichter biologisch abgebaut werden.

Woher kommt der Begriff »Syndet«? Das Wort ist eine Zusammensetzung aus dem Begriff »synthetisches Detergens«, was so viel bedeutet wie synthetisches – also chemisch produziertes oder verändertes – Reinigungs- oder Waschmittel.

Auswirkungen konventioneller Pflegemittel

Synthetische Inhaltsstoffe konventioneller Pflegemittel – wie erdölbasierte Öle und Fette, Konservierungsstoffe oder synthetische Emulgatoren – stören den Hydrolipidmantel und die Hornschichtbarriere mit ihren vielen Schutzfunktionen erheblich. Die Körperhaut ebenso wie die Schleimhäute werden empfindlicher, trockener und gereizter, sodass das epidermale Immunsystem langfristig geschwächt wird und Allergien und Entzündungen zunehmen können. Sobald sich diese Fremdstoffe in gewisser Menge im Körper ansammeln, kann es langfristig zu chronischen stillen Entzündungen kommen mit dramatischen Folgen für die Gesundheit.

Schonende Hautreinigung und -pflege ist also entscheidend, wenn wir unsere Haut – und damit unseren gesamten Organismus – gesund erhalten wollen. Für die trockene, empfindliche, sensible, gereizte und insbesondere für die Baby-, Kinder- und Altershaut ist das besonders wichtig.

Die Inhaltsstoffe natürlicher Aromamischungen haben wichtige Aufgaben beim Hautstoffwechsel. Sie durchdringen die Epidermisschichten und wirken auf die Dermis. Sie fördern unter anderem die Kollagensynthese, also die Produktion von Kollagen, die Wundheilung und die Regeneration der Zellen und wirken entzündungshemmend und immunmodulierend. Als bioaktive Moleküle werden sie in biochemischen Systemen verstoffwechselt und wirken bei zahllosen Regelprozessen mit.

Systembiologie: Die Weisheit der Natur verstehen lernen

Ein noch junger Zweig der Biologie, die Systembiologie, versucht, biologische Organismen in ihrer Gesamtheit zu verstehen. Das verschafft uns ein tieferes Verständnis für komplexe biologische Vorgänge im Organismus. Die Systembiologie beschäftigt sich unter anderem mit den Wechselwirkungen von Molekülen. So wurde beispielsweise bekannt: Ein Einzelstoff (Isolat), der von seiner natürlichen Matrix getrennt wird, verhält sich anders und hat völlig andere Eigenschaften, als wenn er in seinem natürlichen Milieu verbleibt.

Auch wenn für manche der Ausdruck »Weisheit der Natur« esoterisch klingen mag, beschreibt er doch das Phänomen »Natur und Leben« wunderbar. Denn in der Natur sind alle biochemischen und informativen Vorgänge miteinander vernetzt, eingespielt und perfekt aufeinander abgestimmt. Jede Reaktion, jede Interaktion und jede Wechselwirkung findet in einem System statt, das sich auszubalancieren versteht. Auch pflanzliche Inhaltsstoffe sind seit Millionen von Jahren Teamplayer und »kennen« einander, ebenso wie sie die Moleküle ihrer Wirte und »Stoffwechselpartner« kennen, zum Beispiel die des menschlichen Organismus. In ihnen steckt die genannte Weisheit der belebten Natur mit Jahrmillionen an Erfahrung.

»Schlüssel-Schloss-Prinzip« der Enzyme

Katalysatoren erhöhen die Geschwindigkeit chemischer Reaktionen um ein Vielfaches und liegen am Ende der Reaktion unverändert wieder vor. Enzyme sind Biokatalysatoren, ohne die es das Wunder des Lebens nicht gäbe – sie machen das Gleiche im lebenden Organismus. Maßgeschneiderte Enzyme katalysieren fast alle biochemischen Reaktionen in unserem Körper, das heißt, sie stoßen chemische Reaktionen innerhalb eines Organismus an oder beschleunigen sie. Sie steuern zahllose Reaktionen und sorgen da-

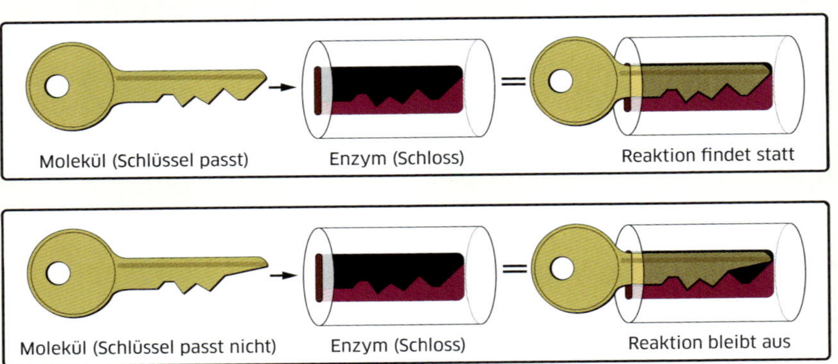

Abb. 9: Damit biochemische Reaktionen reibungslos funktionieren, müssen die beteiligten Enzyme und Moleküle genau ineinander passen – wie ein Schlüssel ins Schloss. Ist dies nicht der Fall, so bleibt die Reaktion aus.

für, dass die unterschiedlichsten Stoffe richtig verstoffwechselt, das heißt auf-, ab- und umgebaut werden. Im Durchschnitt kann ein Enzym pro Sekunde bis zu 50 000 Moleküle umsetzen. → *Siehe Abbildung links.*

Entscheidend ist dabei: Enzyme können nur passgenaue Moleküle bzw. Molekülteile »bearbeiten« und ihre Kapazität ist limitiert, das heißt, wir haben in unseren Zellen nur begrenzte Mengen an solchen Enzymen. Überlasten wir die Kapazität unserer Enzymsysteme, führen wir unserem Organismus also mehr von einem bestimmten Molekül zu als die Enzyme »verdauen« können, die für seinen Um- und Abbau notwendig sind, kann unser Organismus nicht alles verstoffwechseln. Ein Rest bleibt zurück.

Aber es wird noch etwas komplizierter: Viele Stoffe, Xenobiotika wie körpereigene, beeinflussen die Arbeit der Enzyme. Manche verlangsamen ihren eigenen Abbau oder den von anderen Molekülen, indem sie die Aktivität der Enzyme inhibieren, also bremsen. Ein Beispiel ist Grapefruitsaft, der bestimmte Leberenzyme (aus der Gruppe der Zytochrom-P450-Isoenzyme) inhibiert. Auch das Abbremsen der Enzymtätigkeit führt dazu, dass der »Müllberg« im Körper wächst und die jahrtausendealten natürlichen Stoffwechselprozesse gestört werden.

Und wir Menschen können, was unsere enzymatische Ausstattung angeht, sehr verschieden sein – Stoffe, die meine Enzymsysteme problemlos abbauen, könnten Ihren Organismus überfordern.

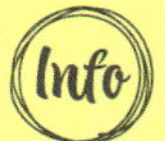

Pflanzliche Fette und Öle liefern hauteigene Substanzen

Um die Hornschicht optimal zu pflegen, müssen die Lipidschichten zwischen den Hornzellen versorgt und bei Bedarf repariert werden. Genau das können native Pflanzenöle, Fette und Wachse. Sie schützen und bessern die Hornschichtbarriere aus oder werden in sie integriert, sodass die Hautimmunzellen vor zahllosen Fremdstoffen besser geschützt werden und Allergene nicht so tief in die Haut eindringen können. So sind zum Beispiel linolsäurehaltige Öle wie Nachtkerzenöl Spezialisten gegen eine gestörte Hornschichtbarriere, denn die Linolsäure ist ein Grundbaustein des Stoffes Ceramid I, der wiederum der wichtigste Bestandteil der Lipidschicht ist. Wenn Linolsäure fehlt, kann kein Ceramid I aufgebaut werden.

Glycerin ist ein besonders effizienter und verträglicher Feuchtigkeitsspender. Es entsteht beim enzymatischen Abbau fetter Pflanzenöle und ist Bestandteil des NMF (natural moisturizing factor) der Haut. Aber auch ölsäurehaltige Öle wie Mandelöl oder Fette mit gesättigten Fettsäuren werden in die Barriere integriert.

Native Pflanzenöle mit ihren wertvollen Fettbegleitstoffen (siehe Seite 223), wie zum Beispiel dem Vitamin-E-Komplex, Lecithin oder Phytosterolen, werden ausgezeichnet in die Barriere integriert. Sie können Feuchtigkeit binden, sie schützen vor Hautkrebs und vor Schäden durch UV-Strahlen. Eine intakte Barriere schützt den Organismus vor Fremdstoffen – die als Allergene wirken können – und Keimen. Einige pflanzliche Öle mit ihren Fettbegleitstoffen können die epidermale Produktion von Fettsäuren (Fettsäuresynthese) aktivieren sowie den Hautstoffwechsel und den Verhornungsprozess regulieren. Sie fördern die Regeneration der Haut und wirken entzündungshemmend.

Aufgrund dieser Eigenschaften haben sich pflanzliche Öle bewährt bei trockner, empfindlicher, gereizter, entzündlicher und reifer Haut.

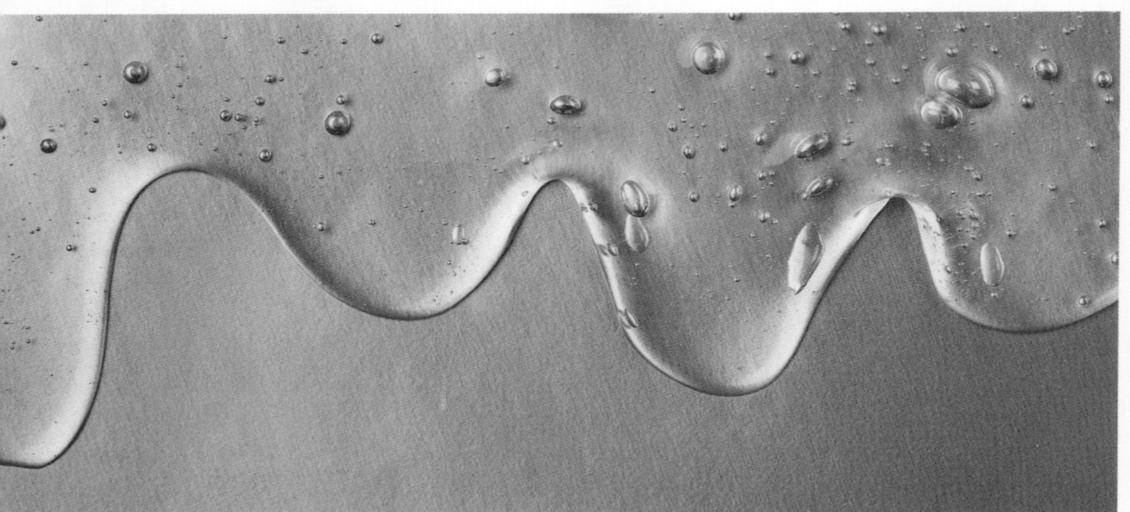

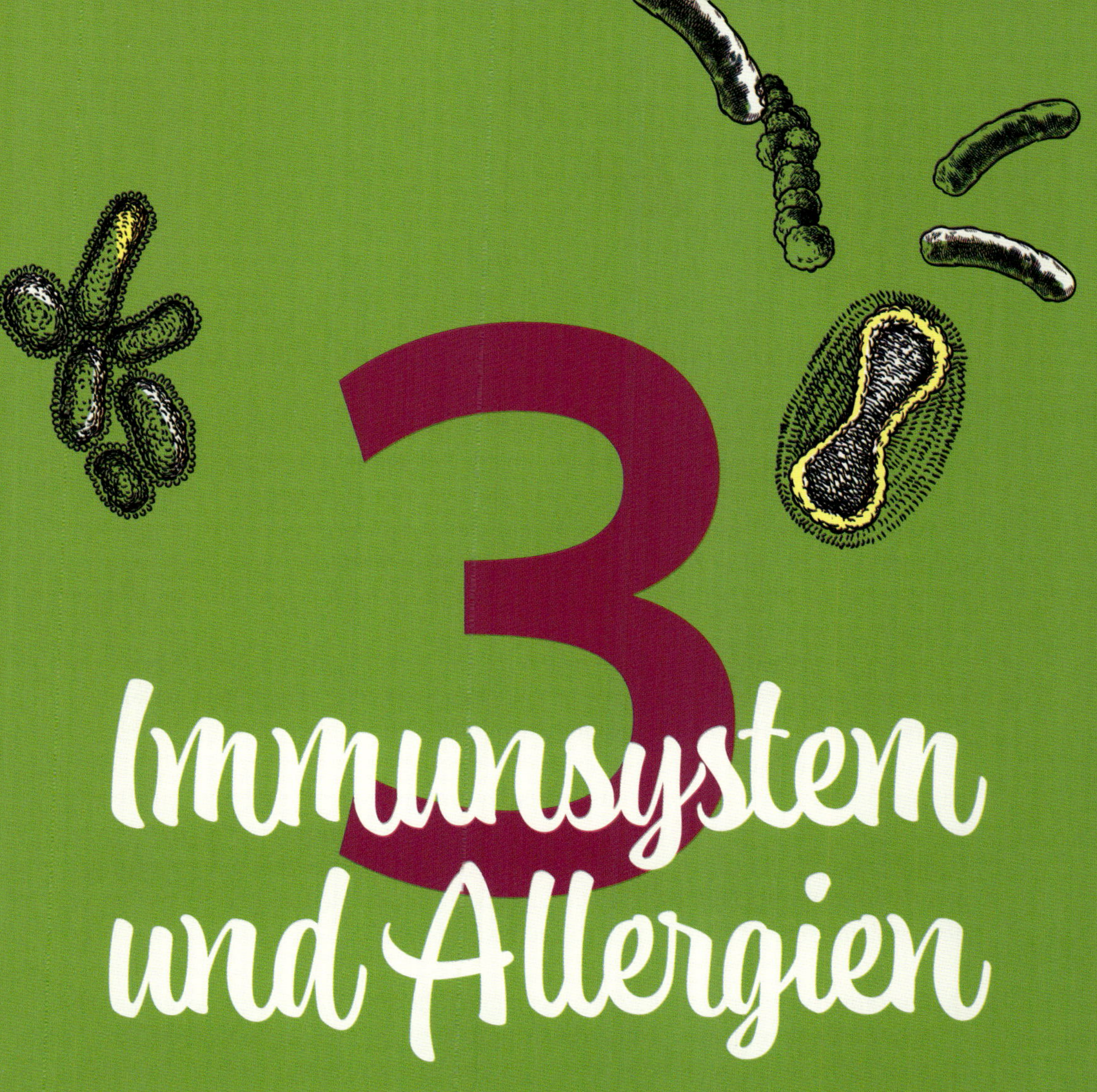

3 Immunsystem und Allergien

Unser Hautimmunsystem und auch unser Gesamtimmunsystem können durch natürliche Hautpflege geschützt und widerstandsfähiger gemacht werden. Über die Wirkungsweise ätherischer Öle erfahren Sie später mehr; in diesem Kapitel geht es zunächst darum, wie unsere Immunabwehr funktioniert. Es ist ein spannendes, aber auch kompliziertes System, weil eine Vielzahl von Reaktionen gleichzeitig abläuft und die einzelnen Bestandteile des Systems ständig miteinander in Wechselwirkung stehen. Eine wichtige Komponente des Immunsystems ist dabei auch hier wieder – und das wird häufig vernachlässigt – sein Lebensraum. Denn Untersuchungen zeigen, dass die Abwehrlage nicht vom Immunsystem allein, sondern primär von der Funktionsfähigkeit des Lebensraums der Zellen abhängt – also wieder von der extrazellulären Matrix.

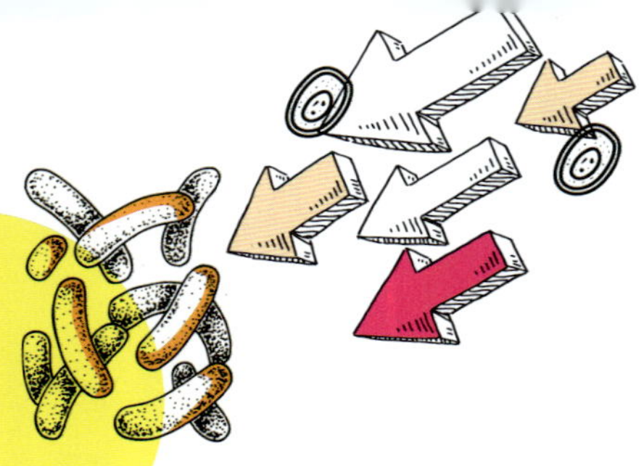

Unser Immunsystem: Keim- und Fremdstoffjäger

Das Immunsystem ist ein hochkomplexes und intelligentes Abwehrsystem des Körpers, das den Organismus vor Erkrankungen schützt. Es ist über den ganzen Körper verteilt und kann durch sein wechselseitiges Zusammenspiel mithilfe von Botenstoffen (sogenannten Zytokinen) jedes Organ beeinflussen. Je nach Körperregion ist es unterschiedlich aufgebaut. So sieht das Hautimmunsystem natürlich anders aus als das Immunsystem des Darms. Aber alle sind gleichwertig und gleich wichtig, und alle beeinflussen einander gegenseitig.

Schon vor Milliarden von Jahren mussten Einzeller wie Bakterien ihren Lebensraum von Feinden – wie zum Beispiel anderen Bakterien – freihalten, die sie befallen könnten. Sie fraßen (phagozytierten) ihre Feinde, die somit gleichzeitig als Nahrung dienten.

Unser Organismus hat eigentlich zwei verschiedene Immunsysteme: Zum einen das **angeborene Immunsystem** (unspezifisches Immunsystem), und zum anderen das **erworbene Immunsystem** (spezifisches oder adaptives Immunsystem). Diese beiden Immunsysteme verwenden zwei unterschiedliche Strategien, um sich mit eindringenden Keimen auseinanderzusetzen, sie zu bekämpfen, zu tolerieren oder – wie im Fall der physiologischen Keime – mit ihnen zu kooperieren.

- Zum einen werden spezielle Zellen verwendet, die **Immunzellen**. Ein bekanntes Beispiel für Immunzellen sind die T-Zellen. Diese Strategie nennt man **zelluläre Abwehr**.
- Zum anderen kommen **Antikörper** zum Einsatz, das sind große Eiweißmoleküle, die im Blut und in der Lymphe zirkulieren. Diese Strategie wird als **humorale Abwehr** bezeichnet (von Lat. *humor*, Feuchtigkeit, Saft).

Das angeborene Immunsystem – Millionen Jahre Erfahrung

Das angeborene, unspezifische Immunsystem ist für unseren Organismus grundlegend wichtig, denn es ist die erste Verteidigungslinie unseres Körpers, die schon den Embryo im Mutterleib schützt. Es reagiert immer auf die gleiche Art und Weise, unabhängig davon, ob ein Krankheitserreger für es ganz neu ist oder ob es ihn bereits kennengelernt hat.

Makrophagen und Killer-Zellen

Makrophagen (Fresszellen) können den allergrößten Teil der krankmachenden Keime (ca. 90 %) sofort vernichten, ebenso zahllose unterschiedliche Fremdstoffe. Diese speziellen Zellen sind die eigentliche Speerspitze im Kampf gegen fremde und pathogene Keime. Sie haben eine gewisse Ähnlichkeit mit Amöben und sind die ältesten und schlagkräftigsten Immunzellen. Wenn Gefahr droht, reagieren sie blitzschnell und phagozytieren (also fressen) die Eindringlinge – ähnlich wie die Amöben. Daher wird vermutet, dass die Vorläufer der Makrophagen Amöben waren.

Aber woher wissen die Makrophagen nun, ob es sich bei den Keimen um »Feinde« oder um »Freunde« handelt? Diese Unterscheidung leisten sie mithilfe von Rezeptoren, sogenannten Toll-Like-Rezeptoren, mit denen sie die Mikroorganismen an ihren molekularen Strukturen erkennen. Bei Gefahr alarmieren die Makrophagen sofort sowohl das angeborene als auch das erworbene Immunsystem, um geeignete Abwehrstrategien zu entwickeln.

Fast alle Zellen des angeborenen Immunsystems, die sich in der Haut befinden, wie zum Beispiel Keratinozyten, Langerhans-Zellen, Mastzellen oder Makrophagen, sind mit Toll-Like-Rezeptoren ausgestattet.

Unterstützt werden die Makrophagen unter anderem von Natürlichen Killer- oder NK-Zellen. Diese schützen uns unter anderem vor Krebserkrankungen, denn sie können sowohl infizierte als auch entartete Zellen erkennen und vernichten.

Das erworbene Immunsystem: lebenslanges Lernen

Wirbeltiere verfügen zusätzlich zu ihrem angeborenen Immunsystem über ein zweites System zur Abwehr von Keimen und Fremdstoffen. Es wird erst im Laufe des Lebens durch die Auseinandersetzung mit neuen Fremdstoffen und Keimen geprägt und hat die faszinierende Fähigkeit, sich diese Eindringlinge oder Antigene – also die unterschiedlichsten Mikroorganismen, Zellbestandteile und Fremdstoffe – zu »merken«. Bei diesem Antigen-Gedächtnis handelt es sich um ein lernendes System, das sich laufend an die Umweltbedingungen anpasst, um maßgeschneiderte Strategien gegen Keime und Fremdstoffe zu entwickeln. Das erworbene Immunsystem wird daher auch als spezifisches oder adaptives (anpassungsfähiges) Immunsystem bezeichnet.

Die »Waffen« des erworbenen Immunsystems sind hochspezialisierte Immunzellen, nämlich unterschiedlichste Lymphozyten.

Immunologische Erkrankungen wie Allergien und Autoimmunerkrankungen sind ausschließlich Reaktionen des erworbenen Immunsystems.

Aus irgendeinem Grund werden manchmal harmlose Stoffe (bei allergischen Reaktionen) oder körpereigene Zellen (bei Autoimmunerkrankungen) als »Feinde« betrachtet und bekämpft.

Allergien – fehlgeleitete Immunreaktionen

Allergische Reaktionen nehmen dramatisch zu. Es wird vermutet, dass in Deutschland inzwischen schon jede/-r Vierte mit allergischen Reaktionen zu kämpfen hat. Tendenz steigend.

Wir müssen jedoch klar unterscheiden zwischen einer **echten** und einer **unechten Allergie** bzw. Pseudoallergie.

Echte Allergie: Die Dosis spielt keine Rolle

Unter einer echten Allergie versteht man eine Überempfindlichkeit gegen bestimmte körperfremde Stoffe. Die Allergie wird durch eine **Antigen-Antiköper-Reaktion** des Immunsystems ausgelöst. Sie ist dosisunabhängig[9], das heißt: schon geringste Mengen des Stoffes können die allergische Reaktion auslösen.

Man unterscheidet (vereinfacht) vier Allergieformen: Typ I bis IV. Ich beschränke mich in diesem Buch auf die beiden häufigsten, das sind Typ I und IV.

Typ-I-Allergie: Sofort-Typ oder humoraler Typ

Wie die Bezeichnung schon verrät, erfolgt die allergische Reaktion hier sofort, das heißt innerhalb von Sekunden oder wenigen Minuten. Dazu gehört beispielsweise der allergische Schnupfen oder der anaphylaktische Schock (etwa nach einem Bienenstich). Dies ist die **häufigste Form** einer Allergie.

Ursache ist ein Antikörper aus der Familie der Immunglobuline. Diese werden vom Immunsystem gebildet und können mit Eindringlingen reagieren, um sie unschädlich zu machen. Der Antikörper heißt **Immunglobulin E** (auch: IgE oder IgE-Antikörper) und gehört zur humoralen Abwehr. Die IgE-Antikörper kommen nur in sehr geringer Konzentration im Blut vor und sind vor allem Spezialisten gegen Parasiten wie zum Beispiel Würmer. Diese ungeliebten Mitbewohner gehörten immer schon zu unserem Menschenleben und bewohnten schon seit Urzeiten unsere komfortable Innenwelt.

Aber wer beherbergt heutzutage noch gern Würmer und andere Parasiten in seinem Körper? Das ist ein Problem – jedenfalls aus Sicht der IgE-Antikörper. Sie sind nämlich in unserer heutigen, streng hygienischen Welt praktisch »arbeitslos«. Trotzdem attackieren sie aus irgendeinem Grund harmlose Stoffe wie beispielsweise Pollenkörner, Hausstaub, Tierhaare oder Hausstaubmilben. Die Nase läuft, die Augen tränen und jucken, man fühlt sich schlapp und antriebslos. So vermiest der allergische Schnupfen vielen Menschen das Leben oder bei Pollenallergie die schönste Jahreszeit.

Typ-IV-Allergie: Spättyp oder zellulärer Typ

Bei diesem Allergietypen tritt die allergische Reaktion verzögert auf, nach Stunden oder erst nach Tagen. Ein Beispiel ist das allergische Kontaktekzem. Die Bezeichnung »zellulär« zeigt an, dass die Reaktion durch spezialisierte Immunzellen (Lymphozyten) hervorgerufen wird, also nicht durch Moleküle (die Antikörper) wie beim Typ I. Bei dieser Art der Abwehr »merken« sich Lymphozyten die vermeintlichen Feinde und bekämpfen sie intensiv.

In der Haut können beispielsweise Langerhans-Zellen allergische Kontaktekzeme auf chemische Substanzen wie Konservierungsstoffe, Farbstoffe oder Duftstoffe verursachen. Vor allem aus letzterem Grund werden ätherische Öle für viele allergische Reaktionen verantwortlich gemacht. Doch das ist noch zu wenig erforscht. Grundsätzlich sind allergische Reaktionen gegenüber nahezu allen Stoffen möglich. Überwiegend sind synthetische Duftstoffe die Übeltäter. Mehr dazu finden Sie im Unterkapitel *Verursachen ätherische Öle Allergien?* (siehe Seite 118).

Pseudoallergie (unechte Allergie): dosisabhängig

Viele der auftretenden Allergien sind keine echten Allergien, sondern Unverträglichkeitsreaktionen verursacht durch Histamin, einen Botenstoff, der unspezifisch bei Entzündungsreaktionen ausgeschüttet wird. Die Symptome ähneln zwar denen einer echten Allergie, aber es findet keine Antigen-Antikörper-Reaktion statt. Eine Pseudoallergie ist also keine immunologische Erkrankung.

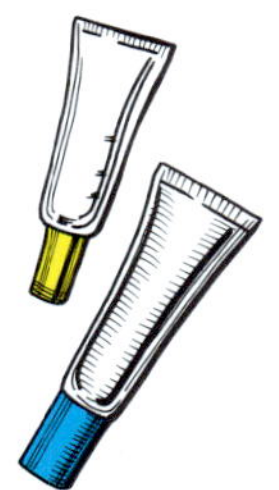

Die häufigsten Auslöser sind Medikamente, medizinische Salben, Kosmetika oder Chemikalien. Die Pseudoallergie ist im Unterschied zur echten Allergie dosisabhängig, das heißt: Höhere Dosierungen der auslösenden Stoffe bewirken stärkere Reaktionen. Auch ätherische Öle können in hohen Dosierungen solche pseudoallergischen Reaktionen hervorrufen. Deshalb ist die Dosierung bei der Anwendung ätherischer Öle sehr wichtig.

So können Allergien entstehen

Wenn der Lebensraum der Keratinozyten, der Langerhans-Zellen, der Mastzellen oder Makrophagen mit zahllosen Fremdstoffen belastet ist, dann stehen sie unter Dauerstress, um ihren Lebensraum sauber zu halten. Die Zusammenarbeit und die Kommunikation zwischen angeborenem und erworbenem Immunsystem funktionieren dann nicht richtig. Dem erworbenen Abwehrsystem unterlaufen Fehler und in der Folge kann es vermehrt zu unterschiedlichsten Hautproblemen wie eben Allergien kommen. Auch den Killerzellen, die darauf spezialisiert sind, virusinfizierte und tumorartig veränderte Körperzellen zu erkennen, wird das Leben schwer gemacht.

Aber warum nehmen allergische Erkrankungen so stark zu? Folgende Ursachen werden aus naturheilkundlicher Sicht vermutet:

- eine mit Fremdstoffen überlastete extrazelluläre Matrix, die die Arbeit der Immunzellen stören und erschweren;
- eine übermäßige und falsche Hygiene, die die Barrieren der Epidermis schädigt, sodass Allergene schneller in tiefere Hautschichten eindringen;
- ein gestörtes Gleichgewicht der physiologischen Keime (also des natürlichen Hautmikrobioms);
- ein geschwächtes angeborenes Immunsystem,
- und nicht zuletzt können immunologische Erkrankungen auch Ausdruck seelischer Probleme oder von chronischem Stress sein.

Natürliche Hautpflege unterstützt das Hautimmunsystem

- Sie sorgt für einen funktionstüchtigen Hydrolipidmantel.
- Sie sorgt für ein gesundes Hautmikrobiom und stärkt damit das angeborene Immunsystem.
- Sie bekämpft Fehlbesiedelung und pathogene Keime.
- Sie sorgt für eine widerstandsfähige Barriere, sodass Allergene und Keime nicht tiefer in die Haut und den Blutkreislauf eindringen.
- Sie entschlackt das Zellmilieu.
- Sie erleichtert und unterstützt somit die Arbeit der Immunzellen.
- Sie wirkt über die Haut positiv auf die Seele ein.
- Sie macht somit die Haut insgesamt widerstandsfähiger und pflegt daher indirekt das Gesamtimmunsystem.

Psychoneuroimmunologie

Zwischen dem Gehirn bzw. Nervensystem und dem Immunsystem herrscht ein ständiger Austausch. Insbesondere der Hypothalamus (siehe Seite 79), aber auch andere Gehirnteile des Zentralnervensystems beeinflussen das Immunsystem. Bereits im letzten Jahrhundert fanden Forschende heraus, dass Makrophagen, Lymphozyten und andere Immunzellen mit Rezeptoren für Stresshormone wie Adrenalin, Noradrenalin oder Cortisol ausgestattet sind.

Aber Immunzellen haben auch Opioidrezeptoren. Das heißt: Sie können positive Nachrichten aus dem Gehirn empfangen und interpretieren. Auf diese Botschaften reagieren die Immunzellen sofort und produzieren dann ebenfalls Botenstoffe wie Adrenalin, Noradrenalin, Cortisol und Endorphine, die ins Nervensystem gelangen. Gehirn, Nervensystem und Immunsystem kommunizieren also miteinander.

Immunzellen sind also nicht nur Mikroben- und Fremdstoffjäger, sondern sie können auch »fühlen«. Das Immunsystem ist buchstäblich ein fühlendes System: Es nimmt Botenstoffe sofort wahr und reagiert entsprechend, zum Beispiel mit Fieber, Entzündungen und Schmerzen. In weiterer Folge kann dies wiederum zu Müdigkeit oder depressiven Verstimmungen führen. Das Immunsystem signalisiert uns damit nachdrücklich: Verändere deine Situation bzw. verändere dein Leben.

Haut und Psyche

Haut und Gehirn arbeiten schon sehr früh in der Embryonalentwicklung zusammen. Die enge Verbindung zwischen diesen beiden Organen wird inzwischen als Haut-Hirn-Achse *(skin-brain axis)* bezeichnet. Damit kommt zum Ausdruck: Sorgen und Probleme, aber auch Glück und Freude gehen buchstäblich unter die Haut.

Es ist unumstritten, dass Hautprobleme und auch Allergien mit der Psyche im Zusammenhang stehen, denn wie wir jetzt gesehen haben, ist die Haut mit dem Immunsystem auf das Engste verbunden. Psychischer Stress kann allergische Hautreaktionen fördern, sodass die Haut buchstäblich »ausschlägt«, aber auch Akne, Neurodermitis, Herpes und andere Hauterkrankungen sind auch Ausdruck seelischer Probleme. Das soll nun nicht heißen, dass hinter Hautproblemen immer seelische Probleme stehen, aber im Zweifelsfall kann es sich lohnen, genauer hinzuschauen.

Die Haut als Tor zur Seele

Die Haut mit ihrer Lederhaut ist zwar äußerst robust, zugleich aber auch ein »Sensibelchen«, denn in ihr gibt es so viele Nervenenden und Sinneszellen wie in keinem anderen Organ des Körpers. Dieses hochempfindsame Sinnesorgan ist direkt mit dem Gehirn verbunden und buchstäblich die Mittlerin zwischen Außen- und Innenwelt. Wie ein Seismograph registriert sie zahllose ankommende Informationen aus der Umwelt, analysiert sie und schickt ständig Informationen zum Gehirn.

Die Haut ist auch ein Kontaktorgan und ein soziales Organ, das den liebevollen Kontakt, das zarte Berühren und Berührt-Werden von anderen Menschen dringend benötigt. Das Gesamtimmunsystem blüht dabei regelrecht auf. Aktuellen Forschungen zufolge gibt es für die Weiterleitung zarter Berührungen sogar spezielle Nerven in der Haut, die sogenannten langsamen C-taktilen Fasern. Diese Nervenfasern schicken ihre Signale auch in limbische Areale und in das Belohnungszentrum des Gehirns, wo angenehme Reize verarbeitet werden. Die Haut ist also buchstäblich ein »Berührungsorgan«.

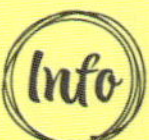

Berühren, streicheln und Massagen: der Königsweg zu den Gefühlen

Sanfte Berührungen mit Pflanzenölen und ätherischen Ölen, sogenannte Aromastreichungen, sind besonders effektiv, denn sie erreichen sofort das limbische System. Dort wirken sie harmonisierend auf die unterschiedlichsten Botenstoffe ein.

Aromaanwendungen gehen sprichwörtlich unter die Haut und »berühren« das Gehirn.

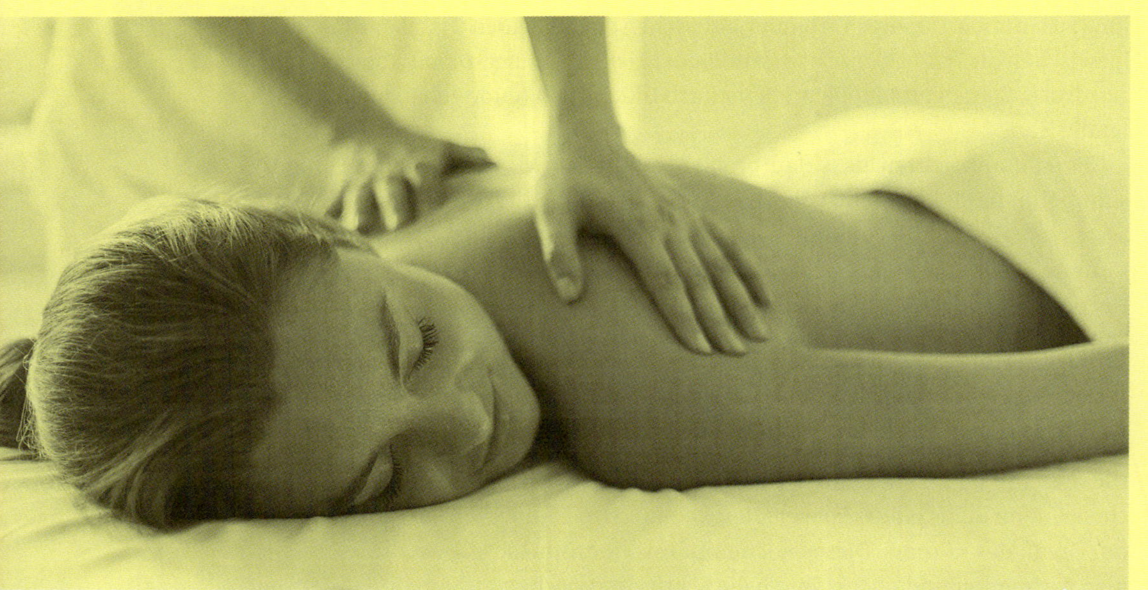

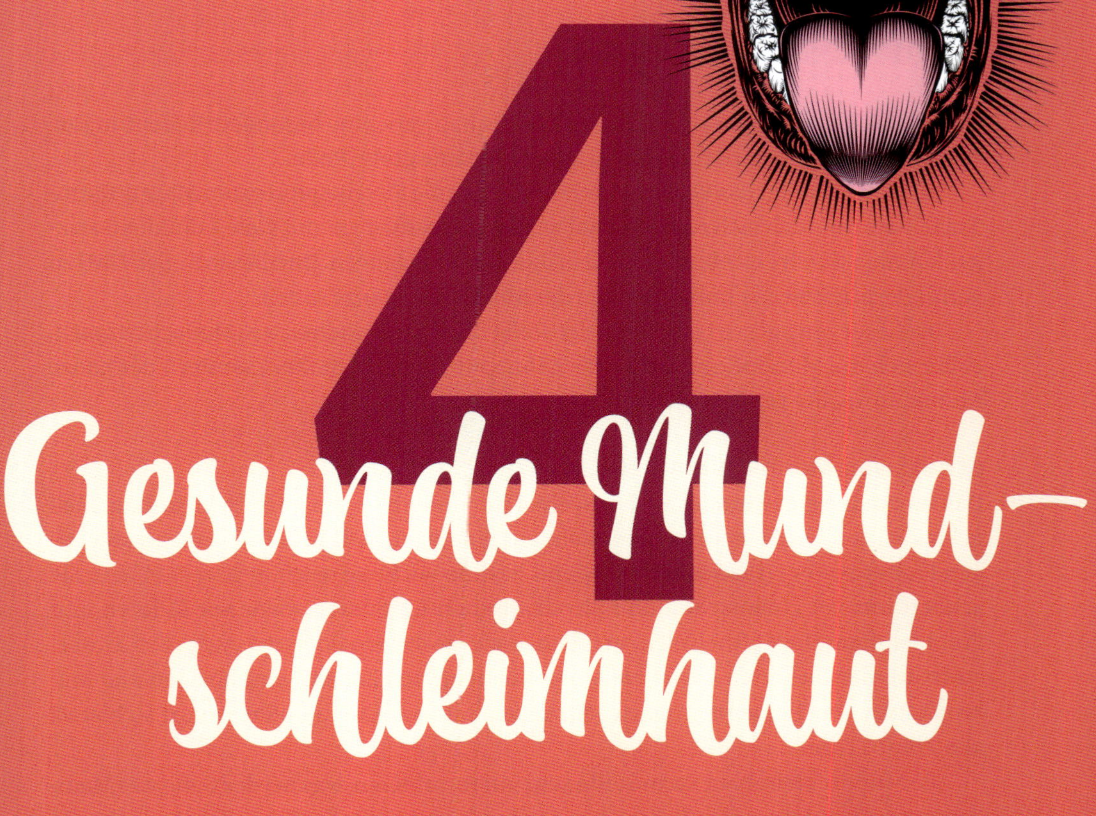

4 Gesunde Mundschleimhaut

Wenn wir über Hautpflege sprechen, vergessen wir leider allzu oft eine wichtige Körperregion: die Mundhöhle. Dabei ist sie einer der »schmutzigsten« Orte im Körper, wie mir ein Zahnarzt einmal berichtet hat. Die Pflege der Mundschleimhaut ist genauso wichtig wie die der »äußeren« Hautbereiche und eine preiswerte, aber äußerst lohnende Gesundheitsvorsorge. Warum? Das will ich nun erläutern.

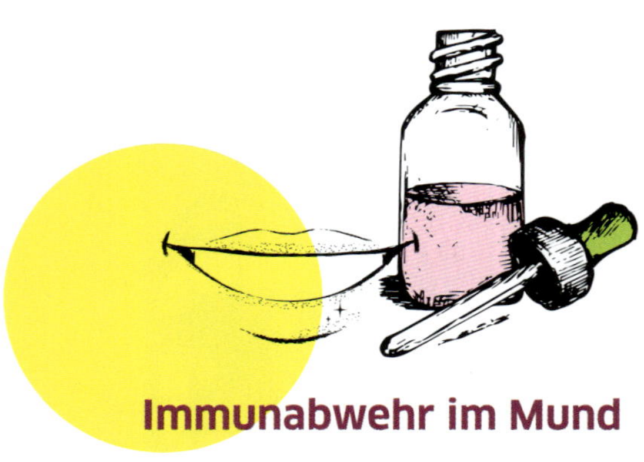

Immunabwehr im Mund

Unseren Schleimhäuten kommt bei der Immunabwehr eine besondere Bedeutung zu. Insbesondere die Mundschleimhaut spielt hier eine große Rolle.

Im Mund beginnt das Verdauungssystem, er ist die Eintrittspforte zum Magen-Darm-Trakt. Hier tummelt sich eine Vielzahl an Mikroorganismen und viele Krankheitserreger könnten durch den Mund schnell in den Körper gelangen. Um diesen Super-GAU zu verhindern, leistet das Immunsystem der Mundhöhle ganze Arbeit.

Da dieser zentrale Ort eine wichtige Rolle für die Gesundheit des Menschen spielt, sollte sich die Mundpflege nicht aufs Zähneputzen beschränken, sondern der ganze Mundraum sollte gepflegt werden.

Schutzwall Mundschleimhaut

Das Innere unseres Mundes wird von einer gut durchbluteten Mundschleimhaut ausgekleidet, der *Tunica mucosa*. Sie besteht aus einem partiell verhornten, mehrschichtigen **Plattenepithel** (Deckzellschicht) und ist eine wichtige **mechanische Barriere**: Sie schützt uns vor chemischen und physikalischen Einflüssen sowie vor Keimen und Fremdstoffen. Die Epithelzellen erfüllen wichtige **immunologische Aufgaben**. Unterstützt werden sie durch Abwehrzellen wie Langerhans-Zellen, Lymphozyten und Makrophagen. Das Plattenepithel ist sehr regenerationsfreudig und erneuert sich etwa alle 7 bis 10 Tage.

Die Mundschleimhaut kann Stoffe sehr gut resorbieren, was bei der Gabe von Medikamenten genutzt werden kann. Aber das hat auch Nachteile, denn viele Fremdstoffe aus konventionellen Zahnpflegeprodukten können auf diesem Wege ebenso in den Organismus gelangen.

Dazu kommt: Über die Mundschleimhaut werden nicht nur Stoffe aufgenommen, sondern auch abgegeben, beispielsweise Abbauprodukte von Medikamenten. Dies wiederum kann das Wachstum von Pilzen oder Bakterien begünstigen.

Orale Keratinozyten

Sie erinnern sich: Keratinozyten sind hornbildende Zellen in der Haut. Ein Teil der Epithelzellen im Mund ist verhornt und diese Zellen werden als orale Keratinozyten bezeichnet. Sie erfüllen ähnliche immunologische Aufgaben wie die Keratinozyten der Epidermis. Ihre Bildung wird ebenfalls durch Keime oder Substanzen aus der Umwelt ausgelöst. Zum einen produzieren sie bei Bakteriengefahr antimikrobielle Substanzen wie die Defensine, die ein weites Wirkungsspektrum gegenüber Bakterien, Hefen, Fadenpilzen, Viren und Mykobakterien haben. Außerdem produzieren sie unterschiedliche Zytokine, die Immunzellen aktivieren und Entzündungen auslösen, um Keime und Fremdstoffe zu bekämpfen. Sobald diese Aufgabe erledigt ist, produzieren die oralen Keratinozyten entzündungshemmende Zytokine, sodass Entzündungen wieder abklingen. Das heißt: Das Immunsystem wird heruntergefahren.

Sie erinnern sich: Nach jeder Entzündungsreaktion muss eine solche anti-entzündliche Gegenreaktion erfolgen, sonst kann es auf Dauer zu überschießenden Immunreaktionen kommen.

Wirkmächtiger Speichel

Die Schleimhaut der Mundhöhle und auch die Zähne werden von einem komplexen Saft, dem Speichel, bedeckt und ständig durchgespült. Er schützt Zähne und Mundschleimhaut vor chemischen, mechanischen und thermischen Einflüssen. Außerdem enthält er antibakterielle Substanzen, die uns vor krankmachenden Keimen schützen. Der Speichel hat einen leicht basischen bis neutralen pH-Wert und ist vollgepackt mit Mineralien. So sorgt er für die Mineralisierung der Zähne. Wenn der Speichel aber aufgrund einer unausgewogenen Ernährung mit zu vielen einfachen Kohlenhydraten oder wegen Stress sauer wird, entmineralisiert er die Zähne.

Nur ein ausreichender Speichelfluss sorgt für saubere Zähne und hält Bakterien in Schach. Wenn der Speichelfluss eingeschränkt ist, können »schlechte« – also gesundheitsschädliche – Bakterien die Mundhöhle besiedeln.

Physiologische Mundkeime

Auch der leicht basische Speichel ist wie unsere Hautoberfläche ein optimaler Lebensraum für physiologische Keime; bis jetzt wurden rund 700 Bakterienarten entdeckt, die zum Mundmikrobiom gehören! Sie stellen eine hocheffiziente »Schutztruppe« dar; das Mundmikrobiom gehört zum angeborenen Immunsystem.

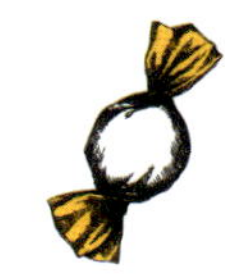

Mit dem Mundmikrobiom verhält es sich im Prinzip genauso wie mit dem Hautmikrobiom: Normalerweise halten die »guten« physiologischen Keime krankmachende Keime in Schach. Wenn jedoch das ökologische Gleichgewicht im Mund kippt, vermehren sich die pathogenen Keime. Es gibt aber einen Unterschied zum Hautmikrobiom: Im Gegensatz zu diesem brauchen die physiologischen Keime im Mund ein leicht basisches Milieu, während es die schädlichen Keime dort sauer mögen und sich dann blitzschnell vermehren. Sie ernähren sich mit Wonne von zuckerhaltigen Lebensmitteln, die im Mund zu sauren Verbindungen umgebaut werden. Aber auch durch Stress, falsche Zahnpflege und andere Faktoren kann das Gleichgewicht kippen, sodass sich krankmachende Keime stark vermehren.

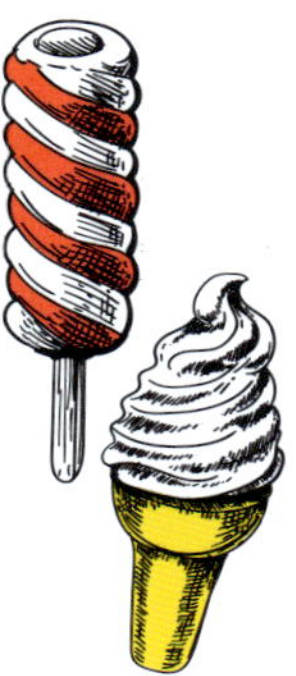

In der Folge kann es zu einer Fehlbesiedelung im Mundraum und zu Entzündungen, Karies oder Parodontitis kommen. Das hat weitreichende Folgen für den gesamten Organismus, denn krankmachende Keime können durch die Mundschleimhaut auch in den Körper vordringen. Dort können sie Herz-Kreislauf-Erkrankungen, immunologische Erkrankungen oder Diabetes, um nur einige zu nennen, verursachen.

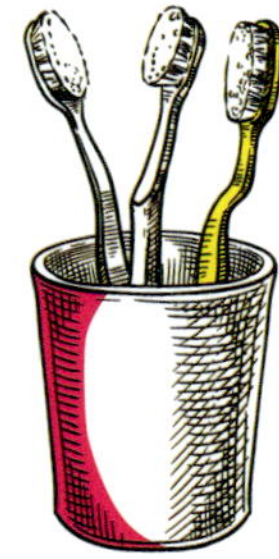

Biologische Mund- und Zahnpflege

Zweimal täglich Zähneputzen – so haben wir es gelernt, und das ist auch richtig so, um die Nahrungsreste aus dem Mund zu bekommen. Nun konzentrieren wir uns bei der Zahnpflege auf die fiesen krankmachenden Keime, denn sie stehen unter Generalverdacht, Auslöser von zahlreichen Krankheiten zu sein. Es ist erstaunlich, wie viele herkömmliche Zahnpasten oder Mundwässer desinfizierende Substanzen enthalten. Nach dem Motto: »Saubere – das heißt: desinfizierte – Zähne sind gesunde Zähne.«

Das stimmt aber nicht unbedingt. Denn was dabei nicht bedacht wird: Mit dieser Art von Breitband-Desinfektion wird auch das gesunde Mundmikrobiom, unsere »Schutztruppe«, kurzfristig vernichtet. Die Konservierungs- und Desinfektionsmittel in den Zahnpasten und Mundspülungen vernichten auch die lebensnotwendigen physiologischen Keime, die unsere Gesundheit erhalten. Das kann langfristig zu einer Dysbalance des Mundmikrobioms führen. In der Folge kann es zu Entzündungen der Mundschleimhaut kommen.

Kommt Ihnen das bekannt vor? Richtig, es ist dasselbe Prinzip wie bei dem Hautmikrobiom.

Die Wirkung herkömmlicher Zahnputzmittel

Durch täglich mehrfaches Zähneputzen werden die oralen Keratinozyten bei Verwendung herkömmlicher Zahnpasten auch mehrfach konfrontiert mit den darin enthaltenen Farb-, Geschmacks-, Duft- und Konservierungsstoffen, antimikrobiellen Substanzen und aggressiven Schaumbildnern – um nur einige der Zutaten zu nennen. Sie alle sind für unseren Körper Fremdstoffe. Normalerweise machen physiologische Bakterien und Enzyme Fremdstoffe unschädlich. Aber, wie ich nicht oft genug betonen kann: Wenn Bakterien und Enzyme den Bauplan der Fremdstoffe oder einzelne Teile davon nicht kennen, haben sie kein Konzept, diese Stoffe abzubauen. Nun müssen die oralen Keratinozyten diesen Job erledigen. Mit den täglichen herkömmlichen Zahnpflegemitteln aber ist das Abwehrsystem ständig aktiv und produziert permanent **Entzündungsbotenstoffe**. Das kann langfristig zu den schon erwähnten »stillen Entzündungen« (siehe Seite 37) führen.

»Zahnputz-Moleküle« im Körper

Bei normaler Anwendung von Zahnpasta können niedermolekulare Bestandteile aus ihr über die dünne Mundschleimhaut aufgenommen werden. Außerdem verstärken Zusatzstoffe wie Polyethylenglycole (PEGs, siehe unten) in Zahncremes das Problem: Sie machen die Mundschleimhaut poröser, sodass mehr Zusatzstoffe in den Organismus, möglicherweise sogar in den Blutkreislauf gelangen können. Diese Stoffe können dann auch die Organe erreichen.

Das Weißpigment Titandioxid (auch bekannt als CI 77891) – besonders als Nanopartikel – steht im Verdacht, die Darmmikroben zu schädigen und in der Folge das Risiko für Darmentzündungen und Darmkrebs zu erhöhen, wenn es verschluckt wird – was bei Zahnpasta unvermeidbar ist. Im Jahr 2022 wurde dieser Stoff in der EU bereits aus Lebensmitteln verbannt. Gesundheits- und Verbraucherschutzverbände fordern ein solches Verbot auch für kosmetische Mittel, aus denen Titandioxid in den Darm gelangen kann, wie eben Zahnpasten oder Lippenstifte.

Ebenso könnten wasserlösliche Zinksalze in Zahnpasten und Mundwässern den Organismus bei längerfristiger und regelmäßiger Verwendung schädigen. Diese Befürchtung hegt zumindest das Bundesinstitut für Risikobewertung in einer Stellungnahme aus dem Jahr 2015. Es rät daher zu einer Herabsetzung der erlaubten Höchstkonzentration an Zinksalzen in diesen Kosmetikprodukten.

Bei der Mund- und Zahnpflege müssen wir deshalb auf das Ganze schauen und uns klar machen, dass der Darm – bildlich gesprochen – im Mund anfängt.

Augen auf beim Zahnpasta-Kauf

Einige herkömmliche Zahnpasten enthalten neben den oben angeführten bedenklichen Inhaltsstoffen außerdem umweltschädliches Mikroplastik wie Polyethylen (PE) oder Polypropylen (PP), obgleich hier bereits ein Umdenken bei den Produzierenden eingesetzt hat.

Andere problematische Inhaltsstoffe sind PEGs (Polyethylenglycole) wie Laurethsulfat. Die PEGs sind unter anderem Emulgatoren, die dafür sorgen, dass die Wasserphase und die Fettphase der Zahncreme stabil vermischt bleiben. Aber leider haben PEGs auch noch andere Wirkungen: Sie schädigen die schützende Schleimhaut und machen sie durchlässiger für viele Fremdstoffe und krankmachende Keime. Diese könnten dann via Schleimhaut direkt in den Blutkreislauf gelangen. Außerdem schädigen die Desinfektionsmittel in Zahnpasten die physiologischen Keime, also unsere gesunden, körpereigenen Keime. Selbst die in Körperpflegemitteln heute verpönten Para-

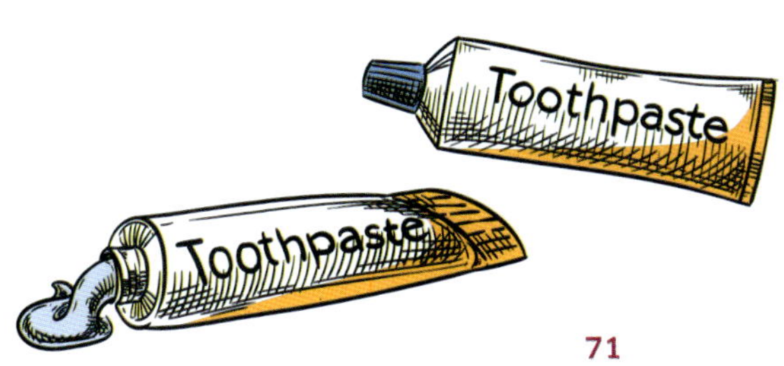

bene finden in vielen herkömmlichen Zahnpasten noch immer Verwendung. Auch sie konservieren die Zahncreme, denn eine geöffnete Zahnpasta muss ja im warmen Badezimmer lange haltbar sein. Erstaunlich, was Zahnpasta laut Gesetzgeber alles enthalten darf.

Diese Fremdstoffe belasten auch – Sie ahnen es schon – die extrazelluläre Matrix, also den Lebensraum der Immunzellen in der Mundhöhle.

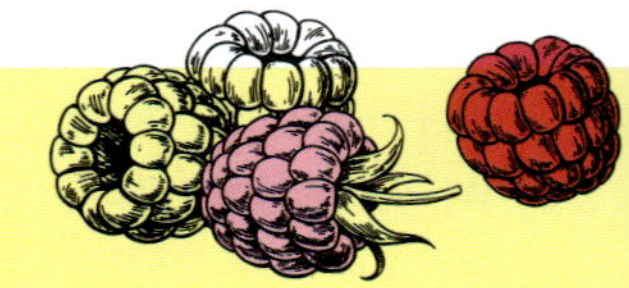

Problemfall Kinderzahnpasta

Viele herkömmliche Kinderzahnpasten enthalten ebenfalls schäumende Tenside, Desinfektionsmittel und synthetische Duftstoffe. Diese riechen und schmecken oft lecker nach Himbeeren und Co. So manche Portion Kinderzahnpasta wird aufgrund dieser »Appetitlichkeit« verschluckt, anstatt wieder ausgespuckt zu werden. Mit ihren vielen schwer abbaubaren Fremdstoffen sind sie eine Herausforderung für Verdauungstrakt und Immunsystem.

Wie sieht eine gesunde Mundpflege aus?

Bei einer biologischen Mundpflege muss das Immunsystem des Mundes mit Speichel, Mundmikrobiom und Schleimhaut gepflegt werden, denn im Mund fängt die Gesundheit an.

Natürlich ist klar, dass krankmachende Keime eliminiert werden müssen. In dieser Hinsicht leisten herkömmliche Zahnpasten tatsächlich Gutes, sodass Karies deutlich zurückgegangen ist. Stattdessen aber hat Parodontitis, die bakteriell-entzündliche Erkrankung des Zahnfleischs, zugenommen. Ca. 70 % der Erwachsenen in Deutschland im Alter von 35 bis 50 Jahren und über 80 % der Älteren leiden heute an Parodontitis[10]. Das ist eine tickende Zeitbombe, denn Parodontitis gefährdet den gesamten Organismus. Diese Erkrankung bedeutet Schwerstarbeit für das Immunsystem, produziert es doch nun ständig Entzündungsbotenstoffe. Die dauerhaften Entzündungen lösen weitere Krankheiten im Körper aus.

Bei einer biologischen Mundpflege steht die Gesundheit des Immunsystems der Mundhöhle mit Speichel, Mundmikroben und Schleimhaut im Vordergrund. Sie muss gepflegt werden. Keimfrei geschrubbte Zähne hingegen sind kein erstrebenswertes Ziel.

Mit dem Zähneputzen mit synthetischen, desinfizierenden Zahnpasten mit ihren vielen Zusatzstoffen ist es also nicht getan, im Gegenteil: Sie belasten zusätzlich das Immunsystem des Mundes und des ganzen Körpers. Im Grunde sollte eine Zahnpasta, die wirklich gesund ist, auch essbar sein.

Was also können Sie tun, um Ihre Zähne und Ihre Mundschleimhaut bei der täglichen Pflege auch langfristig gesund zu erhalten?

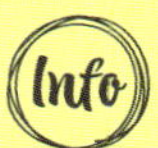

Biologische Mundpflege mit Aromamischungen

Aromamischungen sind eine äußerst effektive Anwendung. Denn pflanzliche Öle, Fette und ätherische Öle haben viele hilfreiche Eigenschaften:

- Sie wirken antimikrobiell gegen schädliche Keime, schützen aber zugleich die physiologischen Keime in der Mundhöhle. Sie fördern somit das ökologische Gleichgewicht der physiologischen Keime.
- Sie pflegen die Mundschleimhaut.
- Sie wirken entzündungshemmend und reduzieren bereits vorhandene Entzündungen.
- Sie aktivieren die Wundheilung.
- Sie entlasten die extrazelluläre Matrix.
- Als Naturstoffe belasten sie die oralen Keratinozyten nicht.
- Insgesamt stärken sie das Immunsystem des Mundes.

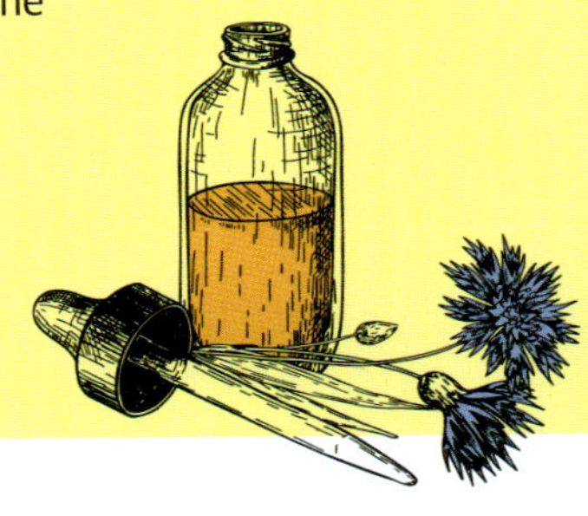

Dem Fremdstoff-Cocktail können Sie zum einen entgehen, indem Sie entweder Bio-Zahnpasta verwenden; seriöse biologische Kosmetikanbieter halten ihre Zahnpasta frei von gesundheitsschädlichen Zutaten. Die zweite, aufwendigere Möglichkeit: Stellen Sie Ihre Zahnpasta selbst her – dann wissen Sie genau, was drin ist. Auch Mundwässer mit ätherischen Ölen, die die Mundschleimhaut schützen und pflegen, können Sie selbst anmischen. Rezepte für beides finden Sie im Praxisteil ab Seite 308.

Eine weitere bewährte Mundpflegemethode ist das Ölziehen, das ich auf Seite 308 ausführlich beschreibe. Es fördert die Mundgesundheit, denn das Öl bindet schädliche Keime sowie Schadstoffe und regt die Ausscheidung von Stoffwechsel- und Umwelttoxinen an. Es ist eine ausgezeichnete Prophylaxe zum Erhalt einer gesunden Mundschleimhaut und gesunder Zähne. Beim normalen Zähneputzen werden nämlich viele Bakterien nicht erreicht, da sie auch schwerzugängliche Stellen im Mund besiedeln. Das Öl dringt nicht nur bis in tiefe Nischen des Mundes, sondern es regt auch den Speichelfluss an (hilft also bei mangelndem Speichelfluss) und unterstützt so das Ausscheiden von schädlichen Stoffen aus dem Organismus. Inzwischen empfehlen immer mehr Zahnärztinnen und Zahnärzte das Ölziehen als begleitende Maßnahme (nicht jedoch als Ersatz für eine medizinische Therapie).

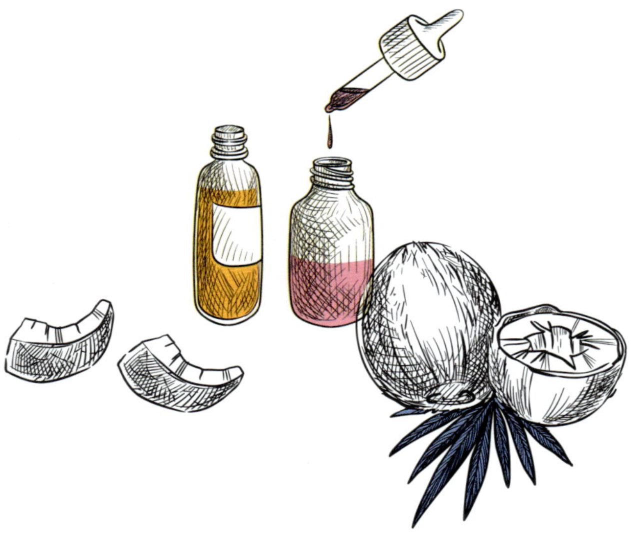

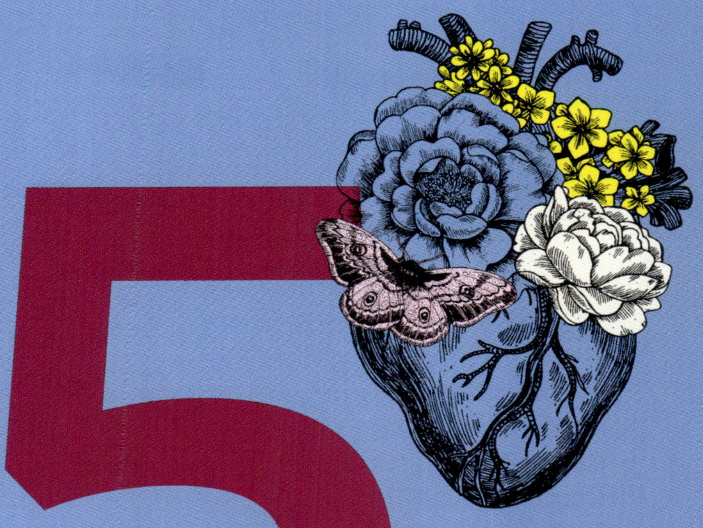

5 Über die Haut Körper und Seele pflegen

In den bisherigen Kapiteln haben Sie schon einiges darüber erfahren, warum ätherische Öle gut für die Haut sind. Nicht zu unterschätzen ist aber auch ihre Wirkung auf Geist und Seele.

Wenn Aromamischungen auf die Haut gegeben werden, gelangen Ätherisch-Öl-Bestandteile ins Blut. Zugleich erreicht ihr Duft über die Nase das Gehirn. Um die erstaunlichen Einflüsse der ätherischen Öle auf den seelischen Zustand besser zu verstehen, müssen wir das Gehirn, insbesondere das sogenannte limbische System, etwas näher betrachten.

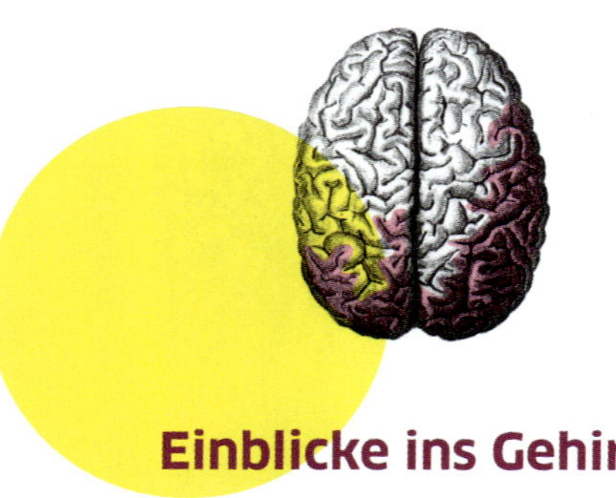

Einblicke ins Gehirn

Unser menschliches Gehirn hat es sich wie alle anderen Organe im Verlauf der Evolution entwickelt. Es setzt sich, der Ansicht des amerikanischen Neurologen Paul McLean nach, aus drei Teilen zusammen: dem Hirnstamm, dem limbischen System und dem Neocortex (der Großhirnrinde). → *Siehe Abbildung unten.*

Der Hirnstamm: das »Reptiliengehirn«

Der Hirnstamm ist stammesgeschichtlich der älteste Gehirnteil. Er ist die Basis aller wichtigen Lebensfunktionen wie Atmung, Herzschlag, Fortpflanzung oder Nahrungssuche, aber auch des »Kampf-oder-Flucht-Verhaltens«.

Der Hirnstamm ist direkt mit dem Nervengeflecht im Darm verbunden, dem sogenannten »Bauchhirn«. Über diese Verbindung entsteht das vielzitierte »Bauchgefühl«.

Das limbische System: ein »emotionales Gehirn«

Über dem Hirnstamm liegt ringförmig ein stammesgeschichtlich ebenfalls älterer Teil, das limbische System. Forschende dachten lange, Emotionen bzw. Gefühle würden vor allem im limbischen System »entstehen«. Daher trägt es auch heute noch den Namen

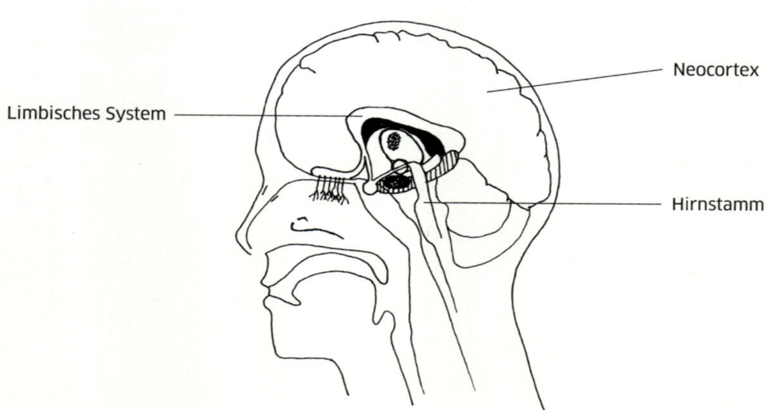

Abb. 10: Das menschliche Gehirn. Eingezeichnet ist die ungefähre Lage von Neocortex (»neues Gehirn«), limbischem System (»emotionales Gehirn«) und Hirnstamm (»Reptiliengehirn«).

»emotionales Gehirn«. Heute wissen wir, dass unser Gehirn so komplexe Vorgänge wie Fühlen und Bewerten nur im Zusammenspiel mit vielen weiteren Regionen steuern kann.

Das limbische System ist eng mit dem Immunsystem verbunden. Positive Gefühle reduzieren den empfundenen Stress und sind in der Lage, das Immunsystem zu stärken, während negative Gefühlszustände den Stress-Pegel erhöhen und Immunreaktionen schwächen.

Alle ätherischen Öle beeinflussen über ihren Duft ohne Umwege das limbische System und haben somit einen starken Bezug zu unseren Gefühlen. Einige Öle wirken sich besonders positiv auf das Gefühlsempfinden und das Immunsystem aus.

Gefühls-Intelligenz

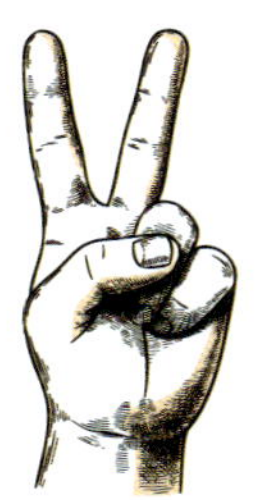

Körperhaltung, Mimik, Gestik und weitere Körpersignale sind genauso vom limbischen System beeinflusst wie emotional geprägte körperliche Empfindungen (»das geht mir an die Nieren« oder »es bricht mir das Herz«) oder diffuse unbehagliche Gefühle. Ebenso trägt es zur Entstehung von Emotionen wie Wut, Zorn oder Freude bei. Das limbische System beherbergt auch das emotionale Erfahrungsgedächtnis, das alle Lebenserfahrungen – ob gute oder schlechte – speichert.

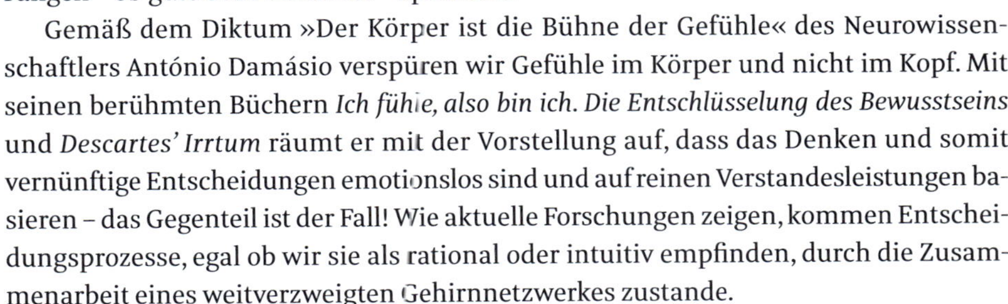

Gemäß dem Diktum »Der Körper ist die Bühne der Gefühle« des Neurowissenschaftlers António Damásio verspüren wir Gefühle im Körper und nicht im Kopf. Mit seinen berühmten Büchern *Ich fühle, also bin ich. Die Entschlüsselung des Bewusstseins* und *Descartes' Irrtum* räumt er mit der Vorstellung auf, dass das Denken und somit vernünftige Entscheidungen emotionslos sind und auf reinen Verstandesleistungen basieren – das Gegenteil ist der Fall! Wie aktuelle Forschungen zeigen, kommen Entscheidungsprozesse, egal ob wir sie als rational oder intuitiv empfinden, durch die Zusammenarbeit eines weitverzweigten Gehirnnetzwerkes zustande.

Wichtige Zentren des limbischen Systems

Das limbische System setzt sich aus unterschiedlichen, miteinander vernetzten Hirnzentren zusammen, die die verschiedensten Aufgaben wahrnehmen. Welche Strukturen zum limbischen System gezählt werden, hängt in erster Linie davon ab, ob eher die Anatomie oder eher die Funktionen in den Blick genommen werden. Hier stelle ich Ihnen einige Strukturen kurz vor. → *Siehe Abbildung nächste Seite.*

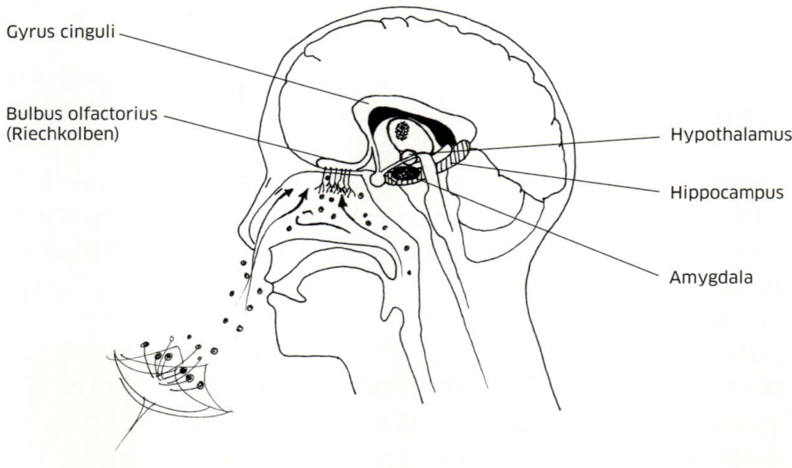

Abb. 11: Wichtige Zentren des limbischen Systems. Bis auf wenige Ausnahmen sind alle Hirnteile paarig aufgebaut. Der Mandelkern beispielsweise (die Amygdala) müsste korrekterweise eigentlich als »Mandelkerne« (Amygdalae, Plural) bezeichnet werden, die zudem aus mehreren Kerngebieten bestehen.

Die Amygdala

Die Amygdala (Mandelkern) ist ein uralter Teil des limbischen Systems und hat sich aus dem **Riechhirn** der Reptilien entwickelt. Der Riechsinn ist unser ältester Sinn, und alle Geruchsinformationen gelangen zuerst zur Amygdala. Sie spielt eine wichtige Rolle bei der emotionalen Bewertung und Wiedererkennung von Situationen und für die Entstehung von **Gefühlen**. Insbesondere bei Stresssituationen ist sie aktiv – bei Dauerstress entsprechend dauerhaft.

Sie ist auch für Furcht oder Angst zuständig. Bei Gefahr oder auf bedrohliche Körperhaltung, Gesichtsausdruck, Stimme oder Stimmungen unseres Gegenübers reagiert sie wie ein Seismograph blitzschnell und informiert wichtige andere Gehirngebiete wie den Hirnstamm, den Neocortex oder den Hypothalamus.

Der Hippocampus

Der Hippocampus (wörtlich »Seepferdchen«, wegen seiner Form) hat eine zentrale Bedeutung für das **Gedächtnis** und ist zuständig für Lernen und Erinnern. Ohne Hippocampus kann man keine neuen Erinnerungen abspeichern. Er hat eine enge Verbindung zur Amygdala und spielt eine wichtige Rolle bei der Verarbeitung und dem Abspeichern von Emotionen.

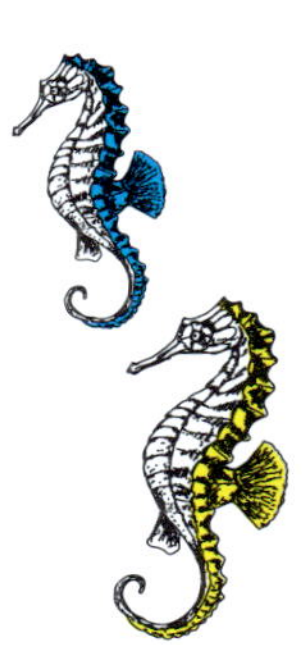

Durch das Zusammenspiel von Hippocampus und Amygdala wird das emotionale Gedächtnis aufgebaut. So werden schöne, aber auch leidvolle Erinnerungen immer wieder wach und dabei können körperliche Reaktionen ausgelöst werden, etwa nach traumatischen Erlebnissen.

Der Gyrus cinguli

Der Gyrus cinguli gehört zum jüngeren Teil des Gehirns. Er ist unter anderem Sitz des Selbstgefühls, des Mitgefühls, des sozialen Bewusstseins, der Intuition und der Empathie. Untersuchungen deuten darauf hin, dass er als Brücke zwischen limbischem System und Frontalcortex – das ist der vordere Bereich des Neocortex, der Hirnrinde – dem Bewusstwerden von Emotionen dient. »Er ist wohl der wichtigste Teil unseres Menschseins.« So bringt es Professor Dr. Joachim Bauer, Neurowissenschaftler und Internist, auf den Punkt.

Der Hypothalamus

Der Hypothalamus, ebenfalls ein Teil des limbischen Systems, ist mit zahlreichen Gehirnregionen vernetzt, so auch mit dem Neocortex. Der Hypothalamus ist die übergeordnete Steuerzentrale für das vegetative Nervensystem und hat im Wesentlichen die Befehlsgewalt über die Hypophyse (übergeordnete Hormondrüse). Auch bei der Verarbeitung von Stress spielt er eine wichtige Rolle. Der Hypothalamus ist somit buchstäblich das Bindeglied zwischen Körper und Psyche.

Der Neocortex: das »neue Gehirn«

Um das limbische System herum befindet sich eine weitere, relativ junge Struktur: der Neocortex oder »neues Gehirn«. Es ist das »denkende« Gehirn, das Bewusste. Hier sind die Zentren für bewusste Bewegung und Sinnesempfindungen verortet, ebenso wie die Assoziationszentren, die die Informationen von »außen« und »innen« miteinander verbinden.

Der Neocortex sorgt aber auch für eine feine Nuancierung des Gefühlslebens. Erst in Verbindung mit dem limbischen System wurde im Lauf der der Evolution die Eltern-Kind-Bindung möglich, aber auch Empathie, Nächstenliebe oder Hilfsbereitschaft.

Gleichgewicht zwischen emotionalem und rationalem Verhalten

Ein scheinbarer Dualismus von Herz und Verstand, von Rationalität und Emotionalität, lässt uns oft zweigeteilt erscheinen und macht das Leben so kompliziert: Wenn allein die Gefühle das Sagen haben, können sie uns regelrecht um den Verstand bringen. Hat aber nur der Verstand das Sagen, kann sich das in Gefühlskälte und Härte zeigen.

Kooperieren jedoch Emotionen und Verstand miteinander, ohne dass der eine Bereich über den anderen dominiert, spricht man von emotionaler Intelligenz. Diese Fähigkeit sorgt für besseres Denken, Kreativität, Intuition und Fühlen. Das führt zu mehr sozialer Kompetenz, was letztendlich das Wichtigste im Leben von uns Menschen ist.

Das vegetative Nervensystem

Ätherische Öle beeinflussen auch das vegetative oder autonome Nervensystem, das von Strukturen der Hirnrinde, des limbischen Systems sowie des Hirnstamms gesteuert wird. Es regelt lebenswichtige Funktionen wie beispielsweise Atmung, Verdauung, Blutdruck etc. Die wichtigsten Teile davon sind:

- der aktivierende Sympathikus, auch Stressnerv genannt. Er ist vorherrschend, wenn Leistungen erbracht werden, bei körperlicher Aktivität, Stress, Nervosität, Unruhe, Zeitdruck, Aggressivität oder Depressionen.
- sein Gegenspieler, der beruhigende Parasympathikus, der für die Regeneration des Organismus und den Aufbau von Energiereserven hauptverantwortlich ist. Eine besondere Rolle spielt dabei der 10. Hirnnerv, der Vagus, der auch als »Ruhe«- oder »Anti-Stress-Nerv« bezeichnet wird.

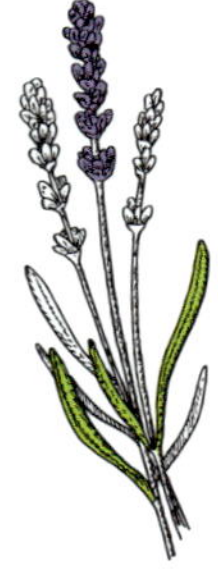

Ätherische Öle wirken leicht harmonisierend auf das Gleichgewicht zwischen Sympathikus und Parasympathikus. Gezielt eingesetzt, beeinflussen sie positiv das vegetative Nervensystem – und somit auch die inneren Organe wie Herz, Darm, die Atmungsorgane oder die Haut.

Stress, ein allgegenwärtiges Phänomen

»Ich bin gestresst«, ist wohl die häufigste Aussage heutzutage. Wir haben Stress, sonst passen wir nicht in die Gesellschaft. Es ist das Markenzeichen der Tüchtigen – aber auch der Ausgebrannten und Erschöpften.

Dabei ist Stress keine Erfindung der Neuzeit, sondern einer der Motoren der Evolution. Selbst einzellige Lebewesen haben »Stress«, denn sie müssen sich seit Milliarden Jahren an schwierigste Umweltbedingungen anpassen. Nur die Kreativen, die Anpassungsfreudigsten überleben und entwickeln sich weiter. Aber natürlich sieht der Stress beim Pantoffeltierchen anders aus als beim Menschen.

Brauchen wir Stress?

Die kurze Antwort lautet: Ja. Unser Gehirn ist perfekt darauf eingestellt, uns schnell und gut vor Gefahren zu schützen. Sobald es eine gefährliche Situation erkannt hat, erteilt es blitzschnell einen Befehl an die Nebennieren, einen entsprechenden Stresshormon-Cocktail zusammenzumischen, der die Aufmerksamkeit und Leitungsfähigkeit erhöht, sodass wir auf Gefahrensituationen sofort reagieren können. Diese Stresshormone – Adrenalin, Noradrenalin und Cortisol – hemmen kurzfristig die Verdauungsorgane und fahren die Muskeln, das Herz, die Atmung und das Immunsystem hoch. Normalerweise werden die Stresshormone nach überstandener Gefahr bzw. Stresssituation abgebaut und das Immunsystem läuft wieder rund.

Stress ist also eine natürliche, gesunde Reaktion des Körpers. Anhaltender und unkontrollierbarer Stress jedoch wirkt langfristig gesundheitsschädlich. Daher unterscheidet man auch zwischen akutem und chronischem Stress sowie zwischen kontrollierbarem und unkontrollierbarem Stress.

Kontrollierbarer und unkontrollierbarer Stress

Sobald akuter oder anhaltender Stress bewältigt ist, fühlen wir uns wohl – wir sind stolz auf uns und haben dazugelernt. Das nennt man kontrollierbaren Stress. Dieser ist gesund und macht uns widerstandsfähig.

Bei anhaltenden Stresssituationen, wie zum Beispiel bei schweren Krankheiten, starken Schmerzen, einem plötzlichen Todesfall oder finanziellen Sorgen, ist der Sympathikus ständig aktiv. Das führt zu einem dauerhaft erhöhten Adrenalinspiegel im Blut. Dieser führt wiederum dazu, dass noch mehr Cortisol gebildet wird. So entsteht ein Teufelskreis, denn wenn Stresshormone längerfristig einwirken, schädigen sie das Nervensystem, und so kommt es zu psychischen Störungen und degenerativen Prozessen.

Aber auch das Immunsystem reagiert, es kommt vermehrt zu Entzündungen und immunologischen Erkrankungen. Auch Organe wie beispielsweise Herz, Nieren, Magen, Sexualorgane oder die Haut werden in Mitleidenschaft gezogen.

Stress hat also zwei Seiten: Kurzfristig macht er leistungsfähig und hellwach, aber als Dauerzustand belastet er die Gesundheit massiv. Deshalb ist es wichtig, auch wieder »herunterzufahren«.

So helfen ätherische Öle bei Stress

Die wenigsten von uns können sich den vielfältigen Stressbelastungen entziehen. Entscheidend bei anhaltenden Stressreaktionen ist, wie man damit umgeht. Es gibt viele gute Möglichkeiten wie Meditation, Atmung, Yoga, Singen, Sport und Bewegung und vieles andere, die unseren Umgang mit belastenden Situationen und Ereignissen positiv beeinflussen.

Ätherische Öle unterstützen hervorragend verschiedene andere Wohlfühlmethoden und können auch verschiedenste Behandlungsverfahren gut ergänzen und begleiten.

Aber wo genau wirken sie im Gehirn? Nur unser Geruchssinn hat im Gegensatz zu den anderen Sinnesorganen einen direkten und schnellen Informationskanal zur Amygdala, zum Hypothalamus und damit zum vegetativen Nervensystem. Wie die Abbildung 11 zeigt, beeinflussen ätherische Öle über ihren Duft somit bereits wichtige Schaltzentralen im Gehirn.

Dort wirken sie leicht regulierend auf die unterschiedlichsten »Produktionsstätten« der Stresshormone ein und haben einen positiven Einfluss auf unsere Gefühle. Ebenso können sie die drei großen Steuersysteme Nerven-, Hormon- und Immunsystem sowie ihre nachgeordneten Organe, darunter die Haut, positiv beeinflussen. Hinzukommen bei der Hautpflege noch die positiven Wirkungen der Berührung. Dadurch haben Sie mehr Lebensfreude und Lebensqualität. Sie fühlen sich wohl in Ihrer Haut – im wahrsten Sinne des Wortes.

Im Praxisteil ab Seite 332 finden Sie Rezeptbeispiele für die unterschiedlichsten Stresssituationen, und im Anhang steht ein eigenes Rezepte-Register für die schnelle Suche.

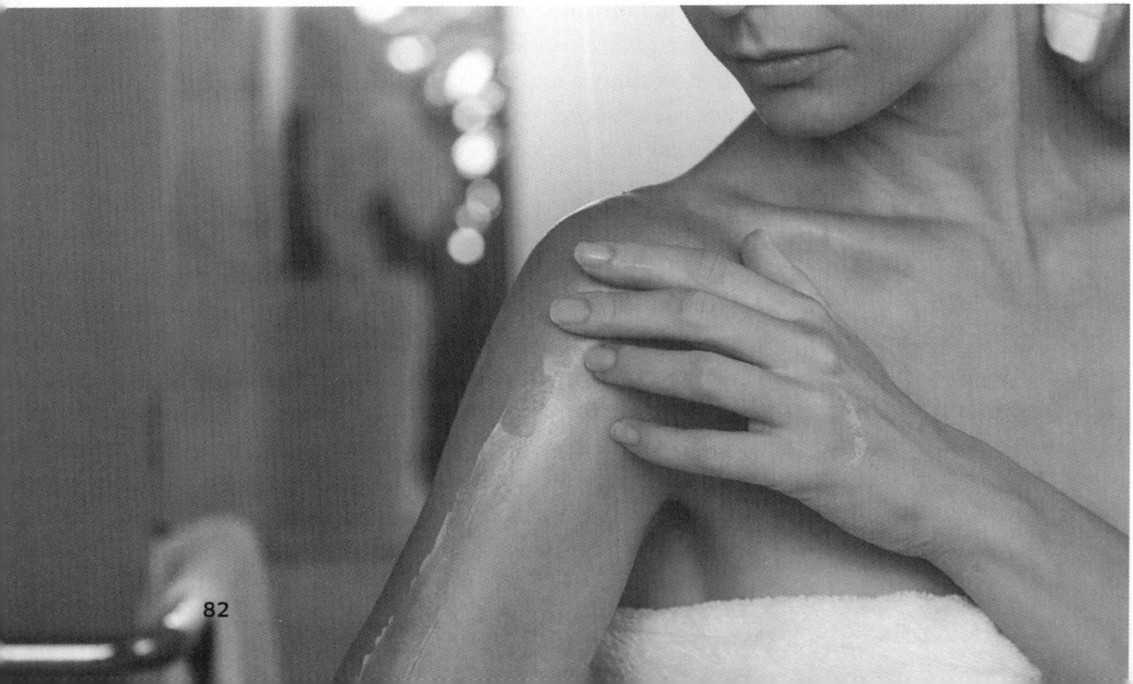

Stress von der Wiege bis zur Bahre

Kinder entwickeln schon im Mutterleib ein instinktives Gespür für bedrohliche Situationen. Während der Schwangerschaft bekommt das Ungeborene bereits mit, wie sich seine Mutter gerade fühlt, denn über die Gebärmutter, das heißt über die Placenta, nimmt das Kind einen Teil der Hormone auf, die bei der Mutter ausgeschüttet werden. In der vorgeburtlichen Phase entsteht auch ein Großteil der Nervenbahnen im Gehirn. Leichter Stress ist für das Ungeborene kein Problem, sondern trainiert die Anpassungsmechanismen für das spätere Leben (ähnlich wie beim Immunsystem). Schwerer vorgeburtlicher Stress jedoch kann – muss aber nicht – Spuren im Gehirn und im Erbgut hinterlassen.

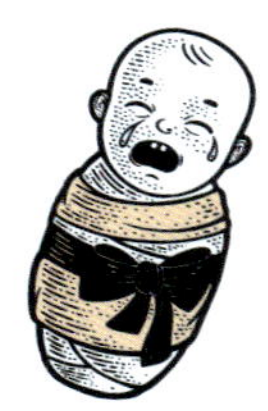

Natürliche Hautpflege mit wohlriechenden ätherischen Ölen unterstützt das Wohlbefinden der werdenden Mutter – und das wird an das Ungeborene weitergegeben.

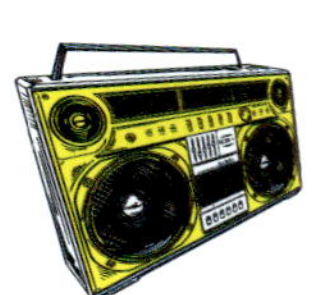

Nervosität und Überforderung bei den Eltern übertragen sich auch nach der Geburt auf das Baby und bedeuten für es puren Stress, das Kind macht sich durch intensivstes Schreien bemerkbar. Das entspannt die Eltern nun leider auch nicht gerade – ein Teufelskreis kann entstehen.

Das Gehirn des Kleinkindes ist wie ein eingeschaltetes Aufnahmegerät. Alles, was der kleine Mensch erlebt, wird aufgezeichnet und registriert. Gute wie schlechte Bedingungen prägen das Gehirn. Kinder mit vielen schlechten Erfahrungen, die nicht korrigiert werden, neigen deshalb – auch später als Erwachsene – vermehrt zu chronischen Erkrankungen, Depressionen und Schmerzen und sind allgemein weniger stressresistent.

Natürliche Hautpflege mit ätherischen Ölen kann dazu beitragen, Kinder und ihre Bezugspersonen zu stabilisieren. Das Zauberwort heißt »zarte Berührung«. Duftende Streicheleinheiten fördern die Beziehung zwischen dem Kind und seinen Bezugspersonen, sowohl bei Säuglingen als auch bei älteren Kindern. Außerdem fördern sie Ur- und Selbstvertrauen und die Kinder werden emotional stabiler. Durch eine liebevolle Beziehung erlernen sie, die eigenen Gefühle bewusst wahrzunehmen und zu verbalisieren, und werden ihr Leben lang davon profitieren – sei es in der Partnerschaft, in Familie oder Beruf.

Pubertät – Stresszeit pur

Die Zeit der Pubertät ist für alle schwierig, denn im Gehirn von Jugendlichen erfolgen jetzt große Umbauaktionen. Damit einher geht manchmal das starke Bedürfnis nach Abgrenzung von den Eltern, die sich durch dieses plötzliche Distanzierungsverhalten oft kritisiert und abgewertet fühlen. Die Pubertät läuft unterschiedlich turbulent ab;

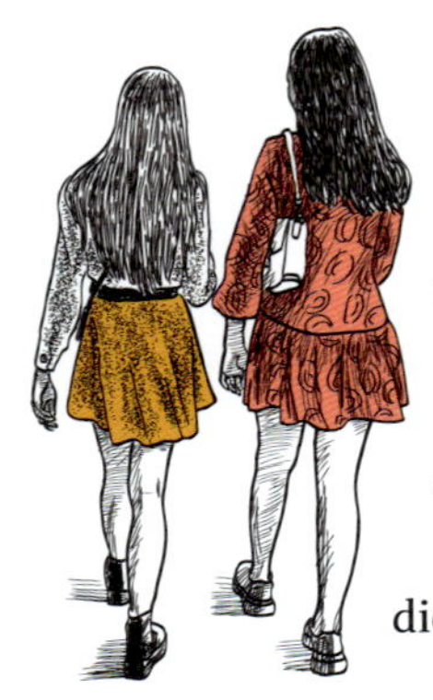

Untersuchungen zeigen, dass Hormone auf komplizierte Weise mit Umwelteinflüssen – wie etwa Stresssituationen oder schlechter Ernährung – zusammenwirken können, was sich wiederum negativ auf Gehirn und Hormonhaushalt auswirken kann.

Aromamischungen können hier eine große Hilfe sein – wenn Jugendliche denn diese Unterstützung annehmen. Siehe hierzu auch den Praxisteil ab Seite 344.

Hormone können Frauen das Leben schwer machen

Mit der Pubertät werden die Eierstöcke aktiviert, um vermehrt Östrogene zu bilden. Die Hypophyse wacht von nun an über die Ausschüttung der Sexualhormone. Bis zur Menopause wird nun der weibliche Körper vom zyklisch sich verändernden Östrogen- und Progesteronspiegel bestimmt. Manche Frauen sind davon stärker beeinträchtigt, manche spüren die Veränderung weniger oder gar nicht – aber Tatsache ist: Diese hormonellen Vorgänge haben auch eine Wirkung auf die Psyche.

Mehrfachbelastungen oder langanhaltende Stressphasen können das ausgeklügelte Hormonsystem der Frauen durcheinanderwirbeln. Es kommt zu einem hormonellen Ungleichgewicht, das erheblich auf die Stimmung drücken kann.

Hier können Aromamischungen Erstaunliches leisten, denn ätherische Öle entfalten ihre Wirkung sowohl im physischen als auch im psychischen Bereich. Die entsprechenden Öle können dazu beitragen, dass das Hormonsystem wieder rundläuft und sich die Seele wieder aufhellt. Sie können eine hormonelle Dysbalance ausgleichen. Auch der Haushalt von Botenstoffen wie Serotonin kann reguliert werden. Die Erfolge sind verblüffend – ich spreche aus eigener Erfahrung.

Ätherische Öle haben über ihren Duft einen direkten Einfluss auf den Hypothalamus und die Hypophyse, und somit auf die Gonaden. Sie können ein Ungleichgewicht leicht ausbalancieren. Ätherische Öle können somit den Hormonhaushalt bei Menschen aller Geschlechter positiv beeinflussen.

Wechseljahre, Menopause – auf zu neuen Ufern!

Mit dem Klimakterium beginnt für viele Frauen eine neue, oft schwierige Phase. Das Schwierige daran wird leider auch noch dadurch befeuert, dass die Wechseljahre in unserer Kultur ein negatives Image haben, das sie gar nicht verdient haben.

Das Wort stammt von dem altgriechischen Wort *klimaktér*, was so viel wie Stufenleiter bedeutet. Ich deute es so: Frauen erreichen jetzt eine höhere Lebensstufe in ihrer Entwicklung – wenn sie diese Phase bewusst angehen. Was ist daran schlecht? Sie gelangen zu größerer Reife, die auch zu einer ausgeprägteren Spiritualität führen kann.

Denn mit dem Ausbleiben der zyklusbedingten Hormonschwankungen verbessern sich die Stressregulierung, das Denken, Fühlen und Handeln. Viele Frauen haben nach den Wechseljahren eine viel größere Sicherheit und Stabilität. In dieser spannenden Lebensphase sind sie offen für neue Ideen, Ansichten und Erfahrungen.

Auch hier leisten ätherische Öle Erstaunliches. Sie können die eigene Weiblichkeit in jeder Lebenslage stärken, wenn das Hormonsystem wieder in den persönlichen Einklang gebracht wird. Und, ganz wichtig: Nicht nur Frauen in den Wechseljahren profitieren von entsprechenden Anwendungen. Sie helfen Menschen jedweden Geschlechts. Denn – ich kann es nicht oft genug wiederholen – ätherische Öle wirken dort im Gehirn, wo ein Ungleichgewicht herrscht. Bei allen Geschlechtern.

Östrogene für alle

Sie lesen richtig: Östrogene betreffen Frauen, Männer und alle anderen Geschlechter, denn sie wirken nicht nur als Sexualhormone, sondern sind auch wichtig für das Gehirn. Bei Stress sinkt unter anderem der individuelle Östrogenspiegel bei allen Geschlechtern ab, mit fatalen Folgen. Wie das?

Östrogene sind unter anderem wichtig für Lernen, Gedächtnisbildung und Problemlösung, aber auch unser Gefühlsleben hängt entscheidend von ihnen ab.

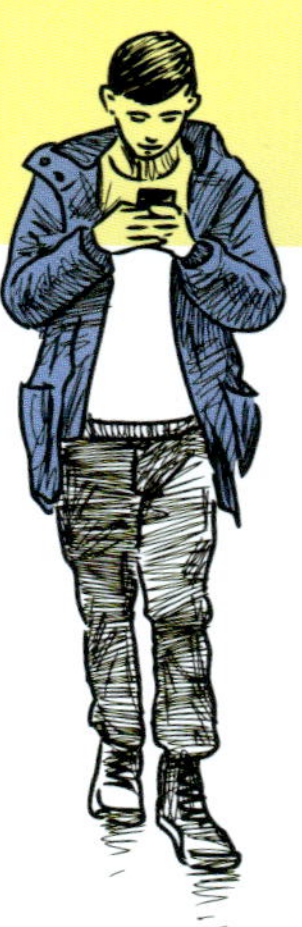

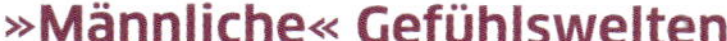

»Männliche« Gefühlswelten

Männer »haben oft den Kontakt zu ihrer eigenen Gefühlswelt verloren«, stellt der Psychotherapeut Björn Süfke in seinem Buch *Männerseelen. Ein psychologischer Reiseführer* fest. Bringen diese Gefühlsblockaden auch Gefahren für die eigene Gesundheit mit sich?

Männer haben in Industrienationen ein erhöhtes Krankheitsrisiko und eine kürzere Lebenserwartung als Frauen. Gesundheitliche Probleme entstehen vor allem bei älteren Männern oft durch einen ungesunden Lebensstil, mangelnde Selbstfürsorge und eine geringere Eigenverantwortung für ihre Gesundheit.

Hier setzen ätherische Öle auf oft beeindruckende Weise an, indem sie das Fühlen, das Sich-Spüren und die Fähigkeit zur Zärtlichkeit stärken. Nonverbal können also ätherische Öle bei einer gewissen Sprachlosigkeit helfen.

Glücklicherweise achten junge Männer heute schon besser auf ihre Gesundheit. Die jüngere Generation ist emanzipierter und oft liebevoller.

Loslassen und Abschied nehmen am Lebensende

In der letzten Lebensphase steht die Hautpflege zwar nicht mehr Mittelpunkt. Doch das Sterben eines Angehörigen oder eines befreundeten Menschen bedeutet Stress und es macht uns hilflos. Das Abschiednehmen fällt auch dem sterbenden Menschen selbst oft schwer. Aber wir können einer oder einem Sterbenden bis zur letzten Minute die Hand reichen und sie leicht streicheln. Tröstend und hilfreich ist für beide Seiten dabei eine Aromamischung. Die Berührung geht »unter die Haut«, lindert Ängste und Nöte vor dieser letzten Reise ins Ungewisse. Wohltuende, zarte Einreibungen fördern Wohlbehagen, Geborgenheit, Vertrauen und Nähe. Die duftende Berührung fördert bei beiden das Angenommensein und lindert die Angst vor der Einsamkeit.

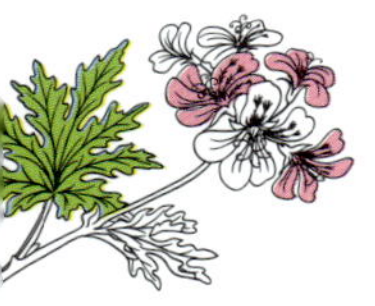

Haben Sie den Mut, den letzten Weg gemeinsam zu gehen. Diese Erfahrung ist für beide Beteiligte ungeheuer bereichernd. Auch hier spreche ich aus eigener Erfahrung. Es gibt inzwischen Letzte-Hilfe-Kurse für Angehörige. Dort wird Ihnen Basiswissen vermittelt.

Stressbewältigung – die eigenen Anlagen kennenlernen

Dass nicht jeder Mensch unter Stress gleich reagiert, ist unbestritten. Für eine erfolgreiche Stressbewältigung ist es daher wichtig, die individuellen Auslöser zu erkennen und wenn möglich zu beseitigen. Doch das ist leichter gesagt als getan. Bis zu einem gewissen Grad nehmen grundlegende Eigenschaften, die man in sogenannte Konstitutionstypen einteilen kann, darauf Einfluss. Es ist wie immer bei einem Idealbild: Niemand findet sich ganz in einem einzelnen Konstitutionstyp wieder. Fixieren Sie sich also bitte nicht starr auf die folgende Konstitutionseinteilung. Sie soll Ihnen lediglich die Möglichkeit geben, beim Einsatz ätherischer Öle eine etwas gezieltere Vorauswahl zu treffen. So können Sie Ihre persönlichen Schwachpunkte besser erkennen, um dann mit Stressreaktionen kreativer umzugehen.

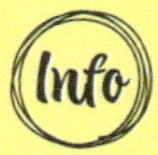

Selbstfürsorge

Es gibt im Leben manchmal schwierige und belastende Situationen, deren Lösung zunächst unmöglich scheint oder sehr lange dauert. Um in diesen Situationen nicht krank zu werden, müssen wir Strategien suchen. Diese Selbstfürsorge ist sehr wichtig und hat nichts mit Egoismus zu tun. Die Verantwortung für sein Denken und Handeln selbst zu übernehmen, führt zu mehr Zufriedenheit und besserer Gesundheit. Dass das nicht ganz einfach ist, liegt auf der Hand.

Bis zu einem gewissen Maß kann Stress eine wichtige Antriebsfeder sein. Unser Stresssystem kommt in unserer heutigen Zeit aber kaum noch zur Ruhe. Wenn wir Atem- und Entspannungsübungen genauso in unsere Alltagsroutinen einbauen wie Zähneputzen, können wir das als selbstverantwortliche Gesundheitsvorsorge auffassen.

Sympathikotoniker und Vagotoniker

Der deutsche Biochemiker Frederic Vester beschrieb bereits in den 1970er-Jahren zwei konditionell verschiedenen Stresstypen bzw. Nerventypen, die auf Stressreaktionen sehr unterschiedlich reagieren, denn das vegetative Nervensystem funktioniert je nach Temperament sehr unterschiedlich. So wird der Sympathikotoniker (»Kampf- oder Flucht-Typ«) aktiv, während der Vagotoniker (»Schrecktyp«) erstarrt. Wie unterscheiden sich nun diese beiden Stresstypen voneinander?

Der Sympathikotoniker: extravertierter Stresstyp

Der Sympathikotoniker entspricht dem extravertierten Stresstyp. Er wird, wie der Name schon sagt, tendenziell stärker vom Sympathikus regiert, dem einen der zwei Hauptstränge des vegetativen Nervensystems (siehe Seite 80).

Sympathikotoniker haben eine gut durchblutete Haut und oft eine straffe Körperhaltung. Die Gesichtshaut hat oft einen leicht rötlichen Schimmer oder wird bei sportlicher Betätigung rot und heiß. Als Kinder sind sie munter und aktiv.

Sympathikotoniker sind lebhaft, fröhlich und dominant. Sie sind »Macher«, aber auch begeisterungsfähige »Frohnaturen«, die temperamentvoll überall mitmischen. Sie brausen aber auch schneller auf, werden schnell zornig und wütend. Schon bei Kleinigkeiten kann ihr Adrenalinspiegel in die Höhe schießen, der Blutdruck steigt, während der Kopf rot wird und ein Wutanfall folgt. Sympathikotoniker sind ständig »auf dem Sprung«, gepaart mit einer inneren Unruhe. Häufig sind sie ungeduldig oder nervös und geraten leicht unter Zeitdruck. Sie stehen schnell unter Anspannung und können sich schlecht entspannen.

Bei akutem Stress, Aufregung, Nervosität oder Angst – aber auch, weil dieser Stresstyp überdurchschnittlich oft unter Anspannung steht – kommt es zu einer Überaktivierung des Sympathikus und schnell zu einem Alarmzustand. Die Folge ist eine erhöhte Ausschüttung von Stresshormonen wie Adrenalin und Cortisol. Bei langanhaltendem Stress neigen Sympathikotoniker zu Herzrasen, hohem Blutdruck, Herzinfarkt, Autoimmunerkrankungen, Depressionen und Erschöpfungszuständen.

Der Sympathikotoniker ist also der Stresstyp schlechthin. Solche Menschen sind gesundheitlich schnell gefährdet.

Auch für Menschen, die häufig stressgeplagt sind, können ätherische Öle wie z. B. Lavendel, wie sie in natürlichen Hautpflegeprodukten enthalten sind, hilfreich sein – weil sie sie sanft aus der Anspannung herausführen.

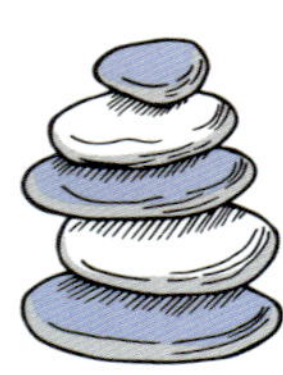

Ätherische Öle allein reichen aber nicht aus, um einen hochgradigen Sympathikotoniker von seiner »Dauerpower« herunterzubringen. Weitere Maßnahmen können Entspannungsmethoden sein wie Yoga, QiGong, Walken, Joggen oder Meditation.

Der Vagotoniker: introvertierter Stresstyp

Wie der Name schon sagt, werden Menschen, die diesem Stresstyp entsprechen, stärker vom Vagus (einem Teil des Parasympathikus) regiert, dem zweiten Hauptstrang des vegetativen Nervensystems (siehe Seite 80).

Aufgrund ihrer weniger ausgeprägten Muskulatur haben sie oft eine »schlaffere« bzw. schlaksige Körperhaltung. Sie sind eher ruhig und besonnen, wirken ruhig, freundlich, nachdenklich, gelassen, nachgiebig und gewissenhaft. Sie sind im Gleichgewicht, wenn der Parasympathikus/Vagus aktiv ist. Ihre Kraft finden sie in der Ruhe. Partys oder Menschengewusel machen sie nervös, dann ziehen sie sich lieber zurück. Sie nehmen sich nicht zu viel auf einmal vor und sind deshalb weniger in Eile.

Bei Stress, Aufregung, Nervosität oder Angst neigen Vagotoniker zu einer Überaktivierung des Parasympathikus. Durch die Verschiebung in Richtung Vagus kommt es bei akutem Stress schnell zu einem Blutdruckabfall, zu Schwindel, Konzentrationsproblemen und Benommenheit bis hin zur Ohnmacht. Belebende Öle wie z. B. Zitrusöle sind hier hilfreich. Fühlen sich Menschen mit dieser Konstitution überfordert, werden sie antriebslos, freudlos oder pessimistisch und ziehen sich zurück. Ihre inneren Konflikte zeigen sich durch parasympathische Reaktionen, beispielsweise Magen-Darm-Störungen oder Mutlosigkeit. Vagotoniker neigen bei akutem Stress zu Schockreaktionen und sind dann wie gelähmt.

Diese einfache Einteilung in Sympathikotoniker und Vagotoniker soll nur eine grobe Orientierungshilfe darstellen. In Reinform sind sie kaum anzutreffen; das Leben ist nie nur schwarz oder weiß, sondern bietet alle Schattierungen. Ebenso, wie es weder rein genetische noch rein umweltbedingte Ursachen für bestimmte Verhaltensausprägungen gibt. Je nachdem, wie die Bedingungen im Elternhaus, aber auch im sonstigen sozialen Umfeld sind, können die Anlagen verstärkt und zementiert oder aber abgemildert werden.

»Rationale« und sehr emotionale Menschen

Die sogenannten »Kopfmenschen« nehmen ihren Körper und Körpersignale (eigene oder die anderer) weniger stark wahr. Sie wirken verkopft, sachlich und vernünftig. Mit Gefühlen oder Intuition können sie meist schlecht umgehen. Sie wissen bisweilen auch nicht so recht, was ihnen guttut und was ihre persönlichen Bedürfnisse sind. Bei Stress wirken sie noch »gefühlsloser« und kälter. Sie müssen lernen, ihren eigenen Körper wahrzunehmen, um Emotionen sowie Signale aus dem Körper zu interpretieren.

Quasi das entgegengesetzte Extrem sind sehr emotional veranlagte Menschen, die oft körperbewusst und sehr herzlich wirken. Bei Stress werden sie noch emotionaler und drohen in ihren Gefühlen unterzugehen, während das Denken wie ausgeschaltet wirkt.

Nochmals möchte ich ausdrücklich darauf hinweisen, dass dieses Schema »Gefühlsmenschen versus analytische Menschen« sehr stark vereinfacht ist, denn analytisches Denken und Gefühle/Emotionen gehen stärker Hand in Hand als uns im Alltag bewusst ist.

Für Menschen, denen der Umgang mit ihren Emotionen schwerfällt oder die diese schlecht oder kaum wahrnehmen können, gibt es Düfte bzw. ätherische Öle, die dabei helfen, einen besseren Zugang zu den eigenen Gefühlen, zur emotionalen Intelligenz und zur Intuition zu finden.

Das Gleiche gilt für die stark Gefühlsbetonten; ihnen können ätherische Öle umgekehrt helfen, einen besseren Zugang zum rationalen Denken aufrechtzuerhalten.

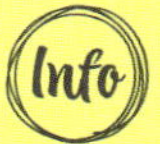

Den Lebensstil auf den Prüfstand stellen

Es gibt bei jedem Menschen Zeiten und Situationen, die nur sehr schwer erträglich sind. Sie gehören leider zum Leben, sollten jedoch ohne allzu viele Verletzungen bewältigt werden, damit die Gehirnchemie und das Immunsystem schnell wieder rundlaufen und wir uns wieder wohlfühlen. Sonst kommt es früher oder später zu den unterschiedlichsten organischen, chronischen Erkrankungen und/oder zu seelischen Problemen.

Ätherische Öle, gezielt eingesetzt, sind großartige Helfer in vielen Lebenslagen und im hinteren Teil des Buches finden Sie dazu zahlreiche Rezepte. Doch gegen Bewegungsmangel, Ernährungsfehler und dauerhafte schädliche Umwelteinflüsse können ätherische Öle allein natürlich nicht helfen. Hier sind Umdenken und Verhaltensänderungen erforderlich.

An welchen Stellschrauben Sie drehen können und müssen, um Ihre Lebensweise von Belastungen zu befreien, und welche der zahlreichen Entspannungs- und Stressbewältigungsmethoden, die angeboten werden, zu Ihnen passt, können Sie nur für sich selbst herausfinden.

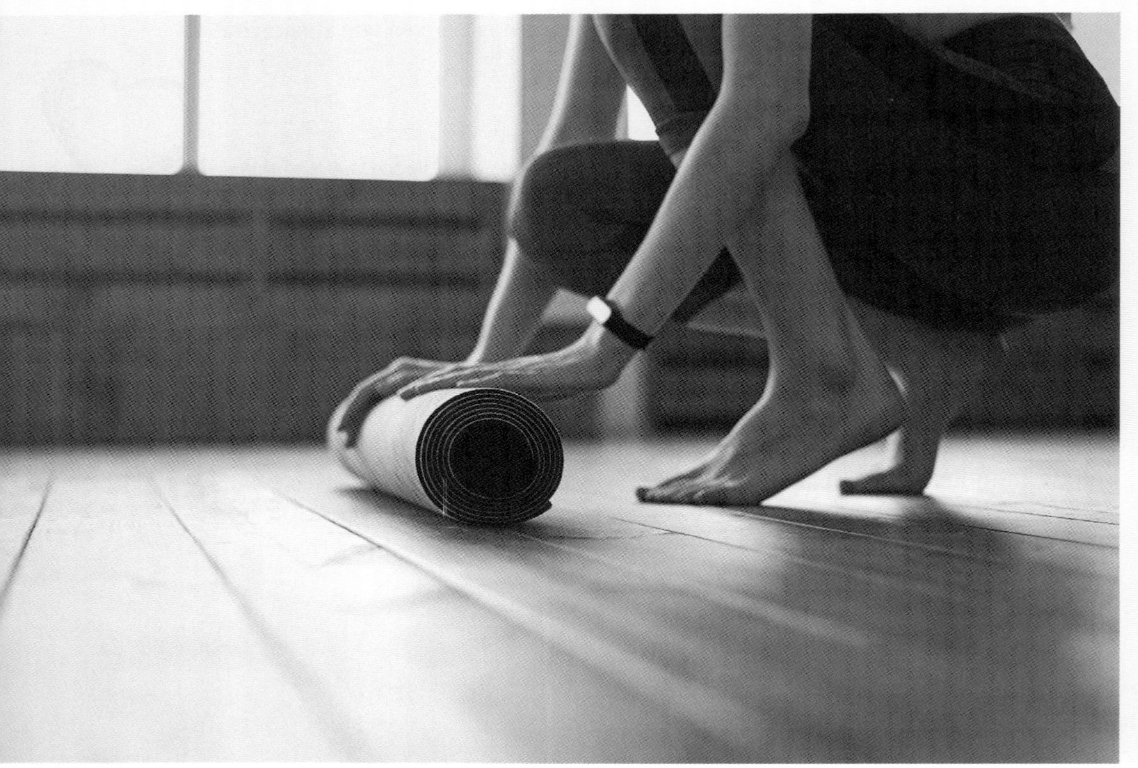

6 Multitalente ätherische Öle: Inhaltsstoffe und Wirkweisen

In den bisherigen Kapiteln haben Sie viel über die Haut, die Zellen und ihren Lebensraum, das Immunsystem, Allergien und verschiedenste Stresssituationen gelesen – allesamt Bereiche, in denen die Aromakosmetik einen großartigen unterstützenden Beitrag leisten kann.

Im folgenden Kapitel lesen Sie, was ätherische Öle sind, wofür Sie sie einsetzen können, wie Sie sie richtig anwenden und dosieren und vieles mehr.

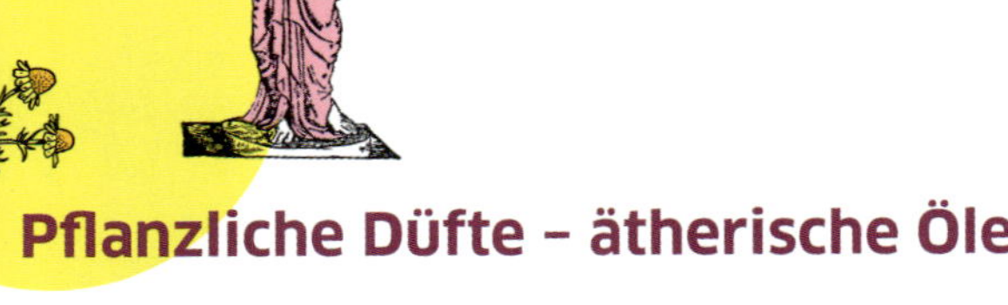

Pflanzliche Düfte – ätherische Öle

Seit langer Zeit kennen und schätzen Menschen die pflegenden und heilsamen Wirkungen der Duftpflanzen auf Körper und Seele. Mit den Duftstoffen der Pflanzen hat uns die Natur wertvolle Helfer geschenkt, die uns aus seelischen Tiefs oder Alltagssorgen sanft herausziehen können. Sie schenken uns mehr Lebensqualität und Lebensfreude und stärken so unsere Gesundheit. Kombiniert mit wertvollen Pflanzenölen pflegen ätherische Öle auf einzigartige Weise nicht nur unsere Seele, unser Immun- und unser Hormonsystem, sondern auch unsere Schutzhülle, die Haut. Auch für mich ist das Arbeiten mit ätherischen Ölen nach über dreißig Jahren immer noch etwas Wunderbares und Einzigartiges, das mein Leben unendlich bereichert.

Schon vor einigen tausend Jahren haben die Menschen begonnen, pflanzliche Duftstoffe in verschiedenen Formen – zum Beispiel als Räucherwerk, später dann auch als Destillate – zu nutzen.

Aber warum sind die Pflanzendüfte seit langer Zeit so attraktiv, begehrt und beliebt? Die vielfältigen Eigenschaften der ätherischen Öle sind beeindruckend. Sie haben unter anderem antibakterielle, antimykotische, antivirale, antiparasitäre, entzündungshemmende, wundheilende, schmerzstillende, schleimlösende und auswurffördernde sowie hormonregulierende, aber auch seelisch aufhellende, mild angstlösende und stressreduzierende Eigenschaften. Das alles ist gut untersucht und durch zahllose Studien bestätigt worden.

Die zarte, sinnliche Seite der Duftstoffe sollte aber neben all den möglichen medizinischen Anwendungen nicht vergessen werden. Die duftenden Pflanzenbotschaften verführen nicht nur Insekten, sie lassen auch den Menschen nicht kalt. Sanft fördern sie Sinnlichkeit und zwischenmenschliche Beziehungen.

Die Natur, diese Alleskönnerin, hat uns mit den Duftstoffen paradiesische Helfer geschenkt, die den Alltag schöner gestalten, sodass wir die Tücken unseres stressreichen Lebens besser bewältigen können.

Was sind ätherische Öle?

Jede Pflanze verströmt einen für sie charakteristischen Duft. Er wird hervorgerufen durch Stoffwechselprodukte, die die Pflanzen in Öldrüsen produzieren und die sich in die Luft verflüchtigen. Sie erfüllen vielfältige Funktionen, unter anderem als Signalstoffe und Kommunikationsmittel, aber auch als Abwehrstoffe gegen Parasiten, Pilze,

Viren oder Bakterien. Die aus diesen Substanzen gewonnenen Konzentrate sind die ätherischen Öle.

Inzwischen gibt es eine verbindliche Definition der *International Organization for Standardization* (ISO), die besagt, dass ein ätherisches Öl ein Produkt ist, das aus einer botanisch definierten Pflanze oder einem Pflanzenteil durch Wasserdampfdestillation beziehungsweise bei Zitrusfrüchten durch Auspressen der Fruchtschalen gewonnen wird. Es gibt auch andere Formen der Gewinnung, wie Extraktion. Sie liefern Absolues oder Resinoide (siehe unten). Doch diese Produkte zählen nicht zu den ätherischen Ölen im Sinne der ISO-Definition.

Vermeiden Sie bitte den Ausdruck »Aromaöl«, wenn Sie von ätherischen Ölen sprechen, auch wenn er häufig verwendet wird. Ätherische Öle sind im Unterschied zu vielem, was als »Aroma« bezeichnet wird, Produkte von Pflanzen, die extrahiert werden, und entstammen nicht den Retorten der chemischen Industrie. Bei »Aromaöl« ist nicht klar, ob es sich um ein Pflanzenprodukt oder um eine synthetisch hergestellte Substanz handelt.

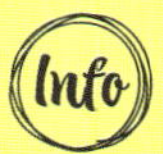

Gewinnung von ätherischen Ölen

Für die Gewinnung von ätherischen Ölen kommen unterschiedliche Verfahren zum Einsatz. Die wichtigsten sind:

- **Wasserdampfdestillation:** Dabei werden der Pflanze die ätherischen Öle mit Hilfe von Wasserdampf entzogen.
- **Kaltpressung:** Durch mechanisches Auspressen der Fruchtschalen von Zitrusfrüchten können ebenfalls ätherische Öle gewonnen werden. Diese Öle enthalten auch nicht-flüchtige Stoffe.
- **Extraktion:** Mit Hilfe von organischen Lösungsmitteln werden wertvolle, temperaturempfindliche Blütendüfte aus dem Pflanzenmaterial gelöst. Solche Produkte nennen wir Extrakte. Nach weiteren Verfahrensschritten entsteht schließlich das sogenannte Absolue. Absolues enthalten ebenfalls nicht-flüchtige Inhaltsstoffe wie Pflanzenfarbstoffe.
- **Resinoide:** Wenn statt Pflanzenteilen Harze extrahiert werden, so spricht man von Resinoiden. Auch sie enthalten nicht-flüchtige Inhaltsstoffe.

Die Lösungsmittel werden bei allen Extraktionsverfahren sorgfältig entfernt. Eine Möglichkeit, Lösemittel überhaupt zu vermeiden, ist die Kohlendioxid-Extraktion: Hierbei wird als natürliches Lösungsmittel Kohlen(stoff)dioxid (CO_2) verwendet. Das Verfahren ist sehr aufwendig und teuer. Da es aber sehr umweltverträglich ist, gewinnt es immer größere Bedeutung.

Inhaltsstoffe der ätherischen Öle

Bei der Beschreibung ätherischer Öle wird oft von Leitsubstanzen oder Wirksubstanzen gesprochen, die für die therapeutische Wirkung der Öle tonangebend sind. Aber genau genommen kennen Pflanzen gar keine Haupt- und Nebenprodukte. Jeder Inhaltsstoff hat zwar seine spezifischen Wirkungen, die bisher nur teilweise wissenschaftlich nachgewiesen sind. Aber nur die individuelle Kombination in jedem ätherischen Öl macht dessen ganz spezielle Eigenschaften aus (siehe auch Multi-Target-Pharmakologie, Seite 116).

Jedes ätherische Öl ist ein Vielstoffgemisch – es setzt sich aus zahlreichen unterschiedlichen Inhaltsstoffen zusammen, die für den Duft und die Wirkung verantwortlich sind. So haben auch pflanzliche Duftmoleküle, die nur in geringsten Mengen in ätherischen Ölen vorkommen, oder gar geruchlose Moleküle, die ebenfalls dort vorkommen, einen biologischen Sinn.

Es ist nie der einzelne Stoff, der den Charakter und die Eigenschaften eines ätherischen Öls bestimmt, sondern immer die Gesamtheit der Inhaltsstoffe. Zusammen wirken die Inhaltsstoffe systemisch und synergistisch. Das heißt, sie beeinflussen den ganzen Körper und beeinflussen sich gegenseitig, sodass etwas Neues entsteht. Das ist viel mehr als nur eine Aufsummierung von Einzelstoffen.

Je nach Umweltbedingungen schwanken die Anteile der Inhaltstoffe, auch bei ein und derselben Pflanzenart, oft erheblich. Es gibt Hunderte, nach neuesten Erkenntnissen wahrscheinlich sogar Tausende von Wirkstoffen in den verschiedenen Ölen, die jedoch noch längst nicht alle analysiert worden sind. So sind bis heute beispielsweise im Rosenöl fast 500 verschiedene Inhaltsstoffe identifiziert worden.

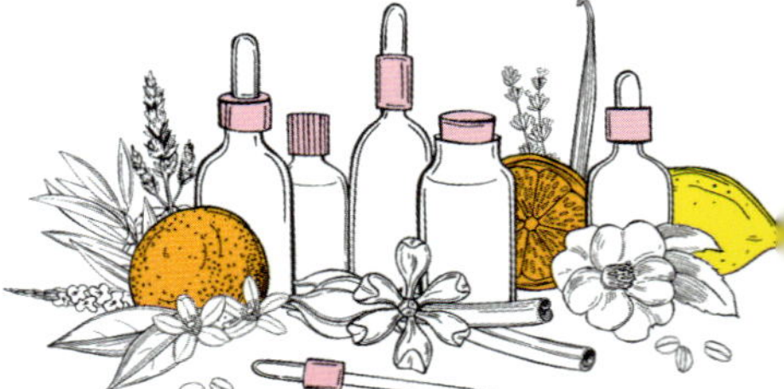

Wichtig zu wissen: Inhaltsstoffe in geringsten Konzentrationen, sogenannte Minorkomponenten, können, wie oben erklärt, für die Eigenschaften der Öle genauso wichtig sein.

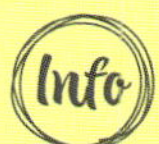

Die Natur kennt keine gleichbleibenden Rezepturen

Eine Pflanze variiert situationsgemäß ihre »Rezepturen«. Das heißt nicht, dass ein Lavendelöl von einem Sommer auf den anderen plötzlich ganz anders riecht und wirkt, sondern dass die Pflanzen in einer gewissen Bandbreite, oft nur in Spuren, die Mengenverhältnisse des Inhaltsstoff-Cocktails verändern. Dies ist wichtig, damit die Pflanze auf unterschiedliche Fressfeinde und Krankheitserreger reagieren und sie abwehren kann.

Schlüsselmerkmal funktionelle Gruppen

In der Chemie ist oft von sogenannten »funktionellen Gruppen« die Rede. So werden diejenigen Teile eines Moleküls genannt, die seine chemischen Eigenschaften bestimmen und an denen chemische Reaktionen bevorzugt ablaufen. Zur Klassifizierung werden insbesondere organische (also auf Kohlenstoff basierende) Verbindungen danach gruppiert: Moleküle, die die gleiche funktionelle Gruppe haben, haben auch ähnliche chemische Reaktionsweisen. Aufgrund dieser oft ähnlichen Eigenschaften werden die Verbindungen mit den gleichen funktionellen Gruppen wiederum zu Stoffklassen (oder Stoffgruppen) zusammengefasst. Oft besitzen Moleküle, die zur gleichen Stoffklasse gehören, auch ähnliche physiologische Eigenschaften.

Die Stoffklassen der ätherischen Öle

Auch bei den ätherischen Ölen bestimmen die Stoffklassen – ganz grob – die unterschiedlichen chemischen und physiologischen Eigenschaften (wie Duft oder Wirkung) des jeweiligen Öls. Die Stoffklasse, die in einem ätherischen Öl dominiert, gibt somit einen gewissen Hinweis auf seine Eigenschaften.

Auch nach dem Grundkörper lassen sich die ätherischen Öle ganz grob einteilen, und zwar in zwei große Gruppen: Die erste, größte Gruppe sind die Terpene und ihre Abkömmlinge (Derivate). Die zweite Gruppe stellen die aromatischen Verbindungen. Beide werden auf unterschiedlichen Biosynthesewegen in den Pflanzen hergestellt.

Terpene – ein Erfolgsmodell der Evolution

Besonders eingehen möchte ich auf die Terpene, denn sie sind der **Hauptbestandteil** der meisten ätherischen Öle. Terpene sind eine Stoffklasse, die sich buchstäblich seit Milliarden Jahren bewährt hat. Sie sind ein Erfolgsmodell der Evolution. Mehr als 20 000 unterschiedliche Terpene sind bekannt; sie kommen hauptsächlich im Pflanzen-, aber auch im Tierreich vor. Es sind äußerst **verbindungsfreudige** Kohlenwasserstoffmoleküle, das heißt: Sie gehen zahlreiche chemische Reaktionen ein, bei denen wieder neue Stoffe entstehen. Damit Sie sich besser vorstellen können, warum das so ist, lassen Sie uns einen kurzen Blick auf die »chemische Gestalt« der Terpene werfen. *→ Siehe Abbildung unten.*

In der Abbildung sehen Sie, wie aus zwei **Isopren-Molekülen** das Limonen – wichtiger Inhaltsstoff beispielsweise von Zitrusölen – entsteht. Es können sich aber auch mehr als zwei Isopren-Einheiten verbinden. Moleküle aus 2 Isopren-Einheiten heißen **Monoterpene** (wörtlich: ein Terpen), sie haben immer 10 (2 mal 5) Kohlenstoff-Atome. Aus 3 Isopreneinheiten entstehen die sogenannten **Sesquiterpene** (von lat. *sesqui* = eineinhalbfach, also 10 mal 1,5) mit 15 Kohlenstoff-Atomen. Die Sesquiterpene mit ihren schon relativ großen Molekülen bilden dickflüssigere ätherische Öle. Aus 4 Isopreneinheiten entstehen noch größere Moleküle, die **Diterpene** mit 20 (lat. *di* = zwei, also ein »Doppelterpen«, denn 10 mal 2 = 20) Kohlenstoff-Atomen. Die Diterpene lassen sich bei der Herstellung normalerweise nicht mitdestillieren, denn die Moleküle sind zu groß und zu schwer dafür.

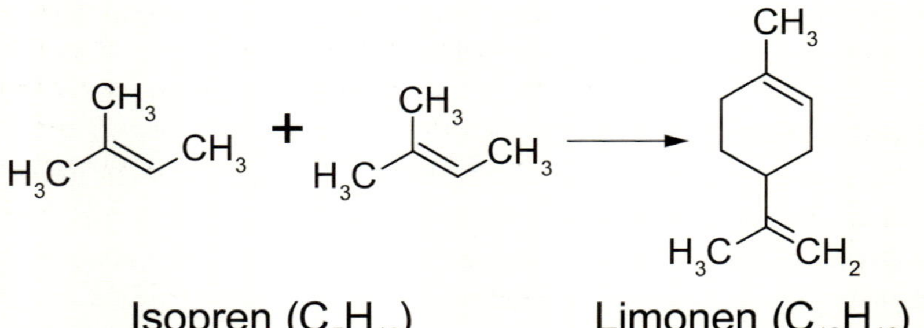

Isopren (C_5H_{10}) — Limonen ($C_{10}H_{16}$)

Abb. 12: Ausgangssubstanz für das Terpen mit dem Namen Limonen ist das Isopren, ein ungesättigter (also Doppelbindungen enthaltender) Kohlenwasserstoff mit 5 Kohlenstoffatomen. Wenn sich zwei Isoprenmoleküle zu einem ringförmigen Molekül verbinden, ist der Grundbaustein der Terpene entstanden, ein Monoterpen, in diesem Fall Limonen.

Aus diesen Grundbausteinen bildet die Natur im Inneren der Pflanze nun – je nach Bedarf und je nach Umweltbedingungen – in zahlreichen biochemischen Reaktionen vielfältige neue chemische Stoffe. Und auch im menschlichen Stoffwechsel werden die Terpene zu zahlreichen anderen Verbindungen ab- und umgebaut.

Rund 90 % der ätherischen Öle bestehen ausschließlich aus Terpenen, vor allem aus den kleineren Molekülen der Monoterpene (10 C-Atome). Die größeren Sesquiterpene (15 C-Atome) kommen weniger häufig vor. Diese kleinen duftenden, ungesättigten Kohlenwasserstoffe kommen oft zusammen mit ihren chemischen Abkömmlingen vor. Besonders verbreitete Derivate sind Alkohole (Mono- bzw. Sesquiterpenole), Aldehyde und Ketone.

Aromatherapie – Aromapflege – Aromakosmetik

Ätherische Öle sind bei unterschiedlichsten Beschwerden so wirkungsvoll, dass der französische Chemiker René-Maurice Gattefossé (1881–1959) den Begriff »Aromatherapie« geprägt hat. Nach der Definition von Gattefossé gehören zur Aromatherapie auch Parfüms, Duftlampen und Hautpflegeprodukte. Das führte zu Verwirrungen, denn es erweckt den Eindruck, dass jede Anwendung mit ätherischen Ölen eine medizinische Therapie sei. Das ist aber nicht der Fall. In Deutschland beginnt sich gerade ein neuer Begriff zu etablieren, der die Begriffe Aromatherapie, Aromapflege und Aromakosmetik vereint – die *Pflegetherapeutische Aromakultur.*

Lassen Sie mich dennoch erklären, was die verschiedenen Anwendungen mit ätherischen Ölen voneinander unterscheidet.

Aromatherapie

Die Aromatherapie ist ein Teilgebiet der Phytotherapie (Pflanzenheilkunde). Hier werden ätherische Öle für therapeutische Zwecke, also zur Heilung, eingesetzt. Nach der deutschen Gesetzgebung dürfen nur Angehörige der Heilberufe im festgelegten Bereich therapeutisch tätig werden, oder Pflegende unter ärztlicher Anleitung. Es handelt sich bei der Aromatherapie also um eine medizinische Anwendung, die in der Regel nur kurzfristig erfolgt.

Aromapflege und Aromakosmetik

Im Laufe der Jahre haben sich neben der Aromatherapie die Aromapflege und die Aromakosmetik entwickelt.

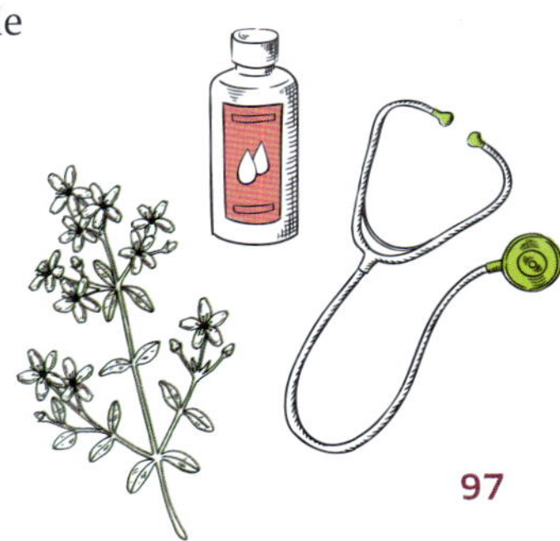

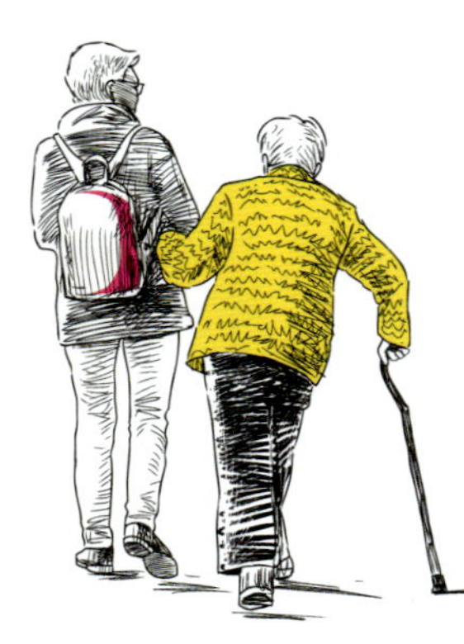

Aromapflege: sehr verträglich und effektiv

Bei der Aromapflege steht das ganzheitliche Wohlbefinden des Menschen im Mittelpunkt, und nicht die Krankheitsursache. Ihre Anwendung erfolgt in Form von Duftlampen oder Raumsprays genauso wie in Form von Hautpflege, Wickeln, Kompressen, Bädern, Waschungen oder Körperpflegeölen, um nur einige wichtige Anwendungsweisen zu nennen.

Primär soll der gesamte Organismus gestärkt werden. Die Aromapflege ergänzt als begleitende Behandlungsform ausgezeichnet die Schulmedizin, unterschiedliche Naturheilverfahren und auch die Homöopathie. Inzwischen hat sich die Aromapflege als fester Bestandteil in der professionellen Pflege (etwa in Krankenhäusern oder bei der Altenpflege) etabliert.

Eigentlich müsste die Aromapflege »Phyto-Aromapflege« heißen, da ausschließlich genuine, das heißt ursprüngliche, chemisch unveränderte ätherische Öle pflanzlichen Ursprungs verwendet werden – aber keine synthetischen oder naturidentischen Duftstoffe. Auf diesen entscheidenden Unterschied komme ich im nächsten Kapitel noch zu sprechen.

Aromakosmetik: Sinnliches für Nase, Haut und Psyche

Aromakosmetik, so wie ich sie verstehe, ist Naturkosmetik. Hier werden neben pflanzlichen Ölen und Fetten unterschiedliche, hochwirksame Pflanzenextrakte verwendet, die die Haut ausgezeichnet pflegen. Primär werden hier ätherische Öle als pflegende Substanzen »mit Mehrwert« eingesetzt. Ihr Duft erreicht blitzschnell die unterschiedlichen Teile des Gehirns (siehe Kapitel 5), um dort die Gehirnchemie ein wenig positiv »aufzumischen«.

Ganz egal, ob ätherische Öle therapeutisch, in der professionellen Pflege oder zur natürlichen Hautpflege im privaten Bereich angewendet werden. Immer gilt:

> *Ätherische Öle sind hochwirksame Konzentrate! Sie sollten bei täglicher Anwendung, etwa als pflegende Körperöle, nur stark verdünnt genommen werden. Außerdem müssen die Rezepturen bei längerfristigen Anwendungen regelmäßig gewechselt werden, um eine Gewöhnung zu unterbinden. Denn der menschliche Organismus benötigt immer wieder neue Reize, um das gesamte Abwehr- und Stoffwechselsystem aktiv zu halten.*

Riechstoffe – Duftstoffe – Aromen

Der Begriff Riechstoff ist ein Sammelbegriff für alle natürlichen und synthetischen Stoffe, die einen für uns wahrnehmbaren Geruch verströmen – egal, ob angenehm oder unangenehm, ob stinkend oder wohlriechend. Im Gegensatz dazu bezeichnet der Begriff Duftstoff nur Gerüche, die (für uns) angenehm sind.

Aromen sind Erzeugnisse, die Lebensmitteln zugesetzt werden, um ihnen einen besonderen Geruch und/oder Geschmack zu verleihen oder diesen zu verändern. »Aroma« stammt aus dem Griechischen und bedeutet ursprünglich Gewürz, Duft, Parfüm.

Nach der aktuellen EU-Aromenverordnung wird nicht mehr wie früher zwischen natürlichen, naturidentischen und künstlichen Aromastoffen unterschieden. Die Bezeichnungen »naturidentisch« und »künstlich« sind entfallen. Man unterscheidet heute nur noch pauschal zwischen »natürlichen Aromastoffen« und »Aromastoffen«.

Die meisten Aromen – dazu gehören auch jene, die man früher als »naturidentische Aromastoffe« bezeichnet hat – werden industriell, das heißt synthetisch (umgangssprachlich »chemisch«) hergestellt. Sie können buchstäblich das minderwertigste Nahrungsmittel höchst attraktiv erscheinen lassen, was natürlich die Herstellungskosten dramatisch senkt.

Natürliche Aromastoffe werden durch physikalische Verfahren wie Pressen, Destillation oder Extraktion hergestellt. Manche entstehen erst bei der Zubereitung von Lebensmitteln. Andere Gewinnungsverfahren sind enzymatische oder mikrobiologische Methoden. Wer nun glaubt, dass »natürliche Aromen« besonders gut sind, der irrt. Die Bezeichnung besagt lediglich, dass sie aus beliebigen Ausgangsstoffen, die in der Natur vorkommen, gewonnen werden. Sie können pflanzlichen, tierischen oder mikrobiologischen (Bakterien und Co.) Ursprungs sein.

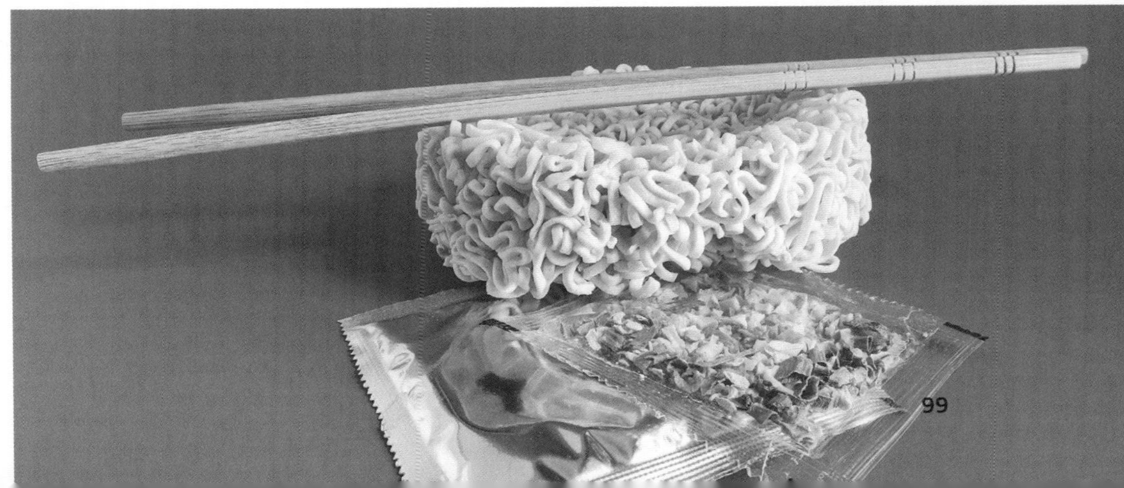

Spitzenreiter sind Mikroorganismen wie Bakterien und Pilze, denn sie können gentechnisch so verändert werden, dass sich daraus die leckersten und appetitanregendsten Aromen herstellen lassen. Begehrte Aromastoffe sind zum Beispiel Pfirsich-, Kokos- oder Erdbeeraroma. Kaum ein Tee, der nicht aromatisiert wird. Aromen sind in der EU kennzeichnungspflichtig.

Eins ist klar: Ohne Laboraromen würden wir viele industriell hergestellte Lebensmittel gar nicht essen. Je stärker Lebensmittel verarbeitet und je billiger sie hergestellt werden, umso mehr Aromastoffe müssen zugesetzt werden. Die Herstellungsverfahren der jeweiligen »natürlichen Aromenrezepturen« werden immer raffinierter und feiner komponiert und suggerieren »Natürlichkeit«. Doch mit Natur haben diese »natürlichen Aromen« meistens nichts zu tun.

Ätherische Öle gehören ebenfalls zu den natürlichen Aromen. Sie stellen darin aber nur eine kleine, untergeordnete Gruppe dar. Aber nochmals: Der entscheidende Unterschied zu allen anderen natürlichen Aromen ist: Die ätherischen Öle sind Extrakte aus Pflanzenteilen.

Wo und wie wirken ätherische Öle?

Ätherische Öle entfalten ihre wohltuende, heilende oder helfende Wirkung in unserem Organismus auf zwei verschiedenen Wegen:

1. Ihre **Duftinformation** gelangt über die Nase mit ihren Riechzellen und Riechrezeptoren zu einem uralten Teil des Gehirns, den Sie bereits aus diesem Buch kennen: ins limbische System, das auch »emotionales Gehirn« genannt wird. Dort kann sie die unterschiedlichsten Reaktionen auslösen, die Seele und den Körper wohltuend beeinflussen.

   Von den rund 350 verschiedenen menschlichen Riechrezeptoren, die es nach derzeitigem Wissensstand gibt, wurden übrigens erst 50 genauer identifiziert. Nur von 20 davon ist bekannt, welche Duftstoffe sie erkennen können.
2. Duftende Körperöle auf Basis ätherischer Öle und Pflanzenöle, die auf die Haut aufgetragen werden, verwöhnen nicht nur die Nase, sondern auch unsere Seele oder Psyche. Wie Sie schon gelesen haben, ist die Haut ein ausgezeichnetes Aufnahmeorgan für die Inhaltsstoffe aus ätherischen Ölen. Die Duftmoleküle können **resorbiert** und teilweise schon nach wenigen Minuten im Blut nachgewiesen werden. Über die **Blut-Hirn-Schranke** können einige kleine fettlösliche Duftstoffmoleküle auch in verschiedene Teile des Gehirns gelangen.

Es gibt aber noch einen weiteren Weg, über den bisher noch wenig bekannt ist: Zahllose Körperzellen – nicht nur die Nase – haben Riechrezeptoren, seien es Haut, Darm, Lunge, Herz oder Gehirn. Auch dort passen Duftstoffe ausgezeichnet hinein. Zur Erinnerung: Rezeptoren sind so etwas wie das »Türschloss« der Zelle, das sich nur mit dem passenden Schlüssel öffnen lässt.

Chemorezeptoren im ganzen Körper

Eigentlich würden wir Riechrezeptoren nur in der Nase erwarten. Aber Untersuchungen von Professor Dr. Dr. Dr. Hanns Hatt und seinem Team an der Ruhr-Universität Bochum haben gezeigt, dass Riechrezeptoren in unterschiedlichen menschlichen Geweben wie Lunge, Darm, Herz oder Haut anzutreffen sind. »Duftrezeptoren außerhalb der Nase haben aber nichts mit Riechen im eigentlichen Sinne zu tun. Wir sollten allgemein von Chemorezeptoren sprechen«, so Prof. Hatt.

Welche Funktionen diese sogenannten »ektopischen« (am falschen Ort liegenden) Riechrezeptoren genau erfüllen, wissen wir noch nicht. Gesichert ist aber, Duftstoffmoleküle können bei ihnen andocken. Die Zelle reagiert sofort auf diese äußeren Reize, leitet sie ins Zellinnere und zum Zellkern weiter. Dort werden die Informationen interpretiert, in biochemische Abläufe übersetzt. So können etwa Zellen angeregt werden, sich vermehrt zu teilen, sich zu bewegen oder bestimmte Botenstoffe freizusetzen.

Chemorezeptoren in der Haut

Die Forschenden der Ruhr-Universität Bochum entdeckten solche Chemorezeptoren auch in den Keratinozyten[11], also in den hornbildenden Zellen der Haut. Wurde beispielsweise in Versuchen ein Rezeptor für einen Sandelholzduftstoff aktiviert, so verbesserten sich die Wundheilung und die Hautregeneration. »Die Ergebnisse zeigen, dass sie therapeutisches und kosmetisches Potenzial besitzen. Wir sollten aber auch im Hinterkopf behalten, dass man mit konzentrierten Duftstoffen vorsichtig umgehen sollte, solange wir nicht wissen, welche Funktion die verschiedenen Duftrezeptoren in Hautzellen haben«, so Prof. Hatt, einer der Pioniere der Aromaforschung in Deutschland.

Aber auch Melanozyten (pigmentbildende Zellen) haben solche Chemorezeptoren. So wurde bei diesen Zellen ein Rezeptor für einen veilchenähnlichen Duftstoff (das beta-Jonon) entdeckt. Wenn dieser Rezeptor durch den Duftstoff aktiviert wird, wird eine Reaktionskaskade ausgelöst, die das Zellwachstum steuert.

Maßgeschneiderte pflanzliche Duftstoffe

Womit wir wieder bei den ätherischen Ölen sind: Pflanzliche Duftmoleküle scheinen wie maßgeschneidert in die entsprechenden Riech- bzw. Chemorezeptoren ungezählter Körperzellen zu passen. Diese Rezeptoren gibt es schon seit Jahrmilliarden, denn schon Einzeller wie Bakterien oder Amöben erkennen sich am »Geruch«. Die »riechende« Haut kann diese pflanzlichen Duftstoffe – aus den ätherischen Ölen – als nützliche Helfer erkennen, in den Organismus aufnehmen und verstoffwechseln. Das ist die Koevolution, von der ich schon gesprochen habe. Vielleicht lassen sich so eines Tages die vielen wunderbaren Erfolge der Pflegetherapeutischen Aromakultur erklären.

Der Königsweg der Aromaanwendungen

Für mich ist (gegenüber der inneren Einnahme) der Weg über die Haut der Königsweg der Anwendung von Aromamischungen. Die Hautpflege mit ätherischen Ölen mit ihren vielfältigen Möglichkeiten steht daher im Mittelpunkt dieses Buchs. Die natürliche Hautpflege mit pflanzlichen Duftstoffen und fetten Ölen

- pflegt die Haut und das Hautimmunsystem,
- pflegt die Seele,
- pflegt das Hormonsystem,
- pflegt das Nervensystem.

Zur Erinnerung: Der Zustand der EZM, der extrazellulären Matrix, spielt eine wichtige Rolle für unseren Organismus. Dieses Milieu entscheidet mit, wie gesund oder krank wir sind. Denn hier laufen alle Grund-, Lebens- und Regulationsfunktionen zwischen den Zellen ab. Hier setzen die biologische Medizin, die Naturheilkunde und eine biologische Haut- und Gesundheitspflege an.

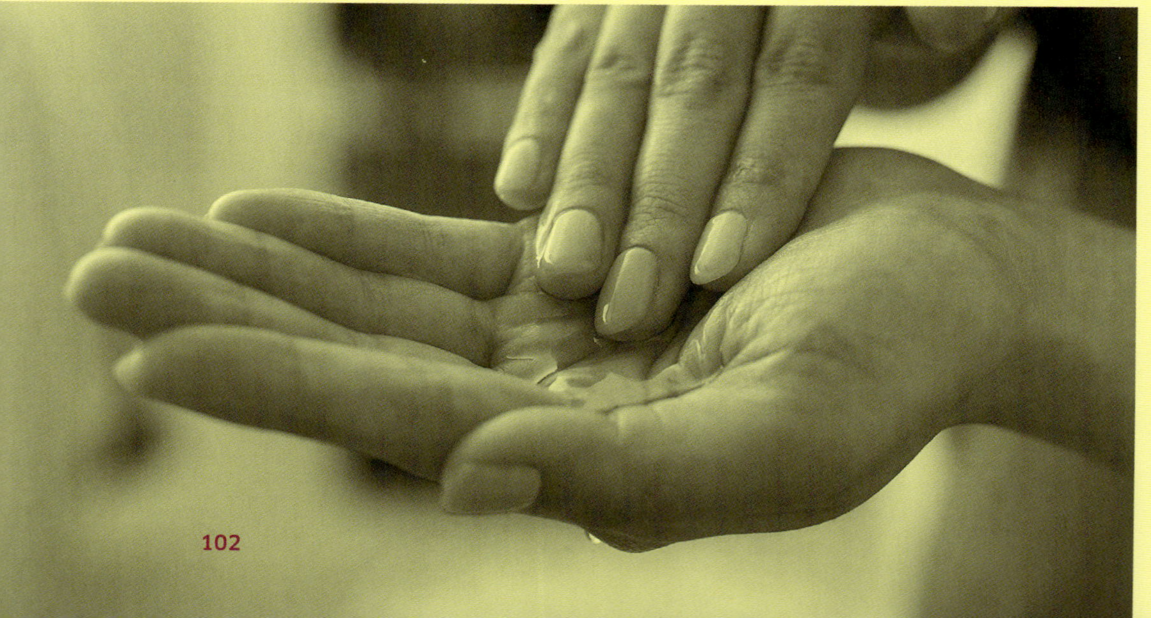

Ätherische Öle richtig anwenden

Ätherische Öle sind Vielstoffgemische, die unser Körper kennt und die er deshalb verarbeiten kann. Die Pflege mit ätherischen Ölen unterstützt die Selbstregulation und aktiviert so die Selbstheilungsfähigkeiten des Organismus. Es kommt aber nicht nur auf die Art der Stoffe an, die wir einsetzen, sondern auch darauf, sie richtig zu dosieren – nämlich niedrig.

Warum ist das so wichtig?

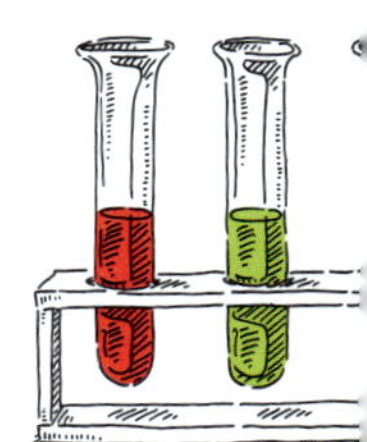

Die Dosierung ist entscheidend

»Regulationsphysiologisch« – diesen Begriff habe ich in Kapitel 2 (Seite 51) eingeführt – bedeutet für mich so viel wie »natürlich« oder »den normalen Lebensvorgängen entsprechend«. Niedrige Dosierungen bezeichne ich als regulationsphysiologisch. Sie »stupsen« viele Regulationssysteme und die Selbstregulation in der extrazellulären Matrix an. Hohe Dosierungen hingegen zerstören die Zellmembranen, sie »überschwemmen« die EZM regelrecht und können dann auch Schaden anrichten. Durch die große Menge an Stoffen wird die Homöostase gestört, also das Gleichgewicht der Zellen und des Organismus. Langfristig kann das zu gesundheitlichen Problemen führen.

Diese Aussagen zu den Dosierungen entsprechen auch den Untersuchungen von Professor Dr. E. Teuscher (ehem. Phytopharmakologe in Rostock):

Wirkmechanismen ätherischer Öle – Konzentration und Wirkung (nach Prof. Teuscher)

- *Ätherische Öle in **niedriger** Konzentration: Einlagerung in bestimmte Areale der Zellmembran, Beeinflussung der dort lokalisierten Enzyme, Carrier (Transportproteine), Ionenkanäle und Rezeptoren; membranstabilisierende Effekte, ähnlich wie Lokalanästhetika.*
- *Ätherische Öle in **hoher** Konzentration: Zerstörung von Zellmembranen, Auslösung von Entzündungsreaktionen; durch Reizwirkung unspezifische Effekte.*

Unter bestimmten Umständen, zum Beispiel bei Schmerzzuständen, können kurzfristig hohe Dosierungen bestimmter ätherischer Öle pharmakologisch aber sinnvoll sein (siehe Aromamedizin).

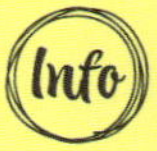

Goldene Regeln für Aromaanwendungen

Um nasenfreundliche, individuelle Aromamischungen zu erhalten, hat die Hebamme und Ätherische-Öle-Expertin Ingeborg Stadelmann neun goldene Regeln formuliert. Sieben Regeln möchte ich Ihnen für die natürliche Hautpflege sehr ans Herz legen.

Für die Anwender/-innen:

- Je jünger, desto sparsamer dosieren;
- je leichter, desto weniger;
- je sensibler, desto geringer;
- je älter, desto individueller.

Für die ätherischen Öle:

- Je frischer die Duftnote, desto höher darf dosiert werden;
- je schwerer die Duftnote, desto geringer;
- je großflächiger die Anwendung, desto sparsamer.

Hautreaktionen durch Aromaanwendungen?

Es kann bei der Anwendung von Aromamischungen eventuell zu Hautreaktionen kommen, denn diese stoffwechselaktiven Moleküle – sowohl aus den Pflanzenölen und -fetten als auch aus den ätherischen Ölen – werden von der Haut aufgenommen und »räumen« im Lebensraum zwischen den Hautzellen, der extrazellulären Matrix (EZM), richtig auf.

Wenn Sie Aromamischungen anwenden, kann es zu unspezifischen Hautreaktionen kommen. Diese Hautreaktionen dürfen allerdings nicht mit einer echten allergischen Reaktion verwechselt werden; letztere kommen glücklicherweise nur sehr selten vor und insbesondere dann, wenn die ätherischen Öle oder Aromamischungen zu lange oder falsch gelagert wurden.

Meist handelt es sich aber um dosisabhängige Pseudoallergien (siehe auch Seite 63). Solche Pseudoallergien können – weil sie ja konzentrationsabhängig auftreten – durch entsprechend niedrige Dosierungen vermieden werden.

Ätherische Öle, Pflanzenöle und die extrazelluläre Matrix

Bei der biologischen Hautpflege – in unserem Fall die Aromakosmetik – werden ätherische Öle und Pflanzenöle auf die Haut aufgetragen und gelangen in die hochvernetzte EZM. Dort werden sie in die verschiedensten Stoffwechsel- und Informationsprozesse integriert, denn sie beeinflussen unter anderem die zahllosen EZM-Rezeptoren. Bei biologischen Vielstoffgemischen (also Substanzen, die nicht nur aus einem chemischen Stoff bestehen, sondern aus mehreren – wie es sowohl bei ätherischen Ölen als auch bei Pflanzenölen und -fetten der Fall ist) sind die Inhaltsstoffe perfekt aufeinander abgestimmt.

Diese Vorgänge verstehen zu lernen, ist Forschungsgegenstand der bereits genannten Systembiologie (siehe Seite 55). Inzwischen wissen wir, dass das Umfeld einer Substanz, die Matrix, entscheidend für die Wirksamkeit der Gesamtheit der Biomoleküle ist. Wie alle bioaktiven Moleküle in biologischen Systemen gehen diese Moleküle zahlreiche Wechselwirkungen oder Reaktionen miteinander ein. Dabei beeinflussen sie sich gegenseitig nicht nur in ihrer Wirkung, sondern auch darin, wie sie vom Körper aufgenommen und verwertet werden. Genau zu verstehen, wie jeder dieser Stoffe mit all den anderen in Wechselwirkung tritt, ist deshalb schwierig und bedarf aufwendiger, intelligent geplanter Untersuchungen. Die Vermittlerin aber ist in meinem Verständnis immer die extrazelluläre Matrix.

Mit ätherischen Ölen und (nativen) Pflanzenölen werden zahllose Reaktionen in der EZM und in den Zellen angestoßen und ausgelöst. Sie sind so komplex, dass sie im Einzelnen bislang kaum erforscht werden können.

Die natürliche Hautpflege mit Aromamischungen beeinflusst positiv die extrazelluläre Matrix:

- *Sie fördert die Kollagensynthese,*
- *sorgt für eine bessere Wundheilung und Vernarbung*
- *und schützt und unterstützt die Hautimmunzellen.*

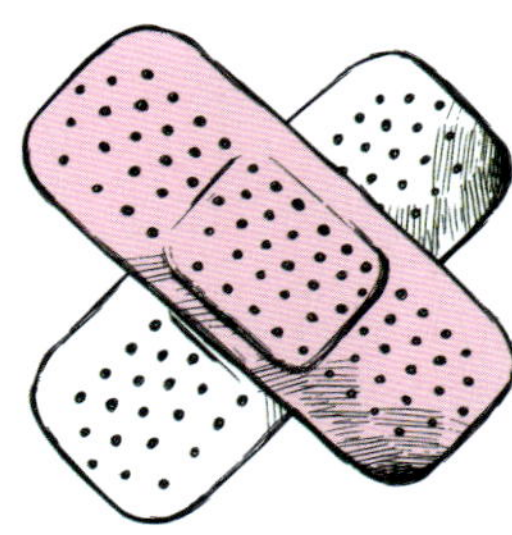

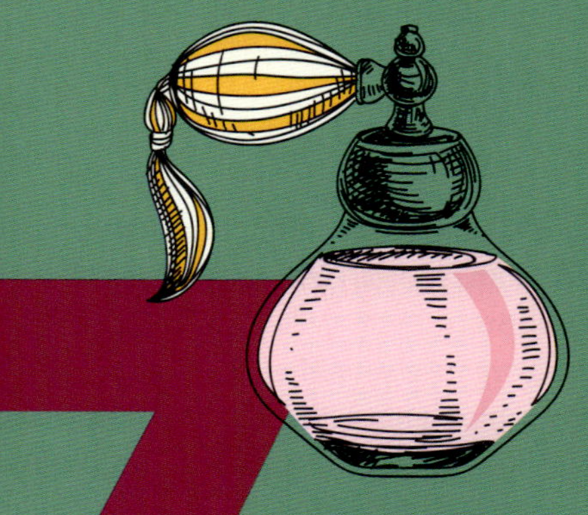

7 Ätherische Öle – synthetische Duftstoffe: die Unterschiede

Schon mehrmals habe ich angedeutet, dass synthetisch hergestellte Duftstoffe nicht dasselbe sind wie natürliche. Aber was genau ist denn nun das Problem daran? Warum sollen pflanzliche Duftstoffe so viel besser sein als industriell hergestellte? Denn inzwischen werden synthetische Duftstoffe gerade in der Hautpflege stark beworben. Sie sollen sehr viel verträglicher sein als pflanzliche Duftstoffe. Diese Aussage darf jedoch zu Recht bezweifelt werden.

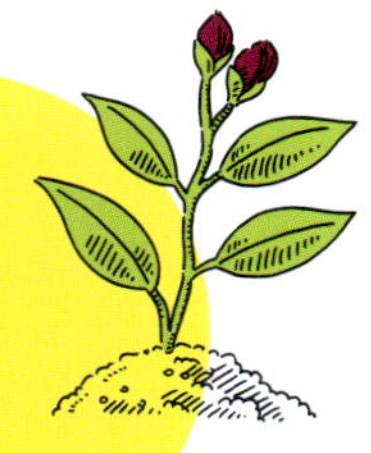

Kohlenwasserstoffe in lebenden Pflanzen

Lebende Pflanzen enthalten Kohlenwasserstoffe. Sie werden in Alkane, Alkene und Aromaten unterteilt. Sie haben unterschiedliche chemische und biologische Eigenschaften.

Alkane sind die einfachsten organischen Verbindungen und zugleich die einfachsten Kohlenwasserstoffe, die wir kennen. Sie sind reaktionsträge, das heißt, sie gehen nicht leicht Verbindungen mit anderen Molekülen ein. Sie können sich die Reihe der Alkane wie eine fortlaufende Kette von aneinandergereihten Kohlenstoffatomen (C) vorstellen. Jedes C hat vier Bindungsstellen, an die im einfachsten Fall vier Wasserstoffe (H) binden. Wenn ein C-Atom mit zwei weiteren C-Atomen verbunden ist, verbleiben an diesem C-Atom noch zwei Bindungsstellen für Wasserstoffatome (H). Moleküle, in denen die C-Atome durch einfache Bindungen verbunden sind, werden gesättigte Kohlenwasserstoffe genannt. Mineralöle, auch Paraffine genannt, sind so aufgebaut. Jedes weitere C-Atom verlängert die Kette, wobei sich die Ketten mit zunehmender Länge auch verzweigen können oder ringförmige Verbindungen bilden. In den Pflanzen liegen Moleküle mit Alkan-Grundstruktur praktisch immer als geschlossene Sechser-, manchmal als Fünfer-Ringe vor. Die Namen der Moleküle erkennen Sie an der Endung -an, wie zum Beispiel Menthan.

Kohlenstoff, das Element des Lebens

Das Wunder des Lebens haben wir im Grunde einem einzigen Element zu verdanken, dem Kohlenstoff (chemisches Symbol: C). Er ist das Element des Lebens und der Ursprung für die Vielfalt der Organismen. Der Begriff »organische Chemie« wurde ursprünglich für Stoffe verwendet, die von Lebewesen aufgebaut werden. Heute lautet die Definition: Die organische Chemie ist die Chemie der Kohlenstoffverbindungen (mit wenigen Ausnahmen: Kohlendioxid, Kohlensäure und ihre Verbindungen, die Karbonate, zählen zur anorganischen Chemie).

Pflanzliche Alkene: die »Tausendsassas« der Natur

Alkene haben in ihren Molekülen mindestens eine Doppelbindung zwischen zwei Kohlenstoffatomen. Sie sind ungesättigte Kohlenwasserstoffe, Sie erkennen sie an der Endung -en. Im Gegensatz zu den Alkanen sind die Alkene reaktionsfreudige Moleküle – das ist genauso wie bei den Fettsäuren, wie wir später noch sehen werden: Doppelbindungen gehen gern Verbindungen mit anderen Molekülen ein. »Ungesättigt« bedeutet in der Chemie immer »reaktionsfreudig«. Pflanzliche Alkene wie die Terpene, die ich oben (Seite 96) ausführlich beschrieben habe, spielen in der belebten Natur eine wichtige Rolle. Sie kommen in den meisten pflanzlichen Duftstoffen vor, wie zum Beispiel das Limonen in Zitrusölen oder die Pinene in Nadelholz-Ölen.

Synthetische Terpen-artige Duftstoffe können völlig anders aufgebaut sein als pflanzliche Terpene. Zudem verwendet die Duftstoffindustrie oft Grundstoffe, die aus Erdöl gewonnen werden. Solche synthetischen Verbindungen nenne ich »mineralische Terpene«. Die wichtigsten Unterschiede, die meiner Ansicht nach zwischen pflanzlichen und mineralischen Terpenen bestehen, zeigt diese Tabelle:

Pflanzliche Terpene (aus lebenden Pflanzen)	**Mineralische Terpene (erdölbasierte Duftstoffe)**
gehen viele natürliche (= physiologische) Reaktionen ein	sind dem Organismus unbekannt
Reaktionen sind kontrolliert	rufen unkontrollierte Reaktionen hervor
sind gut um- und abbaubar	sind schlecht um- und abbaubar
gehen kontrollierte Wechselwirkungen ein	gehen unkontrollierte Wechselwirkungen ein
werden in den Stoffwechsel integriert	werden schlecht in den Stoffwechsel integriert

Pflanzliche Aromaten: wahre Nasenschmeichler

Aromaten sind ungesättigte Kohlenwasserstoffe mit mindestens einem Sechser-Ring, dem Benzolring, im Molekül. Im Gegensatz zu den reaktionsfreudigen Alkenen sind die ringförmigen Aromaten trotz ihrer Doppelbindungen sehr stabile Moleküle. Eine bekannte aromatische Verbindung ist zum Beispiel synthetisches Phenol. Es ist ein starkes Desinfektionsmittel und ein Zellgift. Früher wurde es in Krankenhäusern verwendet.

Pflanzen produzieren auch aromatische Verbindungen, die extrem stark riechen; sie kommen beispielsweise im Jasmin oder im Benzoeharz vor. Im Thymianöl kommt sogar ein pflanzliches Phenol vor, das Thymol. Als Desinfektionsmittel ist es 20-mal wirksamer als synthetisches Phenol! In der Phytopharmakologie wird übrigens genau zwischen pflanzlichen Phenolen und mineralischen Phenolen (aus Erdöl) unterschieden.

Pflanzliche Inhaltsstoffe sind Allroundtalente

Im Gegensatz zu synthetischen Einzelstoffen sind pflanzliche Inhaltsstoffgemische wahre Allroundtalente. Da sie sich aus vielen einzelnen Stoffen zusammensetzen, docken sie auch an den unterschiedlichsten Rezeptoren an und lösen Reaktionen aus. So ist es verständlich, dass ätherische Öle wie beispielsweise das Lavendelöl auch viele unterschiedliche Wirkungen auf den Menschen haben (siehe Multi-Target-Pharmakologie, Seite 116).

Und deshalb noch einmal:

Bei Duftstoffen muss genau unterschieden werden, ob es sich um erdölbasierte bzw. synthetische Duftstoffe handelt, oder um komplexe pflanzliche Duftstoffgemische.

Fühlende Pflanzen – intelligente Lebewesen

Pflanzen sind fühlende und intelligente Lebewesen, die sich ernähren und verteidigen müssen und die einen Partner zur Fortpflanzung brauchen. Sie versorgen den Nachwuchs (Samen) mit wertvollen Stoffen wie Proteinen, Kohlenhydraten, pflanzlichen Fetten und Schutzstoffen (zum Beispiel ätherische Öle, Vitamine), damit der Keimling einen guten Start ins Leben hat. Gleichzeitig müssen sie sich gegen Bakterien, Viren, Pilze, Parasiten, Fraßfeinde und vor Konkurrenten schützen[12].

Die Forschung entdeckt immer öfter, dass Pflanzen zu erstaunlichen Intelligenzleistungen fähig sind. Sie fühlen und erkennen mit ihren »Sinnen«, was um sie herum geschieht. Sie können sogar regelrecht planen und sich erinnern, und sie kommunizieren mit anderen Pflanzen, Tieren und der Umwelt, um zu überleben. Sie können nicht flüchten oder sich wie Tiere mit Klauen oder Zähnen wehren oder verteidigen. Um dennoch zu überleben, ist deshalb eine blitzschnelle Wahrnehmung und Informationsverarbeitung nötig. Diese Art der Intelligenz bezeichnet man als »biologische Intelligenz«. Am Beispiel von pflanzlichen Duftstoffen möchte ich das näher erklären.

Warum bilden Pflanzen Duftstoffe?

Ätherische Öle bzw. pflanzliche Duftstoffe werden oft als »Seele der Pflanzen« bezeichnet. Das klingt sehr schön, da pflanzliche Düfte tatsächlich auch die Seele der Menschen auf wunderbare Weise berühren. Aber pflanzliche Duftstoffe haben mit der Seele der Pflanzen nicht allzu viel zu tun. Pflanzen benötigen Duftstoffmixturen zum Leben und Überleben und stellen ihre eigene »Hausapotheke« beziehungsweise ihr »Waffenarsenal« selbst her: die sekundären Pflanzenstoffe. Aber die Duftstoffe haben noch viel mehr Funktionen in der Pflanze.

Komplexe Duftstoffe: die »Sprache« der Pflanzen

Auch ihre Nachbarn oder Insekten (Sexualpartner) können Pflanzen nicht besuchen, um sich auszutauschen. Duftstoffe sind deshalb nicht nur Abwehr- oder Hilfsstoffe, sondern auch die »Sprache« der Pflanzen. Sie »rufen« mit verlockenden Düften nach Partner-Lebewesen, die ihnen bei der Fortpflanzung helfen, oder sie warnen mit einem anderen Duftcocktail die Nachbarn vor Fraßfeinden. Diese »Duftsprache« möchte ich mit einem Alphabet vergleichen: Der einzelne Inhaltsstoff sagt gar nichts aus. Erst die jeweiligen Mixturen sind die »Worte«, die »Sätze«, die chemischen Botschaften mit ihren Informationen.

Die pflanzlichen Nachbarn und relevante Lebewesen erkennen diese chemischen Botschaften und die Informationen, die sie beinhalten.

Duftende Biowaffen: intelligente Abwehrstrategien

Die unterschiedlich angepassten Duftcocktails sind auch hochwirksame Biowaffen, etwa gegen schädigende Mikroorganismen und Fraßfeinde. Das folgende Beispiel zeigt es:

Ivo Beyaert und Diana Köpke von der Freien Universität Berlin haben untersucht, wie sich Kiefern gegen die Larven der Kiefernbuschhorn-Blattwespen zur Wehr setzen. Diese Wespen sind gefürchtete Forstschädlinge, da sie sich von den Nadeln ernähren und die Bäume weitgehend kahlfressen. Die Kiefern produzieren Duftstoffe in ihren Nadeln, die echte »Biowaffen« sind. Ihr würziger Duft besteht vorrangig aus Monoterpenen. Im gleichen Moment, während eine Wespe ihre Eier auf den Kiefernnadeln ablegt, läuft in der Pflanze ein genetisches Programm ab: Nun werden vermehrt in geringen Dosierungen Sesquiterpene (siehe Seite 96) gebildet. Diese neue Kombination bildet ein neues »natürliches Pflanzenschutzmittel« für die Kiefer: Beyaert und Köpke stellten fest, dass sich die Larven der befallenen Kiefern schlecht entwickelten bzw. schon früh starben. Die befallenen Kiefern waren nach überstandener »Infektion« nun viel robuster gegen Fraßfeinde als die nicht befallenen Nachbarn. Das heißt: Auch Pflanzen haben ein Immunsystem.

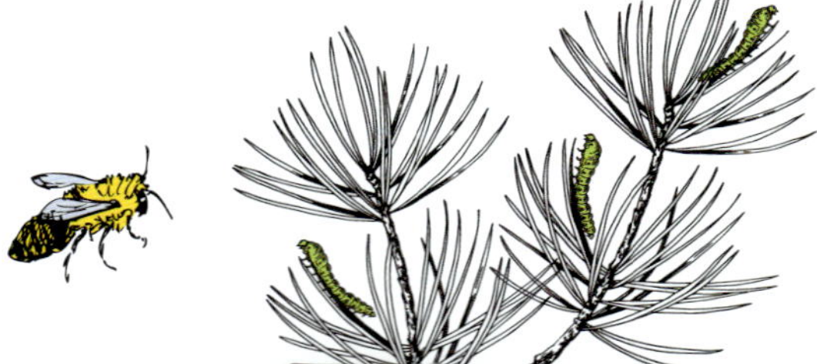

Für sich allein genommen, sind die Mono- und Sesquiterpene in den Kiefernnadeln nur begrenzt wirksam gegen Fraßfeinde. Aber zusammen, in dieser neuen Kombination, sind sie hocheffizient gegen die bedrohlichen Wespen und aktivieren das Abwehrsystem der Pflanze. Man bezeichnet das als synergistischen Effekt: Zwei (oder mehrere) Einzelstoffe bilden zusammen etwas Neues und verstärken sich gegenseitig in der Wirkung.

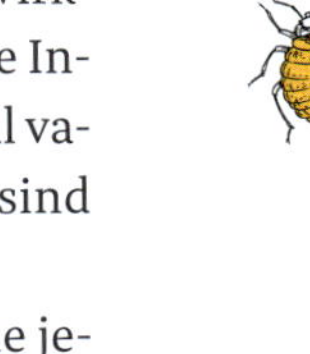

Pflanzen sind Überlebenskünstler

Wegen der Anpassungsfähigkeit der Fraßfeinde, und damit die Inhaltsstoffe ihre Wirksamkeit nicht verlieren, stellen Pflanzen, je nach Art, meist Hunderte verschiedene Inhaltsstoffe her, die sie je nach Bakterien-, Parasiten- oder Insektenbefall blitzschnell variieren und neu kombinieren können. Die Gesamtheit der pflanzlichen Duftstoffe sind also hoch differenzierte Überlebensmaßnahmen.

Pflanzen tauschen sich ständig mit der Umwelt aus und reagieren sofort auf die jeweils neue Situation. So hat jede Pflanze in ihrem »biologischen Gedächtnis« beispielsweise Informationen darüber gespeichert, wie viel Sonne und Regen sie bekommen hat, wie die Bodenbeschaffenheit ist, welche Fraßfeinde sie gerade bedrohen oder welche Nützlinge ihr geholfen haben. Darauf reagiert sie ganz individuell mit ihren persönlichen Duftmixturen.

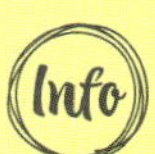

Pflanzliche Inhaltsstoffe und menschliche Matrix

Pflanzliche Duftstoffe, ätherische Öle, sind Produkte von Lebewesen. In ihnen spiegeln sich die Weisheit und die beeindruckende Kreativität der Natur. Wir dürfen nicht vergessen, dass der Mensch seit Millionen von Jahren ein Teil dieses einzigartigen Zusammenspiels ist und von der Erfahrung und »Klugheit« der Evolution des Lebendigen profitieren kann und soll.

Wenn wir ätherische Öle verwenden, gehen die pflanzlichen Duftmoleküle zahllose Reaktionen und Wechselwirkungen im menschlichen Organismus ein. Ständig entstehen neue Moleküle, die wiederum mit anderen Molekülen wechselwirken. Pflanzliche Duftstoffe sind Teamplayer. Die Biomoleküle ergänzen sich gegenseitig in ihrer Wirkung auf den menschlichen Stoffwechsel.

Evolutionsgeschichtlich »kennen« wir sie, wir »sprechen« ihre Sprache seit Millionen von Jahren. Alle Inhaltsstoffe erfüllen bestimmte Aufgaben und sind auch Träger von Informationen. Aber erst im Team können sie ihre spezifischen Aufgaben gemeinsam bewältigen.

Und hierin liegt ein wesentlicher Grund, warum ein einzelner, isolierter (und womöglich synthetisch hergestellter) Stoff etwas anderes ist als das natürliche Stoffgemisch, wie wir es in der Pflanze vorfinden und als ätherisches Öl gewinnen können. So hat etwa das ätherische Lavendelöl andere Wirkungen (Informationen) als sein Inhaltsstoff Linalool für sich betrachtet, und das natürliche, chirale Linalool wirkt anders als das synthetische, racemische Linalool, das großtechnisch hergestellt wird und in Wahrheit ein Gemisch aus zwei Stoffen darstellt. Darauf werden wir gleich noch einmal zu sprechen kommen.

Es ist nahezu unmöglich einem einzelnen Inhaltsstoff die alleinige Wirkung eines ganzen ätherischen Öls zuschreiben. Biomoleküle erzeugen ihre einzigartige und optimale Wirkung nur im Verbund.

Koevolution und Kooperation bewähren sich

Vor ca. 3,5 Milliarden Jahren bevölkerten die ersten einzelligen Lebewesen unseren damals noch sehr ungemütlichen Planeten. Viel später kooperierten Zellen miteinander, schlossen sich zu Zellverbänden zusammen, bildeten Lebensgemeinschaften und organisierten sich zu vielzelligen Lebewesen: zuerst zu Pflanzen, später zu Tieren und zuletzt zum Menschen. Im Grunde sind wir heute immer noch ein gut organisierter und fantastisch kooperierender Zellhaufen von ca. 60 Billionen Zellen. In diesem System sind noch ca. 1000 Mitochondrien (»Urbakterien«) pro Zelle integriert. Jeder Mensch beherbergt also ca. 60 Billiarden Mitbewohner, die physiologischen Bakterien und Co. nicht mitgerechnet.

Damit der Organismus Mensch gut funktioniert, wendet die Evolution bewährte Strategien an. So haben sich auch natürliche Duftstoffe, Fettsäuren oder Proteine seit Millionen von Jahren bewährt. Mitochondrien, die von Bakterien abstammen, Immunzellen, die von Amöben abstammen, oder das Reptiliengehirn (Hirnstamm) und unser limbisches System steuern uns immer noch gut durch das Leben. Diese intelligente Zellgemeinschaft reguliert auch unsere seelische Verfassung mit.

Somit wird wieder einmal klar, dass die Zellen und ihr Lebensraum gepflegt werden müssen, damit sie gut funktionieren können. Wir sollten der Natur mehr vertrauen, denn sie hat im Laufe der Evolution perfekte Pflanzenstoffe hergestellt. Wir sollten dort nicht nur nach Toxinen suchen. Die Stoffwechselprozesse von Bakterien, Pflanzen, Tieren und Menschen sind auf eine wunderbare Art miteinander verwoben und vernetzt. Wir profitieren von der Klugheit der Natur.

Duftstoff ist nicht gleich Duftstoff

Die organische Chemie, die Chemie der Kohlenstoffverbindungen, ist eine noch sehr junge Disziplin. Im 19. Jahrhundert wurde damit begonnen, die natürlichen Duftstoffe synthetisch nachzubilden. Auf diesem Weg sollen Moleküle erschaffen werden, die ähnliche Eigenschaften wie die Naturstoffe aufweisen. Bei ätherischen Ölen gelingt das aber nicht, denn es ist unmöglich, ein ätherisches Öl in all seiner Komplexität »nachzubauen«.

Wie oben beschrieben passen die Pflanzen die Zusammensetzung ihrer komplexen Vielstoffgemische (pro Öl können bis zu 500 verschiedene Inhaltsstoffe nachgewiesen werden) situationsgerecht an – je nach Witterung, Tages- und Jahreszeit, drohenden Fraßfeinden, Mikroorganismen oder der notwendigen Kommunikation mit Tieren oder anderen Pflanzen, um sich blitzschnell der jeweiligen Umweltsituation anzupassen. Sie sind ein Spiegelbild ihres Lebensraums.

Stark abgewandelte »Natur«-Duftstoffe aus dem Labor

Wie sieht es nun mit den abgewandelten »Naturstoffen« aus dem Labor aus? Man kann aus preiswerten, einzelnen Duftstoffen, wie zum Beispiel dem Pinen, unterschiedliche Duftstoffe großtechnisch herstellen. Auf dem Weg bis zum Endprodukt werden sie mehr oder weniger vielen chemischen Umwandlungen unterworfen.

So entsteht beispielsweise Campher aus den preisgünstigen Duftstoffen alpha-Pinen und beta-Pinen, die über verschiedene Zwischenprodukte großtechnisch umgesetzt werden. Menthol lässt sich etwa durch Hydrierung (Anfügen von Wasserstoffmolekülen) von Thymol oder Kresol synthetisieren. Linalool kann großtechnisch aus alpha-Pinen bei Temperaturen von über 500 °C über verschiedene Zwischenprodukte synthetisiert werden.

Sie sehen: Diese Stoffe haben mit den natürlichen Stoffwechselprodukten von Lebewesen gar nichts zu tun!

»Naturidentisch«: gleich und doch nicht gleich

Naturidentische Duftstoffe sind oft nur scheinbar identisch mit ihren natürlichen Vorbildern. Oft handelt es sich nämlich um Racemate, also Gemische aus chiralen (»links-« oder »rechtsdrehenden«) Molekülen. Um dies zu erklären, muss ich Sie auf eine kurze Chemie-Exkursion mitnehmen. Am besten lässt sich die Sache mit der Chiralität in einer Grafik erklären: → *Siehe Abbildung nächste Seite.*

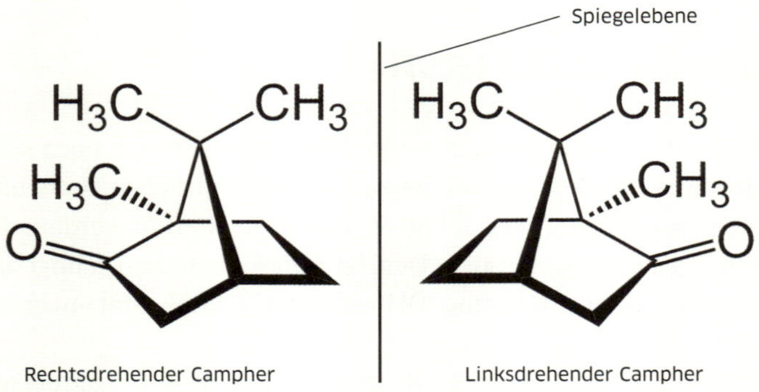

Spiegelebene

Rechtsdrehender Campher

Linksdrehender Campher

Abb. 13: Chiralität am Beispiel des Campher-Moleküls: Rechtsdrehender und linksdrehender Campher verhalten sich zueinander wie Bild und Spiegelbild.

Da biochemische Moleküle ja eine dreidimensionale Form haben, spielt es eine entscheidende Rolle für die Stoffwechselreaktionen, welche räumliche Anordnung ein Molekül hat. Ein »andersdrehendes« (also seitenverkehrtes) Molekül passt dann nämlich oft nicht in den entsprechenden Rezeptor und kann dort nicht andocken.

Bleiben wir beim Beispiel Campher. In der Natur kommt immer die rechtsdrehende Form vor. Der synthetisch hergestellte, spiegelgleiche, also linksdrehende Campher hingegen ist giftiger als der rechtsdrehende.

Anders verhält es sich beim Inhaltsstoff Carvon, den man in beiden Formen in der Natur findet: Das linksdrehende (–)-Carvon mit seinem typischen Minzduft kommt im Krauseminze-Öl vor, während das rechtsdrehende (+)-Carvon mit typischem Kümmelduft im Kümmelöl zu finden ist.

Moleküle, die in der Natur vorkommen, sind meistens chiral (also entweder »rechtsdrehend« oder »linksdrehend«). Synthetische Moleküle hingegen haben zwar dieselben Elemente wie der Naturstoff und sind in gleicher Weise aufgebaut – sie sind jedoch oft Mischungen aus dem natürlich vorkommenden Molekül und seiner räumlich gespiegelten Version und deshalb nur beinahe identisch mit dem Naturstoff.

Synthetische Duftstoffe: Die »schleichenden Gifte«?

Wir werden tagtäglich mit einer unüberschaubaren Vielzahl von synthetischen Düften und synthetischen Pflegemitteln konfrontiert. Ständig werden von der Industrie neue Düfte entwickelt, die als »verträglich«, haltbar und »nicht giftig« angepriesen werden und unsere Nasen verwöhnen sollen. Zudem sind sie preiswert. Aber wie verhalten sich nun synthetische oder naturidentische (also ebenfalls synthetische, nicht-natürliche) duftende Einzelstoffe oder Mixturen in unserem Körper?

Über die Haut können Duftstoffe aus zahllosen Hautpflegeprodukten ins Blut gelangen. Von dort verteilen sich diese Designermoleküle im ganzen Körper.

Und hier kommt der Unterschied zwischen natürlichen Mischungen und synthetischen Einzelstoffen zum Tragen: Diese evolutionsbiologischen »Fremdlinge« können nur schlecht in den Organismus integriert werden, oder sie können sogar unkontrollierte Reaktionen im Organismus auslösen.

Gefährlicher Ballast

Alle evolutionsbiologisch neuen Moleküle stellen den Organismus und das angeborene Immunsystem vor eine echte Herausforderung. Werden Duftstoffe vom Organismus aufgenommen, so gibt es für sie zwei Möglichkeiten: Entweder sie werden – unverändert oder mit Hilfe von Enzymen in eine wasserlösliche Form gebracht – ausgeschieden. Oder der Organismus lagert die Duftstoffe, wenn sie sehr fettliebend (lipophil) sind, irgendwo ab, wo sie nicht zu sehr stören – zum Schutz der Zelle. Eine vernünftige Maßnahme der Natur. Dieser Ort ist meistens die extrazelluläre Matrix (EZM) oder das Fettgewebe, denn dort richten Fremdstoffe fürs Erste den wenigsten Schaden an. Fürs Erste, wohlgemerkt: Diese kurzfristige »Mülldeponie« muss auch wieder gereinigt werden, denn sonst können die toxischen Fremdstoffe großen Schaden anrichten. Beispielsweise kann es zu stillen Entzündungen kommen (siehe Seite 37), die große gesundheitliche Probleme nach sich ziehen.

Aber es kann auch passieren, dass synthetische Duftstoffe teilweise verstoffwechselt werden und dabei giftige Abbau- und Zwischenprodukte entstehen. Wenn das angeborene Immunsystem auf den Plan gerufen wird und auf das Heftigste zu arbeiten beginnt, um Fremdstoffe zu eliminieren, kann es langfristig auch zu immunologischen Störungen kommen.

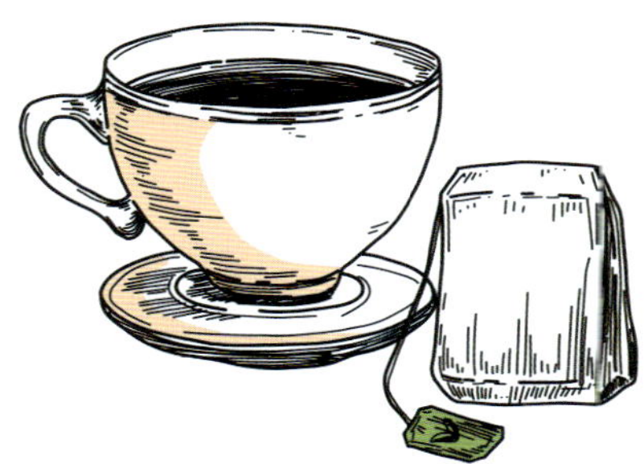

Leider wird kaum zwischen synthetischen Labor-Duftstoffen und pflanzlichen Duftstoffen unterschieden. So boomen etwa auch Tees, die mit synthetischen Aromen parfümiert werden.

Synthetische Düfte können vor allem für Schwangere, Babys, Kinder, alte Menschen oder Menschen mit geschwächtem Immunsystem bzw. Allergien zu einem echten Problem werden. Übrigens: Alle Duftstoffe sind plazentagängig!

Viele ätherische Öle werden manipuliert, um eine »einheitliche Qualität« zu bekommen. Jede Verfälschung jedoch – ob durch Anreichern oder Herausfiltern eines Inhaltsstoffes oder durch Vermischen mit anderen Ölen – mindert die natürliche Ausgewogenheit und damit die pflegende Wirkung eines Öls. Qualitätsöle (genuine Öle) sind rein, unverfälscht und kostbar – und haben ihren Preis.

Ätherische Öle – Wirkungen und Nebenwirkungen

Es ist schon vieles über die einzigartigen pflegenden Wirkungen der pflanzlichen Duftstoffe bzw. ätherischen Öle geschrieben worden. Aber wenn wir uns die gängigen Berichte, ob in Printmedien oder im Internet, zum Thema »ätherische Öle« anschauen, stellen wir schnell fest, dass es von Warnhinweisen auf Allergien, Toxizität (Giftigkeit) oder andere Nebenwirkungen nur so wimmelt. Wie kommt das? Stimmt das überhaupt alles?

Vorab eine kurze Antwort: Das meiste davon stimmt nicht – oder nur unter sehr speziellen Voraussetzungen. Aber wie kommt es zu dieser Widersprüchlichkeit? Und: Werden bei den wissenschaftlichen Untersuchungen überhaupt ätherische Öle verwendet? Hier ist eine differenzierte Betrachtungsweise nötig. Schauen wir uns zunächst einmal an, was Nebenwirkungen überhaupt sind.

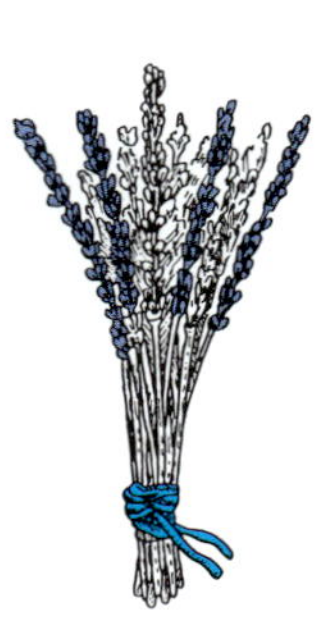

Eine Nebenwirkung ist im ursprünglichen Sinn eine Wirkung, die zusätzlich neben der zur erwartenden Wirkung auftritt. Sie kann negativ oder aber auch positiv sein. Erst im Zuge der modernen Medizin (das heißt, seit Gebrauch der synthetischen Medikamente der Neuzeit) wird mit einer »Nebenwirkung« im allgemeinen Sprachgebrauch ausschließlich eine unerwünschte Wirkung, etwas Gesundheitsschädliches verbunden. Aber ein ätherisches Öl wie zum Beispiel Lavendelöl kann tatsächlich viele »Nebenwirkungen« haben, nämlich positive wie schmerzlindernd, entspannend, wundheilend, seelisch aufhellend ... um nur einige zu nennen.

Multi-Target-Pharmakologie

Wie im Kapitel über die Inhaltsstoffe ausführlich erklärt wurde, sind ätherische Öle Vielstoffgemische mit natürlichen Wirkstoff-Kombinationen. Sie weisen eine Multi-Target-Pharmakologie auf. Die Biomoleküle beeinflussen unter anderem unterschiedliche Rezeptoren, Enzyme etc. und somit unterschiedliche Gewebe und Organe. »Man muss akzeptieren, dass pflanzliche Vielstoffgemische, ›Multi-Target‹-Pharmakologie genannt, an die Biologie des menschlichen Körpers ausgezeichnet angepasst sind. [...] Pflanzen enthalten eine Vielzahl von Stoffen, die sich gegenseitig im Zaum halten und in ihrer Wirkung unterstützen oder auch stoppen«, so der Internist, Professor Dr. Andreas Michalsen. Es benötigt in der Regel etwas mehr Zeit, bis sich ihre Wirkung entfaltet.

Moderne Medikamente haben normalerweise nur einen – meist synthetischen – Wirkstoff.

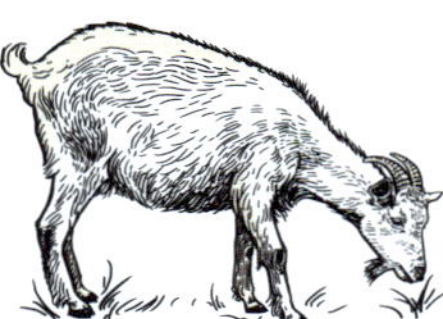

Übrigens: Das Heilen mit Heilpflanzen ist so alt wie die Menschheit. Und auch viele Tierarten fressen seit jeher gezielt Heilpflanzen zur »Selbstmedikation«.

Wie kommt es zu den vielen Warnhinweisen?

Weshalb also nun die vielen Warnhinweise bei den ätherischen Ölen bezüglich Nebenwirkungen und Eigenschaften wie »allergisierend«, »hautreizend«, »Blutdruck erhöhend«, »toxische Eigenschaften« – wie zum Beispiel hepatotoxisch (giftig für die Leber), neurotoxisch (giftig auf das Nervensystem wirkend) –, »epileptiforme Krämpfe hervorrufend«, »Krebs erregend« und so weiter?

Die auftretenden Bedenken und Irritationen beruhen auf Veröffentlichungen wissenschaftlicher Versuche. Dazu müssen wir ein paar Dinge beachten und kritisch hinterfragen, um die Aussagen zu den – mutmaßlichen – Nebenwirkungen ätherischer Öle besser zu verstehen. Exemplarisch möchte ich auf einige Punkte näher eingehen. Zunächst betrachten wir, wie hautreizend ätherische Öle wirklich sind, danach werfen wir jeweils einen klärenden Blick auf die behauptete allergisierende, krebserregende, toxische und östrogenartige Wirkung.

Die Dosierung macht's

Ob aus der reizvollen Begegnung mit ätherischen Ölen eine hautreizende wird, liegt – Sie können es sich bestimmt schon denken – in erster Linie an der Dosierung. Zur Erinnerung: Ätherische Öle sind Konzentrate! Sie sollten daher immer verdünnt angewendet werden.

Eine einprozentige Mischung entspricht

- *ca. 20 Tropfen dünnflüssigem ätherischem Öl (wie zum Beispiel Zitronenöl)*
- *oder ca. 15 Tropfen dickflüssigem ätherischem Öl (wie zum Beispiel Sandelholzöl)*

auf 100 ml Pflanzenöl.

In der natürlichen Hautpflege erfolgt die Anwendung der ätherischen Öle primär äußerlich und in geringen Dosierungen von ca. 0,5 – 2 % (das entspricht ca. 10 bis 40 Tropfen auf 100 ml Basisöl).

Bei der Aromamedizin (Aromatherapie) werden ätherische Öle äußerlich in hohen Dosierungen von (ca. 10 – 45 %, 200 – 900 Tropfen) verwendet.

Verursachen ätherische Öle Allergien?

Viele ätherische Öle sollen allergisierend sein, da sie bestimmte Inhaltsstoffe aufweisen wie zum Beispiel Linalool (etwa im Lavendelöl enthalten), Citronellol (im Rosenöl) oder Geraniol (im Rosengeraniumöl). Das ist insoweit eigentümlich, da ätherische Öle mit diesen Inhaltsstoffen erfahrungsgemäß besonders hautpflegend sind.

Was ist hier passiert?

Untersucht werden nur industriell hergestellte, also synthetische Einzelduftstoffe, wie Linalool, Geraniol, Citronellol oder Limonen. Der Einzelstoff wird dabei in hohen Dosierungen auf die Haut gegeben – und tatsächlich werden allergische Reaktionen beobachtet. Die Aussagekraft dieser Untersuchungen für die Praxis darf jedoch kritisch betrachtet werden, wie ich Ihnen gleich noch genauer begründen werde.

Nichtsdestotrotz »schützt« die Gesetzgebung nun die Verbrauchenden, indem die Herstellungsbetriebe diese »allergisierenden« Inhaltsstoffe zu deklarieren haben, wenn sie eine bestimmte Konzentration überschreiten.

Firmen, deren Produkte natürliche Inhaltsstoffe enthalten, bezeichnen sie inzwischen beispielsweise folgendermaßen: »Linalool* aus genuinen ätherischen Ölen, aus kontrolliert biologischem Anbau.« Damit wird bei Hautpflegeprodukten deutlich gemacht, dass dieser Inhaltsstoff Bestandteil von genuinen ätherischen Ölen ist, und kein synthetischer Inhaltsstoff.

Einige ätherische Öle können krebserregend sein

Experimente mit Ratten und Mäusen haben gezeigt, dass manche ätherischen Öle das Wachstum von Tumoren auslösen können. Allerdings können diese Eigenschaften nach der inneren Einnahme bei Tieren nicht direkt auf äußere Anwendungen beim Menschen übertragen werden. Am Beispiel von Rosenöl in Hautpflegeprodukten möchte ich diese Problematik exemplarisch näher darstellen, denn das Rosenöl ist besonders in Verruf geraten. Es soll krebserregend sein. Der Übeltäter ist ein Molekül namens Methyleugenol. Es kommt auch in vielen anderen ätherischen Ölen vor. Rosenöl enthält ca. 2 – 3 % davon.

Wie kommt es nun zu dem Schluss, Rosenöl sei krebserregend?

Grundlage dazu sind wissenschaftliche Versuche, in denen man Mäuse und Ratten über einen längeren Zeitraum mit einer großen Menge an isoliertem, synthetischem Methyleugenol per Sonde gefüttert hat. Die Versuchstiere haben darauf mit Leberkrebs reagiert. Aus diesen Versuchsergebnissen wurde nun geschlossen, dass das Rosenöl krebserregend sein muss.

Aber beachten Sie: Es wurden 1) innerlich 2) große Mengen an 3) synthetischem isoliertem Methyleugenol eingenommen.

Daraus einen Rückschluss auf die äußere Anwendung in Hautpflegeprodukten zu ziehen, halte ich für abwegig. Bei äußerer Anwendung belastet Rosenöl nicht die Leber. Ganz abgesehen davon könnte die riesigen Mengen an Rosenöl, die der Versuchsanordnung entsprechen würden, sowieso kein Mensch bezahlen (geschweige denn trinken).

Die Versuchsergebnisse an sich möchte ich hier weder bewerten noch in Zweifel ziehen, doch es scheint mir logisch und wissenschaftlich nicht nachvollziehbar, dass die Gesetzgebung diese Ergebnisse einer inneren Einnahme großer Mengen direkt auf Hautpflegeprodukte überträgt. So darf per Gesetz 100 ml Hautpflegeöl aus Verbraucherschutzgründen nur noch 0,0133 ml Rosenöl enthalten. Das entspricht ca. 0,25 %, das heißt ¼ Tropfen.

Um das – vermeintliche – Problem zu lösen, wird nun dem Rosenöl das Methyleugenol entzogen. Aber Methyleugenol ist ein wichtiger Schutzstoff der Rosen.

Wichtig ist die Matrix

In-vitro-Untersuchungen an der Universität Mailand und der Universität Waningen mit Estragol – einem Inhaltsstoff, der dem Methyleugenol in seiner Struktur sehr ähnlich ist – zeigen eindeutig, dass nur das synthetische Estragol als Einzelstoff krebserregend ist. Genauer gesagt, geht die krebserregende Wirkung von einem Abbauprodukt von Estragol aus. Wurden hingegen Estragol-haltige ätherische Öle und Nahrungsergänzungsmittel aus Basilikum mit denselben Methoden untersucht, wurde keine oder eine deutlich reduzierte krebserregende Wirkung beobachtet.

Außerdem hat sich gezeigt: Selbst wenn den komplexen pflanzlichen Mischungen das krebserregende Estragol-Abbauprodukt zugesetzt wird, hat dieses keine genotoxischen Nebenwirkungen.

Die Ergebnisse zeigen nun zweierlei: Zunächst die bedrückende Tatsache, dass der synthetische Duftstoff für sich alleine krebserregend ist. Zum anderen machen sie deutlich, dass natürliche pflanzliche Vielstoffgemische wesentlich sicherer sind als synthetische Einzelstoffe.

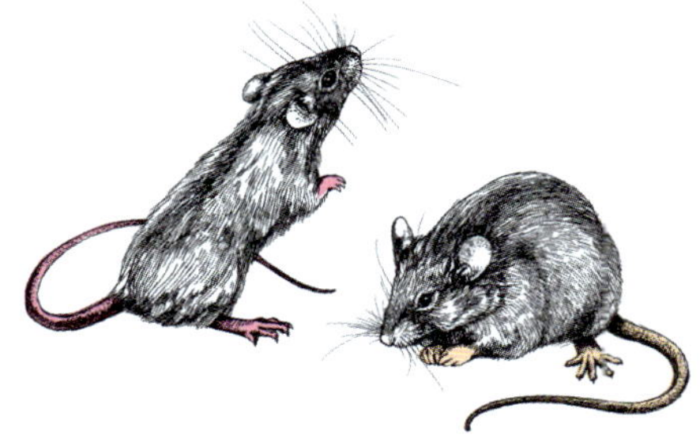

Es ist gängige Praxis, Ergebnisse aus Tierversuchen auf Menschen zu übertragen. Dabei spielen Dosierungen und eingesetzte Wirkstoffe eine wichtige Rolle.

Viele pflanzliche Produkte sollen »toxisch« sein

Warum stellen Pflanzen eigentlich Giftstoffe oder Toxine her? Da sie ortsgebunden sind und nicht weglaufen können, müssen sie sich gegen Fraßfeinde wehren, zu denen natürlich auch der Mensch gehört. So produzieren sie in geringen Mengen **Verteidigungsstoffe** (Giftstoffe), wie zum Beispiel Coffein in den Kaffeebohnen, um uns bzw. ihre Fressfeinde zu warnen: »Verzehrt nicht zu viel von uns, sonst bekommt ihr gesundheitliche Probleme.« Brokkoli, um ein weiteres Beispiel zu nennen, produziert als einen seiner sekundären Pflanzenstoffe das Sulforaphan. Für die Pflanze ist er ein Verteidigungsstoff, es wird jedoch zurzeit intensiv geprüft, ob er sich bei uns Menschen bei Krebserkrankungen bzw. zur Krebsprophylaxe bewährt.

Auf Dosis und Dauer kommt es an

Einige ätherische Öle gelten als hepatotoxisch, das heißt leberschädigend. Das bezieht sich jedoch ausschließlich auf die **innere Einnahme** von ätherischen Ölen in **großen Mengen**.

In der französischen Aromatherapie werden oft ätherische Öle innerlich hochdosiert eingenommen, jedoch immer nur kurzfristig. Auch in Deutschland ist es in der Aromatherapie üblich, ätherische Öle unverdünnt innerlich einzunehmen. Dazu einige Beispiele. Sie stammen aus dem renommierten Fach- und Lehrbuch *Leitfaden Phytotherapie*:

- **Rosmarinöl:** Tagesdosis: 10 – 20 Tropfen innerlich,
- **Pfefferminzöl:** Tagesdosis: 6 – 12 Tropfen innerlich,
- **Niaouli-Öl:** Einzeldosis: 0,2 g (ca. 5 Tropfen), Tagesdosis: 0,2 – 2 g (ca. 5 – 50 Tropfen) innerlich.

Auch diese medizinische Anwendung möchte ich nicht bewerten, denn bei Krankheiten sind solche hohen Dosen sinnvoll. Wichtig ist aber grundsätzlich:

Es muss unbedingt zwischen **Aromamedizin** (kurzfristige Anwendung, hohe Dosierung) und **Aromakosmetik** (langfristige Anwendung, niedrige Dosierung) unterschieden werden! Wenn ätherische Öle ständig und in hohen Dosierungen eingenommen werden, belastet das natürlich die Leber.

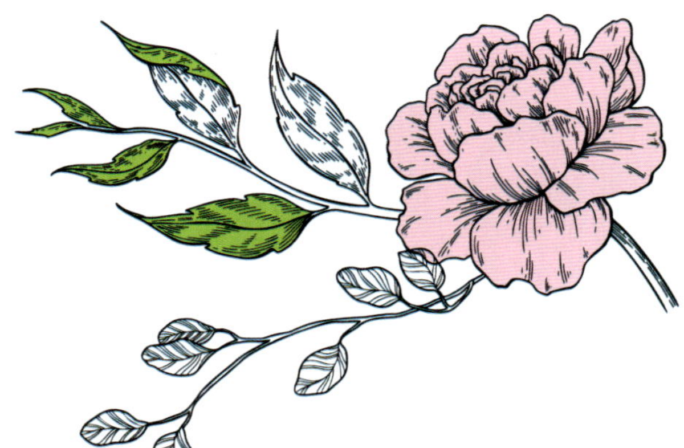

Über Jahrmillionen haben Pflanzen Verteidigungsstoffe entwickelt, um sich zu schützen.

Toxine – wie schädlich sind sie?

Giftstoffe bzw. Toxine sind Substanzen, die normalerweise einen Organismus schädigen. Aber die Organismen in der Natur haben im Verlauf der Jahrmillionen gelernt, mit zahllosen giftigen Stoffen umzugehen, und perfekte Strategien gegen sie entwickelt. So stellen sie zum Beispiel effektive Entgiftungsenzyme und Entgiftungssysteme her, um Toxine abzubauen und damit unschädlich zu machen. Der Mensch kann ausgezeichnet entgiften, nicht nur über die Leber und die Niere, sondern auch über die Haut. Es ist sogar so: Die Zellen der Organismen benötigen Toxine (in geringsten Mengen), damit eigene Reparatur- und Abwehrmechanismen stimuliert werden (siehe Kapitel 3). Die Zellen werden damit »vorgewarnt« und die **Selbstheilungskräfte** werden aktiviert. Unsere Entgiftungssysteme mit ihren Enzymen müssen also ständig trainiert werden, um sozusagen immer auf den neuesten Stand zu sein – ganz ähnlich wie beim Immunsystem.

Das heißt: Wir benötigen tatsächlich manche Gifte – in minimalen Mengen wohlgemerkt –, um gesund zu bleiben.

Der Nutzen der kleinen Menge

Aus evolutionsbiologischer Sicht gesehen, sind pflanzliche Toxine für den menschlichen Organismus also wichtig. Dazu müssen Sie wissen: Viele sekundäre Pflanzenstoffe sind ursprünglich Toxine, also Gifte. Diese Giftstoffe kennt unser Organismus seit Anbeginn der Evolution. Er hat sich an viele davon angepasst, das heißt, er kann mit evolutionsbiologisch bekannten Giften aus der Natur in bestimmten Mengen sehr gut umgehen, ohne Schaden zu nehmen.

Dieses Phänomen hat schon Paracelsus beschrieben: »Die Dosis macht das Gift. Die Dosis macht das Heilmittel.«

Das klingt einfach, ist aber kompliziert. Denn die richtige Dosis zu finden, ist schwierig. Sie entscheidet darüber, ob ein pflanzliches Mittel Zellen fit macht und eigene **Reparatur- und Abwehrmechanismen** stimuliert, oder ob es Zellen zerstört (dann ist es ein Zellgift). So können pflanzliche »toxische« Inhaltsstoffe in hohen Dosierungen giftig, in geringen Dosierungen jedoch sehr heilsam sein. Dieses Phänomen bezeichnet man als **Hormesis**[13], was aus dem Griechischen kommt und so viel wie Anstoß, Anregung bedeutet.

Toxine sind also – in bestimmten, sehr kleinen, »evolutionsbiologisch üblichen« Mengen – gesundheitsfördernd.

Bei der Aromapflege wird in genau solchen Dosierungen gearbeitet. Diese geringen Mengen sind nicht nur besonders verträglich, sondern stoßen viele Heilprozesse an und fördern die **Selbstheilungskräfte** sowie die Widerstandskraft des menschlichen Organismus. Das funktioniert am besten mit den natürlichen ätherischen Ölen, denn für manche synthetischen Moleküle haben unsere Entgiftungsenzyme kein Konzept, um sie zu integrieren und abzubauen.

Ich fasse zusammen:

- *Ergebnisse von Experimenten mit hohen Dosierungen werden auf niedrige Dosierungen übertragen. Daher werden viele ätherische Öle oder ihre Inhaltstoffe – ohne Berücksichtigung der Dosis – als »allergisierend« bezeichnet.*
- *»Hochdosierte, innere Einnahme« wird auf »äußere Anwendung in verdünnter Dosis« übertragen.*
- *Bei wissenschaftlichen Untersuchungen werden normalerweise synthetisch hergestellte Einzelstoffe verwendet.*
- *Die Eigenschaften der einzelnen, synthetischen Duftstoffe (Isolate) werden dann auf die natürlichen Vielstoffgemische übertragen. Das heißt: Wenn sich ein Einzelstoff im Laborversuch beispielsweise als krebserregend oder allergisierend herausstellt, wird daraus geschlossen, dass er die gleiche Wirkung auch im Verbund in einem natürlichen Vielstoffgemisch hat. Die Ergebnisse wissenschaftlicher Versuche mit synthetischen Einzelstoffen lassen sich jedoch nicht einfach auf biologische Vielstoffgemische übertragen.*
- *Einige pflanzliche »toxische« Inhaltsstoffe in geringen Dosierungen sind nicht toxisch, sondern fördern die Gesundheit (Prinzip der Hormesis): »Die Dosis macht das Gift«.*

Was lernen wir daraus?
Grundsätzlich muss man bei Studien immer hinterfragen: Wonach wurde gefragt? Wie waren die Versuche aufgebaut? Wer hat die Studie durchgeführt? Wer hat sie in Auftrag gegeben? Das kann helfen, eine Studie besser beurteilen zu können.

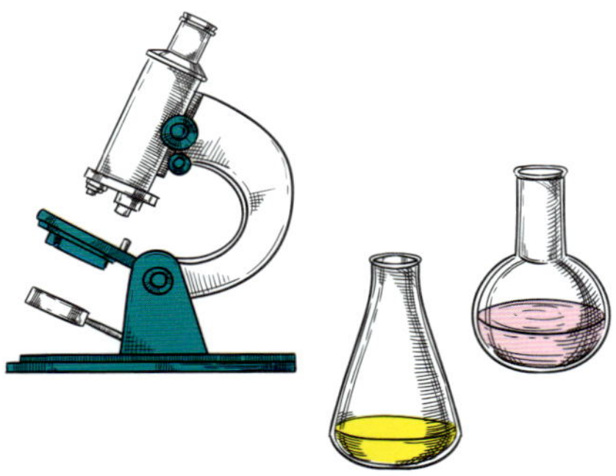

Wissenschaft und Analytik im Einklang mit der Erfahrung

Heutzutage besitzen wissenschaftliche Studien und Analytik einen so hohen Stellenwert, dass selbst jahrtausendealte Erfahrungen und Beobachtungen ignoriert oder als falsch und »unwissenschaftlich« abgeurteilt werden.

In diesem Sinne sind wissenschaftliche Aussagen, Studien etc. heute für uns grundsätzlich und automatisch gleichbedeutend mit »wahr«.

Rationales und analytisches Denken will ich damit keineswegs infrage stellen – ich bin selbst Naturwissenschaftlerin. Selbstverständlich ist diese Art zu denken und zu forschen für unser Leben wichtig, ebenso vernünftige Studien. Aber wir müssen uns darüber im Klaren sein, auf welchen Grundüberlegungen und auf welchen Konstruktionen eine Studie, ein Laborversuch beruht. Im Fachjargon nennt man dies das Studiendesign.

Im Fall der Studien zu ätherischen Ölen muss sich die Wissenschaft bezüglich des Studiendesigns die Frage gefallen lassen: Ist es richtig, die Ergebnisse eines synthetischen Inhaltsstoffs auf die Eigenschaften pflanzlicher Vielstoffgemische, wie es ätherische Öle sind, zu übertragen?

Die Antwort ist ein klares Nein.

Wir leben in einer hochkomplexen Welt. Um sie zu begreifen und Probleme kreativ zu lösen, müssen wir die Kunst, vernetzt und systemisch zu denken, üben und verinnerlichen: Analytik und Ganzheitlichkeit sind keine einander ausschließenden Größen. Sie sind lediglich zwei Seiten einer Medaille.

Und dies ist einer der Gründe, warum ich dieses Buch geschrieben habe. In der heutigen Zeit, in der viele Menschen der Wissenschaft, der Forschung und den Menschen, die sich tagtäglich mit naturwissenschaftlichen Phänomenen auseinandersetzen, mit Misstrauen begegnen und schnell dabei sind, unbequeme Wahrheiten als »Fake News« abzutun oder sich »alternativen Fakten« anzuschließen – in einer solchen Zeit ist es umso wichtiger, das Vertrauen in die Wissenschaft wiederherzustellen! Das geht nur über Transparenz, Offenbleiben für neue Erkenntnisse und das Weiterentwickeln unserer Denkmuster.

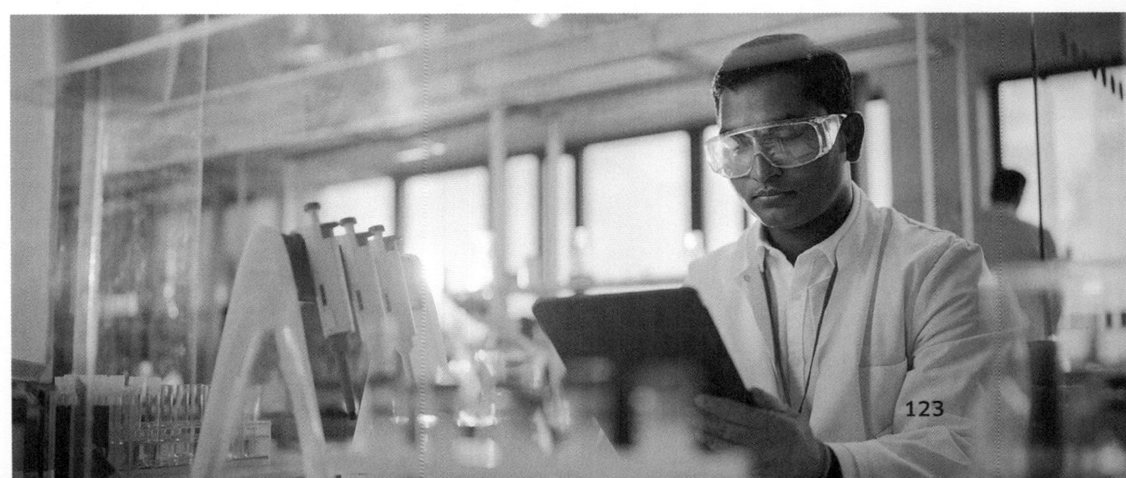

8 Die wichtigsten ätherischen Öle und ihre Wirkungen

In diesem Kapitel stelle ich Ihnen beliebte ätherische Öle vor, die sich in der natürlichen Hautpflege besonders bewährt haben. Sie finden hier Informationen zur Pflanze, aus der das Öl gewonnen wird, zu seinem Duft und zu anderen Eigenschaften. Auch Angaben zu einigen Hauptinhaltsstoffen sind enthalten, diese dienen aber nur der groben Orientierung. Sie können einen Hinweis auf die Wirkweise eines Öls geben.

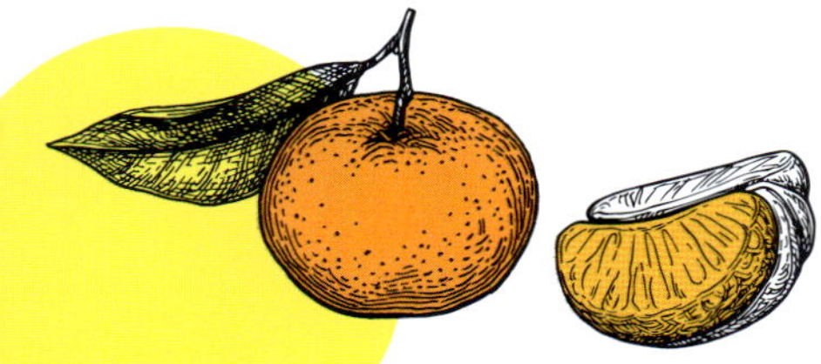

Die Spurenstoffe machen den Unterschied

Aber Hauptinhaltsstoffe, oder *Leitsubstanzen*, sind nicht alles, auch auf die Minorkomponenten, also die Inhaltsstoffe in geringer Konzentration, kommt es an. Pflanzen haben keine »überflüssigen« Inhaltsstoffe – alle sind wichtig für den Pflanzenstoffwechsel, egal in welcher Menge sie vorliegen. Das lässt sich am Beispiel der Zitrusöle besonders gut zeigen: Alle enthalten als Hauptinhaltsstoff das Monoterpen Limonen, und zwar zwischen 80 und 90 % davon – mit Ausnahme des Bergamotteöls. Doch erst durch geringste Bestandteile anderer Stoffe wird die Orange zur Orange, die Mandarine zur Mandarine, die Limette zur Limette, mit ihrem jeweils typischen Geruch.

Am Ende dieses Kapitels ab Seite 200 finden Sie eine Tabelle mit allen ätherischen Ölen, ihren wichtigsten Inhaltsstoffen und ihren Haupteigenschaften. Die Angaben zu den Eigenschaften eines Öls zeigen, ob es vorrangig belebend, eher beruhigend oder mehr ausgleichend ist, ob es starke hautpflegende Wirkungen hat, oder ob es besonders vorsichtig dosiert werden sollte, um Reizungen zu verhindern. Nehmen wir als Beispiel wieder die Zitrusöle mit ihrem Hauptinhaltsstoff Limonen: Bei falscher Anwendung, etwa bei zu hoher Dosierung, kann dieser Stoff die Haut reizen.

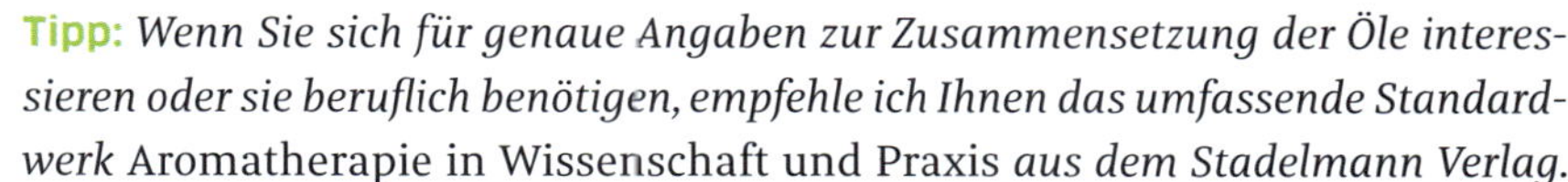

Tipp: *Wenn Sie sich für genaue Angaben zur Zusammensetzung der Öle interessieren oder sie beruflich benötigen, empfehle ich Ihnen das umfassende Standardwerk* Aromatherapie in Wissenschaft und Praxis *aus dem Stadelmann Verlag. Es beinhaltet im Teil D Monografien von Einzelölen mit den exakten Mengen an Hauptkomponenten, ermittelt durch Gaschromatografie. Des Weiteren finden Sie Informationen zur Reinheits- und Identitätsprüfung sowie zu Sicherheitsdaten entsprechend der CLP- und EU-Kosmetikverordnung, wie zum Beispiel zu den deklarationspflichtigen sensibilisierenden Stoffen.*

Worauf Sie bei ätherischen Ölen achten sollten

Lateinischer Name der Pflanze – Deklarationspflicht

Auf dem Fläschchen muss das ätherische Öl korrekt mit der genauen botanischen Bezeichnung (lateinischer Artname, aus zwei Wörtern bestehend) gekennzeichnet werden. Beispielsweise reicht nur der Begriff »Minzöl« absolut nicht aus, denn damit wird nicht klar, ob es sich um die Pfefferminze *(Mentha piperita)* oder um die Grüne Minze *(Mentha viridis)* handelt, um nur zwei Möglichkeiten zu nennen. Beide Öle haben – trotz ihres ähnlichen Minzgeruchs – unterschiedliche Eigenschaften.

Dieser botanische Pflanzenname ist mit dem Zusatz »oil« auch auf dem Etikett von Hautpflegeprodukten (allgemein von kosmetischen Mitteln) zu finden, z. B. »Lavandula angustifolia oil«, wenn ätherisches Lavendelöl enthalten ist. Wird ein Extrakt aus Tonkabohne benutzt, so steht auf dem Etikett »Dipteryx odorata bean extract«.

Das sind die sogenannten **INCI-Namen**. INCI *(International Nomenclature of Cosmetic Ingredients)* ist eine internationale Richtlinie zur einheitlichen Bezeichnung kosmetischer Inhaltsstoffe. Die Herstellungsbetriebe von kosmetischen Mitteln sind verpflichtet, alle Bestandteile mit ihren INCI-Namen zu deklarieren, und sie müssen sich an die festgelegten Bezeichnungen halten. Das ermöglicht Ihnen als Verbraucher/-in zu prüfen, ob bedenkliche Inhaltsstoffe in dem Produkt enthalten sind.

Teil der Pflanze, aus dem das Öl gewonnen wurde

Die Bezeichnung des Pflanzenteils – ob Wurzeln, Blätter, Blüten oder Samen – ist ebenfalls wichtig, denn von manchen Pflanzen, wie zum Beispiel dem Zimtbaum, werden unterschiedliche ätherische Öle aus verschiedenen Pflanzenteilen gewonnen. Bei Zimtöl wissen Sie sonst nicht, ob es aus den Blättern oder der Rinde gewonnen wurde. Es gibt aber gewaltige Unterschiede bezüglich Verträglichkeit und Anwendung, denn Pflanzen können in ihren verschiedenen Organen völlig unterschiedliche Stoffe enthalten.

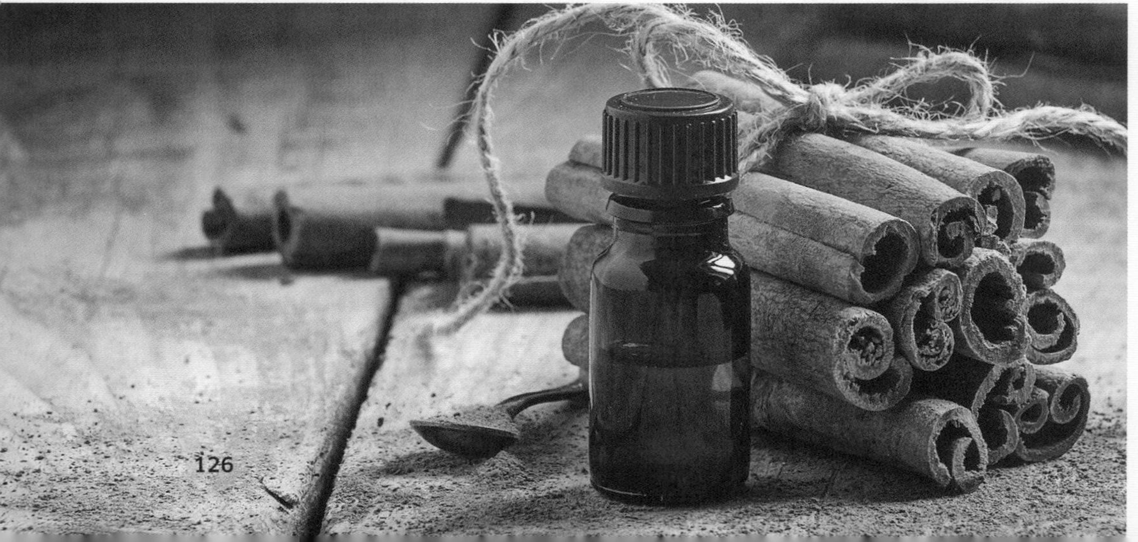

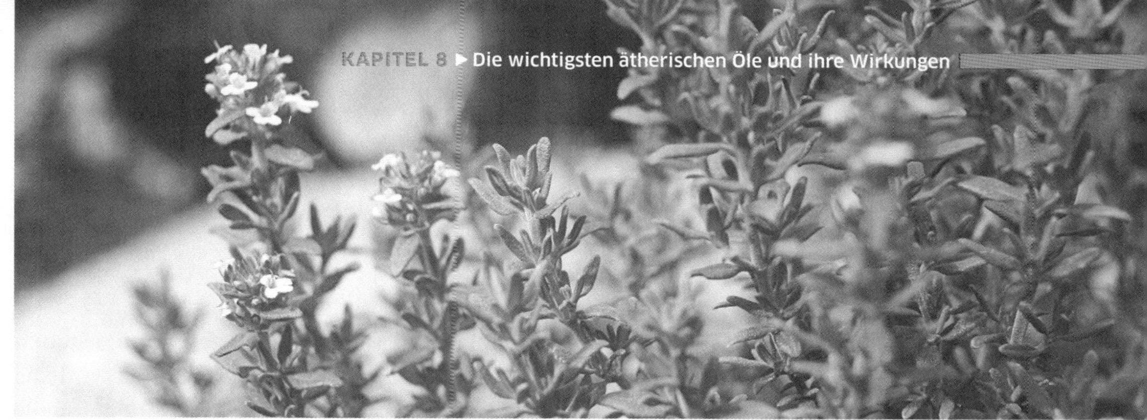

Chemotyp

Die chemische Zusammensetzung eines Öls variiert oft von Ernte zu Ernte. Ursachen dafür können unterschiedliche Klima- und Standortbedingungen (z. B. Höhenlage oder Bodenbeschaffenheit) sein, aber auch der Destillationsprozess selbst beeinflusst die Art und Menge der Inhaltsstoffe. Manche Pflanzenarten wie der Echte Thymian *(Thymus vulgaris)* bilden sehr unterschiedliche Inhaltsstoff-Zusammensetzungen aus. Diese Stoffe bestimmen natürlich auch die Eigenschaften des Öls. So enthält der Echte Thymian normalerweise vorrangig den Stoff Thymol. Es gibt aber auch Echten Thymian, der vorrangig Linalool als Inhaltsstoff enthält. Nach dem Stoff, dessen Anteil im ätherischen Öl am höchsten ist, wird die Pflanzenart dann als Chemotyp, abgekürzt Ct. oder CT, bezeichnet.

In unserem Beispiel sind das dann: *Thymus vulgaris* Ct. Thymol und *Thymus vulgaris* Ct. Linalool.

Nachhaltige Gewinnung oder Raubbau an der Natur?

Manche Pflanzen unterliegen dem Artenschutz. Das Washingtoner Artenschutzabkommen CITES reguliert den Handel mit geschützten Pflanzen und mit ihren Produkten – also auch mit ätherischen Ölen. Es legt fest, dass jährlich nur begrenzte Mengen Öl in den Handel kommen oder ein Öl aus einzelnen Ländern überhaupt nicht mehr exportiert werden darf, wie z. B. beim Ostindischen Sandelholzöl *(Santalum album)*.

Werden ätherische Öle von seriösen Firmen angeboten, können Sie sicher sein, dass sie aus nachhaltiger Produktion stammen. Um ätherisches Öl zu produzieren, wird kein einziger Baum aus dem brasilianischen Urwald oder aus den Alpen gefällt. Für die Öl-Gewinnung werden Abfälle der Holzindustrie oder abgebrochene bzw. abgeschlagene Zweige verwendet. Manche Pflanzen dürfen auch kontrolliert gesammelt werden, um die Landwirtschaft aufrecht zu erhalten. Dann haben wir es meistens mit Öl-Raritäten zu tun, von denen nur geringe Mengen im Handel sind. Nachhaltigkeit bedeutet aber auch bewusst umzugehen mit dem Konzentrat ätherisches Öl, das aus kontrolliertem Anbau oder kontrollierter Wildsammlung in einer nachhaltigen Wertschöpfungskette gewonnen wird. So können wir zum Schutz der Artenvielfalt beitragen und gleichzeitig zum Lebensunterhalt der Menschen in den Ursprungsländern.

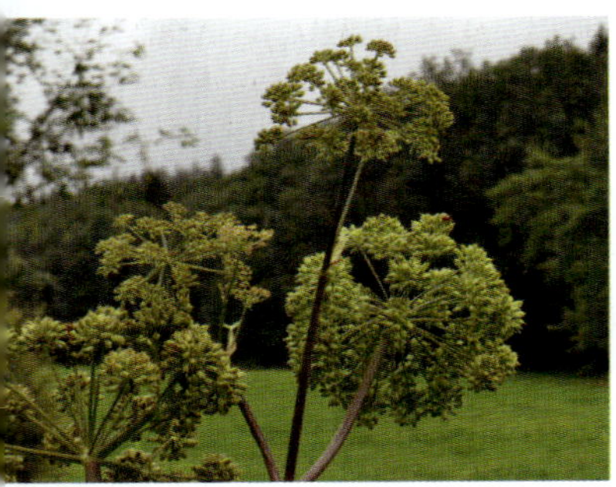

Angelikawurzelöl – ein starkes Wurzelöl

Die Angelika oder Engelwurz ist eine heimische Pflanze. Der Sage nach soll ein Engel den Menschen die heilkräftige Staude geschenkt haben. Dieses erwärmende und erdende Öl wird aus den Wurzeln gewonnen. Es enthält hauptsächlich Monoterpene, wirkt daher stark entzündungshemmend, entkrampfend auf glatte Muskeln, antiseptisch und durchblutungsfördernd. Seinen Einsatz findet das Öl meist in Kombination mit wohlduftenden ätherischen Ölen in Erkältungsmischungen. Wegen seines Gehalts an Furocumarinen sollte es für alle Hautanwendungen mit Bedacht dosiert werden.

Seine »seelische Seite« ist interessant, denn das Öl hilft buchstäblich, Unverdautes körperlich und seelisch zu verdauen. Es schenkt Selbstvertrauen, Mut, Zuversicht und Durchsetzungskraft. Seinen moschusartigen Duft verdankt es sogenannten makrozyklischen Laktonen, wie z. B. Pentadecanolid. Dieser seltene Riechstoff gehört zu den stärksten pflanzlichen Düften.

Angelikasamenöl ist dem Angelikawurzelöl sehr ähnlich. Ihm fehlen aber die moschusartigen Riechstoffe, zudem ist es frei von Furocumarinen.

Angelikawurzelöl

Botanischer Name:	*Angelica archangelica*
Pflanzenfamilie:	Doldengewächse (Apiaceae)
Gewinnung:	Wasserdampfdestillation der Wurzeln
Duft:	intensiv erdig-scharf
Mischt sich gut mit:	Lavendel, Melisse, Thymian, Zitrone.

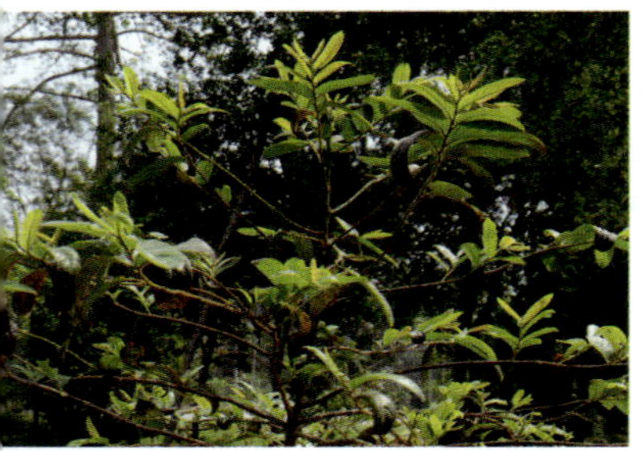

Benzoeharz-Öl – sich geborgen fühlen

Benzoe (gewonnen mittels Alkoholextraktion aus dem Harz) ist ein Öl für Jung und Alt. Es ist Balsam für Haut und Seele.

Es gibt zwei Benzoebäume, die Harze produzieren: Benzoe-Siam *(Styrax tonkinensis)*, der aus Hinterindien stammt, und Sumatra-Benzoe *(Styrax benzoin)*, der auf Sumatra und Java wächst. Die Harze beider Bäume unterscheiden sich zwar bezüglich ihrer

Inhaltsstoffe, dennoch werden sie oft nicht unterschieden. Der Name leitet sich vom arabischen *ben*, »Wohlgeruch«, ab. Benzoe gehört in der Tat zu den am besten duftenden Räucherstoffen überhaupt. Für mich ist es eines der am meisten beglückenden Öle überhaupt und ein Multitalent, um Haut und Seele zu pflegen und zu stärken.

Balsam für die Seele

Benzoe ist ein wahrer Seelentröster. Sein sanft einhüllender Duft fördert das Gefühl von Geborgenheit und Sicherheit. Seelisch ausgleichend und aufhellend sowie mild angstlösend, ist er eine große Hilfe in allen Lebenslagen. Gerade in Umbruchphasen wie Kindergarten, Schuleintritt, Pubertät, Schwangerschaft, Wechseljahre oder in der Sterbebegleitung hat sich das Benzoeöl bewährt. Schwierige Situationen wie Trennung, Scheidung, Krankheiten, Jobverlust oder Todesfälle sind große Einschnitte im Leben. Sie sind immer mit Verlustängsten verbunden. Aber langanhaltende Stresssituationen müssen wir bewältigen, um nicht ernsthaft krank zu werden. Hier kann uns Benzoe aus manchen Lebenskrisen sanft herausziehen und das Leben wieder bunter, farbiger und lebenswerter gestalten.

Sanfte Streicheleinheiten trösten kleine und große Kinder, berühren (im wahrsten Sinn des Wortes), trösten alte, einsame Menschen und geben Sterbenden Kraft für die letzte Reise in die »Anderwelt«. Sanft wird eine nonverbale Kommunikation gefördert, werden Ängste gelindert. Benzoe ist durch und durch ein echtes Wohlfühlöl!

Es ist auch ein wunderbares Öl für Männer, denn es weckt (verdrängte) Gefühle und löst eine gewisse Sprachlosigkeit. Es stimmt heiter und freundlich. Aber auch Pubertierende profitieren von dem vertrauten Duft, der Geborgenheit und Wärme vermittelt.

Balsam für die Haut

Benzoe ist ein Hautspezialist, der seit jeher erfolgreich bei Wundbehandlung, schlecht heilender Haut, Akne, Ekzemen, entzündeter Haut und anderen Hautproblemen eingesetzt wird. Zurückzuführen sind diese Eigenschaften auf die enthaltenen aromatischen Ester. Früher wurde es wegen seiner desinfizierenden und heilenden Eigenschaften als »Wunderbalsam« bezeichnet. Es ist wirklich ein exquisites Hautpflegemittel, denn es fördert die Regeneration, den Reparaturmechanismus der Hautzellen sowie eine gute Narbenbildung.

Bestechend sind seine antimikrobiellen Eigenschaften gegen Fremd- und pathogene Keime. Gleichzeitig sorgt Benzoe für eine gesunde, abwehrstarke Hautbesiedelung. Es ist wunderbar gegen Wundliegen (Dekubitusprophylaxe), Wundreiben (Intertrigo), Altershaut sowie trockene, gereizte und strapazierte Haut anzuwenden. Auch beim diabetischen Fuß hat es sich bewährt. Ebenfalls bestens geeignet ist es für Hämorrhoiden, Analfissuren oder einfach zur Pflege.

Last but not least verleiht es als Fixateur Hautpflegemitteln mehr Stabilität und nebenbei einen wunderbaren weichen Duft.

Hilfreich in Hustenmischungen

Benzoe ist ein hervorragendes Öl in Hustenmischungen, denn es unterstützt beim Lösen von Schleim, hat antiseptische und entzündungshemmende Eigenschaften. Zugleich wird die Seele »gepampert«. Diese Hustenmischungen riechen angenehm und nicht so »medizinisch«. Auch als Husten-Prophylaxeöl eignet es sich hervorragend.

Tipp: *Benzoe ist schwierig zu verarbeiten, da es fest und zäh wird. Verdünnen Sie es mit einigen Tropfen 70%igem Weingeist. In dieser verflüssigten Form lässt es sich ausgezeichnet verarbeiten.*
Übrigens: In Alkohol verdünnt eignet sich Benzoe auch gut als Raumduft – es sorgt für eine friedvolle Stimmung.

Benzoe Siam Extrakt

Botanischer Name:	*Styrax tonkinensis*
Pflanzenfamilie:	Styraxbaumgewächse (Styracaceae)
Gewinnung:	Extraktion des Harzes mit Alkohol (Resinoid)
Duft:	vanilleartig, weich, balsamartig, kakaoartig
Mischt sich gut mit:	Atlaszeder, Jasmin, Lavendel, Mandarine und anderen Zitrusölen, Nadelholz-Ölen, Nelkenknospe, Rose, Rosengeranie, Sandelholz, Ylang-Ylang, Zimtrinde.

Informationen über Bergamotteöl finden Sie auf Seite 196.

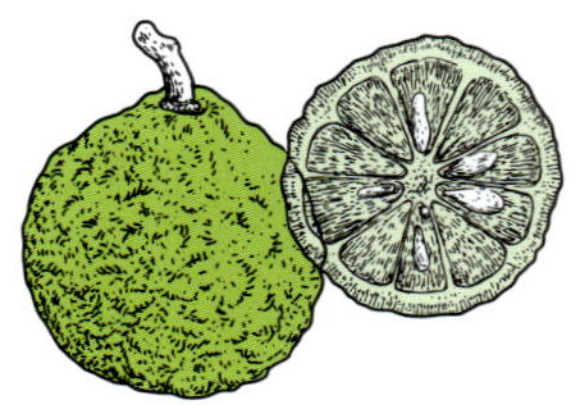

Cajeputöl – der gesundheitliche Allrounder aus Indonesien

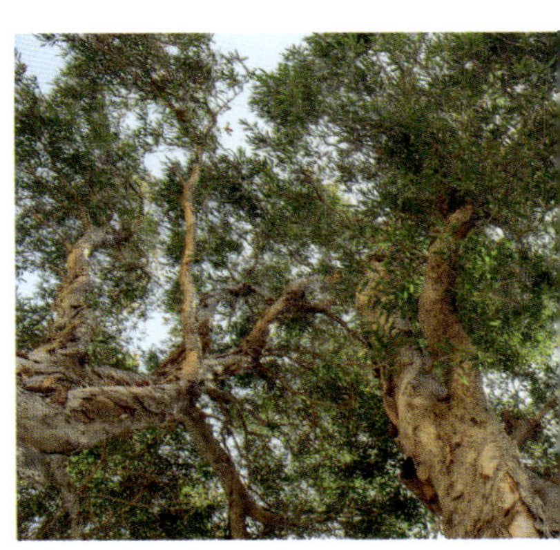

Cajeputöl ist ein uraltes und bewährtes Heilmittel in Indonesien, das dort unter anderem bei fieberhaften Erkrankungen der Atemwege eingesetzt wird. Es eignet sich aber ebenso für die unterstützende Hautpflege bei Hauterkrankungen und bei rheumatischen Schmerzen. Seine Wirkungen werden bestimmt vom eukalyptusartigen Riechstoff Cineol, das über die Hälfte der Inhaltsstoffe ausmacht, neben Monoterpenen und Monoterpenolen (Monoterpen-Alkoholen). Durch diese Kombination ist das kraftvolle Öl äußerst hautfreundlich.

Es ist ein ausgezeichnet schmerzstillendes und entzündungshemmendes Öl; ferner Spezialist bei Schnupfen, Husten, Bronchitis und chronischer Bronchitis, denn es wirkt schleimlösend und auswurffördernd. Außerdem ist es hochwirksam gegen Bakterien und Viren. Es fördert somit auch die Genesung nach grippalen Infekten oder anderen schweren Erkrankungen.

Gutes für die Psyche

Cajeputöl hat eine starke psychische Wirkung. Die Inhaltsstoffkombination ist besonders hilfreich, wenn in stressigen und turbulenten Zeiten der Durchblick und die klare Sicht fehlen. Dann hilft das Öl bei aufkommenden Gefühlen wie »Das schaffe ich doch nicht«, »Das kann ich nicht«. In diesen Situationen schenkt es uns die nötige seelische Widerstandskraft.

Gutes für Haut

Cajeputöl ist durch seine entzündungshemmenden, belebenden und durchblutungsfördernden Eigenschaften ein gut verträgliches Hautöl, gerade bei schlecht durchbluteter, fahler Haut. Durch seine antimikrobiellen Eigenschaften eignet es sich auch bei Akne. Das Öl hat straffende und hautregenerierende Eigenschaften, sodass auch die reife Haut gut gepflegt wird. Wer besonders zarte und empfindliche Haut hat, sollte es etwa mit Atlaszeder, Lavendel, Palmarosa oder Rosengeranie mischen. Cajeputöl aktiviert den Hautstoffwechsel, stärkt das Hautimmunsystem und sorgt für eine widerstandsfähige Hautbesiedelung.

Cajeputöl ist mild. Nicht nur Kinder profitieren bei Erkältungskrankheiten davon.

Cajeputöl

Botanischer Name:	*Melaleuca cajuputi*
Pflanzenfamilie:	Myrtengewächse (Myrtaceae)
Gewinnung:	Wasserdampfdestillation der Blätter
Duft:	eukalyptusartig, frisch, etwas »medizinisch«
Mischt sich gut mit:	Atlaszeder, Lavendel, Nadelholz-Ölen, Nelkenknospe, Palmarosa, Rosengeranie, Rosmarin.

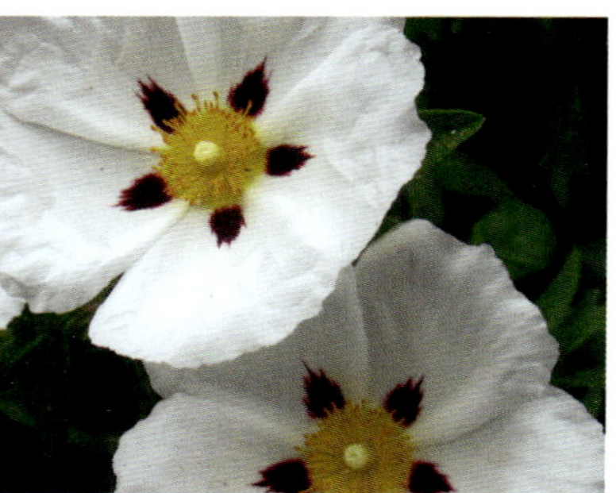

Cistrosenöl – heilt körperliche und seelische Verletzungen

Der Cistrosenstrauch ist eine typische Pflanze der mediterranen Landschaft. Am intensiv-herben Duft des Öls scheiden sich die Geister, aber in starker Verdünnung oder einer gut gewählten Aromamischung riecht es angenehm holzig-warm und balsamisch. Das komplexe Öl enthält vor allem Monoterpene. In Spuren findet man Ambrox mit seinem charakteristischen, ambraartigen Duft. Das Öl ist unter anderem ein Schutzöl für Haut und Psyche. Bewährt hat sich Cistrosenöl bei vielen Hautproblemen wie z. B. Akne, Neurodermitis oder Psoriasis aufgrund seiner antimikrobiellen und entzündungshemmenden Eigenschaften. Daher kommt es auch in der Wundbehandung zum Einsatz, insbesondere bei stark blutenden Wunden. Es heilt auch seelische Verletzungen und hilft, wieder in die eigene Mitte zu kommen.

Cistrosenöl

Botanischer Name:	*Cistus ladanifer(us)*
Pflanzenfamilie:	Cistrosengewächse (Cistaceae)
Gewinnung:	Wasserdampfdestillation der Blätter und Zweige
Duft:	stark verdünnt: warm, holzig, würzig
Mischt sich gut mit:	Immortelle, Muskatellersalbei, Kamille römisch, Sandelholz.

Eukalyptusöl von *Eucalyptus globulus* – das »klassische«

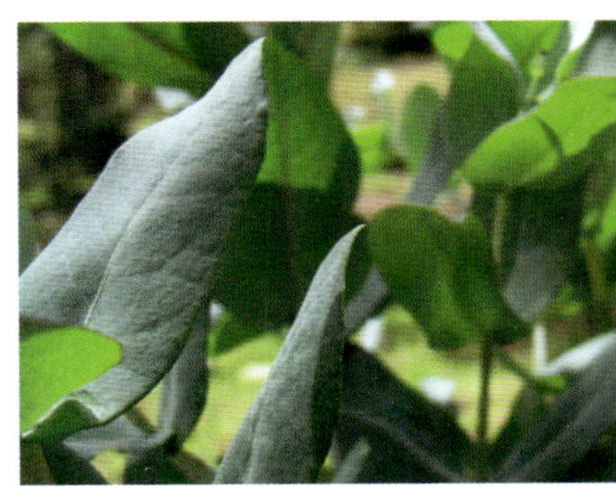

Wenn wir vom Eukalyptus sprechen, meinen wir normalerweise die Art *Eucalyptus globulus*. In der Botanik wird er auch Gewöhnlicher oder Blauer Eukalyptus genannt. In Australien wurden die Blätter des Eukalyptusbaums schon von den Aborigines als Allheilmittel verwendet, insbesondere bei Atemwegserkrankungen und Hautproblemen. Seit dem 19. Jahrhundert wurde der riesige, schnell wachsende Baum zum Trockenlegen der malariaverseuchten Sumpfgebiete im Mittelmeerraum angepflanzt. Daher rührt auch sein Name »Fieberbaum«, denn durch seinen starken Wasserverbrauch trug er dazu bei, den Lebensraum der Anophelesmücke (Überträgerin von Malaria und anderen Fieberinfektionen) einzuschränken.

Stark gegen Husten, Schnupfen und grippale Infekte

Aus den Blättern gewinnt man ein ätherisches Öl, das reichlich Cineol enthält. Es ist hochwirksam vor allem bei Husten, kann aber auch bei akuter und chronischer Bronchitis sowie begleitend bei Lungenentzündungen angewendet werden. Es hilft außerdem gegen Insekten und Läuse und bei Insektenstichen (gemischt mit Lavendel).

Der erfrischende Duft eignet sich gut zur Raumdesinfektion und kann bei hoher Dosierung die Keimbelastung im Raum vermindern.

Gutes für die Haut

Eukalyptusöl ist ein hautverträgliches, entzündungshemmendes, durchblutungsförderndes, hautregenerierendes, antimikrobielles und antivirales Öl. Es eignet sich gut für die schlecht durchblutete Haut sowie für die Akne- und die Altershaut, da es den Hautstoffwechsel aktiviert. Gerade die ölig-fettige Haut profitiert von dem Öl, da es ein wenig die Sekretion der Talgdrüsen drosseln und entzündliche Prozesse reduzieren kann. Es wirkt sehr gut wundheilend, insbesondere in Kombination mit Lavendel. Das Öl eignet sich begleitend in Hautpflegeölen für lädierte Atemwege bei Husten und Co. oder prophylaktisch bei chronischer Bronchitis.

Gutes für die Psyche

Der klare und frische Duft des Eukalyptusöls wirkt geistig anregend und belebend. Er hilft gegen Mut- und Lustlosigkeit und verbessert die Konzentrationsfähigkeit.

Bei Kindern unter 6 Jahren soll es nicht angewendet werden. Alternativen für Kinder sind: Eucalyptus radiata, *Myrte, Ravintsara oder Cajeput.*

Eukalyptusöl (Blauer Eucalyptus)

Botanischer Name:	*Eucalyptus globulus*
Pflanzenfamilie:	Myrtengewächse (Myrtaceae)
Gewinnung:	Wasserdampfdestillation der Blätter und Zweigspitzen
Duft:	medizinisch-frisch, unverkennbar
Mischt sich gut mit:	Lavendel, Lemongras, Litsea, Nadelholz-Ölen, Pfefferminze, Rosmarin, Zitrone.

Eukalyptusöl von *Eucalyptus radiata* – besonders kraftvoll

Eucalyptus radiata oder Pfefferminz-Eukalyptus ist der kraftvolle, aber zugleich mildere »Bruder« des Gewöhnlichen Eukalyptus *Eucalyptus globulus*. Er wird genau wie dieser von einem hohen Gehalt an Cineol bestimmt und hat ganz ähnliche Eigenschaften. Sein frischer Duft ist sanfter und das Öl ist etwas milder und verträglicher. Es ist ebenfalls ein wirksamer Begleiter bei allen Atemwegserkrankungen, bei Husten und Co. oder prophylaktisch bei chronischer Bronchitis. Es eignet sich gut für Kinder (im Gegensatz zu *Eucalyptus globulus!*) und empfindliche Menschen – egal ob als Raumduft, für Einreibungen, oder als Wickel. Bei Fiebernden wird das Öl gerne für erleichternde Waschungen eingesetzt. Bei juckenden Insektenstichen hat es sich ebenfalls bewährt.

Gutes für die schlecht durchblutete Haut

Das hautfreundliche Öl ist ein ausgezeichnetes Hautpflegeöl bei schlecht durchbluteter Haut, denn es aktiviert die Mikrozirkulation und den Hautstoffwechsel und sorgt für ein abwehrstarkes Hautmikrobiom.

Eukalyptusöl (Pfefferminz-Eukalyptus)

Botanischer Name:	*Eucalyptus radiata*
Pflanzenfamilie:	Myrtengewächse (Myrtaceae)
Gewinnung:	Wasserdampfdestillation der Blätter
Duft:	medizinisch-frisch, unverkennbar
Mischt sich gut mit:	Cajeput, Citronellgras, Rosengeranie, Niaouli, Myrte, Zitrone.

Es muss nicht immer Eukalyptus sein

Wer jahrelang oder gar von Kindesbeinen an mit Eukalyptuspräparaten und -Bonbons versorgt wurde, ist oft »eukalyptusgeschädigt« und kann entsprechende Mittel im wahrsten Sinn des Wortes nicht mehr riechen. Angenehm duftende und gut verträgliche Alternativen bei Erkältungskrankheiten sind andere Cineol-haltige Öle wie zum Beispiel Cajeput, Myrte, Niaouli, Ravintsara oder Rosmarin Ct. Cineol. Sie sind ebenfalls Spezialisten gegen Husten und Schnupfen, haben darüber hinaus aber ein größeres Wirkspektrum als Eukalyptusöle.

Ho-Blätter-Öl – sanftes Öl vom Kampferbaum

Das Ho-Blätter- oder Ho-Sho-Öl wird vom Kampferbaum gewonnen, und zwar vom Linalool-Chemotyp. »Ho sho« stammt aus dem Chinesischen und bedeutet: wohlriechender Kampferbaum. Er hat eine Besonderheit: Seine Blätter, Zweige und auch das Holz sind fast frei von Kampfer. Sein Hauptprodukt ist das lavendelartig duftende Linalool, daher ist Ho-Sho-Öl so gut verträglich.

Das Öl hat große Ähnlichkeit mit Rosenholz-Öl und wird auch als Ersatz für dieses verwendet – der Rosenholz-Baum wurde durch Brandrodung massiv zurückgedrängt und steht deshalb heute unter Schutz. Somit wird nur sehr wenig ätherisches Öl aus Bruch- oder Abfallholz gewonnen. Lange konnte ich mich nicht mit dem Ho-Blätter-Öl anfreunden, aber inzwischen bin von diesem milden Kraftpaket mit seinen hochwirksamen Inhaltsstoffen begeistert. Der unaufdringliche Duft des Öls wird gerade bei duftempfindlichen Menschen, ob Kinder, Jugendliche, Männer oder Frauen, als angenehm empfunden. Er passt sich gut anderen Ölen an, ohne zu dominieren.

Was ist das Besondere an diesem Öl? Der hohe Anteil an Linalool streichelt, bildlich gesprochen, sowohl die Haut als auch die Seele. Die empfindsame Seele – irgendwo haben wir sie alle – wird schnell wieder ins Lot gebracht. Das Öl richtet sanft auf, wenn wir uns klein, mutlos und schwach fühlen. Es bringt uns buchstäblich wieder in die eigene Mitte. Es wirkt bei seelischer Müdigkeit leicht anregend, ohne aufzuregen, und bei Übererregbarkeit beruhigend. Zu starke Emotionen können geglättet werden, sodass wieder Klarheit in unser Gefühlsleben kommt.

Dieses Öl ist auch ausgezeichnet, um das Immunsystem auf Vordermann zu bringen, denn es wirkt immunmodulierend. Es zeichnet sich besonders durch seine starken antibakteriellen und antiviralen Eigenschaften aus, ohne die körpereigenen Bakterien anzugreifen.

Gutes für die Haut

Ho-Blätter-Öl ist ein exzellentes, hautregenerierendes Pflegeöl und sorgt für eine abwehrstarke Hautbesiedelung. Es ist universell anwendbar, insbesondere bei der zarten, empfindlichen Haut. Auch die Kinder- oder Altershaut profitiert davon, ebenso hat es sich in der Altenpflege und bei bettlägerigen Menschen zur Dekubitusprophylaxe bewährt.

Ho-Blätter-Öl (Ho-Sho-Öl)

Botanischer Name:	*Cinnamomum camphora* Ct. Linalool
Pflanzenfamilie:	Lorbeergewächse (Lauraceae)
Gewinnung:	Wasserdampfdestillation der Blätter, größerer Äste mit Rinde
Duft:	weich, holzig
Mischt sich gut mit:	Atlaszeder, Bergamotte, Blütenölen, Kardamom, Lavendel, Nadelholz-Ölen, Rose, Rosengeranie, Sandelholz, Zitrusölen.

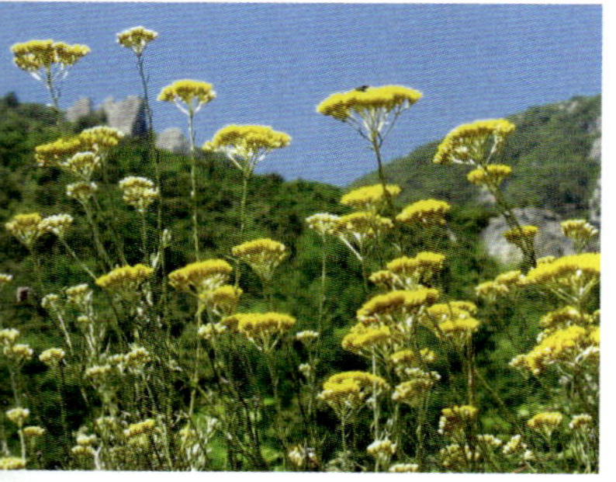

Immortellenöl – beeindruckendes Haut- und Heilöl

Die genügsame Immortelle verzaubert im Sommer mit ihren goldgelben Blüten den Mittelmeerraum. Sie hat einen intensiven, würzig-curryartigen Duft, den manche Nasen als etwas sperrig wahrnehmen. Aber das Öl hat es in sich! Ich habe es vor vielen Jahren in Frankreich näher kennengelernt. Der bekannte französische Aromaexperte Dr. Daniel Pénoël bezeichnete es sogar als »Superarnika« der Aromatherapie – und das ist es auch. Seine bestechende Inhaltsstoffkombination von entzündungshemmenden Estern und den sehr selten vorkommenden Diketonen macht es zum Spezialisten, um bei Hämatomen (Blutergüsse), stumpfen Verletzungen, (postoperativen) Wunden, Muskelfaserrissen, verstauchten Knöcheln und Schwellungen die Heilung zu beschleunigen. Zudem regt es den Lymphfluss an. Geringe Dosierungen genügen bei der Nutzung von Immortellenöl, dann ist der Duft auch für empfindliche Nasen akzeptabel.

Gutes für die Haut

Außerdem ist Immortellenöl ein exzellentes Hautpflegeöl, denn es kann die Kollagensynthese und die Regeneration der Haut aktivieren. Zudem fördert es eine ausgezeichnete Narbenbildung, hilfreich nach Operationen oder Unfällen. Der Inhaltsstoff Italidion, der nur in der Immortelle vorkommt, zeichnet sich durch regenerative und epithelisierende (wundverschließende und hautneubildende) Eigenschaften aus. Sowohl frische als auch alte Narben profitieren davon. Aber auch bei vielen Hautproblemen – sei es Akne, irritierte, trockene, ekzematische, entzündliche oder normale Haut – hilft das Öl.

Wie die Haut, so die Psyche

Immortellenöl stärkt und schützt nicht nur die Haut, sondern auch die Psyche, insbesondere bei seelischen Verletzungen.

Immortellenöl (Gelbe Strohblume)

Botanischer Name:	*Helichrysum italicum*
Pflanzenfamilie:	Korbblütengewächse (Asteraceae)
Gewinnung:	Wasserdampfdestillation der Blütenstände
Duft:	würzig-honigartig
Mischt sich gut mit:	Bergamotte, Cistrose, Ho-Blätter, Lavendel, Pfefferminze, Zitrusölen.

Irisöl – erlesenes Hautöl

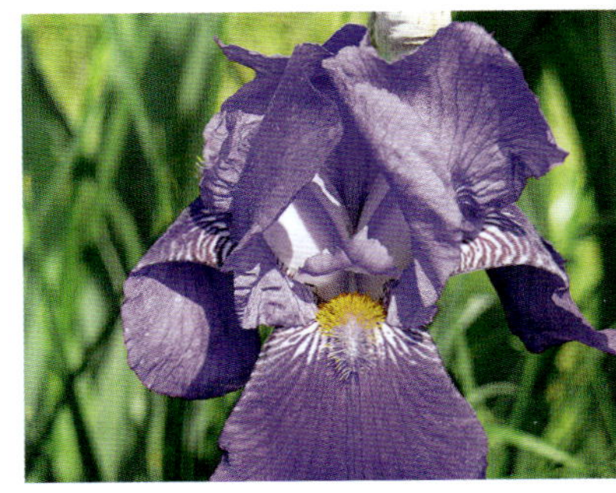

Das extrem teure Irisöl entfaltet erst in großer Verdünnung seinen vorzüglichen, leicht veilchenartigen Duft. Inzwischen ist verdünntes Irisöl (1 %) käuflich zu erwerben, sodass der Preis halbwegs erschwinglich ist. Das Öl pflegt und stärkt ausgesprochen gut Haut und Seele. Der hohe Gehalt an Ironen – Inhaltsstoffen, die erst bei der Lagerung der Wurzel entstehen – verleiht dem Öl seine besondere Duftnote. Es hilft bei einschneidenden Erlebnissen, löst Ängste, Schockzustände und andere seelische Blockaden und hilft den Betroffenen neue Orientierung im Leben zu finden. Traumatisierte Menschen nutzen es zur Narbenbehandlung, da es die seelischen Wogen genauso wie die vernarbte Haut glättet. Als Naturparfüm oder Raumduft eignet es sich für Meditationen. Eine Gesichtspflegecreme mit ein wenig Irisöl ist Aromakosmetik »Deluxe«.

Irisöl

Botanischer Name:	*Iris germanica, Iris pallida*
Pflanzenfamilie:	Schwertliliengewächse (Iridaceae)
Gewinnung:	Wasserdampfdestillation aus den geschälten, getrockneten, fermentierten Wurzeln (sehr aufwendige Gewinnung)
Duft:	(stark verdünnt) warm-holzig, fruchtig-blumig
Mischt sich gut mit:	allen ätherischen Ölen.

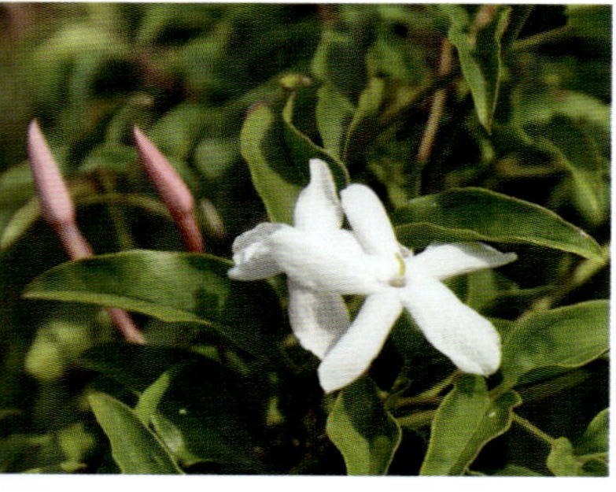

Jasminöl – fördert »Fühlen und Sinnlichkeit«

Das teure, wertvolle Jasminöl (ein Extrakt) ist vorrangig geprägt von aromatischen Estern, wie dem leicht euphorisierend-entspannenden Benzylbenzoat, das auch in Benzoe vorkommt. Das Öl wirkt seelisch aufhellend und mild angstlösend und vermittelt eine zarte Sehnsucht nach Liebe, Lebensfreude und Sinnlichkeit. Das heißt, es lässt uns die Umwelt mit allen Sinnen aufmerksamer wahrnehmen und uns mehr an den kleinen Glücksmomenten erfreuen, die das Leben liebens- und lebenswert machen. Das Öl kann ein wenig die »Glückshormone« (Endorphine) mobilisieren, wenn sie durch Stress reduziert sind. Der Duft besänftigt und streichelt eine sorgenvolle, grüblerische Seele, lindert seelische Schmerzen und Verhärtungen. Er sorgt für etwas Leichtigkeit im Leben.

Gutes für Kopfmenschen

Das Öl fördert bei »kopflastigen« oder gefühlsarmen Menschen – kurz bei allen, die sich mit ihren Gefühlen schwertun – das »Fühlen« und »Sich-Spüren«, also die Selbstwahrnehmung. Es fördert außerdem den Dialog zwischen Herz und Verstand. So können Gefühle eher zugelassen werden und Intuition und Kreativität werden gefördert. Auf diese Weise kann auch eine nonverbale zwischenmenschliche Kommunikation aktiviert werden.

Wie die Psyche, so die Haut

Jasminöl ist ein wunderbares Hautpflegeöl. Es zaubert uns ein Lächeln ins Gesicht und lässt es weicher und fröhlicher aussehen, während sich die gereizte, irritierte Stresshaut beruhigt – diese Effekte werden auf seine hautregenerierenden und hormonbeeinflussenden Eigenschaften zurückgeführt, daher hat es einen festen Platz in der Naturkosmetik, wenn ein süßer und sinnlicher Duft gefragt ist. Seine regenerierenden und pflegenden Eigenschaften wirken sich günstig auf regenerationsbedürftige Haut aus. Der Duft umschmeichelt die Nase, daher lassen sich daraus wunderbare Wohlfühlmischungen für alle Geschlechter herstellen. Ein teurer, aber genialer Mischungspartner ist Sandelholz.

Tipp: *Weniger ist viel mehr – verwenden Sie Jasminöl immer nur in 1- oder 10%iger Verdünnung, dann ist sein Duft nicht so schwer, intensiv und betäubend.*

Jasminöl

Botanischer Name:	*Jasminum grandiflorum*
Pflanzenfamilie:	Ölbaumgewächse (Oleaceae)
Gewinnung:	Extraktion der Blüten mit Lösungsmitteln
Duft:	schwer, süßlich-blumig; in konzentrierter Form: leicht »narkotisierend«
Mischt sich gut mit:	Sandelholz.

Kardamomöl – König unter den Gewürzölen

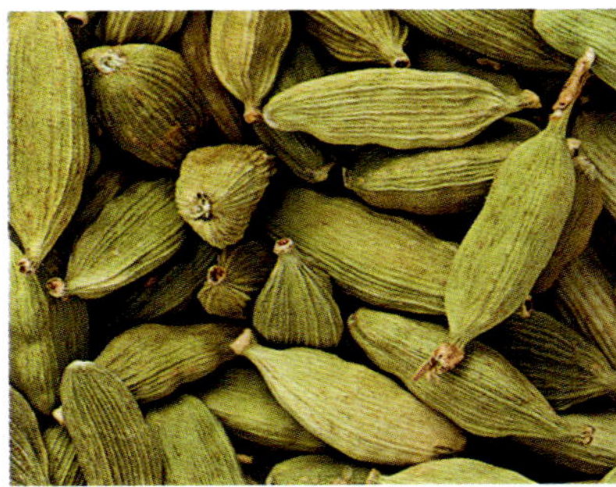

In seiner ursprünglichen Heimat Südindien und Sri Lanka gehört Kardamom zu den wichtigsten Heil- und Gewürzpflanzen und spielt in der ayurvedischen Medizin seit Tausenden von Jahren eine bedeutende Rolle. Die länglichen Fruchtkapseln mit ihren kleinen Samen liefern eines der kostbarsten Gewürze.

Nach der traditionellen Heilkunde kräftigt Kardamom das Herz. Es soll ein wirksames Gehirntonikum sein und aktiviert »Agni«, die Verdauungskraft. Denn nur ein »zufriedener Bauch« soll geistige Klarheit, Freundlichkeit und Harmonie fördern.

Eine Wohltat für Herz, Geist und Bauch

Das ätherische Öl fand ich zuerst befremdlich, denn sein intensiver Duft mutet »medizinisch« an. Er ist vorrangig vom belebenden Cineol geprägt, das auch in Eukalyptus steckt. Ein indischer Arzt erklärte mir sinngemäß einmal: »Kardamom öffnet das Herz, klärt den Geist und macht den Bauch zufrieden.« Das klingt doch wirklich gut.

Die Leitsubstanz des Öls ist neben dem oben genannten Cineol das seelisch und körperlich entspannende und entkrampfende Terpinylacetat. Diese Kombination von anregenden und entspannenden Inhaltsstoffen, zu denen auch das bekannte Linalool zählt, berührt tatsächlich Gehirn, Herz und Darm. Das Öl ist ein wertvoller Helfer bei zahlreichen Beschwerden, von Erkältungskrankheiten bis zu Erschöpfungszuständen. Zudem zeichnet es sich durch starke antimikrobielle, antivirale und entzündungshemmende Eigenschaften aus.

Aus dem Bauch heraus für bessere Laune

Kardamomöl ist ein echtes Wohlfühlöl. Das hautfreundliche und entkrampfende Öl eignet sich gut für die Hautpflege oder als Massageöl. In Bauchmassage-Öle gegeben, entkrampft es nicht nur den Darm, sondern auch die Seele. Denn der Darm (unser »Bauchgehirn«) beeinflusst intensiv unser Fühlen und Denken. So fördert ein zufriedener Bauch die Produktion von Glücksbotenstoffen, die für gute Laune sorgen.

Das Öl eignet sich gut für verdauungsfördernde Bauchmassagen und Wickel, wodurch sich das Gesicht glättet und einen fröhlichen Ausdruck bekommt.

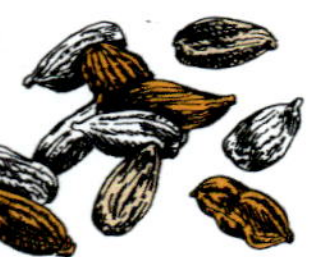

Kardamomöl

Botanischer Name:	*Elettaria cardamomum*
Pflanzenfamilie:	Ingwergewächse (Zingiberaceae)
Gewinnung:	Wasserdampfdestillation der Samen
Duft:	kräftig-würzig, leicht »medizinisch«
Mischt sich gut mit:	Nelke, Rosengeranie, Zimt, Zitrusölen.

Karottensamenöl – pflegt Haut und Psyche

Die Wilde Möhre, die in der Sommerzeit Wiesen und Wegraine mit ihren zarten, fallschirmartigen Blüten bevölkert, ist in Mitteleuropa heimisch. Aus den zerkleinerten Samen gewinnt man ein dickflüssiges, kostbares Öl mit einem waldig-erdigen, etwas sperrigen Duft. In großer Verdünnung aber ist er angenehm. Das Öl tut Haut und Seele einfach gut.

Jungbrunnen für die Haut

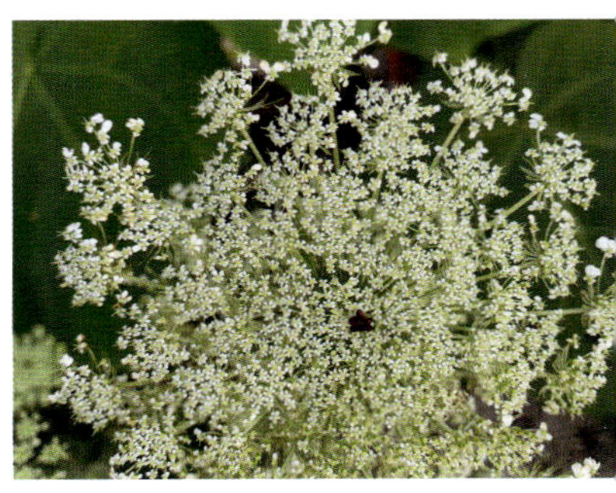

Die Inhaltsstoffe des Öls sind vorrangig von den besonders hautpflegenden Sesquiterpen-Alkoholen (Sesquiterpenolen) wie Carotol und Daucol geprägt. Daher gehört das Öl zu den verträglichsten und am besten hautpflegenden Ölen überhaupt. Es ist ein Allrounder bei vielen Hautproblemen. Es fördert die Hautgesundheit und beugt vorzeitiger Hautalterung vor, denn es aktiviert die Kollagensynthese und verbessert die Elastizität der Haut. Das Öl eignet sich ausgezeichnet für die trockene, irritierte, entzündliche, empfindliche und insbesondere für die Stresshaut. Aber auch die Aknehaut profitiert davon, denn es wirkt antibakteriell, entzündungshemmend und wundpflegend. Es fördert auch die Regeneration des Gewebes und eignet sich daher gut zur Dekubitusprophylaxe (Vermeidung von Wundliegen).

Es ist auch ein ausgezeichnetes Öl, um alte und neue Narben zu pflegen – insbesondere in Kombination mit Rosengeranie (auch als »Geranie« im Handel) oder Immortelle. Narben werden glatter, weicher, blasser und flacher. Ich empfinde das Öl in seiner Wirkung ähnlich wie Sandelholz (siehe dort), das ebenfalls von Sesquiterpenolen geprägt ist.

Psyche

Der Duft vermittelt mir ein kraftvoll-tiefes Gefühl von »Mutter Erde«. Das erdende Öl stärkt die Seele, schenkt Kraft und führt zu mehr Gelassenheit und Ausgeglichenheit – gerade bei großer Erschöpfung und geringen Energiereserven. Es hilft auch beim Gefühl »entwurzelt« zu sein. Es kräftigt den Menschen auf subtile Weise und vermittelt Geborgenheit.

Tipp: *Dosieren Sie es wegen seines intensiven Geruchs sehr sparsam!*

Karottensamenöl

Botanischer Name:	*Daucus carota*
Pflanzenfamilie:	Doldenblütler (Apiaceae)
Gewinnung:	Wasserdampfdestillation der Samen
Duft:	erdig, tief
Mischt sich gut mit:	Atlaszeder, Bergamotte, Ho-Blätter, Immortelle, Lavendel, Palmarosa, Rose, Rosengeranie, Sandelholz.

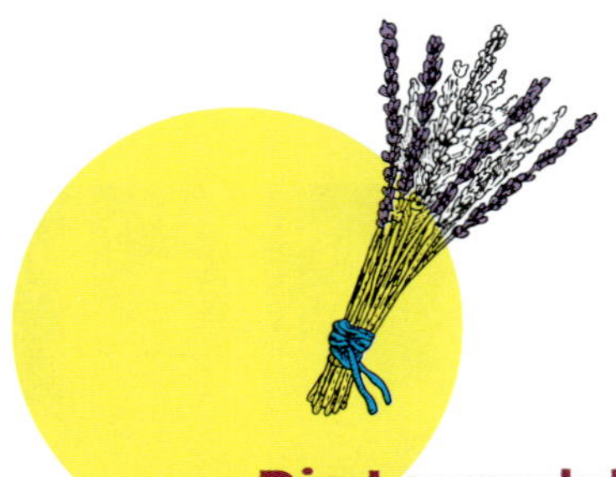

Die Lavendelöle: Lavendel ist nicht gleich Lavendel!

Der Lavendel wächst im gesamten Mittelmeerraum in den unterschiedlichsten Regionen. So gibt es verschiedene Arten und natürliche Hybriden (Kreuzungen), die sich den jeweiligen Lebensbedingungen optimal angepasst haben. Wenn wir von Lavendel sprechen, meinen wir meist den Echten Lavendel. Aber auch der Speiklavendel, der Lavandin und der Schopflavendel werden als Lavendel bezeichnet. Ihre ätherischen Öle unterscheiden sich jedoch erheblich voneinander und haben unterschiedliche Eigenschaften. Achten Sie daher immer auf den botanischen Namen!

Der Schopflavendel, der in Gärtnereien als Zierpflanze überall angeboten wird, und der Speiklavendel werden in diesem Buch nicht beschrieben, da ihre Öle aufgrund des hohen Ketongehalts etwas problematisch sind.

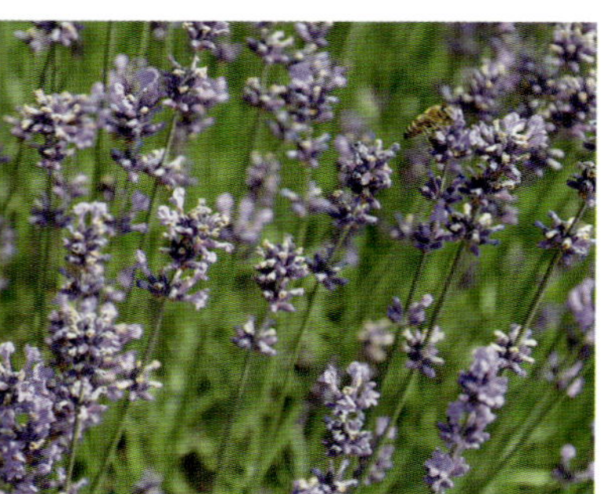

Echter Lavendel – der gute Geist aus der Flasche

Lavendel ist ein Multitalent – er ist ein universelles Heilmittel sowie ein hervorragendes Hautpflege- und Wohlfühlöl. Es ist eines der wenigen Öle, die kurzfristig unverdünnt auf die Haut getropft werden können. Menschen mit empfindlicher Haut ist jedoch zu raten, Lavendelöl besser in verdünnter Form zu nutzen, da es bei ihnen binnen weniger Minuten zu Hautrockenheit führen kann. Echtes Lavendelöl ist die Säule der Aromakosmetik und der Pflegetherapeutischen Aromakultur, denn sein enormes Wirkspektrum, das durch viele, fundierte wissenschaftliche Untersuchungen solide untermauert werden konnte, ist auf seine große Vielfalt an Inhaltsstoffen zurückzuführen. Sie stoßen zahlreiche Heil- und Wohlfühlreaktionen an.

Gutes für die Seele

Das Öl wird vorrangig von dem entspannend wirkenden Monoterpenester Linalyacetat sowie dem duftgebenden Monoterpenol Linalool geprägt. Es hat aber auch leicht belebende und vitalisierende Stoffe. Diese Kombination wirkt leicht regulierend auf zahlreiche Botenstoffe im Gehirn; subtil glättet es Emotionen, stimmt gelassen und freundlich, zieht uns sanft aus seelischen Verstimmungen, sodass der Alltag weniger grau ist. Wir wissen mittlerweile, dass das Öl, wenn es eingenommen wird, regulierend auf den Serotoninstoffwechsel im Gehirn einwirkt[14]. Ist der Stoffwechsel dieses Botenstoffs, der normalerweise für »heitere Gelassenheit« und Wohlbefinden sorgt, aus dem Lot geraten, z. B. bei andauerndem Stress, können Aggressivität, Angst und depressive Verstimmungen auftreten. Auch der Sympathikus läuft bei chronischem negativem Stress auf Hochtouren. Langfristig kommt es zu Befindlichkeitsstörungen, wie zum Beispiel nervösen Kopfschmerzen, Herzproblemen ohne organische Ursache, nervösen Magen- und Darmbeschwerden, Schmerzzuständen oder Schlafstörungen.

Hier kann Lavendelöl wertvolle Hilfe leisten. Seine seelisch aufhellenden, angstlösenden und schlafanstoßenden Eigenschaften sind inzwischen durch klinische Studien bestätigt. Lavendelöl fördert die Schlafqualität, aber nicht die Schlaflänge. Fünf bis sechs Stunden tiefer Schlaf sind allemal besser als acht Stunden, in denen Sie sich unruhig hin und her wälzen. Zählen Sie also nicht die Stunden, sondern fragen Sie sich morgens beim Aufwachen: »Wie frisch und ausgeruht fühle ich mich?« Das nimmt den Nur-7-bis-8-Stunden-Schlaf-sind-gesund-Stress. Auch das lässt Sie zur Ruhe kommen. Ein stressbedingt erhöhter Blutdruck sinkt, das Herz schlägt ruhiger, und der Schlaf ist tiefer und erholsamer.

Auch bei Prüfungsangst, Panikattacken etc. kann Lavendel in Kombination mit Atemübungen hilfreich sein. Manche Menschen berichten sogar über eine Linderung ihrer Herzbeschwerden, für die keine organische Ursache gefunden werden konnte.

Tipp: *Verdünnt als Kissenspray, oder ein Tropfen auf die Schläfe, den Solarplexus, oder Ihre bevorzugte Körperstelle aufgetragen, kann zur Ruhe führen.*

Gutes für die Haut und zur Wundheilung

Lavendel ist ein Hautpflegeöl par excellence. Dieser Hautschmeichler pflegt und schützt die Haut, mobilisiert das Hautimmunsystem, sorgt für ein gesundes, widerstandsfähiges Hautmikrobiom und bringt entzündliche und irritierte Haut wieder ins Lot.

Beindruckend sind seine die Heilung unterstützenden und gleichzeitig schmerzlindernden Eigenschaften bei Wunden, Prellungen oder Quetschungen. Lavendelöl ist auch das Mittel der Wahl bei kleineren Verbrennungen und Verbrühungen. Der Schmerz lässt schnell nach, und die Haut verheilt, ohne dass Narben zurückbleiben. Geben Sie einen Tropfen Lavendel pur (jedoch nur für einen kurzen Zeitraum) auf kleinere Wunden oder Verbrennungen.

Lavendelöl ist bei meiner Familie und meinen Enkelkindern die »Allzweckwaffe« schlechthin. Seine desinfizierenden, schmerzlindernden und wundheilungsfördernden Eigenschaften begeistern mich immer wieder. So habe ich mein Lavendelöl in einem blauen Glasfläschchen immer griffbereit – meine Mini-Apotheke.

Bitte beachten Sie: Lavendelöl ist zwar eines der länger haltbaren ätherischen Öle, doch es sind viele Öle von schlechter Qualität am Markt, die innerhalb eines Jahres aufgebraucht werden sollten. Nachhaltiger ist es, ein bereits verdünntes Öl zu kaufen.

Gutes für den Körper – immer gut für die Nase?

Lavendelöl eignet sich nicht nur für die Aromakosmetik, sondern es ist das perfekte »Erste-Hilfe-Öl«. Es gehört in jede Handtasche und in jede Hausapotheke! Egal welche körperlichen Beschwerden Jung oder Alt ereilen: ob Schürfwunden, Entzündungen, Ohrenschmerzen, Gelenkbeschwerden, Muskelverspannungen oder Bauchkrämpfe – es kann von der Geburt bis zum Lebensende ein treuer Begleiter werden, immer in der richtigen Verdünnung und in Kombination mit verschiedenen anderen ätherischen Ölen. Sonst besteht die Gefahr, dass Ihre Nase eine Abneigung gegen den Duft entwickelt, der stets mit dem unangenehmen Befinden, mit Unwohlsein oder Schmerzen in Zusammenhang steht. Damit diese Assoziationen gar nicht erst aufkommen können, wechseln sie immer wieder Ihre Duftkombinationen – so wie die Natur es auch im Lauf des Jahres tut.

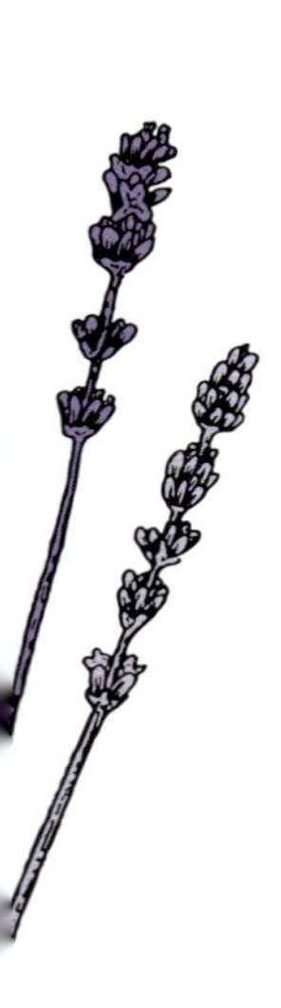

Liebevolle Streicheleinheiten für Groß und Klein

Liebevolle, duftende Streicheleinheiten lassen große und kleine Kinder, Jung und Alt zu den dankbarsten Menschlein werden. Sie bekommen das Gefühl von Geborgenheit und Angenommensein. Streicheleinheiten mit lavendelhaltigen Körper- oder Massageölen sind eines der wundervollsten Geschenke, die wir von ganzem Herzen machen können. Ängste werden gemildert, der Körper entspannt sich und die Welt wird so viel schöner.

Besonders schnell: eine kleine Fuß-, Bauch- oder Rücken-Streicheleinheit mit Lavendel- und Kokosöl (siehe Rezepte in Kapitel 13).

Lavendel ist darüber hinaus ein Hit in maskulinen Parfüms. Männer reagieren ausgezeichnet auf Lavendelmassagen, gerade wenn Hektik, Zeitnot, Schicksalsschläge und Gefühle wie »Überfordert-Sein« über ihnen zusammenschlagen.

Nach der Rasur ist ein Lavendelspray oder ein Lavendel-Gesichtsbalsam vor allem für Nassrasierer perfekt. Mann merkt schnell, dass es guttut.

Die Bezeichnung »Lavendel fein« ist kein botanischer Pflanzenname. Dieses Öl stammt auch vom Echten Lavendel, aber nicht wie »Berglavendel« aus der Wildsammlung in hochgelegenen Gebirgsregionen, sondern aus einer Kultur. Die Inhaltsstoffe von beiden Ölen sind annähernd dieselben.

Lavendelöl (Echter Lavendel)

Botanischer Name:	*Lavandula angustifolia*
Pflanzenfamilie:	Lippenblütler (Lamiaceae)
Gewinnung:	Wasserdampfdestillation der blühenden Rispen
Duft:	intensiv, blumig-krautig
Mischt sich gut mit:	allen anderen ätherischen Ölen.

Lavandinöl – Kreuzung von Lavendel und Speiklavendel

In den Gebieten, in denen sowohl der Echte Lavendel als auch der Speiklavendel beheimatet sind (um 700 bis 800 m Höhe), wächst durch Insektenbestäubung eine natürliche, jedoch unfruchtbare Kreuzung (Hybride) beider Lavendelarten, der Lavandin. Durch Stecklingsvermehrung können unterschiedliche Lavandinsorten kultiviert werden. Nur der Lavandin ist es, der Südfrankreich mit einem überbordenden blauen Blütenmeer verzaubert.

Lange Zeit galt Lavandinöl als »minderwertig«, aber es gibt Öl in ausgezeichneter Qualität. Interessant ist sein günstiger Preis.

Lavandin super: dem Echten Lavendel sehr ähnlich

Diese interessante botanische Sorte, »Lavandin super«, ist dem Echten Lavendel mit seinen Inhaltstoffen und Eigenschaften sehr ähnlich. Es ist ein weniger komplexes Öl als der Echte Lavendel, enthält aber ebenfalls viele Monoterpen-Ester sowie Linalool. Kampfer findet sich sich in »Lavandin super« hingegen nur in ganz geringer Konzentration.

Wie der Echte Lavendel überzeugt Lavandin sehr durch seine entspannenden, schmerzlindernden und entzündungshemmenden Eigenschaften. Es ist ein exzellentes, sehr gut verträgliches Hautpflegeöl für alle. Außerdem besticht es durch seine antibakteriellen, antiviralen, antimykotischen und leicht juckreizstillenden sowie wundheilungsfördernden Eigenschaften. Auch das Lavandinöl eignet sich gut zur Behandlung kleinerer Wunden, Schnitte, Verbrennungen und Insektenstiche.

Auch die Seele profitiert davon, denn es schenkt ebenso wie das Öl des Echten Lavendels Ruhe und Gelassenheit, um einen stressreichen Arbeitstag zu bewältigen. Es wirkt ebenfalls seelisch aufhellend, mild angstlösend und schlafanstoßend. Es ist, ebenso wie das Lavendelöl, ein »Erste-Hilfe-Öl« und sollte in keiner Hausapotheke fehlen.

Lavandinöl

Botanischer Name:	*Lavandula intermedia*
Pflanzenfamilie:	Lippenblütler (Lamiaceae)
Gewinnung:	Wasserdampfdestillation der blühenden Rispen
Duft:	frisch-krautig, blumig, lavendelartig
Mischt sich gut mit:	allen anderen ätherischen Ölen.

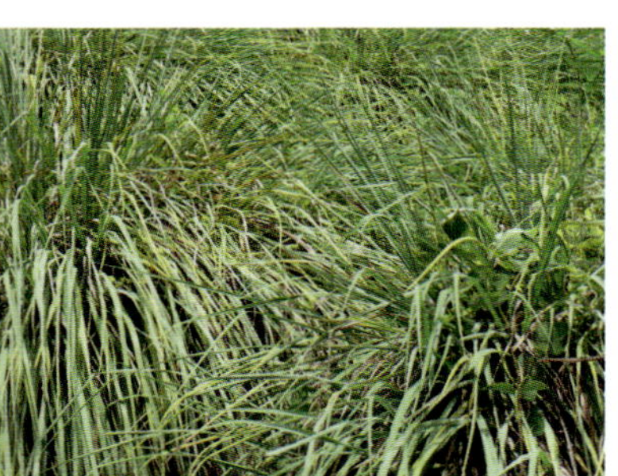

Lemongrasöl – zitronig-aktivierend

Die Heimat des bis zu 1,5 m hohen Lemongras sind die feucht-heißen Tropen. Es gibt zwei Arten: das Ostindische *(Cympopogon flexuosus)* und das Westindische Lemongras *(Cymbopogon citratus)*. Beiden Ölen verleiht der Inhaltsstoff Citral den zitronigen Duft. Im Folgenden wird das Ostindische Lemongras (oder Ostindische Zitronengras) beschrieben.

Durch seinen hohen Gehalt an Citral ist das Öl ein Spezialist gegen Viren, Bakterien und Insekten. Es eignet sich daher gut zur Raumdesinfektion und zur Insektenabwehr. Es wirkt entzündungshemmend und schmerzlindernd, fördert die Durchblutung und verbessert die Konzentrationsfähigkeit und das logische Denken. Das vitalisierende Öl wirkt wie eine frische Brise im Gehirn. Es aktiviert die Lebensgeister, während es Lust-, Antriebs- und Mutlosigkeit sanft vertreibt.

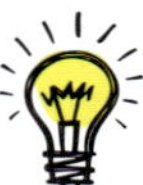

Tipp: *Lemongras und Litsea (siehe folgendes Portrait) haben sehr ähnliche Eigenschaften. Nehmen Sie das Öl, das Ihnen geruchlich mehr zusagt. Beide Öle sollten Sie jedoch zart dosieren, denn der hohe Citralgehalt kann zu Hautreizungen führen.*

Lemongrasöl (Ostindisches Zitronengras)

Botanischer Name:	*Cymbopogon flexuosus*
Pflanzenfamilie:	Süßgräser (Poaceae)
Gewinnung:	Wasserdampfdestillation des Grases
Duft:	zitronig-frisch
Mischt sich gut mit:	Atlaszeder, Bergamotte, Ho-Blätter, Nadelholz-Ölen, Nelke, Palmarosa, Sandelholz, Zitrusölen.

Litseaöl – zitronig-fruchtig und erfrischend

Das Öl wird aus den kleinen Früchten des Litsea-Baums gewonnen. Sie sehen aus wie Pfefferkörner, daher wird die Pflanze auch Cubebenpfeffer genannt. Litseaöl wird vorrangig – genauso wie Lemongras – vom Aldehyd Citral, sowie dem Monoterpen Limonen geprägt. Diese Stoffe verleihen dem Öl seinen typisch zitronigen Duft und leider auch die hautreizenden Eigenschaften. Seine weiche, fruchtige Note wird von Methylheptanon geprägt.

Das erfrischende und belebende Öl sorgt für gute Laune. Vorrangig werden anregende Botenstoffe im Gehirn stimuliert, die die Vitalität, das Denkvermögen und die Konzentration erhöhen. Litsea eignet sich ausgezeichnet als Raumspray und sorgt für gute Stimmung und für klarere Gedanken. Bestechend sind seine antibakteriellen und antiviralen Eigenschaften. Dadurch eignet es sich hervorragend zur Raumdesinfektion, es neutralisiert miefige Gerüche oder die sprichwörtliche »dicke Luft« im Raum. Gerade in der Erkältungszeit kann mit Hilfe eines Raumsprays die Keimlast in der Raumluft – ob in privaten Räumen, ärztlichen Praxen oder Krankenhäusern – reduziert werden.

Litsea wirkt entzündungshemmend und schmerzlindernd und kann den Lymphfluss etwas aktivieren.

Gut für die Hautpflege

Das Öl aktiviert in geringer Dosierung den Hautstoffwechsel, sorgt für eine gesunde Hautbesiedelung und stärkt das Hautimmunsystem. Selbst in geringer Dosierung verleiht es Aromamischungen mit Atlaszeder, Palmarosa, Rosengeranie und/oder Lavendel eine frische Note. Durch die synergistische Wirkung mehrerer Öle ist es dann auch gut verträglich.

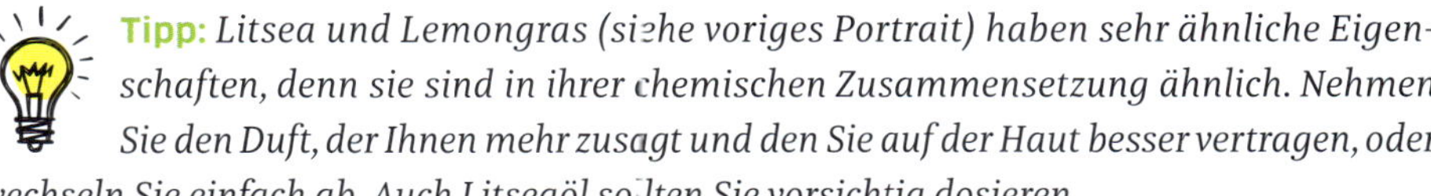

Tipp: *Litsea und Lemongras (siehe voriges Portrait) haben sehr ähnliche Eigenschaften, denn sie sind in ihrer chemischen Zusammensetzung ähnlich. Nehmen Sie den Duft, der Ihnen mehr zusagt und den Sie auf der Haut besser vertragen, oder wechseln Sie einfach ab. Auch Litseaöl sollten Sie vorsichtig dosieren.*

Litseaöl (Cubebenpfeffer)

Botanischer Name:	*Litsea cubeba*
Pflanzenfamilie:	Lorbeergewächse (Lauraceae)
Gewinnung:	Wasserdampfdestillation aus den Früchten
Duft:	frisch, zitronig-fruchtig
Mischt sich gut mit:	Atlaszeder, Bergamotte, Ho-Blätter, Lavendel, Nadelholz-Ölen, Nelke, Palmarosa, Rosengeranie, Sandelholz.

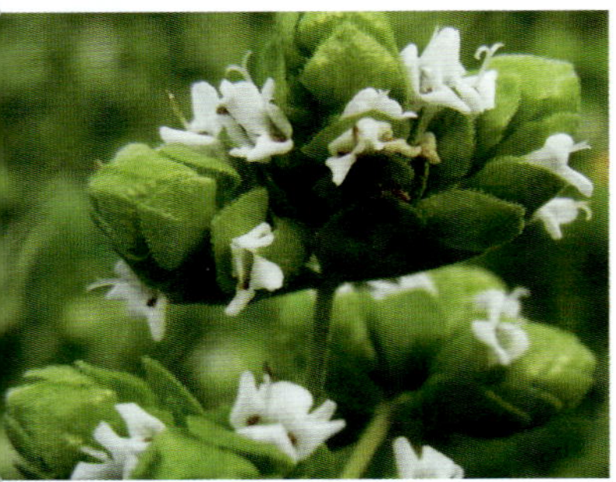

Majoranöl – das »Pflänzchen Wohlgemut«

Majoran ist eine der beliebtesten Küchenpflanzen und wurde schon vor 3000 Jahren in Ägypten kultiviert. Im alten Griechenland und Rom gab es kaum ein Fleischgericht ohne Majoran. Er war früher nicht nur ein wichtiges Würzkraut, sondern auch eine universelle Heilpflanze für körperliche und seelische Krankheiten. So wurde Majorankraut beispielsweise bei Ängsten, Nervosität und Schlafstörungen eingesetzt. Nicht umsonst wurde es früher »Pflänzchen Wohlgemut« genannt. Die Wirkungen des hautpflegenden ätherischen Öls dürfen jedoch nicht eins zu eins vom Kraut abgeleitet werden. Dennoch hat das Öl ein breites Wirkspektrum gegen gram-positive und gram-negative Bakterien. Es hat sich bei Schmerzen wie Rücken- oder Nackenschmerzen sowie bei Überforderung sehr gut bewährt. Außerdem senkt es leicht einen stressbedingt höheren Blutdruck. Kleine klinische Studien deuten auf entspannende und schlaffördernde Wirkung von Majoranöl-haltigen Massageölen hin[15], das Öl zeigt eine gute Akzeptanz und hilfreiche Eigenschaften bei Stress und Burnout-Syndrom.

Majoranöl

Botanischer Name:	*Origanum majorana*
Pflanzenfamilie:	Lippenblütler (Lamiaceae)
Gewinnung:	Wasserdampfdestillation des Krautes
Duft:	sanft würzig, krautig-süßlich
Mischt sich gut mit:	Bergamottminze, Ho-Blätter, Lavendel, Melisse, Neroli.

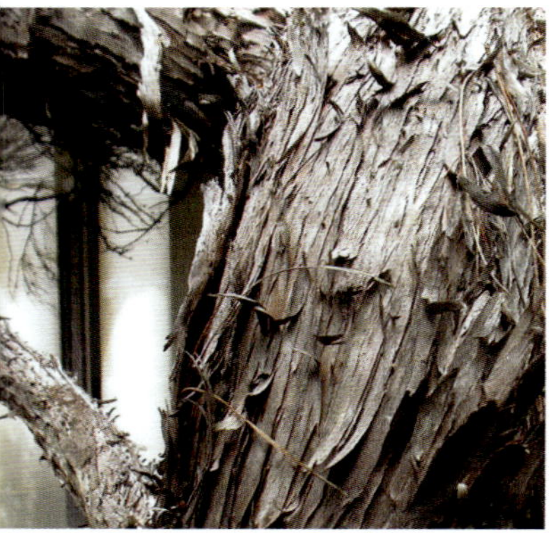

Manukaöl – Schutzschild für Haut und Psyche

In den 1990er-Jahren unternahm ich eine Studienreise durch Neuseeland, zu der auch ein mehrtägiger Treck gehörte. Wir durchquerten dabei riesige Manukawälder. Die Maori, die uns begleiteten, erzählten viel über die Heilkraft verschiedener Pflanzen, Bäume und Sträucher, besonders über Manuka. Er ist ein heiliger Baum und eine traditionelle Heilpflanze der Maori, obwohl er ursprünglich aus Australien stammt. Bei uns heißt er auch Südseemyrte.

Das ätherische Öl, das aus den Blättern und Zweigen gewonnen wird, riecht etwas gewöhnungsbedürftig. Erst in großer Verdünnung empfinden die meisten den Geruch als angenehm. Das medizinisch wertvollste Öl kommt aus der East-Cape-Region. Damals ahnte ich dort noch nicht, wie heilsam Manukaöl ist; heute ist es längst Bestandteil der Pflegeöle in vielen klinischen und Pflegeeinrichtungen. Das antibakterielle Öl stärkt die Abwehrkräfte und eignet sich gut bei bakteriellen Infektionen der Atemwege, etwa Bronchitis. Es wirkt entzündungshemmend und krampflösend auf die Atemwegsmuskulatur, unter anderem durch den Inhaltsstoff Leptospermon – ein schweres, gut verträgliches Sesquiterpenketon. Effektiv ist eine Kombination mit Cineol-haltigen Ölen wie Eukalyptusöl, denn gemeinsam unterstützen diese beiden Öle die schleimverflüssigenden und auswurffördernden Prozesse.

Stark gegen Pilze, Bakterien und Viren

Das sehr hautverträgliche Manukaöl ist ein Spezialist gegen gram-positive Bakterien wie *Staphyloccus aureus*, der für schlecht heilende Wunden verantwortlich ist. Daneben ist es hochwirksam gegen Pilze und Co., ohne die körpereigenen Hautmikroben anzugreifen. Durch seine ungewöhnliche Inhaltsstoffkombination von Sesquiterpenen und den seltenen Triketonen hat es epithelisierende – also hautbildende –, entzündungshemmende, wundheilungsfördernde und regenerierende Eigenschaften. Es ist auch ein ausgezeichnetes Öl für den diabetischen Fuß. Beeindruckend sind seine antiviralen Eigenschaften bei *Herpes simplex* (Lippenbläschen) und *Herpes zoster* (Gürtelrose). Das Öl hat antiallergische (allergischer Schnupfen), leicht juckreizstillende und schmerzlindernde Eigenschaften. Außerdem ist es ein Spezialist gegen Blutergüsse und schlecht heilende Wunden, vor allem in Kombination mit Lavendel.

Wie die Haut, so die Psyche

Manuka-Öl schützt die »dünnhäutigen« Menschen, stärkt die Nervösen und stabilisiert ein gereiztes Nervensystem. Voraussetzung ist jedoch, dass es mit nasenfreundlichen, wohlduftenden Ölen vermischt und stets äußerst gering dosiert wird, da sein Duft sonst wochenlang dominiert.

Manukaöl

Botanischer Name:	*Leptospermum scoparium*
Pflanzenfamilie:	Myrtengewächse (Myrtaceae)
Gewinnung:	Wasserdampfdestillation der Blätter
Duft:	schwer, etwas muffig
Mischt sich gut mit:	Eukalyptus, Lavendel, Nadelholz-Ölen.

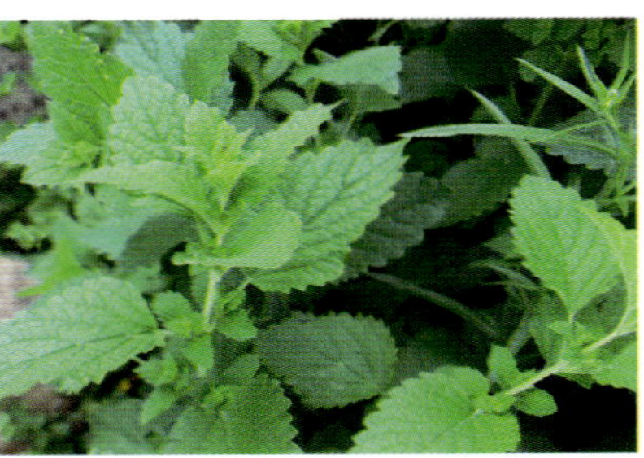

Melissenöl – Gutes für Herz und Nerven

Fast jeder kennt den zitronig-erfrischenden Duft der Zitronenmelisse, die als anspruchslose Pflanze in Gärten und Blumentöpfen wächst. Melisse war und ist eine bedeutende Heil- und Gewürzpflanze. Schon als Melissentee bewirkt sie Wunder. So schrieb Hildegard von Bingen: »Melisse muntert auf und stärkt das Herz.« Daher wird die Melisse auch Herzkraut genannt. Paracelsus bezeichnete sie sogar als »Lebenselixier«, denn sie wirkt mild angstlösend, weckt die Lebensgeister und beruhigt gereizte Nerven.

Das Geheimnis dafür liegt in ihrem wertvollen ätherischen Öl. Reines Melissenöl gehört übrigens zu den teuersten ätherischen Ölen, weil es sich schon bei der Ernte schnell verflüchtigt. Um ein 1 kg ätherisches Melissenöl zu gewinnen, braucht es ca. 5 – 8 Tonnen Pflanzenmaterial! Aus diesem Grund wird Melissenöl oft mit der »Melisse indicum« (Handelsname) gestreckt. Dabei handelt es sich jedoch um das preiswerte Citronellaöl *(Cymbopogon winterianus)*, das aus Produkten zur Mückenabwehr bekannt ist. Es hat natürlich nicht die Inhaltsstoffe, die das Melissenöl so wertvoll machen. Zum Glück aber ist echtes Melissenöl auch in hoher Verdünnung sehr wirksam. Zu hoch dosiert wäre es zudem auch hautreizend. Manchmal schützt eben Sparsamkeit auch die Haut.

Was ist das Besondere am Melissenöl?

Es wird vorrangig von dem erfrischend-zitronigen und geistig belebenden Citral sowie von den nervenstärkenden und seelisch ausgleichenden Sesquiterpenen, wie dem herzwirksamen beta-Caryophyllen, geprägt. Diese Kombination ist einzigartig. Das Öl ist ein Spezialist gegen Nervosität, innere Unruhe, nervös bedingte Einschlafstörungen, stressbedingten Bluthochdruck und Herzangst. Melissenöl wirkt ausgleichend auf das Nervensystem und fördert so die Konzentrationsfähigkeit sowie eine ruhevolle Wachheit.

Ein Riechstift oder Roll-on als Naturparfüm liefert schnelle Hilfe (siehe Rezepte im Praxisteil).

Melissenöl (Zitronenmelisse)

Botanischer Name: *Melissa officinalis*
Pflanzenfamilie: Lippenblütler (Lamiaceae)
Gewinnung: Wasserdampfdestillation des Krauts
Duft: frisch-zitronig
Mischt sich gut mit: Ho-Blätter, Lavendel, Rose, Rosengeranie, Zitrusölen.

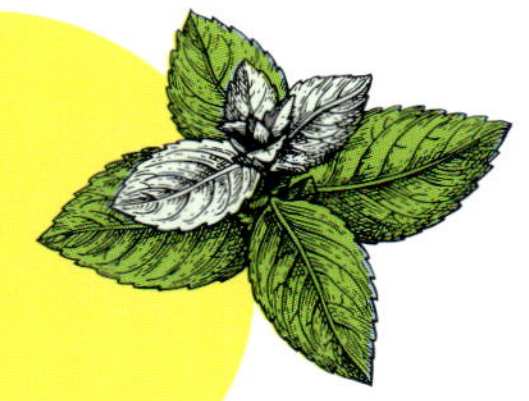

Die Minzöle: frisch und belebend

Die unterschiedlichen Minzen gehören alle zur Familie der Lippenblütler und haben einen frischen, typisch minzigen Duft. Teilweise sind sie schwer zu unterscheiden. Daher haben manchmal Minzen derselben Art unterschiedliche botanische Namen (Synonyme), wie z. B. die Grüne oder Krauseminze, die mal als *Mentha spicata*, mal als *Mentha viridis* bezeichnet wird. Einige Arten unterscheiden sich jedoch erheblich in ihren Inhaltsstoffen, Eigenschaften und Wirkungen.

Vier wichtige Minzöle möchte ich Ihnen vorstellen, die sich in der Aromakosmetik sehr bewährt haben: Bergamottminze, Nanaminze, Pfefferminze und Spearmint (Krauseminze).

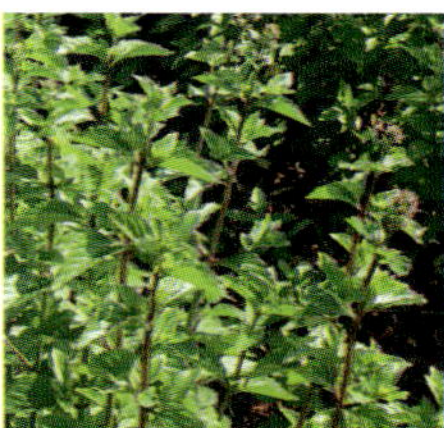
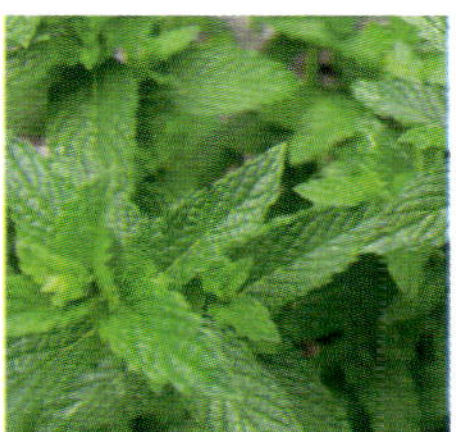
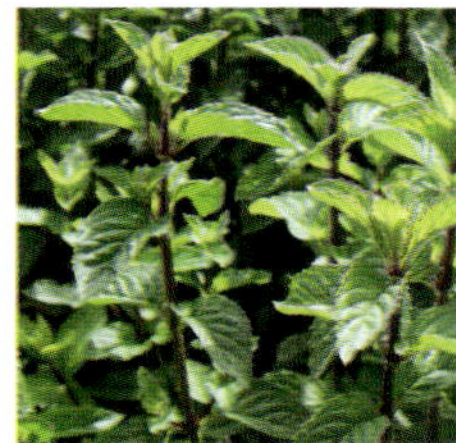
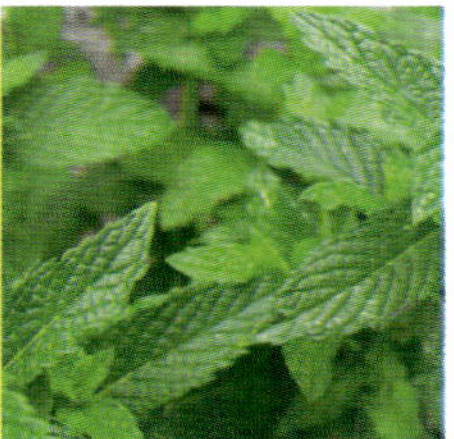

Nicht immer einfach zu unterscheiden: Bergamottminze, Nanaminze, Pfefferminze und Spearmint (von links nach rechts).

Bergamottminze – der »Lavendel« unter den Minzen

Die Bergamottminze wird auch als Zitronenminze bezeichnet. Sie stellt eine Besonderheit unter den Minzen dar: Sie duftet zart nach Lavendel gepaart mit Zitrone, und nur ganz sanft nach Minze. Ein Inhaltsstoff namens Menthofuran kommt in Spuren vor und schenkt dem Öl dieses unvergleichlich zarte Minz-Aroma. In meinen Augen ist die Bergamottminze der »Lavendel« unter den Minzen. Sie hat die gleichen milden und entspannenden Hauptinhaltsstoffe wie Lavendelöl, nämlich Linalylacetat und Linalool. Den kühlenden, für den Duft der Pfefferminze charakteristischen Inhaltsstoff Menthol enthält das Öl nicht.

Ein wunderbares Öl für Groß und Klein

Das Öl ist ähnlich wie Lavendel ein sehr verträgliches und exzellentes Hautpflegeöl. Es ist universell einsetzbar und eignet sich für Jung und Alt. Es schenkt Ruhe und Kraft und wirkt leicht vitalisierend. »Lavendelmuffel« fliegen auf das Öl – für sie ist es eine echte Alternative, um etwas Ruhe und Gelassenheit in den Alltag einziehen zu lassen.

Es ist ein gutes Kinderöl: Der sanfte, frische Duft lässt auch Kinderherzen höher schlagen. Wenn Sie vorsichtig die Kinderfüßchen und das Bäuchlein damit massieren, werden Sie mit einem beglückenden Strahlen beschenkt. Aber auch das »starke Geschlecht« genießt den frischen, unkomplizierten Duft der Bergamottminze. Das Öl lindert sanft Stressreaktionen und fördert Gelassenheit und generell den Erholungsprozess. In Körper- und Gesichtsölen wirkt es hautregenerierend und entzündungshemmend und sorgt für ein widerstandsfähiges Hautmikrobiom. Sogar bei Pilzinfektionen sowie bei Wundbehandlungen kann es einen Versuch wert sein.

Verwechseln Sie das Bergamottminzöl nicht mit dem Bergamotte-Öl *(Seite 196)!*

Bergamottminzöl (Zitronenminze)

Botanischer Name:	*Mentha citrata*
Pflanzenfamilie:	Lippenblütler (Lamiaceae)
Gewinnung:	Wasserdampfdestillation des jungen, nicht blühenden Krautes
Duft:	frisch-blumig, minzig
Mischt sich gut mit:	Zitrusölen.

Nanaminze-Öl – ohne kühlendes Menthol

Die Nanaminze, auch als Marokkanische Minze bezeichnet, ist eine Spielart der Grünen oder Krauseminze *(Mentha spicata* bzw. *Mentha viridis)*, der »Urmutter« aller Minzarten. Sie ist der Krauseminze (siehe nächstes Portrait), die es ebenfalls im Handel gibt, daher sehr ähnlich. Ihr weich-minziger Duft hat keine kühlende Wirkung, denn dem Öl fehlt das kühlende Menthol. Sein eher eleganter Minz-Duft wird vor allem von dem psychisch belebenden (–)-Carvon, einem gut verträglichen Monoterpenketon, geprägt. Den frisch-süßen Duft erhält es durch einen ebenfalls beträchtlichen Anteil Limonen. Der Hauptinhaltsstoff Carvon ist oxidationsstabil, daher ist es ein haltbares und sehr verträgliches Öl.

Das Öl wirkt körperlich und geistig anregend, belebend und erfrischend. Nicht nur als Lieblingsgetränk im Orient ist der Tee der Nanaminze ein einzigartiger Fitmacher und pflegt Magen und Bauch.

Es ist nicht zu vergleichen mit dem schmerzlindernden Pfefferminzöl. Stattdessen wirkt es schleimlösend und eignet sich gut bei Erkältungskrankheiten, außerdem bei Blähungen für eine Bauchmassage.

Es wirkt sehr hautpflegend und regenerierend, fördert eine gute Wundheilung und Vernarbung, aktiviert den Hautstoffwechsel und sorgt für gesunde Hautkeime.

Nanaminze-Öl (Marokkanische Minze)

Botanischer Name:	*Mentha viridis nanah*
Pflanzenfamilie:	Lippenblütler (Lamiaceae)
Gewinnung:	Wasserdampfdestillation des Krautes
Duft:	süßlich-minzig, nach Spearmint oder Minzschokolade
Mischt sich gut mit:	Lavendel, Ho-Blätter, Rosmarin, Salbei.

Spearmint-Öl – nicht kühlend

Spearmint oder Krauseminze hat ganz ähnliche Hauptinhaltsstoffe und Eigenschaften wie die Nanaminze (siehe vorhergehendes Portrait) und ist eine Alternative dazu. Beide enthalten viel (–)-Carvon. Wie Nanaminze kann Spearmint in geringen Dosierungen auch bei Kindern eingesetzt werden. Es fördert die Konzentration bei Schulkindern, Studierenden und im Homeoffice, ohne zu sehr anzuregen. Besonders schön ist eine Mischung mit Lavendel (1:1).

Krauseminzöl (Spearmint)

Botanischer Name:	*Mentha spicata*, synonym *Mentha viridis*
Pflanzenfamilie:	Lippenblütler (Lamiaceae)
Gewinnung:	Wasserdampfdestillation des Krautes
Duft:	lieblich minzig, nach Spearmint oder Minzschokolade
Mischt sich gut mit:	Bergamottminze, Lavendel, Rosmarin, Salbei.

Pfefferminzöl – erfrischender Allrounder mit kühlendem Menthol

Pfefferminzöl war für mich lange Zeit out, bis ich bei meiner Aromatherapiefortbildung in Südfrankreich Bekanntschaft mit einem echten Pfefferminzöl *(Mentha piperita)* machte. Es roch nicht nach japanischem Heilpflanzenöl oder »Fisherman's Friend«, sondern luftig, frisch, klar und nicht so stechend.

In der englischen und französischen Aromamedizin und Aromakosmetik gehört es zu den wichtigsten Ölen, denn es ist sehr hautverträglich und hautpflegend, insbesondere als genuines Öl. Es enthält neben dem Monoterpenol Menthol und dem Monoterpenketon Menthon zahlreiche weitere Inhaltsstoffe. Menthol und Menthon sorgen gemeinsam unter anderem für eine gute Wundheilung, sie reparieren und pflegen die Haut und die Schleimhaut. Trotzdem sollten Sie darauf achten, ob der frische, typische Duft akzeptiert und in der konkreten Situation als passend empfunden wird.

Pfefferminzöl ist sehr verträglich und angenehm kühl. Im Sommer bei höheren Temperaturen schätze ich besonders seinen angenehm erfrischenden, leicht kühlenden Charakter. In Mischungen ist das Öl bei höheren Temperaturen ideal für erfrischende Körper- oder Fußöle. Vor allem heiße, müde Füße erholen sich wieder, während der Kopf frisch und klar wird.

Menthol verursacht auf der Haut ein Kältegefühl, aber es beeinflusst nicht die Körpertemperatur, sondern stimuliert die Kälterezeptoren der Haut. Das wird vom Gehirn als kalt empfunden. Daher wird es gerne bei Fiebernden zur Waschung genutzt.

Menthol aktiviert im Gehirn Rezeptoren, die wach machen. So fördert das Öl Aufmerksamkeit und Konzentration, aber nicht den Schlaf.

Pfefferminzöl, gemischt mit Litsea, Lemongras oder Zitrone, eignet sich gut gegen Müdigkeit und beim Fatigue-Syndrom. Wird es mit anderen Ölen kombiniert, so resultieren sehr verträgliche und erfrischende Körperöl-Mischungen, die universell einsetzbar sind. Pfefferminze wirkt außerdem antimikrobiell, antiviral, stark entzündungshemmend und schmerzstillend, auch bei Spannungskopfschmerzen[16].

Bei Schwangeren, Kleinkindern, Asthma- und Epilepsie-Erkrankten darf Pfefferminzöl nicht in Nasennähe angewendet werden, denn es enthält einen hohen Anteil an Monoterpenketonen. Bei Kindern sollte Pfefferminzöl idealerweise immer mit Lavendel-, Ho-Blätter- oder Bergamottminzöl gemischt werden (im Verhältnis 1:2, also ein Teil Pfefferminze plus zwei Teile eines anderen Öls). In der Homöopathie wird das Pfefferminzöl meist gemieden. Es ist aber unklar, ob das Öl antidotierend (die Wirkung aufhebend) ist, wenn es verdünnt eingesetzt wird.

Tipp: *Pfefferminzöl in Kombination mit Lavendel oder den anderen oben genannten Ölen ist für mich eine ideale Mischung bei Insektenstichen, kleinen Wunden und leichten Verbrennungen oder Schmerzen.*

Pfefferminzöl

Botanischer Name:	*Mentha piperita*
Pflanzenfamilie:	Lippenblütler (Lamiaceae)
Gewinnung:	Wasserdampfdestillation des Krautes
Duft:	intensiv frisch, typischer Minzduft
Mischt sich gut mit:	Lavendel und vielen anderen ätherischen Ölen.

Muskatellersalbeiöl – ein Salbei besonderer Art

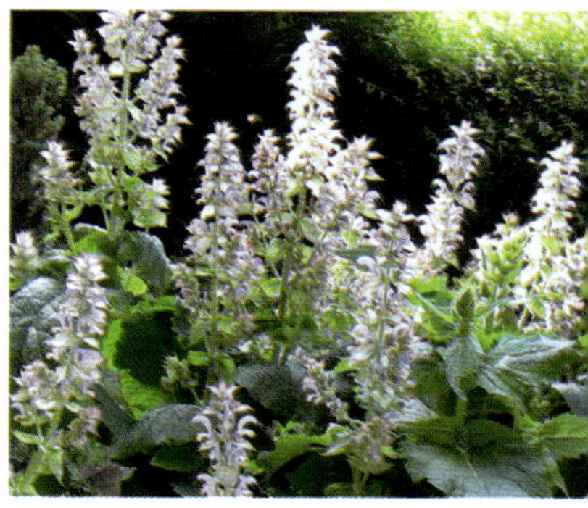

Bei den Salbeipflanzen gibt es unterschiedliche Arten, die sich in ihrer chemischen Zusammensetzung erheblich unterscheiden. Der krautig-blumig-herbe Duft von Muskatellersalbei wird von einem komplexen Gemisch aus mehr als 250 Duftstoffen geprägt, wie z. B. von den entspannend und seelisch aufhellend wirkenden Komponenten Linalylacetat und Linalool. Das Öl wirkt stärker entspannend und entkrampfend als Lavendelöl, das ebenfalls reich an diesen Inhaltsstoffen ist.

Muskatellersalbei enthält Spuren von Sclareol, einem seltenen Diterpenol. Diesem ambraartigen Duftstoff wird nachgesagt, er sei mitverantwortlich für die hormonregulierende Wirkung. Das Öl wirkt unter anderem sanft regulierend bei Stress. Bei Dauerstress kann der Hypothalamus aus dem Gleichgewicht geraten und es kann zu hormonellen Störungen kommen. Hier greift das Öl indirekt mild regulierend auf die Stressachse und somit auf den Hormonhaushalt des Menschen ein.

Viele Männer mögen diesen entspannenden Duft (besonders schön mit Orange). Muskatellersalbei kommt übrigens in vielen maskulinen Parfüms vor. Es löst sowohl körperliche als auch seelische Verspannungen, fördert das »Fühlen« und »Sich-Spüren« und kann so Kreativität und Intuition stärken.

Dieses seelisch aufhellende Öl ist auch ein ausgezeichnetes Massageöl, um sich oder andere zu verwöhnen. Es beruhigt schnell, wenn jemand unter starker Anspannung steht (etwa als Riechstift, siehe Rezeptteil). Das Öl wirkt schlafanstoßend, vor allem in Kombination mit Orangenöl.

Stimmungsschwankungen, nicht nur bei Pubertierenden, verlieren ihre Höhen und Tiefen. Mädchen und Frauen lieben Einreibungen oder ein entspannendes Bad. Das hautfreundliche Öl ist besonders hilfreich bei Frauenbeschwerden wie prämenstruellem und klimakterischem Syndrom oder Bauchkrämpfen. Es wirkt antimikrobiell, entzündungshemmend und antimykotisch. Bei Vaginalpilz hat es sich, in Kombination mit Rosengeranie oder Palmarosa, sehr bewährt.

Tipp: *Das sehr intensiv duftende Öl entwickelt seinen angenehmen Duft erst in stärkerer Verdünnung.*

Muskatellersalbeiöl

Botanischer Name:	*Salvia sclarea*
Pflanzenfamilie:	Lippenblütler (Lamiaceae)
Gewinnung:	Wasserdampfdestillation des Krautes
Duft:	herb-krautig, intensiv
Mischt sich gut mit:	Orange, Palmarosa, Rose, Rosengeranie, Ylang-Ylang.

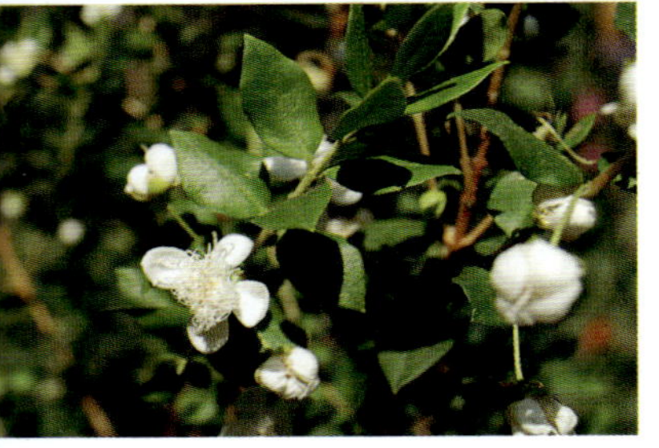

Myrtenöl – mediterrane Frische

Die Heimat der Myrte sind die Mittelmeerländer wie zum Beispiel die Türkei oder Marokko. Ihr ätherisches Öl wird von einem recht hohen Cineolgehalt geprägt und es ist ein klassisches Öl bei unterschiedlichsten Erkältungskrankheiten. Aber es ist auch ein sehr hautpflegendes Öl. Es hat hautstoffwechselaktivierende, hautregenerierende und hautstraffende Eigenschaften. Bei der schlecht durchbluteten Haut, der entzündlichen Aknehaut oder der Altershaut hat es sich bewährt. Als Zusatz in Gesichtscremes ist es bei allen Geschlechtern sehr beliebt.

Auch zur Raumbeduftung ist es hervorragend geeignet. Junge und alte Nasen mögen den angenehm frischen, krautigen Duft des Myrtenöls gleichermaßen. So ist er der ideale Willkommensgruß überall dort, wo Menschen zusammenkommen. In Kombination mit anderen Ölen hebt der Duft die Stimmung ebenso wie die Konzentrationsfähigkeit und lässt zum Beispiel im Büroalltag das Arbeiten leichter von der Hand gehen.

Myrtenöl

Botanischer Name:	*Myrtus communis* Ct. Cineol / Ct. Myrtenylacetat
Pflanzenfamilie:	Myrtengewächse (Myrtaceae)
Gewinnung:	Wasserdampfdestillation der Blätter und Zweig
Duft:	frisch, krautig, etwas an Eukalyptus erinnernd
Mischt sich gut mit:	Lavendel, Nadelholz-Ölen, Rosmarin, Zitrusölen.

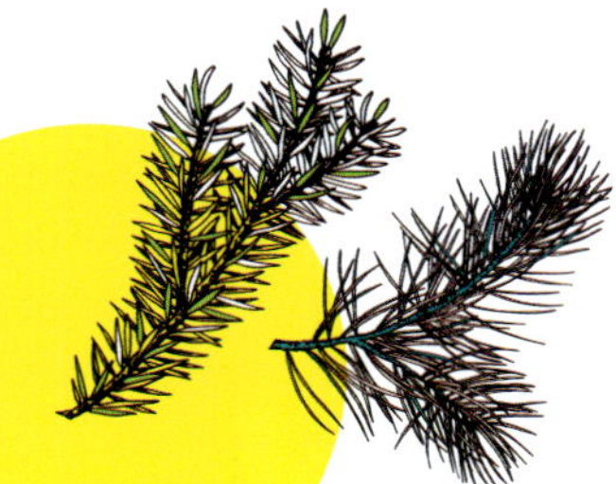

Nadelholz-Öle – wenn die Batterien leer sind

Diese Gruppe von ätherischen Ölen umfasst alle zapfentragenden (fachsprachlich: *Conus* tragenden, daher auch der Name Koniferen) Nadelhölzer wie Fichten, Tannen, Kiefern, Zedern, die laubabwerfenden Lärchen etc.

Riesige Nadelwälder wachsen vor allem in den gemäßigten Zonen der nördlichen Hemisphäre. Die Bäume fühlen sich aber auch in tropischen Zonen, auf Meereshöhe oder in großen Höhen wohl. Je nach Standort bilden sie unterschiedliche Inhaltsstoffe aus. Nadelhölzer können sehr alt werden und stehen symbolisch für Ausdauer, Würde und Lebenswillen. In Nadelwäldern findet die Seele Ruhe und Kraft. Der Atem vertieft sich, es entsteht ein Gefühl von Freiheit.

Ihre ätherischen Öle haben viele Gemeinsamkeiten. Sie haben sich bei Atemwegserkrankungen, Schmerzen, Entzündungen und Allergien (vor allem, unter dem Zusatz von Atlaszedernöl) bewährt. Sie werden von Monoterpenen geprägt, die kortionsähnlich wirken, ohne Kortison zu sein. Daher haben sie nicht dessen Nebenwirkungen.

Versuche zeigen, dass beim Einatmen dieser Terpene die Zahl der natürlichen Killerzellen steigt[17]. Diese gehören zum angeborenen Immunsystem (siehe Seite 60) und bekämpfen unter anderem Krebszellen.

Jedes Koniferen-Öl ist ein Spezialist

So groß die Übereinstimmungen auch sein mögen, hat doch jedes Koniferen-Öl unterschiedliche Inhaltsstoffe, auch wenn sie nur in Spuren vorkommen. Und die bestimmen die unterschiedlichen Eigenschaften der Nadelholz-Öle mit. Sie alle zu beschreiben, würde den Rahmen dieses Buches sprengen – hier kann ich nur einen kleinen Überblick geben. Ausführliche Informationen zu den Nadelholz-Ölen finden Sie beispielsweise in dem sehr empfehlenswerten Buch *Waldmedizin* (siehe Anhang).

Die meisten Nadelholz-Öle der Kiefern, Fichten oder Tannen enthalten überwiegend Monoterpene und haben viele gemeinsame Eigenschaften: antibakteriell, entzündungshemmend, durchblutungsfördernd, erwärmend, schmerzlindernd, schleimlösend, auswurffördernd. Darauf beruhen die lange bekannten, wohltuenden Effekte vieler traditioneller Einreibemittel bei Gelenk- und Rückenschmerzen und bei Erkrankungen der oberen Atemwege. Sie aktivieren auch den Selbstreinigungsmechanismus des Schleimhautepithels, sind abwehrstärkend, antitumoral, antiallergisch und vitalisierend. Ihre wunderbar stimmungsaufhellende Wirkung geht sicher darauf zurück, dass Nadelholz-Öle die meisten Menschen an einen erholsamen Waldspaziergang erinnern, bei dem der Alltagsstress mit jedem tiefen Atemzug wie von selbst mehr und mehr abgefallen ist. Daher werden diese Öle sehr gerne zur Raumbeduftung, in Saunen und Willkommensräumen eingesetzt. Egal ob Hotel, Büro oder Pflegeeinrichtung – sie sind einfach beliebt. Zudem stammen die meisten von ihnen aus europäischer Produktion, sind also auch ökologisch gut vertretbar, denn sie werden aus dem Bruchholz der Forstwirtschaft gewonnen und erweitern so sinnvoll die Wertschöpfungskette.

Zu den Nadelholz-Ölen gehören die Öle folgender Koniferen:

- Atlaszeder *(Cedrus atlantica)*, auch nur Zeder genannt.
- Douglasie *(Pseudotsuga menziesii)*
- Edeltanne sibirisch *(Abies sibirica)*, auch Sibirische Tanne; fälschlich oft unter »Sibirische Fichte« im Handel.
- Fichte, Gemeine Fichte *(Picea abies)*, auch unter dem irreführenden Volksnamen »Rottanne« bekannt.
- Kiefer, Waldkiefer, Gemeine Kiefer, Föhre *(Pinus sylvestris)*
- Lärche *(Larix decidua)*
- Latschenkiefer *(Pinus mugo)*
- Meer-Kiefer *(Pinus pinaster)*
- Riesentanne *(Abies grandis)*
- Wacholder *(Juniperus communis)*
- Weißtanne *(Abies alba)*
- Zirbelkiefer *(Pinus cembra)*

Botanisch gehören all diese Nadelhölzer zur Ordnung der Koniferen (Coniferales oder Pinales). Am Beispiel der Verwechslung zwischen der Sibirischen Tanne (Edeltanne sibirisch, *Abies sibirica*) und der Sibirischen Fichte *(Picea obovata)* zeigt sich wieder einmal, wie wichtig der botanische Name ist: *Abies* = Tanne, *Picea* = Fichte. *Abies* besagt, der Baum gehört zur Gattung der Tannen, *Picea* zu den Fichten.

Kiefernnadelöl – die Batterien wieder auffüllen

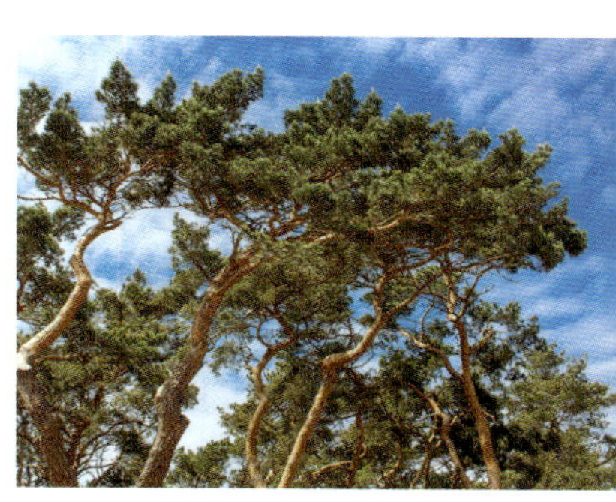

Exemplarisch und stellvertretend für die anderen monoterpenhaltigen Nadelholz-Öle will ich hier das Nadelöl der Gemeinen Kiefer, auch Waldkiefer oder Föhre genannt, vorstellen. Die Nadelholz-Öle sind sich im Großen und Ganzen ähnlich und doch unterschiedlich im Duft. Alle aufzuführen, sprengt den Rahmen des Buches. Zudem zählt das Kiefernnadelöl neben dem Zirbelkiefernöl zu den beliebtesten »Walddüften«.

Stellen Sie sich einen warmen Tag in einem sonnendurchfluteten Kiefernwald vor. Sie atmen tief durch, spüren die Ruhe und das wunderbare Gefühl, mit der Natur eins zu sein. Sie fühlen sich wohl und gestärkt, so als würden ihre Batterien wieder aufgeladen. Der Alltag fällt von Ihnen ab, Ruhe und Klarheit kommen in Ihre Gedanken. Dabei wird auch das Immunsystem aktiviert – nachweislich!

Gutes für Haut und Psyche

Das vitalisierende Öl mobilisiert nicht nur die körperlichen, sondern auch die seelischen Abwehrkräfte sowie das Selbstvertrauen. Es sorgt für eine optimistische Grundstimmung und bringt eine gebeutelte Seele auf Vordermann, gerade wenn sie sich mutlos, schwach und erschöpft fühlt. Sanft füllt es die Batterien wieder auf, sorgt für mehr geistige Klarheit und für Durchsetzungskraft, während das Immunsystem gestärkt wird und das Stressgefühl sich verabschiedet. Aber das ist noch nicht alles.

Das Öl hat kortisonähnliche, schmerzstillende, entzündungshemmende und antiallergische Eigenschaften (die alle auf die Pinene zurückgehen). Besonders in Kombination mit Atlaszedernöl (siehe Seite 160) ist es ist hilfreich bei Husten, Bronchitis sowie bei allergischem Schnupfen.

Der hohe Anteil an Monoterpenen führt dazu, dass das Öl in höheren Dosierungen leicht hautreizend wirkt. Ich mische es gerne 3:1 mit dem sanften Atlaszedernöl. Dieses Duo ergänzt sich fantastisch und hilft Groß und Klein, Jung und Alt. Diese hautfreundliche Mischung ist besonders hilfreich bei Husten, Schmerzen, Traurigkeit oder Mutlosigkeit. Sie können es auch mit dem Öl der Sibirischen Tanne, Benzoe und Cineol-haltigen Ölen wie Myrte oder Cajeput ergänzen. Dann sind Sie für den Winter beziehungsweise für harte Zeiten gewappnet. In geringen Dosierungen – auch als

Raumduft – verleiht es einen Zustand »ruhevoller Wachheit«. Es hilft gegen Unruhe, seelische Tiefs und Lustlosigkeit und fördert subtil Heilungsprozesse.

Kiefernnadelöl (Waldkiefer, Föhre)

Botanischer Name:	*Pinus sylvestris*
Pflanzenfamilie:	Kieferngewächse (Pinaceae)
Gewinnung:	Wasserdampfdestillation der Zweige
Duft:	frisch, »grün«, würzig-waldig
Mischt sich gut mit:	Atlaszeder, Benzoe, Cajeput, Myrte, Sibirischer Tanne.

Nadelholz-Öle – variantenreich

Zu den »Walddüften« gehören auch die Öle von Atlaszeder und Sibirischer Edeltanne. Diese Öle sind jedoch nicht oder nicht so stark von Monoterpenen geprägt. Stattdessen enthält das Atlaszedernöl überwiegend Sesquiterpene, das Edeltannenöl sibirisch einen beträchtlichen Anteil an Monoterpen-Estern. Das macht sie sehr hautfreundlich. Eine weitere Besonderheit des Atlaszedernöls ist, dass es aus dem Holz oder aus Holzspänen destilliert wird und nicht aus den nadeligen Zweigen wie die anderen Koniferen-Öle.

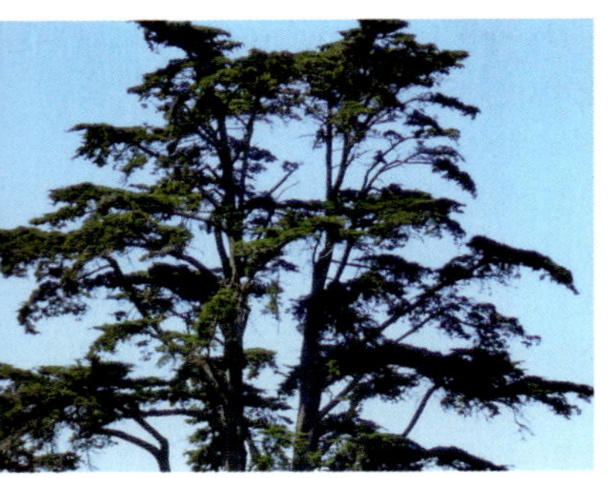

Atlaszedernöl – sanft und kraftvoll zugleich

Die Zeder oder Atlaszeder *(Cedrus atlantica)* wird bis zu 30 m hoch. Aus dem Holz dieses imponierenden Baums gewinnt man ein wunderbares, sanftes Öl, das sowohl die Haut als auch die Seele pflegt und schützt.

Was ist das Besondere am Atlaszedernöl? Sein Duft wird von den verträglichen Himalachenen geprägt, einer Gruppe von Sesquiterpenen. Das hautpflegende Öl ist ein Schutzschild für die Haut, denn hier kann es die Ausschüttung von Histamin – von dem viele wissen, dass es bei allergischen Reaktionen eine Rolle spielt – verringern. Es bringt möglicherweise auch etwas Ordnung in die Gehirnchemie: Histamin ist auch ein Neurotransmitter, der indirekt unser emotionales Verhalten beeinflusst. So wirkt das Öl leicht harmonisierend auf unser Gefühlsleben ein. Bei Mutlosigkeit oder Selbstzweifeln wirkt es aktivierend und ermutigend, verleiht Selbstvertrauen und Kraft, während es bei übermäßiger Erregbarkeit und inneren Spannungen beruhigt. Dieses mild angstlösende und harmonisierende Öl lässt sich je nach Situation mit allen Ölen mischen, seien es anregende oder entspannende Öle. Es genügt dabei immer eine sehr geringe Dosierung, sonst wird sein Duft sehr dominant. Es eignet sich besonders gut bei stressbedingten Erkrankungen und seelischem Ungleichgewicht, oder einfach zum Wohlfühlen. In Aromalampen, Bädern, Körper- und Massageölen ist es gut anzuwenden.

Für alle Altersstufen und Lebensbereiche

Alle profitieren von diesem »Holzöl«: ob Kinder oder Erwachsene, kranke oder alte Menschen (Altenpflege, Krankenhaus, Palliativmedizin).

Kinderseelen sind sehr empfindsam und einschneidende Erlebnisse können sie zutiefst verunsichern. Das Öl schenkt Kraft und Geborgenheit und ist beinahe wie eine »innere Umarmung«, vor allem in der Kombination mit Benzoe, Mandarine, Neroli, Rose oder Rosengeranie.

Das Öl hilft, in Krisenzeiten ruhig zu bleiben, und spendet auch Sterbenden Mut für den letzten Weg, zum Beispiel mit Benzoe und/oder Rose gemischt.

Wie die Psyche, so die Haut

Atlaszedernöl ist ein universell einsetzbares haut- und schleimhautpflegendes Öl, es ist buchstäblich Balsam für eine gestresste Haut mit ihren spezifischen Problemen und ein Multitalent, um jeden Hauttyp und jeden Hautzustand zu harmonisieren. Das Öl fördert die Regeneration der Haut, insbesondere der empfindlichen, reifen Haut, der Altershaut oder der atrophischen Haut mit ihrem epidermalen und dermalen Gewebeschwund.

Das Öl hat sich bewährt bei Hautproblemen wie Hautekzemen sowie entzündlicher, juckender und irritierter Haut und hat außerdem antiallergische Eigenschaften. Es ist besonders hilfreich bei allergischem Schnupfen in Kombination mit Pinen-haltigen Ölen (also den anderen Nadelholz-Ölen, siehe Seite 157). Aber auch bei Husten, Bronchitis und Asthma bronchiale ist Atlaszedernöl hilfreich, denn es hat antibakterielle, entzündungshemmende, auswurffördernde und schleimlösende Eigenschaften.

Es ist außerdem eine große Hilfe für die »seelisch Dünnhäutigen«, denen alles unter die Haut geht.

Dieses Öl sollte in keiner Ätherische-Öle-Grundausstattung fehlen, dabei muss aber bedacht werden, dass der Verbrauch gering ist und seine Haltbarkeit ebenso. Aus Nachhaltigkeitsgründen empfehle ich Ihnen daher, auf fertige Aromamischungen zurückzugreifen.

⚠ *Unter der Bezeichnung »Zedernholzöl« werden verschiedene ätherische Öle aus ganz unterschiedlichen Pflanzenarten geführt, denn im englischsprachigen Raum werden etliche immergrüne Nadelbäume als* cedar *bezeichnet, und das wird häufig falsch mit »Zeder« übersetzt – zum Beispiel auch der Thujabaum, dessen Öl sehr problematisch ist. Die Öle dieser ganz unterschiedlichen, unter* cedar *laufenden Baumarten haben aber selbstverständlich völlig unterschiedliche Eigenschaften.*

Beachten Sie also: Nur der lateinische Name Cedrus atlantica *schafft Klarheit. Aus eben diesem Grund hat die Ätherische-Öle-Welt das bisher unter dem Namen Zedernholzöl bekannte Öl umgetauft in Atlaszedernöl.*

Atlaszedernöl

Botanischer Name:	*Cedrus atlantica*
Pflanzenfamilie:	Kieferngewächse (Pinaceae)
Gewinnung:	Wasserdampfdestillation der Holzspäne
Duft:	weich, süßlich, holzig
Mischt sich gut mit:	allen anderen ätherischen Ölen, insbesondere Benzoe, allen Nadelholz-Ölen, Neroli, Rose, Rosengeranie, Rosmarin, Zitrusölen.

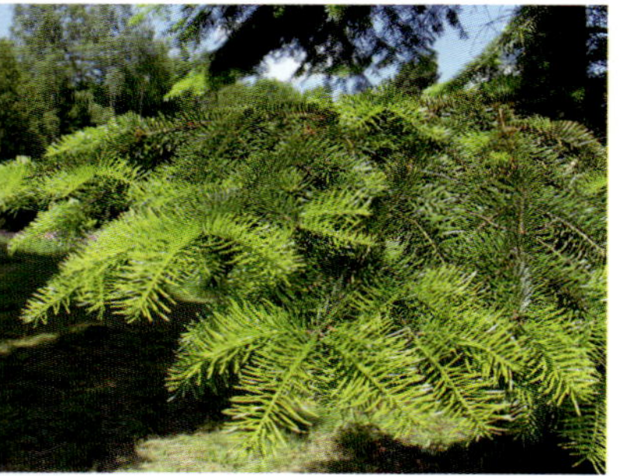

Edeltannennadelöl sibirisch (Sibirisches Tannennadel-Öl) – mit entspannenden Estern

Die Sibirische Edeltanne oder Sibirische Tanne gehört zu den esterhaltigen Nadelholz-Ölen (siehe oben). Ihre Heimat ist Sibirien. Der sanfte Riese – der Baum wird bis zu 60 m hoch – muss unter härtesten Bedingungen überleben. Aber selbst Eiseskälte und gewaltige Schneemassen lassen ihn nicht zusammenbrechen. Der Lebenswille des Baumes ist beeindruckend.
Das Öl der Zweige hat es in sich! Für mich vermittelt es die Kraft des Sich-Wiederaufrichtens und die Kraft des Nachgebens zugleich. Das Öl zeichnet sich durch einen hohen Gehalt an einem entspannend wirkenden Ester, dem Bornylacetat, aus. Er schenkt dem Öl den wunderbaren »Tannenduft«, der den anderen Koniferenölen weitgehend fehlt. Dieser entspannende und entkrampfende Inhaltsstoff macht das Öl, in Kombination mit vitalisierenden Monoterpenen, so einzigartig und hautverträglich.

Doch seien Sie aufmerksam beim Kauf! Bornylacetat kann sehr preiswert synthetisch hergestellt werden. Dieser künstliche »Fichtennadelduft« wandert in Badepräparate, Sprays, Seifen, Saunaaufgüsse, Raumsprays oder endet als künstliches »Fichtennadelöl«.

Beeindruckend sind auch die entzündungshemmenden und schmerzstillenden Eigenschaften dieses Öles. Ebenso besitzt es schleimlösende und auswurffördernde Eigenschaften und es wirkt antibakteriell – eine ideale Kombination bei Atemwegserkrankungen und -infekten.

Gemischt mit Benzoe ist es vor allem für Kinder ein wunderbares, wirksames und wohlriechendes Öl. Die Sibirische Tanne gemeinsam mit der kraftvollen Atlaszeder (1:1) ist ebenfalls eine geniale, seelisch stärkende Mischung.

Gutes für die Psyche

Ob Groß oder Klein, ob Alt oder Jung: Alle profitieren von dem Öl dieses Baumes. Es wirkt stresslösend, nervenstärkend, hilft bei seelischem Ungleichgewicht, schenkt Kraft, Selbstvertrauen und Durchhaltevermögen.

Seine stärkend-entspannenden Eigenschaften können helfen, die Atmung zu vertiefen und zu intensivieren, während sich die Atemmuskulatur entkrampft. Besonders bewährt hat es sich daher bei Stress, der sich auf die Atmungsorgane schlägt.

Hautpflege

Das hautverträgliche Öl eignet sich gut für die Hautpflege sowie bei entzündlicher Haut oder Aknehaut. Bei Muskelverspannungen ist es äußerst beliebt für Einreibungen und Massagen. Außerdem ist es hervorragend geeignet zur unterstützenden Pflege bei Atemwegserkrankungen, Husten und Bronchitis (auch bei Kindern) und kann auch prophylaktisch bei Neigung zu Bronchitis und chronischer Bronchitis eingesetzt werden.

⚠ *Edeltannennadelöl sibirisch ist oft als »Fichtennadelöl« oder »Fichtennadelöl sibirisch« im Handel. Achten Sie hier auf die angegebene Stammpflanze: Fichtennadelöl darf auch von anderen Koniferenarten gewonnen werden, beispielsweise von* Picea abies, *der Fichte und anderen* Picea- *und* Abies-*Arten. Falsch ist hingegen, wenn* Picea obovata – *botanisch Sibirische Fichte – als Stammpflanze angegeben wird. Aus ihr wird kein ätherisches Öl gewonnen.*

Edeltannennadelöl sibirisch (Sibirische Tanne, Fichtennadel)

Botanischer Name:	*Abies sibirica*
Pflanzenfamilie:	Kieferngewächse (Pinaceae)
Gewinnung:	Wasserdampfdestillation der Zweige
Duft:	balsamischer, waldiger Tannenduft
Mischt sich gut mit:	Benzoe, Zeder, allen Nadelholz-Ölen, Zitrusölen.

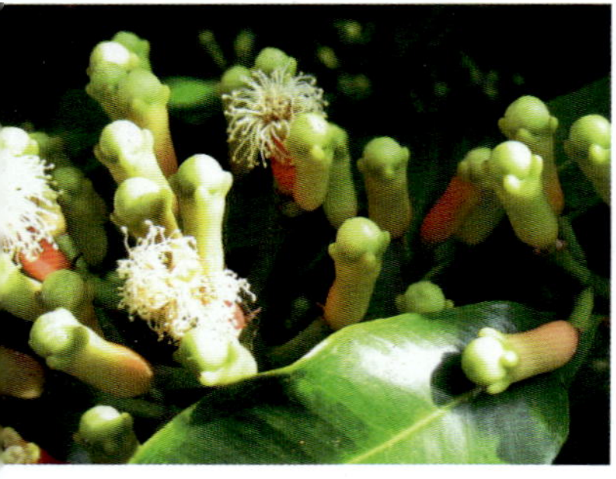

Nelkenknospenöl – die »Blüten der Götter«

Die Nelkenknospe gehört zu den bekanntesten Gewürzen und ist ein wertvolles Heilmittel. Aus den getrockneten Blütenknospen des Gewürznelkenbaums wird ein vielseitiges ätherisches Öl mit einem enormen Wirkspektrum gewonnen, ob in Parfüms, zum Wohlfühlen oder zum Heilen. In der tibetischen Medizin wurden Nelken als »Blüten der Götter« bezeichnet, denn ihr Öl ist hochwirksam gegen unterschiedlichste Erkrankungen. Dieses Öl ist hauptsächlich durch Eugenol, beta-Caryophyllen und Eugenylacetat geprägt. Dieser Dreiklang prägt den warmen, verführerischen Duft und macht das vitalisierende, stark durchblutungsfördernde Öl so heilsam. Es ist ein Spezialist gegen Keime, Viren, Pilze, Schmerzen und Entzündungen.

Außerdem ist das Öl ist ein ausgezeichneter Anti-Mückenduft und zudem hilfreich bei Krätze, vor allem in Kombination mit Rosengeranie und/oder Palmarosa.

Stark gegen Entzündungen im Mundraum

Nelkenknospenöl ist ein Spezialist gegen Entzündungen im Mund- und Rachenraum, bei bakteriell bedingtem Mundgeruch, bei Zahnfleischschwellungen oder Zahnschmerzen. In niedrigsten Dosierungen kann es somit im Schleimhautbereich angewendet werden und hat sich auch für das Ölziehen (siehe Seite 308) bewährt.

Stark gegen Schmerzen

Die schmerzstillenden Eigenschaften sind beeindruckend. Eugenol wirkt bereits für sich entzündungshemmend und schmerzstillend. In der Kombination mit Eugenylacetat ist das Öl noch wirkstärker. Der Inhaltsstoff Eugenylacetat ist ähnlich wirksam wie der stark schmerzstillende Wirkstoff Indometacin[18]. Jedoch muss bei Nelkenknospenöl bei allen Hautanwendung auf sehr niedrige Dosierungen geachtet werden. In Kombination mit Lavendel oder anderen hautverträglichen Ölen wird es auch in Schmerzmischungen gegen Gelenkschmerzen und Muskelverspannungen verarbeitet. Nelkenknospenöl zählt zu den therapeutischen Ölen. Als Laie müssen Sie sich exakt an die angegeben Dosierungen halten!

Wohltat für die Seele

In der chinesischen Medizin gilt Nelkenöl als starkes Yang-Tonikum, denn das anregende Öl stärkt bei Energielosigkeit und Schwächezuständen. Durch seine seelisch aufhellenden, stark erwärmenden und vitalisierenden Eigenschaften führt es uns aus Mutlosigkeit, Traurigkeit und Ängsten und ist dann ein echtes Wohlfühlöl.

Inhaltsstoffe wie Eugenol *gehören zu den* am stärksten wirksamen Inhaltsstoffen überhaupt. Daher ist das Öl selbst in geringer Dosierung hilfreich. *Das billigere Nelkenblätteröl ist stärker hautreizend und hat ein kleineres Wirkspektrum, darf also nicht verwechselt werden.*

Nelkenknospenöl, Gewürznelkenöl

Botanischer Name:	*Syzygium aromaticum*
Pflanzenfamilie:	Myrtengewächse (Myrtaceae)
Gewinnung:	Wasserdampfdestillation der getrockneten Knospen
Duft:	warm-würzig, »heimelig«
Mischt sich gut mit:	Kamille römisch, Lavendel, Palmarosa, Rosengeranie.

Neroliöl – große Hilfe für verletzte Haut und Seele

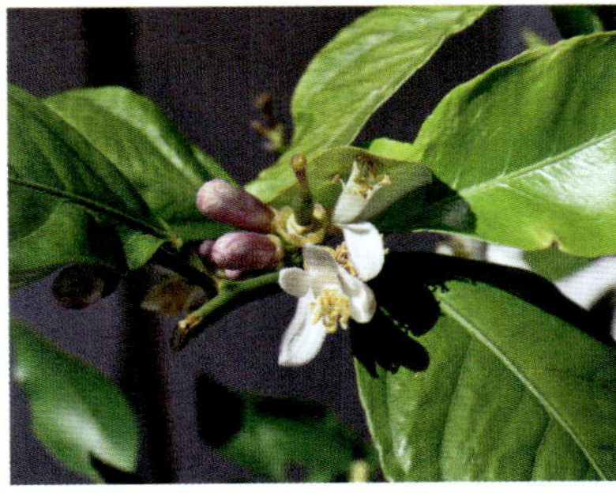

Neroliöl gehört zu den duftenden Highlights in der Welt der Naturkosmetik. Das kostbare Öl ist sehr teuer, da man rund 1000 kg Orangenblüten pflücken muss, um ca. 1 kg Neroliöl zu erhalten. Im Unterschied zu den Zitrusölen werden die Blüten destilliert und nicht die Schalen der Früchte.

Das Öl ist mit seinen mehr als 400 Inhaltsstoffen sehr komplex. Schon in geringen Dosierungen ist es äußerst effektiv, unterstützt zahllose Stoffwechselfunktionen und stößt Selbstheilungskräfte an.

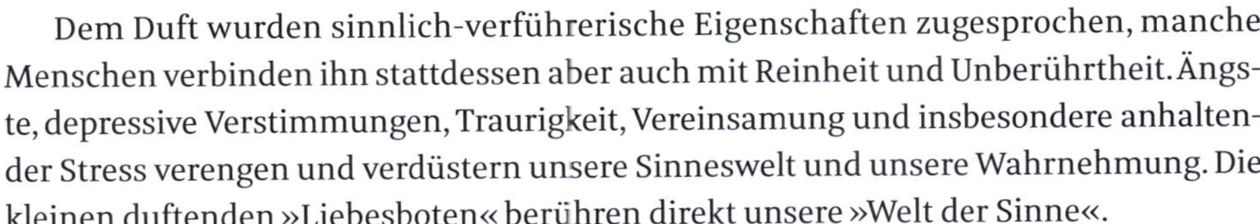

Dem Duft wurden sinnlich-verführerische Eigenschaften zugesprochen, manche Menschen verbinden ihn stattdessen aber auch mit Reinheit und Unberührtheit. Ängste, depressive Verstimmungen, Traurigkeit, Vereinsamung und insbesondere anhaltender Stress verengen und verdüstern unsere Sinneswelt und unsere Wahrnehmung. Die kleinen duftenden »Liebesboten« berühren direkt unsere »Welt der Sinne«.

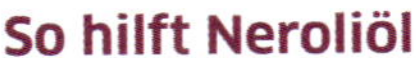

So hilft Neroliöl

Neroli ist schon in geringen Dosierungen in der Lage, unsere Sinne zu öffnen, und es vermittelt Lebensfreude. Es ist eines der wirksamsten Öle gegen depressive Verstimmungen, diffuse Ängste, Trauer und Kummer – vor allem wenn sie sich auf das Gemütszentrum Herz in Form von Herzbeschwerden niederschlagen. Besonders beeindruckend sind auch die stressregulierenden Eigenschaften von Neroliöl. Depressive Verstimmungen gehen oft mit einer gestörten Stressregulation einher. In einer Studie mit Frauen nach der Menopause konnte gezeigt werden, dass das Einatmen einer Aromamischung, die Neroli enthält, den Blutdruck senkt, Stress reduziert sowie Stimmung und Pulsfrequenz verbessert[19].

Neroliöl hat sich auch bei Schockzuständen bewährt. Die Anwendung eines Riechstifts (siehe Seite 271) ist hier hilfreich, aber auch Duftmischungen mit dem teuren Neroliöl sind wirkstark. Dieses besonders hautfreundliche, grandiose Öl ist auch ein Spezialist gegen Bakterien und Viren sowie wirksam bei akuten und chronischen Entzündungen. Es unterstützt den Heilungsprozess und die Selbstheilungskräfte, da es Ängste löst.

Starkes Öl für Babys, Kinder, Schwangere …

Unruhezustände und Angstattacken bei Babys und Kindern werden erfolgreich mit Neroli bekämpft. Neroli ist auch ein starkes Öl für traurige Kinderseelen. Bei Kummer, Mutlosigkeit oder Orientierungslosigkeit helfen sanfte Streicheleinheiten mit dem sehr stark verdünnten Öl. In Mischungen fördert es seelische Stabilität und Selbstvertrauen. Wie ein schützender Duftmantel umhüllt es das Kind und schenkt ihm Geborgenheit. Auch Müttern nach der Niederkunft hilft es, den neuen Weg zu gehen. Später dann können die Eltern mit seiner Hilfe frohen Mutes den Auszug der Nachkommenschaft aus dem gemeinsamen Heim begleiten.

Aber auch der letzte Weg, das Abschiednehmen, wird für Angehörige mit Neroliöl leichter.

Gutes für die Haut

Was so gut für die Seele ist, hilft auch der Haut. Gerade die Gesichtshaut, Hals und Dekolleté profitieren von dem Öl. Edle Mischungen mit Rose, Sandelholz oder Benzoe glätten eine sorgenvolle Stresshaut und helfen ihr auf die Sprünge.

Verwenden Sie eine 10 %-Mischung in Jojobawachs, wenn Sie eigene Kosmetiköle oder Cremes mit dem Duft herstellen wollen. Diese Verdünnungen gibt es auch im Handel und sie sind besonders effizient.

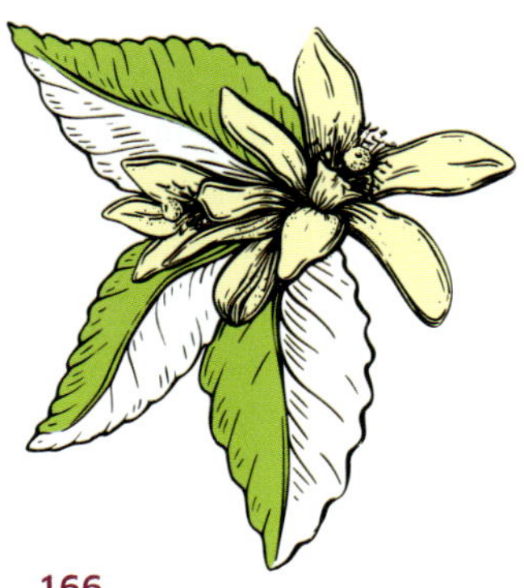

Neroliöl (Bitterorange, Pomeranze)

Botanischer Name:	*Citrus aurantium*
Pflanzenfamilie:	Rautengewächse (Rutaceae)
Gewinnung:	Wasserdampfdestillation der Blüten
Duft:	krautig-blumig kraftvoll-sanft
Mischt sich gut mit:	Benzoe, Lavendel, Mandarine, Orange, Rose, Rosengeranie, Sandelholz, um nur einige zu nennen.

Niaouliöl – dem Cajeputöl sehr ähnlich

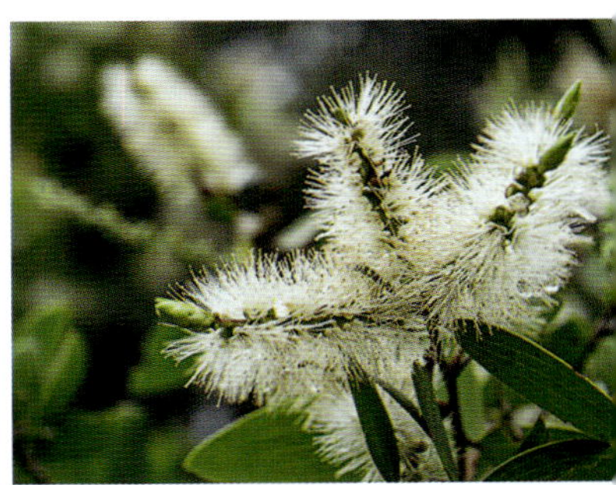

Niaouliöl hat einen eukalytusartigen Duft, der vom Cineol herrührt, und ist dem Cajeputöl (Seite 131) sehr ähnlich. Spuren von Schwefel- und weiteren Verbindungen verursachen einen etwas unangenehmen Geruch, sind aber in Kombination mit den anderen Inhaltsstoffen hochwirksam gegen pathogene Keime und Viren.

Hilfreich bei Erkältungskrankheiten

Die große Bedeutung des Niaouliöls liegt in seinen stark antiviralen, antibakteriellen, entzündungshemmenden, schleimlösenden und auswurffördernden Eigenschaften. Wenn bei Erkältungen oder grippalen Infekten eine zunächst virale Erkrankung sich durch eine bakterielle (Super-)Infektion, gepaart mit Entzündungen, verschlimmert, kann Niaouli auf ganzer Breite eingreifen. Außerdem lässt sich ein geschwächtes Immunsystem wieder aufmöbeln.

Stark gegen Haut- und Schleimhautprobleme

Niaouliöl ist hochwirksam bei bakteriellen Infektionen wie Ulzerationen, Abszessen oder Furunkeln. Außerdem fördert es die Wundheilung und die Narbenbildung, da es gewebestimulierend wirkt, und wird auch zur Hautpflege nach Strahlenbehandlungen erfolgreich eingesetzt. Niaouliöl ist auch ein Spezialist gegen unterschiedliche Keime und Entzündungen im Mundraum: Es stärkt und pflegt die Mundschleimhaut und sorgt für eine gute Keimbesiedelung.

Auch bei allen entzündlichen Erkrankungen im Intimbereich sowie bei Vaginalmykosen ist die Hautpflege mit dem entzündungshemmenden und wundheilenden Niaouli sehr wirksam.

Gut für die Psyche

Das belebende und vitalisierende Niaouliöl fördert die Rekonvaleszenz. Es hilft gegen Mutlosigkeit, Schwächezustände, seelische Schieflage und Angst.

Niaouliöl

Botanischer Name:	*Melaleuca quinquenervia*
Pflanzenfamilie:	Myrtengewächse (Myrtaceae)
Gewinnung:	Wasserdampfdestillation der Blätter und Zweige
Duft:	krautig-eukalyptusartig
Mischt sich gut mit:	Cajeput, Lavendel, Manuka, Rosengeranie.

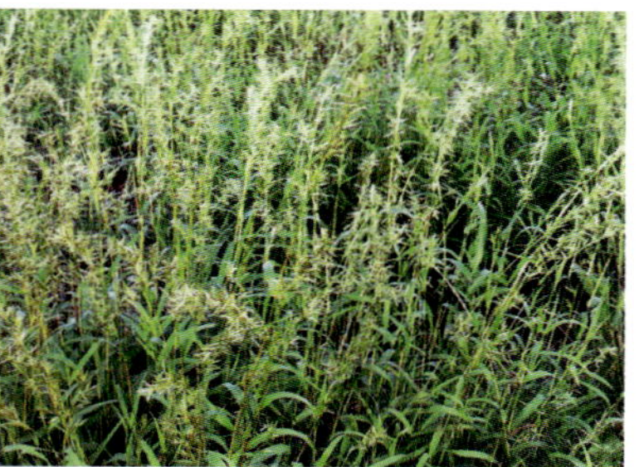

Palmarosaöl – pflegt Haut, Herz und Immunsystem

Das Palmarosaöl wird aus einem Süßgras gewonnen, das in Indien beheimatet ist. In der Pflegetherapeutischen Aromakultur wird dieses Öl mit seinem zarten, wenig spektakulären Duft immer mehr zum heimlichen Star. Zu Recht, denn es ist ein besonders hautfreundliches Öl und gleichzeitig ein Kraftpaket an hochwirksamen Inhaltsstoffen. Der dezente Duft wird gerade von duftempfindlichen Menschen als sehr angenehm wahrgenommen. Er passt sich gut anderen Ölen an.

So hilft es dem Körper und der Haut

Der hohe Anteil an Geraniol wirkt regulierend und ausgleichend auf das Immun- und das Herz-Kreislauf-System. Außerdem wirkt das Öl antimikrobiell, ist hochwirksam bei Pilzinfektionen der Haut, fördert die Hautregeneration sowie ein gesundes Hautmikrobiom und bringt das Hautimmunsystem auf Trab. Prophylaktisch in Mischungen verwendet, macht es die Haut widerstandfähiger. Es ist daher hilfreich bei Haut-, Fuß- und Scheidenpilz. In Fußpflegeöle gemischt, profitiert auch der diabetische Fuß vom Palmarosaöl.

Es ist ein ideales Öl für empfindliche Haut, die zu unterschiedlichsten Hautproblemen neigt, und ist universell verwendbar für alle Altersstufen und Hautzustände. Eindrucksvoll sind die Erfolge, vor allem in der Altenpflege, in Kombination mit nativen Pflanzenölen. Palmarosaöl ist ein wertvolles und zugleich preisgünstiges Öl. Darüber hinaus ist dieses hautpflegende Öl hochwirksam gegen Krätze und schützt vor Mücken.

So hilft es der Seele

Palmarosa wirkt tonisierend, das heißt, ein Zustand natürlicher Spannung wird herbeigeführt. Nervöse und unruhige Menschen werden ruhiger, während lustlose Menschen aktiver werden. Es wirkt ausgleichend auf das Nervensystem und hilft, Stress abzubauen, da es regulierend auf eine übermäßige Stresshormonproduktion einwirken soll.

Kleiner Tipp: *Meine* Süße Rose *ist etwas ganz Besonderes. Ich mische 1 Teil Rose (10 %), 2 Teile Rosengeranie und 3 Teile Palmarosa zusammen. Diese Mischung ergibt einen angenehmen Duft, der leicht an Rosenduft erinnert – ich nenne ihn* Süße Rose. *Auch Menschen, die Rosenöl nicht so mögen, finden schnell Zugang zu diesem leichteren Duft. Die* Süße Rose *hat sich auch in der Hospizarbeit und für Angehörige bewährt.*

Palmarosaöl

Botanischer Name:	*Cymbopogon martinii*
Pflanzenfamilie:	Süßgräser (Poaceae)
Gewinnung:	Wasserdampfdestillation des Grases
Duft:	unspektakulär; zart, rosig mit grasigem Unterton
Mischt sich gut mit:	Atlaszeder, Benzoe, Lavendel, Minz-Ölen, Rose, Rosengeranie, Sandelholz, Ylang-Ylang, Zitrusölen.

Patchouliöl – Schutzöl für Haut und Psyche

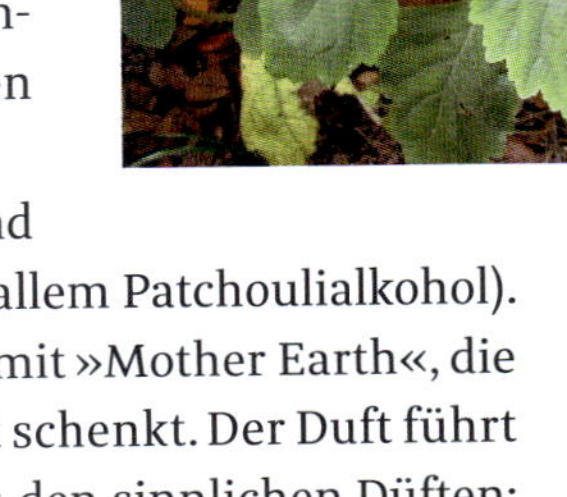

An diesem typisch indischen Duft scheiden sich die Geister. In großer Verdünnung jedoch riecht dieser schwere, exotische Duft sehr frisch und sauber. Das Öl hält sich viele Jahre, wobei der Duft sogar besser wird. In seiner heißen Heimat wird Patchouli besonders wegen seiner stark insektenabweisenden, hautpflegenden und seelisch schützenden Eigenschaften geschätzt.

Patchouliöl besteht praktisch ausschließlich aus den haut- und seelenpflegenden Sesquiterpenen und Sesquiterpenolen (vor allem Patchoulialkohol). Ein Geruchstoffchemiker aus Bangladesch verglich Patchouli mit »Mother Earth«, die uns schützend umhüllt und uns Geborgenheit und Sicherheit schenkt. Der Duft führt uns symbolisch zu unserer eigenen Mitte. Patchouli gehört zu den sinnlichen Düften: Wir lernen damit wieder, unsere Sinne zu spüren.

Gutes für die Haut

Patchouli ist ein exzellentes Hautpflegeöl. Seine Eigenschaften erinnern ein wenig an Sandelholz- (siehe Seite 179) und Karottensamenöl (siehe Seite 140). Das Öl fördert den Reparaturmechanismus der Hautzellen, schützt vor freien Radikalen und hilft der Haut, länger ihre Elastizität und Jugendlichkeit zu bewahren. Sehr bewährt hat es sich bei trockener, gereizter und juckender Haut und Kopfhaut, sowie unterstützend bei der Therapie von chronischen Hauterkrankungen wie Psoriasis, Ekzemen und Neurodermitis.

Patchouli gehört zu den wenigen Ölen, deren Duft mit zunehmendem Alter schöner und runder wird.

Tipp: *Verwenden Sie Patchouliöl in einer niedrigen Dosierung! 0,5 ml Patchouli (ca. 15 Tropfen) geben Sie in ein 10 ml-Fläschchen und füllen es mit Jojobawachs auf. In starker Verdünnung wirkt sein tiefer Duft frisch und auch für viele Patchouli-Neulinge oder Patchouli-Muffel angenehm.*

Das Öl ist ein ausgezeichneter Fixateur. Das heißt, es erhöht die Beständigkeit einer Aroma- oder Parfümmischung, da es die Verdunstung der unterschiedlichen Düfte verlangsamt.

Patchouliöl

Botanischer Name:	*Pogostemon cablin*
Pflanzenfamilie:	Lippenblütler (Lamiaceae)
Gewinnung:	Wasserdampfdestillation der Blätter
Duft:	exotisch, erdig, tief rauchig-frisch
Mischt sich gut mit:	Atlaszeder, Jasmin, Nelke, Rose, Sandelholz, Tonka, Ylang-Ylang, Zitrusölen.

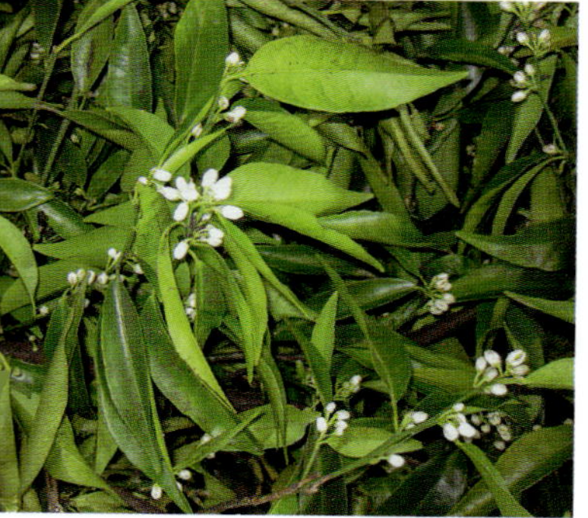

Petit-grain-Öl – Entspannung pur

Das relativ preiswerte Petit-grain-Öl fristet zu Unrecht ein Schattendasein in der Aromakosmetik. Das Öl wird gewonnen aus jungen Blättchen, Zweigen und ganz kleinen Früchtchen von Zitrus-Arten. Es hat einen stark krautig-holzigen, kräftig-herben, warmen Duft, der sich erst in großer Verdünnung entfaltet und ganz schwach an Neroliöl erinnert.

Dieses wertvolle Öl wird von den Leitsubstanzen Linalyacetat und Linalool geprägt und hat daher ähnliche Eigenschaften wie

Lavendelöl, aber es ist noch entspannender. Außerdem wirkt es seelisch aufhellend und glättet negative Gefühle, lindert Reizbarkeit, Nervosität, Angst- und Unruhezustände. Es senkt leicht einen stressbedingten Bluthochdruck, mildert Schlafstörungen und fördert die Schlafqualität. Petit-grain hilft unter anderem eine stressbedingt schmerzende Rückenmuskulatur zu entkrampfen und eignet sich ausgezeichnet in Massageöl-Mischungen, wie beispielsweise mit Bergamotte und Orange, ohne dabei wie Letztere hautreizende Inhaltsstoffe zu besitzen. Es ist ein geniales Öl, das mehr Aufmerksamkeit verdient, denn es streichelt die Seele und hilft uns dabei, abzuschalten. Das entspannende und komplexe Öl gibt gleichzeitig viel Kraft, wenn »die Akkus leer sind«.

Gutes für die Haut

Das sehr verträgliche Öl eignet sich ausgezeichnet für die Hautpflege. Es beruhigt die irritierte, entzündliche Stresshaut und sorgt für ein gesundes Hautmikrobiom.

Sein krautiger Duft schenkt vielen Mischungen eine aparte Note und eignet sich gut für kraftvoll-herbere Rezepturen, sei es im Rasier- oder im Gesichtswasser.

Petit-grain-Öl (Bitterorange, Pomeranze)

Botanischer Name:	*Citrus aurantium*
Pflanzenfamilie:	Rautengewächse (Rutaceae)
Gewinnung:	Wasserdampfdestillation
Duft:	krautig-herb, frisch
Mischt sich gut mit:	Bergamotte, Orange.

Ravintsaraöl – stark gegen Viren

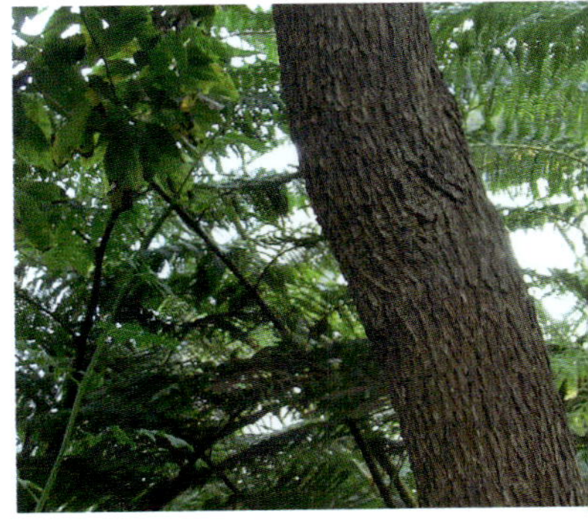

Und wieder haben wir einen Kampferbaum, dessen Heimat nun die Insel Madagaskar ist. Die Blätter dieses Kampferbaums produzieren vor allem Cineol. Das hautpflegende, anregende und kraftvolle Öl hat große Ähnlichkeit mit dem klassischen Eukalyptusöl. Es lässt seelisch und körperlich tief durchatmen: Da es hochwirksam gegen Viren und Bakterien ist, ist es ein Spezialist bei Atemwegserkrankungen. Darüber hinaus ist das Öl ein starkes Nerventonikum, insbesondere für Situationen, wenn man seelisch »die Nase voll« hat.

Ravintsaraöl (Kampferbaum)

Botanischer Name:	*Cinnamomum camphora* Ct. Cineol
Pflanzenfamilie:	Lorbeergewächse (Lauraceae)
Gewinnung:	Wasserdampfdestillation der frischen Blätter
Duft:	frisch, medizinisch, an Eukalyptus erinnernd
Mischt sich gut mit:	Atlaszeder, Benzoe, Zitrusölen.

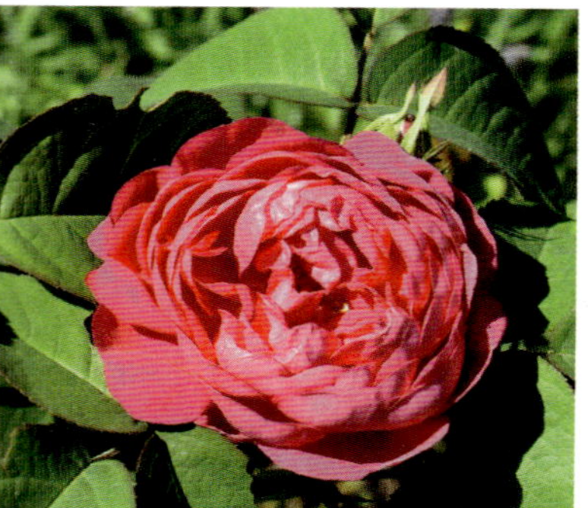

Rosenöl – berührt Haut, Herz und Seele

Mit kaum einer anderen Blume haben sich so viele Dichter befasst wie mit der Rose. Sie war schon immer ein Symbol der Vollkommenheit und der Liebe, denn ihr Duft soll verschlossene Herzen öffnen und die Seele trösten. Die »Königin der Blumen« verzaubert mit ihrer Schönheit und ihrem Duft die Menschheit schon seit langer Vorzeit. Das kostbare, exklusive Öl ist sehr teuer; man benötigt ca. 3 – 4 Tonnen Blüten um ein Kilogramm ätherisches Öl zu gewinnen.

Grundsätzlich gibt es zwei Arten der Rosenölgewinnung, mit denen Öle mit unterschiedlichen Inhaltsstoffen und etwas anderen Eigenschaften erhalten werden.

1. Rosendestillat: der »Herzens-Öffner«

Das Destillieren von Rosenblüten mittels Wasserdampfdestillation ist eine uralte Tradition und führt zu einem Duft, der besonders schwer, blumig, fast betäubend anmutet. Rosenöl gehört zu den komplexesten Ölen überhaupt mit vermutlich weit über 500 Inhaltsstoffen, davon über 300 für den Duft verantwortliche Spurenstoffe, also Minorkomponenten. Interessant ist, dass wahrscheinlich bei der Wasserdampfdestillation neue und wichtige Stoffe wie Rosenoxid (ca. 0,5 %) und beta-Damascenon (ca. 0,14 %) gebildet werden. Auch sie sind für den typischen Duft mitverantwortlich. Geprägt wird das Öl vor allem durch den hohen Anteil an Citronellol und Geraniol. Diese beiden Monoterpenole können ausgleichend auf das Nervensystem wirken. Im Verbund mit den anderen Inhaltsstoffen wirken sie seelisch aufhellend und mild angstlösend, während Stresshormone zurückgefahren werden und das Hormonsystem wieder runder läuft. Nach meinen langjährigen Erfahrungen ist Rosenöl, ähnlich wie Rosengeranie, ein großartiges hormonelles Balanceöl.

Das Öl ist außerdem ein hilfreicher Begleiter während der Schwangerschaft sowie während und nach der Geburt, um die Lebensfreude zu erhöhen. Und auch am Lebensende kann es Trost spenden und Mut machen.

Aber nicht alle mögen Rosenöl. In solchen Fällen kann vielleicht meine »Süße Rose« (siehe Seite 169) gute Dienste tun.

Gutes für die Haut

Die positive Wirkung auf Hormon- und Nervensystem schlägt sich auch auf die Haut nieder. Durch Harmonisierung der Stresshormone wird die Haut unempfindlicher gegen unterschiedlichste Reize. Daneben normalisiert Rosenöl etwas die Talg- und Schweißproduktion trockener oder fettiger Haut. Seine antibakteriellen, antiviralen und antimykotischen Eigenschaften sind bestechend. So wird die Haut vor Krankheitskeimen geschützt, während das Hautmikrobiom wiederaufgebaut wird. Rosenöl ist universell einsetzbar, ob bei Jung oder Alt, für fettige oder trockene Haut oder für die irritierte, gereizte oder atrophische Haut.

Tipp: *Kaufen Sie 10-, besser 1%iges Rosenöl in Jojobawachs, das so im Handel erhältlich ist. Es ist preiswerter und reicht absolut aus für die Wirkung.*

Sie können zudem noch unter verschiedenen Rosenölen wählen – je nach Herkunftsland und Rosenart variiert der Duft. Das marokkanische Damaszenerrosen-Öl duftet leicht blumig, das türkische voller und runder, das Öl aus Bulgarien schwer blumig. Die Öle aus Afghanistan und Iran sind geprägt von einem wundervollen, runden, lieblichen Rosenduft.

Das Öl der Gallischen Rose (Rosa gallica), *auch Apothekerrose oder Essigrose genannt, stammt aus Aserbaidschan und Georgien und duftet zart und lieblich nach Rose.*

Rosenöl

Botanischer Name:	*Rosa damascena*
Pflanzenfamilie:	Rosengewächse (Rosaceae)
Gewinnung:	Wasserdampfdestillation der Blüten
Duft:	rosig-blumig, schwer, betörend
Mischt sich gut mit:	Atlaszeder, Lavendel, Palmarosa, Rosengeranie, Sandelholz.

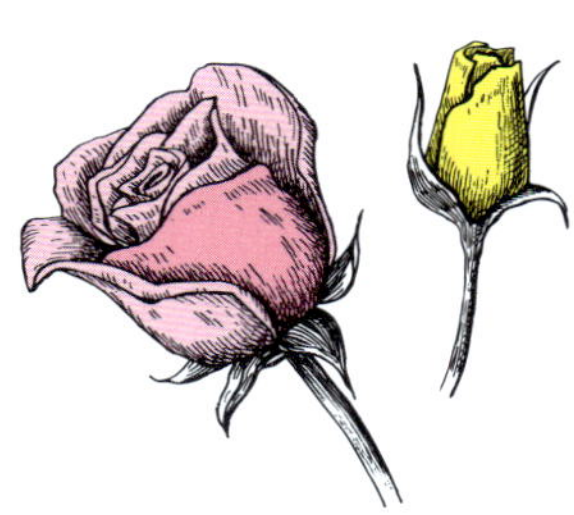

2. Rosen-Absolue: »berauschend«, sinnlich und tröstend

Das etwas dickflüssige Absolue ist ein Auszug der Blüten mit Lösungsmitteln und von oranger Farbe, da es zusätzlich noch wertvolle Flavonoide (Pflanzenfarbstoffe) enthält. Dieses Rosenöl ist für mich ein absoluter Hochgenuss! Sein leichter, zart-rosiger Duft, der tatsächlich an frische Rosenblüten erinnert, hat es in sich. Er wird vor allem von Phenylethanol geprägt. Dieser aromatische Alkohol »berauscht« nicht nur die Nase, sondern kann ein wenig die körpereigene Endorphinausschüttung mobilisieren. Das Öl wirkt daher schmerzstillend, insbesondere bei chronischen Schmerzen. Außerdem wirkt es leicht euphorisierend und harmonisierend; ein grauer Alltag wird bunter und leichter.

Rosen-Absolue ist auch ein wunderbares Öl bei seelischen Ausnahmesituationen, da es eine positive Grundstimmung fördert und Ängste lindert. Auch dieses Öl »berührt das Herz«, spendet Trost bei Kummer und Leid und löst sanft seelische Schmerzen. Insbesondere in Kombination mit Benzoe und Mandarine ist »Rose Absolue« für mich eine seelische »Allzweckwaffe«, um schnell wieder auf die Beine zu kommen.

Es ist in jedem Lebensalter ein tröstender und ermutigender Begleiter.

Danke, meiner Haut geht es gut!

Die positive Wirkung des Öls auf die Psyche schlägt sich auch auf die Haut nieder. Es lässt uns lächeln, sodass das Gesicht weicher, fröhlicher und jünger aussieht.

Und es ist natürlich auch ein ausgezeichnetes Hautpflege-Öl, denn es aktiviert unter anderem das Hautimmunsystem und die Selbstheilungskräfte. Es schützt die Haut und ihre Zellen – nicht zuletzt durch die enthaltenen Flavonoide – vor Schädigung durch Umwelteinflüsse wie UV-Strahlen und freie Radikale. Gerade diese Kombination macht das Öl besonders wertvoll. Es eignet sich für jeden Hauttyp und jeden Hautzustand.

Das Absolue-Öl ist etwas preiswerter als das oben beschriebene destillierte Rosenöl.

Rosen-Absolue

Botanischer Name:	*Rosa damascena, Rosa centifolia*
Pflanzenfamilie:	Rosengewächse (Rosaceae)
Gewinnung:	Extraktion der Blüten mit Lösungsmitteln wie Hexan und Ethanol
Duft:	typisch nach Rose, aber nicht so schwer und betörend wie das Destillat
Mischt sich gut mit:	Atlaszeder, Benzoe, Neroli, Sandelholz, Vanille, Zitrusölen.

Rosengeranienöl – pflegt Haut, Herz, Nerven- und Immunsystem

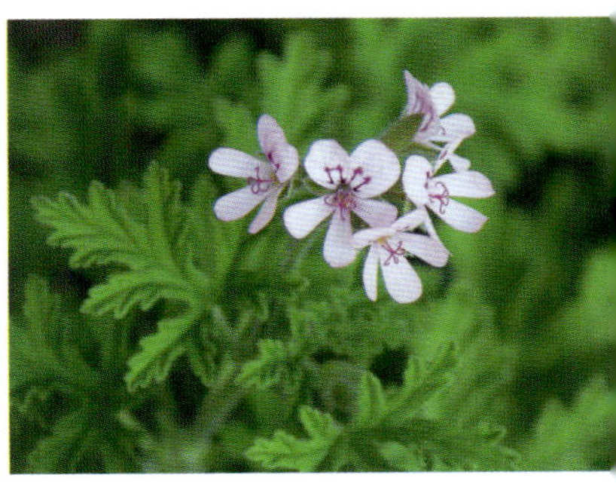

Dieses besonders hautfreundliche und hautpflegende sowie stimmungsaufhellende Öl (auch abgekürzt unter dem Namen »Geranie« im Handel) ist für mich eines der wichtigsten Öle in der Aromakosmetik. Es gibt sehr viele verschiedene Geranienarten (wichtig: der botanische Name ist *Pelargonium*, nicht *Geranium*), aber nur wenige können zur Gewinnung ätherischer Öle herangezogen werden: *Pelargonium graveolens, Pelargonium roseum* und *Pelargonium odoratissimum*. *Pelargonium graveolens* ist die bekannteste und meist destillierte Art. Das Öl zählt zu den komplexen, wunderbaren und vielseitigen Ölen und hat zahlreiche positive Wirkungen auf Haut, Psyche, Hormon- und Immunsystem. Es hat gewisse Ähnlichkeiten mit dem Rosenöl, da es ebenfalls reich an den sogenannten Rosenalkoholen Citronellol und Geraniol ist.

Stark gegen Stress

Das komplexe Öl der Rosengeranie wirkt mild regulierend auf eine übermäßige Stresshormonproduktion und damit stimmungsaufhellend und psychisch ausgleichend. Der »Hitzkopf«, dem alles unter die Haut und ans Herz geht, beruhigt sich, während es dem Antriebslosen und Erschöpften Kraft und Energie gibt. Herz-Kreislauf-Beschwerden wie Blutdruckschwankungen, stressbedingter Bluthochdruck und Herzklopfen werden gelindert. Das Öl bringt das Nervensystem wieder mehr ins Gleichgewicht.

Es dämpft leicht ein überaktives Immunsystem und aktiviert ein erschöpftes.

Ein hormonelles Balanceöl

Das Öl ist für mich ein großartiges, indirekt wirkendes hormonelles Balanceöl. Viele stressbedingte Störungen wie seelisches Ungleichgewicht, Unterleibs-, Herz-Kreislauf- sowie Hautprobleme können durch das Öl gemildert werden. Sein Duft beeinflusst direkt den Hypothalamus und somit die Hypophyse und die Geschlechtsorgane, sodass das Hormonsystem bei allen Geschlechtern und Altersstufen wieder rundläuft.

Gutes für die Haut

Das Öl wird geprägt von einem hohen Anteil an Monoterpenolen wie Citronellol und Geraniol, ähnlich wie beim Rosenöl. Es kann den Reparaturmechanismus der Hautzellen fördern und sie unter anderem vor von durch freie Radikale verursachten Schäden schützen. Das Öl schenkt einer gestressten, strapazierten oder alternden Haut mehr Vitalität und ein frischeres Aussehen, da es den Hautstoffwechsel aktiviert.

Die blumig duftenden Ester wirken etwas entspannend, entzündungshemmend, reizlindernd und schützend für die irritierte Haut. Das gut verträgliche Monoterpen-Keton Isomenthon fördert zusätzlich die Wundheilung und die Hautregeneration und sorgt für eine gute Vernarbung. Noch zahlreiche weitere Inhaltsstoffe unterstützen ein harmonisches Hautbild. Das Öl ist universell einsetzbar, auch bei Akne oder schlecht heilender Haut oder zur Prophylaxe bei Dekubitus. Es macht die Haut widerstandsfähiger und gesünder.

Die besondere Stärke des Öls sind seine antimikrobiellen, antimykotischen und antiviralen Eigenschaften gegen Fremd- und pathogene Keime. Somit sorgt es für ein abwehrstarkes Hautmikrobiom. Auch beim diabetischen Fuß hat es sich bewährt, insbesondere in Kombination mit Lavendel und Manuka. Rosengeranienöl ist außerdem hochwirksam gegen Läuse und die Krätze.

Rosengeranienöl

Botanischer Name:	*Pelargonium graveolens*
Pflanzenfamilie:	Storchschnabelgewächse (Geraniaceae) (Hinweis: Die Gattung *Geranium* ist eine andere Pflanzengattung innerhalb dieser Familie. Von dieser Gattung werden keine ätherischen Öle gewonnen.)
Gewinnung:	Wasserdampfdestillation der Blätter
Duft:	»rosig«, rosenartig mit grasigem Unterton
Mischt sich gut mit:	Atlaszeder, Bergamotte, Lavendel, Lemongras, Litsea, Manuka, Nadelholz-Ölen, Neroli, Palmarosa, Rose, Sandelholz, Weihrauch, Zitrusölen.

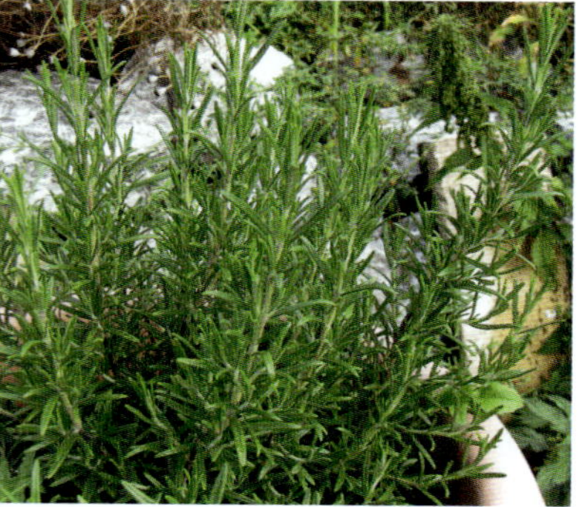

Rosmarinöl – belebend und aktivierend

Diese uralte Heilpflanze wächst im ganzen Mittelmeerraum. Je nach Standort bildet sie verschiedene Chemotypen aus, die sich in Inhaltsstoffen, Duft und Wirkung unterscheiden. In der Pflegetherapeutischen Aromakultur werden drei Chemotypen verwendet: Rosmarin Ct. Cineol, Rosmarin Ct. Borneon (Kampfer) und Rosmarin Ct. Verbenon. Hier gehe ich nur auf den Cineol-Chemotyp ein. Dieser medizinische und pflegerische Allrounder ist besonders hautfreundlich, anregend und sehr belebend.

Sein Inhaltsstoff Cineol, in Kombination mit weiteren Inhaltsstoffen wie wenig Kampfer, wirkt – äußerlich aufgetragen – entzündungshemmend und schmerzstillend bei rheumatischen Prozessen. Durch seinen hohen Cineolgehalt hat sich Rosmarinöl außerdem bei Atemwegserkrankungen bewährt. Es ist herz- und kreislaufanregend und leberwirksam in Form von Bauchwickeln. Außerdem soll es das Erinnerungsvermögen, die Konzentrations- und Merkfähigkeit verbessern. Gemischt mit Lavendel oder anderen Linalool-haltigen Ölen wie Ho-Blätter-Öl (1:1), kann es eine »entspannte Wachheit« und konzentriertes Arbeiten fördern.

Gutes für Haut und Haar

Das hautverträgliche Rosmarinöl pflegt ausgezeichnet die fette und die Aknehaut sowie eine schlecht durchblutete reife Haut. Es fördert die Mikrozirkulation der Haut und aktiviert den Zellstoffwechsel. Mit Lavendel gemischt (1:1), eignet sich Rosmarin auch für die zarte und empfindliche Haut.

Außerdem pflegt das Öl die Haare und die Kopfhaut. Rosmarinöl in ein Neutralshampoo gegeben, fördert die Durchblutung der Kopfhaut und soll Haarausfall vorbeugen. Gerade für die fettige Kopfhaut ist eine Kombination aus Rosmarin und Atlaszeder sinnvoll. Bei empfindlicher, gereizter, entzündlicher und juckender Kopfhaut bietet sich ebenfalls eine Mischung mit Lavendel (1:1) an.

⚠ *Die Warnungen vor Bluthochdruck und Epilepsie sind bei sehr geringer Dosierung unbegründet. Sehr hohe Dosierungen, wie sie oft in medizinischen Präparaten vorkommen, können jedoch problematisch sein.*

Rosmarinöl

Botanischer Name:	*Rosmarinus officinalis* Ct. Cineol
Pflanzenfamilie:	Lippenblütler (Lamiaceae)
Gewinnung:	Wasserdampfdestillation der Zweigspitzen
Duft:	frisch, kräftig, kampferig
Mischt sich gut mit:	Atlaszeder, Lavendel.

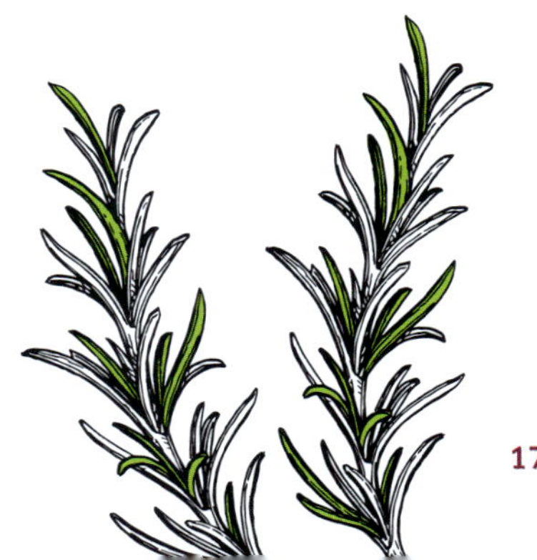

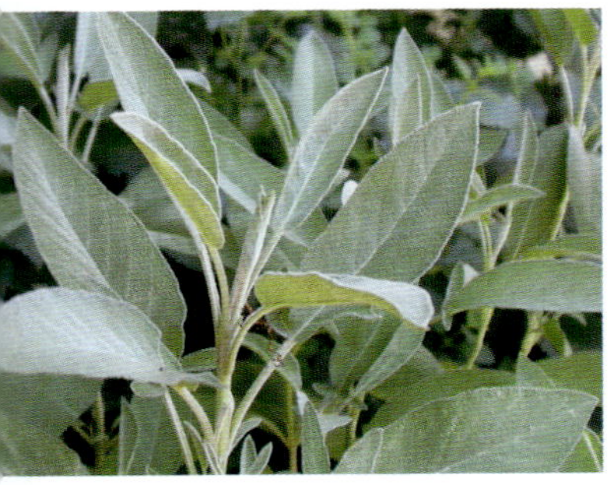

Salbeiöl – unterstützt Haut, Schleimhaut und Gehirn

Die Salbeipflanze ist mit ihren vielen Spielarten in fast allen Ländern heimisch und wird als Heil- und Küchenpflanze genutzt. Der Küchensalbei oder Echte Salbei wird auch als »Heilsalbei« (*Salvia* ist angelehnt an die lateinischen Wörter *salvare* = heilen und *salvus* = gesund) bezeichnet. Er besticht durch seine antimikrobiellen, antiviralen, antimykotischen, entzündungshemmenden, schleimlösenden, adstringierenden sowie haut- und schleimhautpflegenden und schweißhemmenden Eigenschaften. Er reduziert übermäßiges Schwitzen, harmonisiert das Hormonsystem und verbessert die Gedächtnisleistung. Von alters her ist Salbei ein bewährtes Mittel bei Entzündungen im Mund- und Rachenraum und entzündetem Zahnfleisch sowie bei Husten und Bronchitis.

Sind Tees schon wirksam, so ist das konzentrierte ätherische Öl natürlich noch wirksamer. Da reichen geringe Dosierungen, um hervorragende Ergebnisse zu erhalten.

Nebenwirkungen? Eine Frage der Dosis!

Über viele Jahre hatte das Salbeiöl aufgrund seines hohen Thujongehalts keinen guten Ruf, denn dieser Inhaltsstoff ist neurotoxisch (also schädlich für das Nervensystem)[20]. Sein Gehalt im Salbeiöl schwankt je nach Charge zwischen 7 und 48 %. Die Dosierung des Salbeiöls in einer hautpflegenden Zubereitung entscheidet, ob das enthaltene Thujon neurotoxisch wirkt (hohe Dosierung) oder die Salbeiöl-Anwendung positive Wirkung auf Körper und Psyche (geringe Dosierung) zeitigt. Bei äußerlicher Anwendung von Salbeiöl in geringer Dosierung sind bislang keine schädlichen Wirkungen bekannt geworden.

Salbeiöl kann also in niedriger Konzentration in Hautpflegemischungen oder Mundspülungen verwendet werden. Besonders gern mische ich 10 Tr. Salbeiöl mit 10 Tr. Lavendel in 100 ml Basisöl.

Salbeiöl darf nicht bei Kindern und Schwangeren angewendet werden. Wenn Sie sicher gehen wollen in Bezug auf den Thujongehalt, fordern Sie bei Einzelölen ein Analysenzertifikat an oder greifen Sie auf entsprechende kosmetische Fertigprodukte zurück. Die EU-Kosmetikverordnung schreibt aufwendige Sicherheitsbewertungen vor, damit Sie als Verbraucher/-in ein sicheres Produkt erhalten.

Salbeiöl

Botanischer Name:	*Salvia officinalis*
Pflanzenfamilie:	Lippenblütler (Lamiaceae)
Gewinnung:	Wasserdampfdestillation aus dem Kraut
Duft:	klar, frisch, würzig-krautig
Mischt sich gut mit:	Bergamotte, Lavendel, Rosmarin, Zitrone.

Sandelholzöl – Streicheleinheiten für Haut und Seele

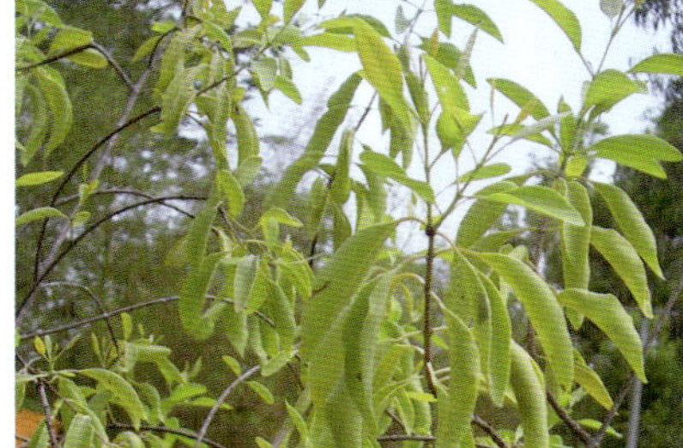

Die Sandelholzpflanze ist ein Halbschmarotzer und benötigt eine Wirtspflanze, um sich zu ernähren. Das macht ihre Kultivierung schwierig, aber sie ist gelungen.

Sandelholzöl ist für mich in der Aromakosmetik nicht mehr wegzudenken. Sein angenehm süß-balsamischer Holzduft ist wohl der »indischste« Duft überhaupt. Von alters her ist Sandelholzöl eines der wichtigsten Öle, um Haut und Psyche nachhaltig zu pflegen. Es gilt – wie das Rosenöl – als eines der »heiligen Öle«; diese duftende Kostbarkeit ist universell einsetzbar.

Verwechseln Sie es nicht mit dem oft auch als »Westindisches Sandelholz« bezeichneten Amyrisöl von Amyris balsamifera!

Sandelholzöle – who is who?

Zur Familie der Sandelholzgewächse (oder Santalaceae), die in den Tropen verbreitet ist, gehören ca. 40 Gattungen mit etwa 990 Arten. Es kursieren nicht nur viele Unklarheiten, was das »echte Sandelholzöl« sei, sondern auch viele Fälschungen. Dazu eine kurze Aufklärung:

Neukaledonisches Sandelholz *(Santalum austrocaledonicum)*

Dieses Öl ist derzeit das einzige im Handel erhältliche Öl, das – wie der Name sagt – aus Neukaledonien stammt und in Ostindien und Sri Lanka kultiviert wird. Das ätherische Öl dieses Baumes hat, was seinen Duft und die Inhaltsstoffe angeht, große Ähnlichkeit mit dem klassischen Ostindischen Sandelholz und stellt eine wirklich gute Alternative zu Letzterem dar.

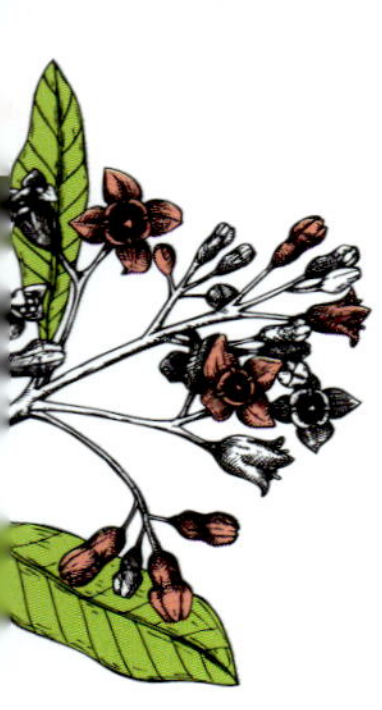

Ostindisches Sandelholz *(Santalum album)*

Das klassische, berühmte Öl vom Weißen Sandelholzbaum steht inzwischen auf der »roten Liste« der bedrohten Arten und ist somit nicht mehr im Markt zu finden. Also Augen auf, wenn es Ihnen angeboten wird! Besitzen Sie noch ein Fläschchen Ostindisches Sandelholzöl, so genießen Sie seinen Duft und seine Wirkung.

Gutes für die Seele

Sandelholzduft soll nach indischer Anschauung zu größerem Seelenfrieden führen. Die Aussage ist inzwischen pharmakologisch bestätigt. Die Santalole – Sesquiterpenalkohole, die im Öl vorkommen – zeigten im Tierversuch reizlindernde und erregungshemmende Wirkungen, ähnlich wie das Neuroleptikum Chlorpromazin[21]. Dies könnte erklären, warum Sandelholzöl schon bei den Himalayavölkern bei emotionaler Instabilität verwendet wurde.

Das Öl wird vor allem von diesen Sesquiterpenolen geprägt, es kann sowohl beruhigend als auch stimulierend wirken. Solche ausgleichenden Wirkungen führen zu mehr seelischer Stabilität. Erregungszustände wie Zorn oder Wut werden zurückgefahren, während lethargische Zustände angeregt werden.

Gutes für das Hormonsystem

Sandelholzöl wirkt mild regulierend auf eine übermäßige Stresshormonbildung ein. Dadurch kommt nicht nur das Herz-Kreislauf- und Nervensystem mehr ins Gleichgewicht, sondern auch das Hormonsystem profitiert davon. Über den Hypothalamus und die Hypophyse beeinflusst das Öl auch die Geschlechtsorgane und wirkt daher mild regulierend auf die Sexualhormonproduktion von Mann und Frau ein. Ein hormonelles Ungleichgewicht führt bei allen Geschlechtern zu Gereiztheit, Unruhe, Nervosität, seelischer Schieflage und Konzentrationsstörungen. Ein ausgeglichener Hormonhaushalt beeinflusst nicht nur die Psyche, sondern auch die Haut (siehe auch Phyto-SERMs, Seite 226).

Gutes für die Haut

Die Haut als Spiegelbild der Seele reagiert auf langanhaltenden Stress und einen unausgeglichenen Hormonhaushalt oft mit Akne, Trockenheit, Entzündungen oder Juckreiz. Sandelholz ist daher auch ein hochwirksames Hautpflegeöl bei Stresshaut.

Das Öl ist universell einsetzbar, besonders profitieren aber die regenerationsbedürftige Haut sowie die Altershaut – unabhängig vom Geschlecht. Außerdem aktiviert Sandelholzöl den Wundheilungsprozess und die Zellregeneration.

Tipp: *Sandelholz ist eines der wenigen Öle, die mit der Zeit besser werden, ja sogar Jahrzehnte lang haltbar sind. Doch nutzen Sie es, es ist zu wertvoll, um nur im Schrank zu stehen! Wenn Sie es verwenden, dann aber sehr sparsam, dann entfaltet sich sein Duft am besten.*

Sandelholzöl

Botanischer Name:	*Santalum austrocaledonicum*
Pflanzenfamilie:	Sandelholzgewächse (Santalaceae)
Gewinnung:	Wasserdampfdestillation des Kernholzes
Duft:	balsamisch, warm, süßlich-holzig
Mischt sich gut mit:	allen anderen ätherischen Ölen.

Teebaumöl – stark gegen Bakterien, hilfreich für die Psyche

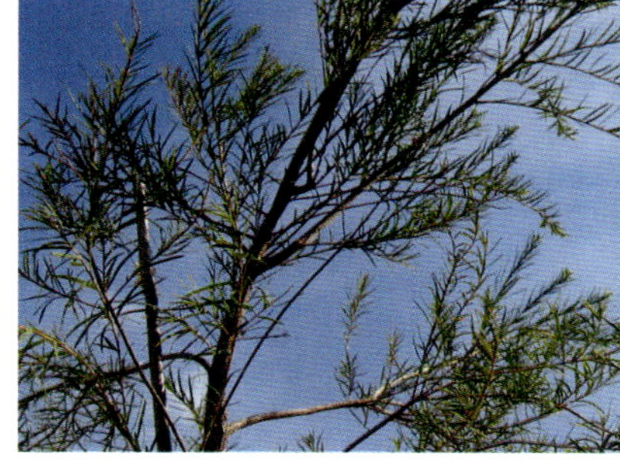

Über ganz Australien verteilt gibt es viele unterschiedliche Teebaumarten. Bei den Aborigines sind sie heilige Bäume. Aus ihren zarten Blättern haben sie seit Urzeiten die unterschiedlichsten Heil- und Hautpflegemittel hergestellt. Das ätherische Öl hat einen etwas strengen, manche meinen »medizinischen« Duft, was als Signal gesehen werden kann, dass es niedrig dosiert werden sollte. So hat es in Mischungen einen angenehmeren Duft und wirkt wie ein Katalysator bei unterschiedlichsten Haut- und Gesundheitsproblemen.

In den 1990er-Jahren wurde das Teebaumöl als »Wunderöl« für bzw. gegen alles ausgelobt. Solche Werbeaussagen sollten Sie immer kritisch betrachten. Das Öl zeichnet sich durch einen hohen Monoterpenolgehalt (Terpinen-4-ol) und einen geringen Cineolgehalt aus. Obwohl es auch einen relativ hohen Anteil an Monoterpenen hat, ist es in der Kombination mit den Monoterpenolen ein hautfreundliches Öl. In seiner feucht-heißen australischen Heimat herrscht ein »Wohlfühlklima« für Bakterien und Co., daher ist der Baum ein Spezialist gegen Bakterien, Pilze und Viren. Besonders beeindruckend sind folglich seine ausgezeichneten antimikrobiellen, antiseptischen und entzündungshemmenden Eigenschaften, das heißt: Teebaumöl hat ein breites Wirkspektrum gegen gram-positive und gram-negative Bakterien sowie gegen Pilze (Fuß- und Nagelpilz) und Viren.

Gutes für Körper und Haut

Das Öl hat gute hautpflegenden Eigenschaften. Es eignet sich ausgezeichnet in der Haut- und Fußpflege. Mischungen sind sehr verträglich und fördern die Regeneration der Haut, sind hilfreich bei Akne, Entzündungen, schlecht heilenden Wunden, Pilzinfektionen oder als Prophylaxe beim diabetischen Fuß. Bestechend sind die entzündungshemmenden und schmerzlindernden Eigenschaften (rheumatische Beschwerden) des Öls. Bei Kopfläusebefall oder Parasiten auf der Haut eignen sich kurzfristige und wiederholte Behandlungen mit Aromamischungen, die Teebaumöl enthalten.

Ein Manko hat das beliebte Teebaumöl aber: Es ist nach dem Öffnen der Flasche nur ca. drei Monate lang haltbar, da es bei Luftzufuhr und im Licht schnell und stark oxidiert. Das hat aber nichts mit der Qualität des Öls zu tun, sondern diese sogenannten Alterungsprozesse treten bei allen Ölen ein, wenn sie falsch oder zu lange gelagert werden.

Oxidierte, also »kaputte« Öle dürfen nicht mehr benutzt werden, denn sie sind gesundheitsschädlich. Am Geruch können Sie oxidierte Öle nicht erkennen, aber spätestens daran, dass sich Ihre Haut rötet. Das hat aber meistens nichts mit einer allergischen Reaktion zu tun, sondern ist eine gesunde Warnreaktion der Haut. Spätestens dann sollten Sie das Öl entsorgen.

Teebaumöl (Tea-Tree)

Botanischer Name:	*Melaleuca alternifolia*
Pflanzenfamilie:	Myrtengewächse (Myrtaceae)
Gewinnung:	Wasserdampfdestillation der jungen Zweige und Blätter
Duft:	krautig, streng, etwas unangenehm
Mischt sich gut mit:	Bergamotte, Lavendel, Lemongras, Litsea, Nadelholz-Ölen, Palmarosa, Rosengeranie, Rosmarin.

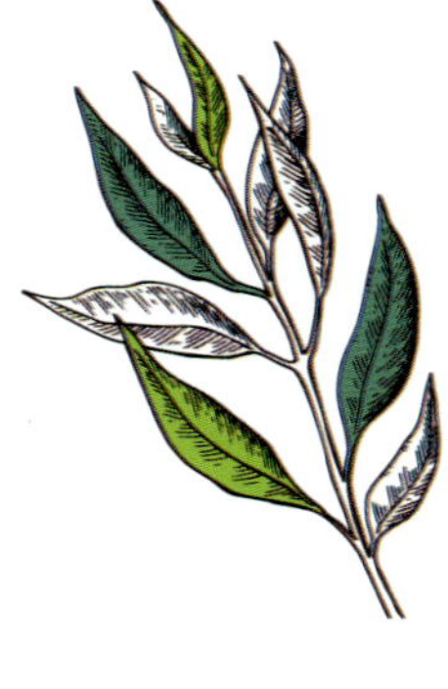

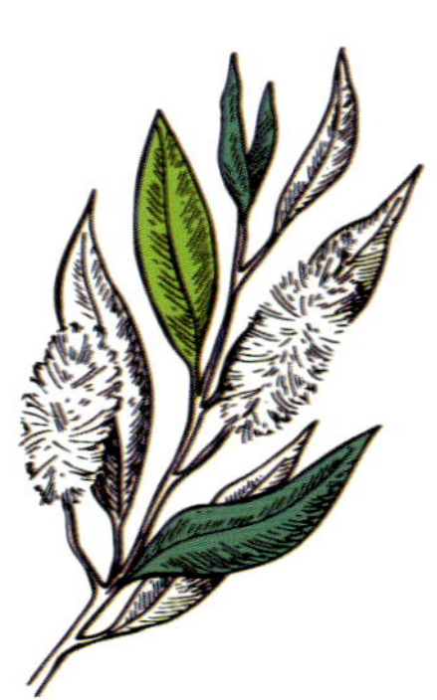

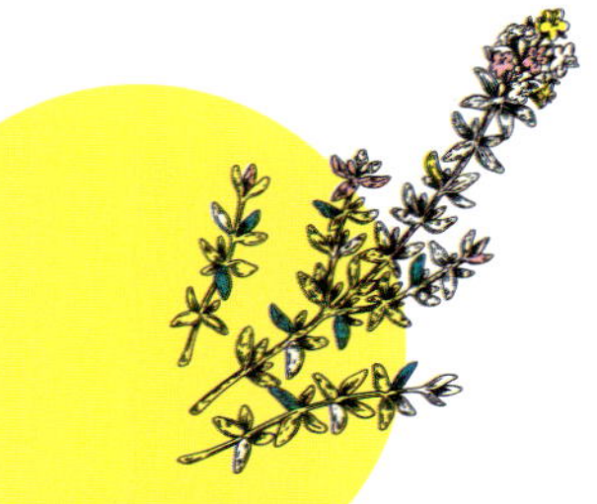

Thymianöle: sehr unterschiedliche Eigenschaften

Es gibt zahlreiche Thymianarten und sie enthalten je nach Lebensraum unterschiedliche ätherische Öle. Besonders die Art *Thymus vulgaris*, der Echte Thymian, produziert Öle mit verschiedenen Inhaltsstoffen (siehe auch Seite 127). Drei Öle seien hier genannt:

- Thymianöl Ct. Thymol (botanisch *Thymus vulgaris* Ct. Thymol): ein kraftvolles, anregendes Power-Öl für Haut und Psyche.
- Thymianöl Ct. Linalool (botanisch *Thymus vulgaris* Ct. Linalool): ein sanftes, kraftvolles Öl für Haut und Psyche.
- Thymianöl Ct. Geraniol (botanisch *Thymus vulgaris* Ct. Geraniol): ein gut verträgliches Öl für die Haut, es wird für Kindermischungen verwendet.

Achten Sie beim Einkauf von Thymianöl gut auf die Etikettenbezeichnung und benutzen Sie für den Eigenbedarf bitte kein Thymianöl Ct. Thymol! Dieses Öl kann sehr hautreizend sein und gehört ausschließlich in die Hände erfahrender Fachleute.

Thymianöl – gegen Bakterien, Husten und Schmerzen

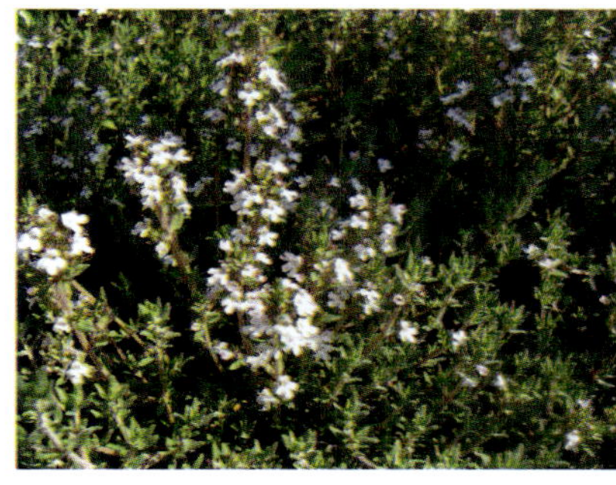

Der Echte Thymian wurde oft als »Antibiotikum der armen Leute« bezeichnet und wird heute auch phytotherapeutisch wieder vermehrt bei Erkältungen und Husten genutzt. Thymol ist ein exzellenter Bakterienkiller. Aber es kann zu den oben genannten, starken Hautreizungen führen.

Öle mit niedrigerem Thymolgehalt, wie Thymianöl Ct. Linalool und Thymianöl Ct. Geraniol tun genauso ihre Wirkung bei Husten. Diese Thymianöle wirken ebenfalls entzündungshemmend, schleimlösend, expektorierend (auswurffördernd) und krampflösend auf die Atmungsorgane.

Besonders Thymianöl Ct. Linalool ist gut hautverträglich und gleichzeitig hochwirksam gegen Bakterien, Viren und Pilze sowie entzündungshemmend. Es stärkt die körperlichen und seelischen Abwehrkräfte und bringt ein schwächelndes Immunsystem auf Trab, während es ein überschießendes Immunsystem leicht herunterreguliert. Außerdem wirkt es seelisch ausgleichend und aufrichtend.

Thymianöl (Süßer Thymian)

Botanischer Name:	*Thymus vulgaris* Ct. Linalool
Pflanzenfamilie:	Lippenblütler (Lamiaceae)
Gewinnung:	Wasserdampfdestillation des blühenden Krautes
Duft:	weich-würzig-krautig
Mischt sich gut mit:	Bergamotte, Cajeput, Eukalyptus, Lavendel, Myrte, Nadelholz-Ölen, Zitrone.

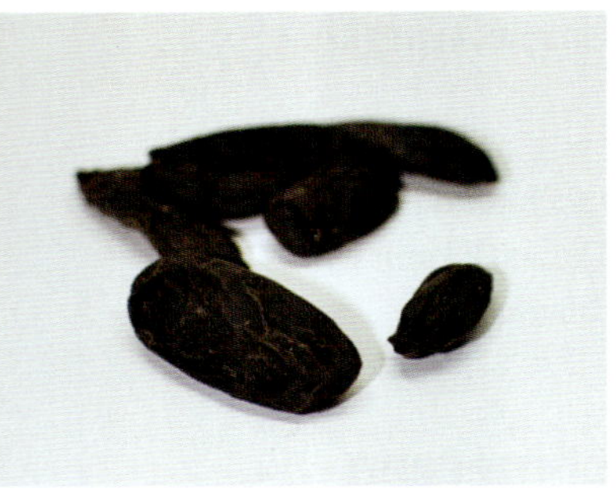

Tonka-Extrakt – die Leichtigkeit des Seins

Der verführerische Duft des Tonka-Extrakts verwöhnt nicht nur unsere Nase, sondern entführt uns auch auf sonnendurchflutete Wiesen mit dem Duft nach warmem Gras, Heu, Klee und Sommerblumen. Wenn ich an Tonkaöl rieche, steigen aus meinem Gedächtnis Bilder von sonnigen und glücklichen Sommertagen auf, aber auch weihnachtliche Szenen, denn es riecht auch ein wenig nach Vanille und Marzipan. Dieser Duftmix ist seelisch erwärmend und umhüllend und vermittelt Geborgenheit. Er vermittelt ein wenig die Leichtigkeit des Seins und der »Entschleunigung«. Angenehme Erinnerungen und Gefühle werden geweckt, die Sinneswelt wird aktiviert, während Frieden im Herzen einzieht. Ein Duft, der uns lächeln und träumen lässt.

Cumarine prägen den zauberhaften Duft

Der Tonka-Extrakt enthält fast ausschließlich Cumarin. Dieser Stoff schenkt dem Waldmeister und bestimmten Blüten, Gräsern und Gewürzen schon in Spuren ihren typischen, zauberhaften Duft. Mit seinem außergewöhnlich hohen Cumaringehalt gehört Tonka-Extrakt zu den am stärksten entspannenden und entkrampfenden Ölen überhaupt. Er wirkt entspannend auf das zentrale Nervensystem und die Muskulatur.

Tonka wirkt mild regulierend auf den Serotoninhaushalt ein. Dieser Botenstoff sorgt nicht nur für fröhliche Gelassenheit, sondern wirkt ebenso schmerzlindernd – auch bei chronischen Schmerzen – sowie schlaffördernd und seelisch aufhellend. Tonka als Zusatz in einer Hautpflegemischung ist auch ein ausgezeichnet pflegendes Hautöl und universell einsetzbar, ob für Alt oder Jung, Mann oder Frau. Dieser Duft lädt zum Entschleunigen und Entspannen ein. Er sorgt für Wohlgefühl – Kummer, Sorgen, körperliche und seelische Schmerzen werden etwas gelindert. Symbolisch steht Tonka für mich für »seelisches Loslassen«, für den Aufbruch zu neuen Ufern.

Tipp: *Der intensive Duft sollte immer äußerst sparsam verwendet werden, sonst dominiert er jede Mischung. Da Tonka-Extrakt schwer flüchtig ist, entfaltet er sich als Raumduft nur bedingt. Daher müssen Sie ihn für diesen Zweck immer mit anderen ätherischen Ölen mischen.*

Das hier genannte Cumarin (alpha-Benzopyron) darf nicht mit den photosensibilisierenden Furocumarinen verwechselt werden. Der Stoff wirkt auch nicht blutverdünnend wie beispielsweise das Medikament Marcumar mit dem Wirkstoff Phenprocoumon. Phenprocoumon ist ein Cumarin-Abkömmling und hat daher nicht dieselben Eigenschaften wie Cumarin. Die oft beschriebene blutgerinnungshemmende Nebenwirkung des Cumarins ist pharmakologisch gesehen nicht richtig.

Tonka-Extrakt

Botanischer Name:	*Dipteryx odorata*
Pflanzenfamilie:	Schmetterlingsblütler (Fabaceae)
Gewinnung:	Extraktion der gemahlenen Bohnen
Duft:	nach Klee, Gräsern, Heu; vanillig, marzipanartig
Mischt sich gut mit:	Atlaszeder, Bergamotte, Lavendel, Nadelholz-Ölen, Nelke, Rose, Sandelholz, Zitrusölen.

Vanille-Extrakt – macht glücklich

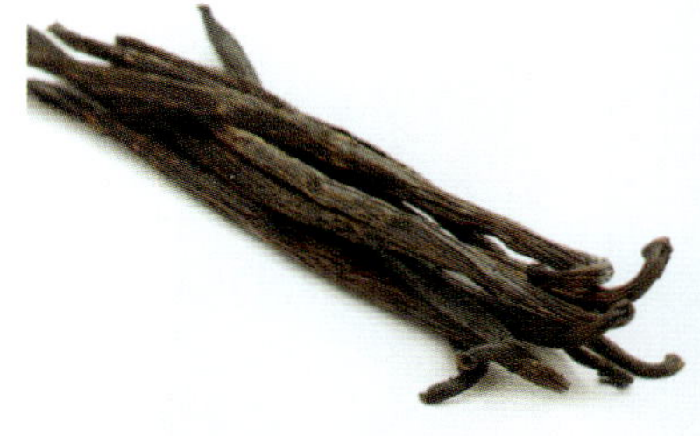

Der zauberhafte Vanilleduft erinnert an Kindheit, Geborgenheit und glückliche Momente. Es ist ein Duft, den fast alle Menschen mögen.

Die Weltproduktion würde allerdings nicht ausreichen, um alle Eiscremes, Puddings, Süßigkeiten, Weihnachtsplätzchen und Parfüms mit echter Vanille zu beduften. Daher wird Vanillin industriell hergestellt. Nur wenige Menschen kennen die kostbare

Echte Vanille. Deren komplexes Öl hat viele verschiedene Inhaltsstoffe und wird hauptsächlich von (natürlichem) Vanillin geprägt. Sowohl bezüglich des Duftes als auch der Wirkung ist der Einzelstoff Vanillin aber nicht vergleichbar mit dem Stoffgemisch Vanille – schon gar nicht das synthetisch hergestellte Vanillin, das in der Lebensmittelindustrie fast ausschließlich eingesetzt wird.

Gutes für Körper, Haut und Psyche

Vanilleöl kann Ängste und depressive Verstimmungen lindern, die mit Schlafstörungen einhergehen, und kann somit schlaffördernd wirken. Es reduziert leichte seelische und körperliche Verspannungen und Schmerzen. Dieses »Trostöl« aktiviert möglicherweise die Botenstoffe im Gehirn, die für das Wohlbefinden zuständig sind, und reduziert Stresshormone. Als »seelischer Wohlfühl-Allrounder« beglückt Vanielleöl alle Altersstufen.

Gutes für die Haut

Auch in der Hautpflege ist etwas Vanille ein Hochgenuss für Jung und Alt. Schon geringste Dosierungen reichen aus, um wunderbare Hautpflegeöle herzustellen. Sie gehen buchstäblich in und unter die Haut und schmeicheln Haut und Seele.

Vanilleextrakt

Botanischer Name:	*Vanilla planifolia*
Pflanzenfamilie:	Orchideengewächse (Orchidaceae)
Gewinnung:	Extraktion der Schoten (meist mit Weingeist)
Duft:	typisch süßlich
Mischt sich gut mit:	Benzoe, Lavendel, Nelke, Tonka, Zitrusölen und vielen anderen.

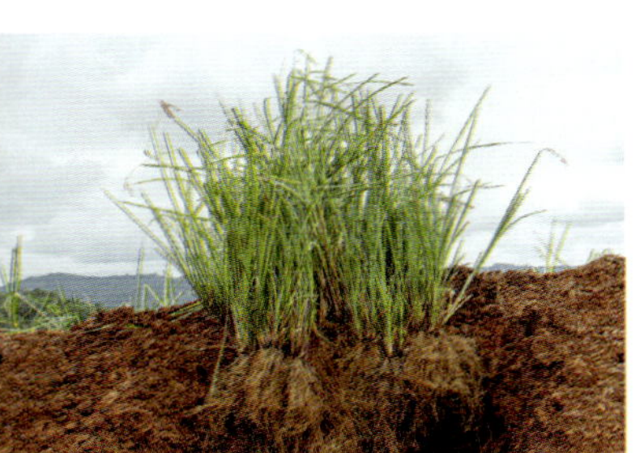

Vetiveröl – pflegt und schützt Haut und Psyche

Das zähflüssige Vetiveröl enthält nur haut- und seelenpflegende Inhaltsstoffe wie Sesquiterpene, Sesquiterpenole und Sesquiterpenketone. Es ist ein Allrounder bei vielen Hautproblemen, fördert die Hautgesundheit und beugt vorzeitiger Hautalterung vor, denn es aktiviert unter anderem die Kollagenproduktion. Das nervenstärkende, seelisch ausgleichend wirkende Öl schützt über die Haut die Seele vor Orientierungslosigkeit und Erschöpfung.

Vetiver ist ein wichtiger Rohstoff der Parfümindustrie, denn es wirkt gut als Fixateur und sorgt für Produkthaltbarkeit. Am Duft scheiden sich aber die Geister – von totaler Ablehnung bis »himmlisch«.

Tipp: *Da der Duft meist nur in geringer Intensität akzeptiert wird, mein Rat: Geben Sie 10 Tropfen Vetiveröl in 9 ml Jojobawachs. Davon wiederum geben Sie 1 bis 3 Tropfen in ein Naturparfüm, in Ihre Hautpflege-Ölmischung oder ins Rasierwasser. Sie werden staunen, wie wunderbar diese Mischung duftet und wie wohl Sie sich damit in Ihrer Haut fühlen. Nachhaltiger wäre es, ein bereits verdünntes Vetiveröl zu kaufen. Vetiveröl zählt zu den wenigen Ölen, die erst mit den Jahren gut duften und auch jahrelang haltbar sind.*

Vetiveröl

Botanischer Name:	*Vetiveria zizanioides*
Pflanzenfamilie:	Süßgräser (Poacea)
Gewinnung:	Wasserdampfdestillation der Wurzel
Duft:	herb-holzig, erdig-tief, leicht modrig
Mischt sich gut mit:	Benzoe, Bergamotte, Ho-Blätter, Jasmin, Lemongras, Litsea, Nelke, Rose, Rosengeranie, Zitrusölen.

Weihrauchöl – zentrierend und kraftvoll

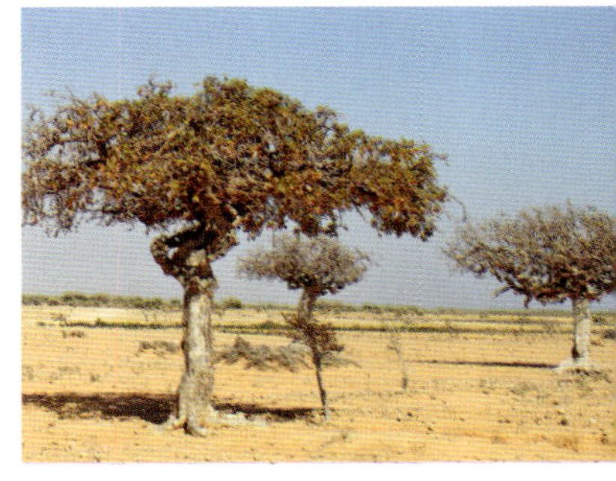

Aus dem Harz des kleinen Weihrauchbaums gewinnt man ein wunderbar duftendes ätherisches Öl. Es riecht völlig anders als das Räucherwerk in den katholischen Kirchen – ein Duft, den viele Menschen ablehnen. Bedingt durch die Assoziation mit dem Kirchen-Duft wird auch Weihrauchöl dann oft gering geschätzt. Dabei kann es einer Armomamischung eine feine, oft erstaunlich frische Note verleihen.

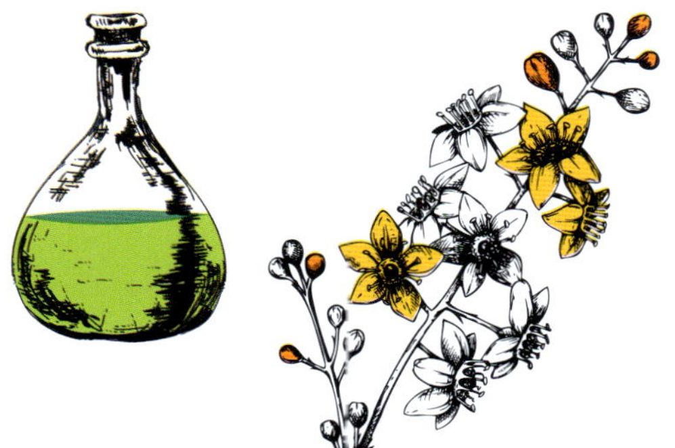

Weihrauch und seine Varianten

Es werden verschiedene Weihrauchöle angeboten, die sich nicht nur in den Inhaltsstoffen, sondern auch in ihren Duftnoten unterscheiden:

- *Boswellia sacra* oder *Boswellia carteri*, auch Arabischer oder Afrikanischer Weihrauch genannt, aus dem Oman oder Somalia mit holzig-blumigem bis balsamisch-frischem Duft,
- Afrikanischer Weihrauch *(Boswellia frereana)* aus Nordsomalia, dessen Duft ähnlich ist wie der von Arabischem Weihrauch, aber etwas leichter,
- Indischer Weihrauch *(Boswellia serrata)* mit warmem, balsamischem, rauchigem Duft.

Duft und Psyche

Angeboten wird meist der Arabische/Afrikanische Weihrauch *Boswellia sacra*. Der leicht waldige und doch frische Duft stammt von den Monoterpenen alpha-Pinen und Limonen – Inhaltsstoffe, die auch in unseren heimischen Nadelholz-Ölen vorkommen.

Weihrauchöl wirkt auf mich reinigend und klärend, aber auch inspirierend, zentrierend und meditativ. Es hilft bei Erschöpfung, löst seelische Blockaden und tröstet ein verletztes Herz.

Obwohl es ein belebendes Öl ist, sorgt es für mehr Seelenfrieden. Seine Botschaft ist: »Auf zu neuen Ufern!«. Damit ist es ein passendes Öl für alle Lebensphasen, auch in der Sterbephase verleiht es Mut.

Weihrauchöl – leider oft falsch verstanden

Aufgrund seiner antibakteriellen, antiviralen und entzündungshemmenden Eigenschaften ist das Weihrauchöl in normaler Dosierung (siehe Kapitel 11) gut geeignet für Hautpflegeprodukte. Was es nicht leisten kann, ist die oft beschriebene schmerzstillende Wirkung. Sie wird von den Boswelliasäuren erbracht, einer Gruppe von Inhaltsstoffen im Harz, die aber nicht wasserdampfflüchtig sind und damit bei der Destillation nicht ins ätherische Öl gelangen! Lediglich im Hydrolat finden sich geringe Mengen dieser Säuren.

Weihrauchöl

Botanischer Name:	*Boswellia sacra*
Pflanzenfamilie:	Balsambaumgewächs (Burseraceae)
Gewinnung:	Wasserdampfdestillation des Harzes
Duft:	holzig-blumig bis balsamisch-frisch
Mischt sich gut mit:	Myrte, Neroli, Rosengeranie, Rose, Sandelholz, Vetiver.

Ylang-Ylang-Öl – Don't worry, be happy

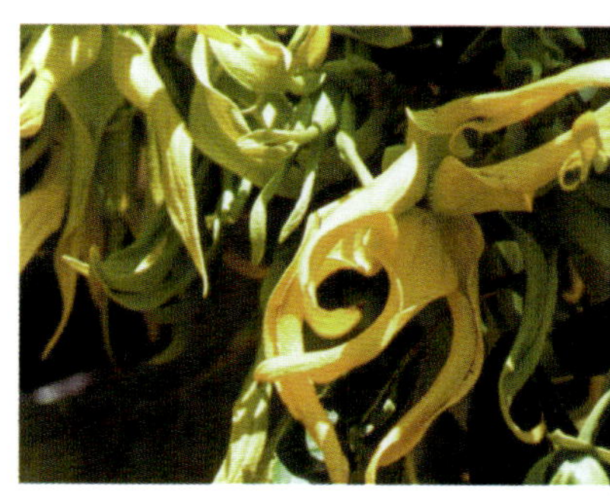

Ylang-Ylang bedeutet so viel wie »Blume der Blumen«. Sie ist eine der edelsten Duftpflanzen der Welt. Der Ylang-Ylang-Baum wird auch »Parfümbaum« genannt und er kommt ursprünglich aus Indonesien und von den Philippinen.

Ich schaue nach einem langen und kalten Winter trübsinnig in die karge Natur. Die Nase läuft, aber nach Düften wie Eukalyptus & Co. ist mir nicht zumute. Ich sehne mich nach Wärme, Sonne und Geborgenheit. Also greife ich zum Ylang-Ylang-Fläschchen, mit seinem schweren, süßlichen, leicht »betäubenden« Duft. Er verwöhnt meine Sinne, vertreibt mir trübe Gedanken und lässt mir die Welt weniger grau erscheinen. Kurz, er gibt mir ein Gefühl von »Don't worry, be happy«.

Doch achten Sie auf die Dosierung: Weniger ist mehr bei diesem intensiv duftenden Öl! Als mir zum ersten Mal unverdünnter Ylang-Ylang-Duft in die Nase stieg, war ich wenig begeistert, denn es roch für mich beinahe nach »Gummi«. Aus euphorisierend wird so schnell »narkotisierend«.

Wohltat für die Seele – »Genieße das Leben«

Selten findet man bei einem Öl so sehr die Einheit von Sinnlichkeit, Pflege, Therapie, Wohlbefinden und Schönheit. »Ylang-Ylang komplett« (Seite 190) hat einen hohen Anteil an seelisch stabilisierenden Sesquiterpenen sowie aromatischen Estern, die für Leichtigkeit, Fröhlichkeit und Sinnlichkeit sorgen. Das Öl eignet sich für Menschen jedweden Geschlechts, auch im fortgeschrittenen Alter, und ist universell einsetzbar. Es kommt übrigens auch in dem berühmten Parfüm Chanel No. 5 vor und wird daher gerne als »weiblicher Duft« bezeichnet. Das rührt wahrscheinlich daher, dass Frauen oft eine Vorliebe für blumige Duftnoten attestiert wird. Die Geruchsinformation rauscht aber bei allen Geschlechtern in die unterschiedlichsten Regionen des limbischen Systems. Dort sorgt der Ylang-Ylang-Duft dafür, dass die Welt fröhlicher und sinnesfroher wird.

Fördert das Fühlen und »Sich-Spüren«

Ylang-Ylang fördert das Fühlen und die Empathie. Gefühle werden besser wahrgenommen. Auch beeinflusst es Stressgeschehen, das auf die Keimdrüsen wirkt, sodass das Hormonsystem bei allen Geschlechtern wieder runder läuft. Das Öl ist besonders hilfreich bei Menschen, die sich einen Panzer gebaut haben, um sich zu schützen, und die daher oft gefühlskalt und unnahbar wirken. Aber auch der korrekte, vernünftige, oder der nörgelnde und negativ gestimmte Mitmensch profitiert von Ylang-Ylang. Das Öl tröstet bei anhaltendem Kummer, bei Trauer oder Trennungsängsten. Aber natürlich ist es auch besonders passend für Menschen, die sich einfach in ihrer Haut wohlfühlen wollen. In stressigen Zeiten hilft es, ein wenig zu entschleunigen und abzuschalten. Daneben ist es ein hervorragendes Schutzöl für sensible und empfindliche Menschen, und es lehrt uns, dass wir das Leben nicht immer so ernst nehmen müssen.

Ylang-Ylang-Öl lindert eine gewisse Aggressivität gegen sich und andere. Das macht die Arbeit mit Menschen leichter, deren Demenzausprägung in die entsprechende Richtung weist. Oft mögen gerade alte und chronisch kranke Menschen oder Menschen, die mit dem Ende der eigenen Existenz konfrontiert werden, den sinnlichen Duft, der sie etwas aus ihrer Versteinerung herauszieht.

Gutes für die Haut

Ylang-Ylang ist ein wunderbar pflegendes Öl für jeden Hauttyp, insbesondere für die trockene, gereizte und pflegebedürftige Haut. Aber auch juckende Kopfhaut profitiert davon (vor allem in Kombination mit Atlaszeder).

Unterschiedliche Qualitäten

Je nach Destillationsdauer werden vier verschiedene Öle gewonnen, die sich in ihren Inhaltsstoffen und Eigenschaften unterscheiden. »Ylang-Ylang extra« wird nur einige Stunden destilliert und enthält mehr aromatische Ester. Das Öl ist relativ teuer und wird, genauso wie die zwei folgenden Destillate, auf die ich hier nicht eingehe, vorrangig in der Parfümerie verwendet. Die vierte Qualität »Ylang-Ylang komplett« wird am längsten destilliert, nämlich 24 Stunden lang. Dieses etwas preiswertere Öl enthält mehr wertvolle, herzschützende Sesquiterpene (vor allem beta-Caryophyllen) und wird daher in der Aromakosmetik auch zur Hautpflege bevorzugt.

Tipp: *0,5 oder 1 ml »Ylang-Ylang komplett« in ein 10 ml-Fläschchen geben und mit Jojobawachs auffüllen. In dieser Verdünnung ist der Duft auch für viele Ylang-Ylang-Neulinge oder »Ylang-Ylang-Muffel« wunderbar. Gerade in geringen Dosierungen (5 – 10 %) entwickelt der Duft erst seinen Zauber. So lässt es sich gut mit anderen Ölen mischen. Nachhaltig wäre auch hier wieder, ein bereits verdünntes Öl zu kaufen.*

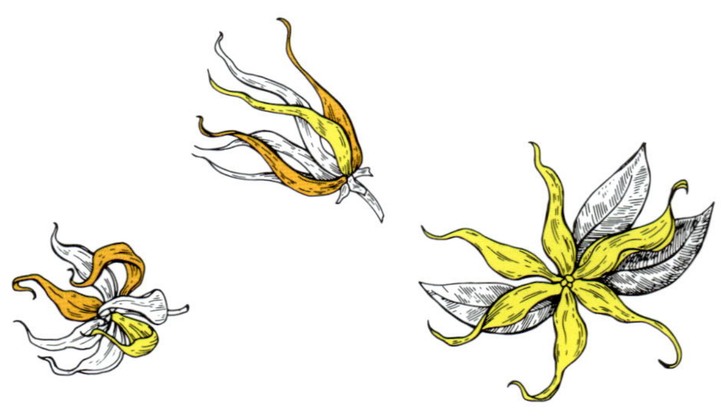

Ylang-Ylang-Öl

Botanischer Name:	*Cananga odorata*
Pflanzenfamilie:	Flaschenbaumgewächse (Annonaceae)
Gewinnung:	Wasserdampfdestillation der Blüten
Duft:	schwer, exotisch, blumig-süß
Mischt sich gut mit:	Atlaszeder, Bergamotte, Nelkenknospe, Neroli, Orange, Sandelholz, Vanille.

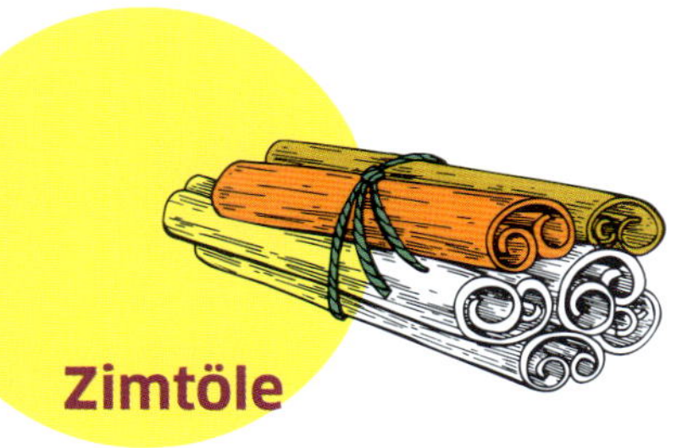

Zimtöle

Es gibt über 200 verschiedene Zimtbaumarten, die alle etwas unterschiedliche Inhaltsstoffe und Eigenschaften haben. Der Ceylon-Zimtbaum *(Cinnamomum ceylanicum)* wird auch als Echter Zimtbaum *(Cinnamomum verum)* bezeichnet. Botanisch gesehen handelt es sich bei diesen beiden um dieselbe Art. Der Ceylon-Zimt ist der bekannteste Zimt und wird hier näher beschrieben. Die Blätter und die Rinde enthalten sehr unterschiedliche Öle. Hier charakterisiere ich nur das Rindenöl.

Zimtrindenöl – wärmend und stärkend

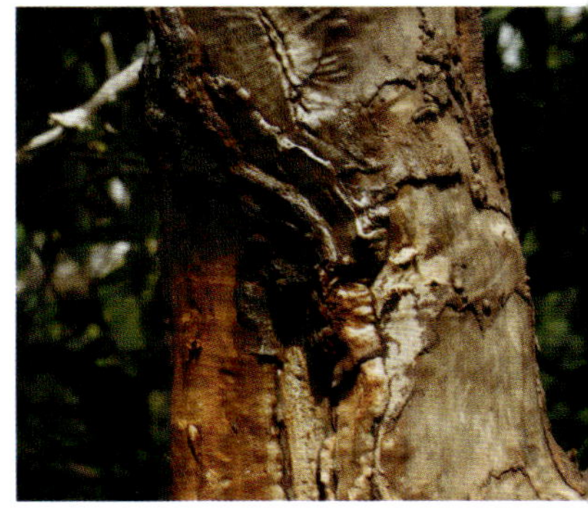

Der Duft des Ceylon-Zimtrindenöls lässt die Herzen höher schlagen: Bilder von der Weihnachtszeit mit Zimtplätzchen, gepaart mit Gemütlichkeit und Geborgenheit, steigen aus dem Gedächtnis auf.

Dieses seelisch erwärmende und vitalisierende Öl eignet sich ausgezeichnet für Raumbeduftungen, insbesondere in Kombination mit Orange oder Mandarine. Psychisch sorgt so ein Raumduft für gute Laune und aktiviert die Lebensgeister.

Das Öl weist eine stark antibakterielle, antimykotische, antivirale und entzündungshemmende Wirkung auf. Bereits niedrige Dosierungen in fetten Pflanzenölen reichen aus, damit es seine Wirksamkeit entfalten kann. Auf der Haut angewendet fördert es die Durchblutung und wirkt angenehm erwärmend. Wer leicht friert, sollte unbedingt ein Körper- oder Massageöl mit Zimtöl ausprobieren! Auch Menschen mit Diabetes können von der durchblutungsfördernden Wirkung profitieren. Es besitzt ebenso muskelentspannende und schmerzlindernde Wirkungen. Daher ist es beliebt bei Menschen mit Gelenkschmerzen.

⚠ *Die Zimtöle haben es in sich! Zimtrindenöl wird vorrangig vom stark hautreizenden Zimtaldehyd geprägt, während das billigere Zimtblätteröl überwiegend das hautreizende Eugenol enthält. Das günstige Cassiaöl aus dem Chinesischen Zimtbaum* (Cinnamomum aromaticum) *enthält wiederum überwiegend Zimtaldehyd, wie das Ceylon-Zimtrindenöl. Daher gehören alle Zimtöle in fachlich kompetente Hände und müssen immer vorsichtig dosiert werden, auch für Hautanwendungen.*

Zimtrindenöl

Botanischer Name:	*Cinnamomum ceylanicum*
Pflanzenfamilie:	Lorbeergewächse (Lauraceae)
Gewinnung:	Wasserdampfdestillation der Rinde
Duft:	warm, würzig-herb, typisch nach Zimt
Mischt sich gut mit:	Benzoe, Bergamotte, Mandarine, Orange, Sandelholz, Ylang-Ylang.

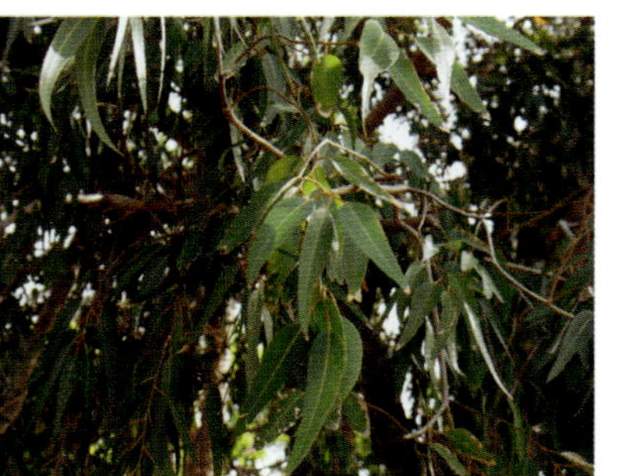

Zitroneneukalyptusöl – nicht mit Eukalyptus verwechseln!

Das zitronig riechende Zitroneneukalyptus-Öl wird aus *Eucalyptus citriodora* (Synonym *Corymbia citriodora*) gewonnen. Es darf nicht mit den »normalen« Eukalyptusölen von *Eucalyptus globulus* und *Euclapytus radiata* (Seite 133 – 134) verwechselt werden, denn das Öl von *Eucalyptus citriodora* hat völlig andere Inhaltsstoffe und dementsprechend andere Eigenschaften.

Wegen seines frischen, zitronigen Duftes ist es sehr beliebt. So wird das Öl alternativ zum normalen Eukalyptusöl für die Behandlung von Erkältungskrankheiten, auch für Kinder empfohlen, weil es »milder« sein soll als das klassische Eukalyptusöl. Aber das stimmt nicht! Zitroneneukalyptus-Öl ist kein typisches »Husten- und Schnupfenöl«, denn ihm fehlt der eukalyptusartige Stoff Cineol der beiden anderen Eukalyptus-Arten. Seine Leitsubstanz ist stattdessen Citronellal (ein Monoterpen-Aldehyd). Es hat einen ähnlichen Duft und ähnliche Eigenschaften wie Citral im Lemongras und ist daher nicht hautfreundlich wie das eigentliche Eukalyptusöl – ganz im Gegenteil, es ist ausgesprochen hautreizend.

Zitroneneukalyptus wirkt stark antiviral, antibakteriell, entzündungshemmend und schmerzlindernd. Es eignet sich daher hervorragend zur Raumbeduftung und zur Raumdesinfektion, da es Bakterien minimiert und schlechte Raumdüfte bindet. Geistig anregend und konzentrationsfördernd, zieht es uns aus seelischen Verstimmungen und weckt die Lebensgeister. Aber viel hilft nicht viel: In geringen Dosierungen fördert es eine ruhevolle Wachheit. Bei Überdosierung hingegen kann es schnell zu Unruhe und Nervosität kommen.

Hautpflege: Vorsicht, Dosierung beachten!

Das Öl sollte genauso verwendet werden wie Lemongras-, Litsea- oder Zitronenöl. Es wirkt durchblutungsfördernd und aktiviert den Hautstoffwechsel. Aber bei zu hoher Dosierung kann es zu Hautreizungen kommen, vor allem bei empfindlicher Haut und bei Kindern.

Insekten-, Mücken- und Zeckenschreck

Diese Eukalyptusart ist ein »Insekten-, Mücken- und Zeckenschreck« par excellence. Untersuchungen zeigen, dass Zecken von diesem Duft abgestoßen werden oder ihr Duftrezeptor blockiert wird[22]. Der Wirkstoff heißt para-Menthan-3,8-diol (PMD) und wird in kleinen Mengen durch einen natürlichen Umwandlungsprozess aus Citronellal in der Pflanze produziert. Auf der Haut wirkt er für ca. sechs Stunden wie ein unsichtbarer Anti-Zecken-Duftmantel. Man kann PMD aus den Blättern des Zitroneneukalyptus gewinnen, oder es wird synthetisch aus Citronellal hergestellt. Sein Markenname ist Citriodiol®. Es ist in verschiedenen Repellents enthalten.

Zitroneneukalyptusöl

Botanischer Name:	*Corymbia citriodora/Eucalyptus citriodora*
Pflanzenfamilie:	Myrtengewächse (Myrtaceae)
Gewinnung:	Wasserdampfdestillation der Blätter
Duft:	frisch zitronig-herb
Mischt sich gut mit:	Atlaszeder, Bergamotte, Ho-Blätter, Lavendel, Palmarosa.

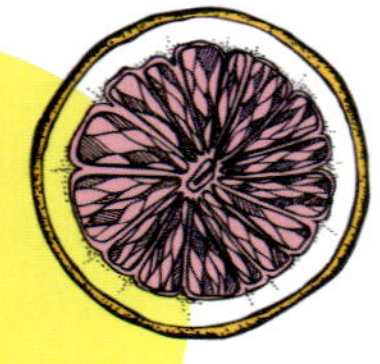
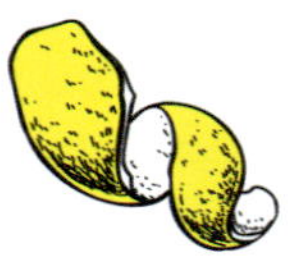
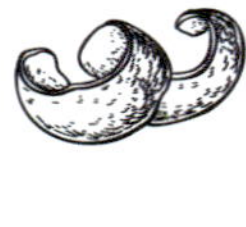
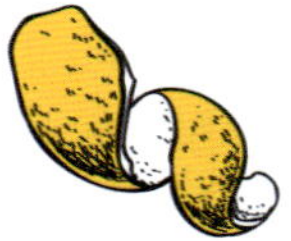

Die Zitrusschalenöle (Agrumenöle): nicht so sanft, wie sie riechen!

Die ätherischen Öle dieser Gruppe werden überwiegend durch Kaltpressung aus den Fruchtschalen gewonnen. Man bezeichnet sie als Agrumenöle (ital. *agrumi* = Sauerfrüchte).

Die angenehm riechenden Zitrusöle sind bei Groß und Klein sehr beliebt. So werden Mandarinen- oder Orangenöl oft als »Kinderöle« bezeichnet und für die Kleinsten auch empfohlen. Doch das hat einen Haken, denn so sanft sind diese Öle nicht, und zu hohe Dosierungen können unangenehme Folgen haben. Die Kenntnis der Inhaltsstoffe ist daher nötig, um die Öle sachgemäß anzuwenden bzw. damit zu arbeiten. Oder Sie beschränken sich darauf, diese Öle für die Raumbeduftung zu verwenden und benutzen für die Hautpflege handelsübliche (biologische) Fertigprodukte mit Agrumenölen, für die die gesetzlichen Vorgaben eingehalten werden müssen und die somit weitgehend unbedenklich zu verwenden sind.

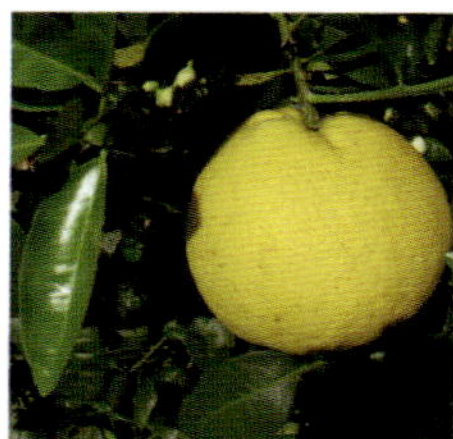
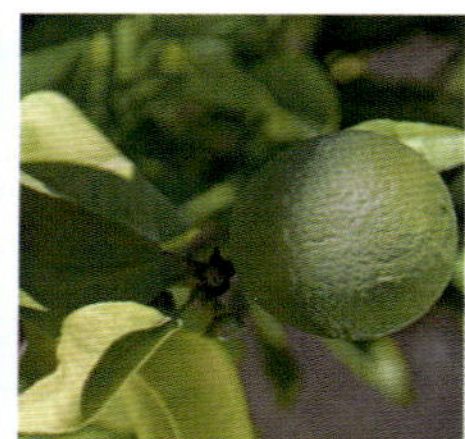
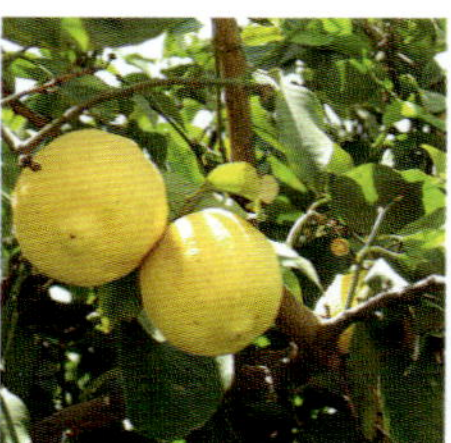
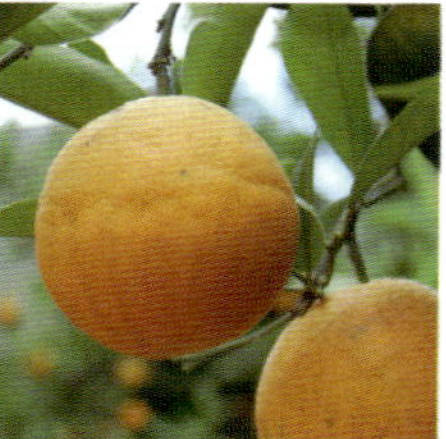

Einige Zitrusfrüchte: Grapefruit, Limette, Zitrone und Orange (von links nach rechts).

Die ätherischen Öle aus den Schalen der Zitrusfrüchte (Ausnahme: Bergamotteöl, Seite 196) werden von dem rechtsdrehenden (+)-Limonen, einem Monoterpen, geprägt. Dieses (+)-Limonen ist für den Grundduft der unterschiedlichen Agrumen-Zitrusöle verantwortlich. Die verschiedenen Zitrusöle haben sehr ähnliche Eigenschaften, in ihrer Wirkung auf Haut und Psyche, auch wenn ihre Inhaltsstoffe Abweichungen aufweisen.

Allgemein wirken die Öle antimikrobiell und entzündungshemmend und regen sowohl den Lymphfluss als auch die Durchblutung an. In geringen Dosierungen aktivieren sie den Hautstoffwechsel und sorgen für ein gesundes Hautmikrobiom.

Anwendung auf der Haut: Vorsicht bei der Dosierung!
Da die Öle so gut duften und sehr dünnflüssig sind, werden aus einem Tropfen ruck, zuck mehrere. Aber alle Zitrusöle wirken in hohen Dosierungen hautirritierend, bedingt durch den hohen Limonengehalt. Das muss nicht nur bei empfindlicher oder Kinderhaut unbedingt beachtet werden. Daneben finden sich in den Schalenölen in geringen Mengen Furocumarine, die unter Sonneneinwirkung nicht nur die Lichtempfindlichkeit der Haut erhöhen können, sondern auch als gesundheitsschädlich eingestuft werden. In der EU-Kosmetikverordnung ist ihre Konzentration in Sonnenschutz- und Bräunungsmitteln sehr stark begrenzt worden. Nutzen Sie selbst hergestellte Hautpflegeprodukte mit Zitrusschalenölen also wirklich nur dann, wenn Sie einige Stunden nach der Anwendung garantiert nicht in die Sonne (auch nicht ins Solarium) gehen – diese Öle bringen ohnehin »Licht und Sonne «in die Seele.

Manche Zitrusöle sind nun aber auch als Destillat erhältlich und dadurch frei von den photosensibilisierenden Furocumarinen. Etiketten Lesen macht sich hier also wirklich bezahlt!

Zitrusöle beleben und aktivieren die Psyche

Die belebenden und aktivierenden Limonen-haltigen Öle sorgen für Frische, geistige Klarheit und Lebenslust. Je nach den unterschiedlichen Duftkomponenten wirken die Öle mehr stimulierend – wie Zitrone, Limette, Grapefruit – oder »gefühlt« mehr entspannend und harmonisierend, wie Bergamotte, Orange oder Mandarine. Viele verschiedene Inhaltsstoffe (oft kommen sie nur in Spuren vor) gemeinsam bestimmen erst den typischen Duft und die Eigenschaften von Bergamotte, Orange, Mandarine, Grapefruit, Limette oder Zitrone. Alles in allem wirken diese Öle – bis auf Bergamotte – jedoch aktivierend und setzen psychisch starke Reize, um aus Lethargie, Mutlosigkeit und seelischen Tiefs herauszuführen.

Alle Zitrusöle werden von Jung und Alt akzeptiert und sorgen für eine positive Stimmung an dunklen, tristen Tagen. Sie sorgen für gutes Klima in allen Räumen, ob Küche, Schule, Büro oder pflegerische Stationen. Die Öle eignen sich bei »dicker Luft«, um einen Raum zu neutralisieren. Für die häufig genannte Raumdesinfektion werden jedoch sehr hohe Dosierungen benötigt.

Bitte beachten Sie auch, dass das ständige Beduften von Räumen mit Zitrusölen Irritationen und Unruhe nach sich ziehen kann.

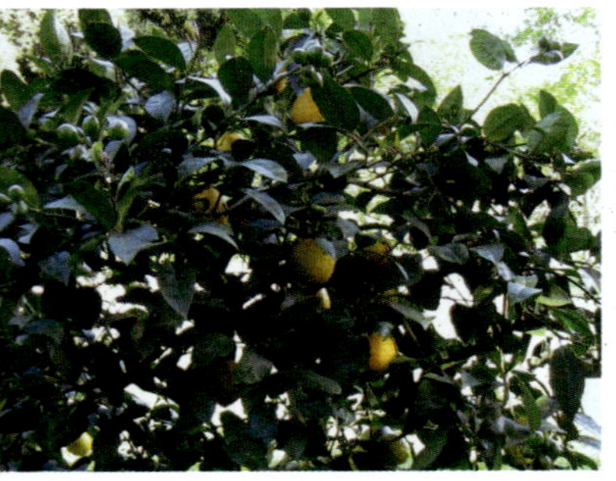

Bergamotteöl – der »Lavendel« unter den Zitrusölen

Bergamotteöl wird aus den Schalen der bitteren, birnenförmigen Frucht gewonnen. Mit diesem Zitrusöl hat uns die Natur ein wunderbares Geschenk gemacht. Zum Limonen und den Furocumarinen gesellen sich hier noch Linalool und relativ viel Linalylacetat. Diese beiden Inhaltsstoffe sind auch typische Leitsubstanzen des Lavendelöls, was die ausgleichende und entspannende Wirkung von Bergamotteöl zu erklären vermag. Studien zeigen, dass das Öl trotz seiner leicht anregenden Duftnote bei Schlafstörungen hilfreich sein kann[23].

Die Kombination von anregenden und entspannenden Inhaltsstoffen bewirkt, dass das Öl für seelisches Gleichgewicht sorgt. Es lindert Ängste und depressive Verstimmungen, zieht uns sanft aus Mutlosigkeit und seelischer Schieflage. Aber das ist noch nicht alles. Mit seinem Duft, der sicher manche an den Urlaub in Italien erinnert, schenkt uns Bergamotteöl buchstäblich die »innere Sonne«, gerade an dunklen Herbst- und Wintertagen.

Bei mir ließ das Öl – als Raumduft in Mischungen in der Herbst- und Winterzeit – den Winterblues für immer verschwinden. Probieren Sie es aus! Mit diesem stimmungsfördernden Muntermacher können auch Sie sich ein wenig »sonniges Mittelmeer-Feeling« in den Raum zaubern.

Im Handel wird häufig ein sogenanntes rektifiziertes, Furocumarin-freies Bergamotteöl angeboten. Dieses kann dann – wie immer – vorsichtig dosiert in Hautpflegeöle eingemischt werden.

Bergamotteöl (Bergamotte-Birne)

Botanischer Name:	*Citrus bergamia*
Pflanzenfamilie:	Rautengewächse (Rutaceae)
Gewinnung:	Kaltpressung der Fruchtschalen
Duft:	herb-fruchtig, erfrischend
Mischt sich gut mit:	vielen anderen Ölen, z. B. Bergamottminze, Kamille römisch; verleiht vielen Mischungen Frische und Spritzigkeit.

Kommen wir nach dieser Ausnahme unter den Zitrusölen nun wieder zurück zu den typischen Vertretern dieser Gruppe. Im Folgenden stelle ich Ihnen einige Zitrusöle vor, die alle mehr oder weniger die oben beschriebenen Eigenschaften (siehe Seite 194) besitzen. Daher werde ich nicht jedes einzelne Öl ausführlich beschreiben, sondern einige »Highlights« hervorheben. Ein Kurzportrait für alle nun genannten Zitrusöle finden Sie dann auf Seite 199.

Grapefruitöl – macht frisch und fröhlich

Das Grapefruitöl, auch als Pampelmusenöl bezeichnet, hat ähnlich wie das Orangenöl einen hohen Anteil an (+)-Limonen. Sein Duft ist jedoch frischer, spritziger und zitroniger. Sein typisches Aroma wird von Spuren von Nootkaton, einem Sesquiterpenketon, und Thioterpineol (einem Schwefel-Analog des Monoterpenols Terpineol) geprägt. Letzteres ist noch in der unvorstellbaren Verdünnung von 4 ppb (*parts per billion*, also Teilchen pro Milliarde Teilchen) riechbar – der niedrigste Geruchsschwellenwert, der je gemessen wurde[24]. Dies entspricht einer Verdünnung von einem tausendstel Gramm der Substanz in 250 Kubikmetern Luft (das ist das Luftvolumen eines Raumes mit ca. 100 Quadratmetern Fläche).

Grapefruit gilt als das »fröhlichste« Öl in der Pflegetherapeutischen Aromakultur. Es verhilft zu einem stimmungsaufhellenden, inneren Lächeln und kann außerdem die Merkfähigkeit fördern.

Botanischer Name: *Citrus paradisi*

Limettenöl – frisch, spritzig und pfiffig

Der Duft des Limettenöls ist ähnlich frisch wie der Duft des Zitronenöls. Es wird ebenfalls von einem hohen (+)-Limonen-Gehalt bestimmt. Das charakteristische Limettenaroma wird hervorgerufen von einem Stoff namens 1-Methyl-1,3-Hexadien, der nur in einer Konzentration von 0,02 % vorkommt. Er sorgt für das erfrischende, belebende, spritzig-pfiffige und originelle Aroma. Das Öl wirkt konzentrationsfördernd und stimmungsaufhellend und sorgt für gute Laune. Es ist somit ebenfalls ein gutes Lern- und Arbeitsöl.

Botanischer Name: *Citrus aurantiifolia*

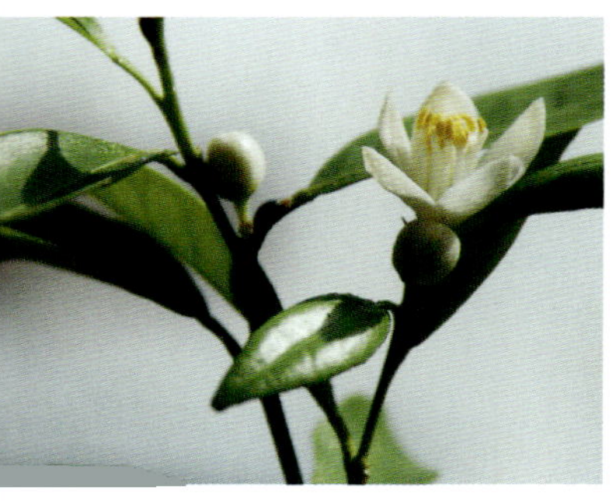

Mandarinenöl – tröstend und harmonisierend

Auch wenn Mandarine (auch: »Mandarine rot«) so weich, sanft und umhüllend duftet, enthält es eine hohe Konzentration an (+)-Limonen. Trotz seines sanften Duftes ist es ein Power-Öl.

Der typische Duft wird unter anderem durch die Inhaltsstoffe Methylanthranilat und Sinensal bestimmt, die beide in Konzentrationen unter 1 % vorkommen.

Mandarinenöl besitzt eine beruhigende und »tröstende« Wirkung. Es ist seelisch sehr stark aufhellend und in geringer Dosierung schlafanstoßend. Ebenso hat das Öl erheiternde, inspirierende und seelisch erwärmende Eigenschaften. Es harmonisiert allgemein die »Atmosphäre« in Räumen.

Neben dem Mandarinenöl rot, gibt es auch Mandarine grün, dieses Öl hat ganz ähnliche Eigenschaften wie das rote Mandarinenöl.

Entgegen der weitverbreiteten Ansicht sind aber auch die Mandarinenöle keine »Kinderöle«!

Botanischer Name: *Citrus reticulata*

Orangenöl – süß und kraftvoll

Die meisten Menschen lieben Orangenöl (auch: »Orange süß«). Es vermittelt Frische, Wärme, Geborgenheit und die lachende Fröhlichkeit eines Sommertags. Der Duft öffnet das Herz und beschert uns eine unbeschwerte Leichtigkeit, gepaart mit Geborgenheit. Neben Limonen verleihen verschiedene Aldehyde zusammen mit den unterschiedlichsten Spurenkomponenten dem Orangenöl seinen strahlend-warmen, süßlich-sinnlichen Duft.

Botanischer Name: *Citrus sinensis*

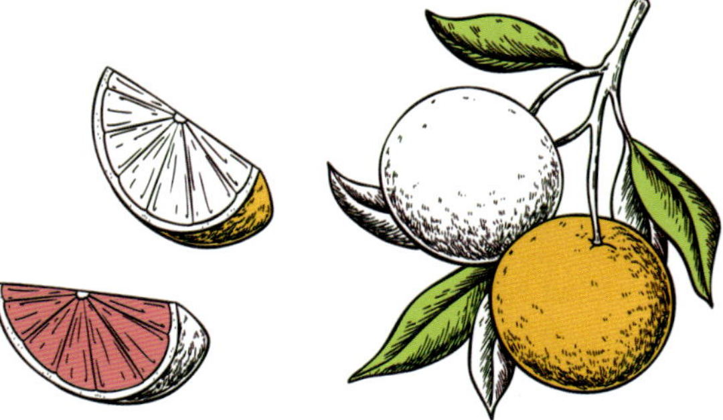

Zitronenöl – frisch und aktivierend

Das Zitronenöl enthält im Unterschied zu den anderen Zitrusölen etwas weniger Limonen, aber dafür mehr (hautreizendes) Citral. Das Citral ist der wichtigste Geruchsträger des Öls und verantwortlich für den typischen, frischen Zitronengeruch. Diese Kombination ist ausschlaggebend für die starke antibakterielle und antivirale Wirkung und senkt in hohen Dosierungen die Keimzahl in der Raumluft, was insbesondere bei Erkältungskrankheiten hilfreich ist. Die Inhaltsstoffe sorgen aber auch für die wachmachenden, erfrischenden und konzentrationsfördernden Eigenschaften. Der belebende Duft rauscht sofort ins Gehirn und aktiviert dort anregende Botenstoffe, sodass Gedächtnisleistung, Konzentration, Aufmerksamkeit und Merkfähigkeit gesteigert werden. Dazu wirkt das Öl aufmunternd bei seelischen Tiefs, Lust- und Mutlosigkeit und sorgt so für mehr Energie und Klarheit.

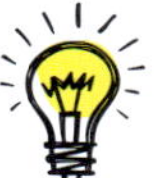

Tipp: *Besonders schön lassen sich Zitrusöle mit Benzoe mischen. Das ist ein wunderbares Dufterlebnis für Groß und Klein und insbesondere für »starke Persönlichkeiten«. Da Benzoe sehr hautverträglich und ein guter Fixateur ist, benötigen Sie nur wenige Tropfen eines Zitrusöls, um ein pflegendes Hautöl mit einem angenehmen Zitrusduft zu erhalten.*

Botanischer Name: *Citrus limon*

Grapefruit-, Orangen-, Limetten-, Mandarinen-, Zitronenöl

Botanischer Name:	*Citrus* plus der jeweilige Artname
Pflanzenfamilie:	Rautengewächse (Rutaceae)
Gewinnung:	Kaltpressung der Fruchtschalen, manchmal Wasserdampfdestillation
Duft:	frisch-fruchtig
Mischt sich gut mit:	allen ätherischen Ölen und Benzoe.

Übersichtstabelle ätherische Öle, ihre Inhaltsstoffe, Eigenschaften und Hautverträglichkeit

Hier finden Sie noch einmal alle ätherischen Öle alphabetisch aufgelistet, zusammen mit ungefähren Mengenangaben ihrer wichtigsten Inhaltsstoffe und den wichtigsten Eigenschaften. Sehr gut hautverträglichen Öle sind grün hinterlegt, gut hautverträgliche hellgrün. Hellorange bedeutet, diese Öle sind weniger gut hautverträglich, orange steht für hautreizende Öle.

Ätherisches Öl	**Hauptinhaltsstoffe (ungefährer Anteil in %) (ev. Hauptinhaltsstoff)**	**Allgemeine Eigenschaften**
Angelikawurzel *Angelica archangelica* (S. 128)	Monoterpene (85 - 90)	• antiseptisch • entzündungshemmend • entkrampfend • schleimlösend, auswurffördernd
Atlaszeder *Cedrus atlantica* (S. 160)	Sesquiterpene (75 - 80) Sesquiterpen-Alkohole (4 - 15) Sesquiterpen-Ketone (4 - 10)	• bei Husten, Bronchitis • bei allergischem Schnupfen • entzündungshemmend • für jede Altersstufe
Benzoe Siam *Styrax tonkinensis* (S. 128)	aromatische Ester (35 - 60) aromatische Säuren (10 - 40)	• antiseptisch • entzündungshemmend • für Hustenmischungen
Bergamotte *Citrus bergamia* (S. 196)	Monoterpene (40 - 60) Monoterpen-Ester (30 - 50) Monoterpen-Alkohole (5 - 15)	• antiseptisch, antiviral
Bergamottminze, syn. Zitronenminze *Mentha citrata* (S. 151)	Monoterpen-Ester (30 - 60) Monoterpen-Alkohole (30 - 50)	• antimikrobiell, antiviral • entzündungshemmend • gutes Kinderöl!
Cajeput *Melaleuca cajuputi* (S. 131)	Monoterpen-Oxide (50 - 70) (Cineol) Monoterpene (10 - 20) Monoterpen-Alkohole (10 - 20)	• stark antibakteriell • stark antiviral • stark schmerzlindernd • schleimlösend • auswurffördernd

Beachten Sie bitte: Diese Tabelle dient nur dem schnellen Nachschlagen und die Angaben zur Zusammensetzung geben bloß eine grobe Orientierung. Lesen Sie vor der Anwendung bitte auch immer die ausführlichen Beschreibungen des jeweiligen ätherischen Öls in den Portraits in Kapitel 8!

Wirkung auf der Haut	Wirkung auf die Psyche
• durchblutungsanregend • leicht hautreizend	• schenkt Selbstvertrauen, Mut, Zuversicht, Durchsetzungskraft
• sehr gut hautpflegend! • hautregenerierend • antihistaminisch, juckreizstillend • für jeden Hauttyp • gut für die Altershaut • schützt empfindliche, irritierte Haut	• harmonisierend • fördert Gelassenheit • mild angstlösend • stresslindernd
• Balsam für die Haut • sehr gut hautpflegend, hautregenerierend • fördert Wundheilung, gute Vernarbung	• Balsam für die Seele • gut für Kinder • tröstend, beschützend, vermittelt Geborgenheit
• sehr gut hautverträglich • hautpflegend • in höheren Konzentrationen fotosensibilisierend	• seelisch ausgleichend • mild angstlösend • stressreduzierend • antidepressiv
• sehr gut hautpflegend! • wundheilend • bei entzündlicher Haut • bei empfindlicher Haut • hautregenerierend	• psychisch ausgleichend • seelisch aufhellend • erfrischendt
• sehr gut hautverträglich • hautpflegend • durchblutungsfördernd • aktiviert den Hautstoffwechsel • hilfreich bei Akne	• stimmungsaufhellend • schenkt seelische Widerstandskraft

Ätherisches Öl	Hauptinhaltsstoffe (ungefährer Anteil in %) (ev. Hauptinhaltsstoff)	Allgemeine Eigenschaften
Cistrose *Cistus ladanifer(us)* (S. 132)	Monoterpene (40 - 60) Monoterpen-Alkohole (4,5 - 15) Monoterpen-Ester (3 - 15) Sesquiterpene (2 - 8) Sesquiterpen-Alkohole (ca. 4)	• antimikrobiell • entzündungshemmend • durchblutungsfördernd
Edeltanne sibirisch, syn. Tanne sibirisch, syn. Fichtennadel *Abies sibirica* (S. 162)	Monoterpene (50 - 60) Monoterpen-Ester (30 - 40)	• antimikrobiell • entzündungshemmend • schmerzstillend • schleimlösend • auswurffördernd • schönes Kinderöl
Eukalyptus (Blauer Eukalyptus) *Eucalyptus globulus* (S. 133)	Monoterpen-Oxide (70 - 80) (Cineol) Monoterpene (15 - 20) Monoterpen-Alkohole (bis 3)	• antibakteriell, antiviral • schleimlösend • auswurffördernd
Eukalyptus (Pfefferminz-Eukalyptus) *Eucalyptus radiata* (S. 134)	Monoterpen-Oxide (70 - 80) (Cineol) Monoterpen-Alkohole (8 - 25) Monoterpene (15 - 20)	• antibakteriell, antiviral • schleimlösend • auswurffördernd
Grapefruit *Citrus paradisi* (S. 197)	Monoterpene (90 - 98) (Limonen)	• antimikrobiell • zur Raumbeduftung
Ho-Blätter, syn. Ho-Sho *Cinnamomum camphora* Ct. Linalool (S. 135)	Monoterpen-Alkohole (90 - 99) (Linalool)	• antimikrobiell • entzündungshemmend • immunmodulierend
Immortelle (aus Korsika) *Helichrysum italicum* (S. 136)	Ester (35 - 65) Monoterpene (5 - 15) Monoterpen-Alkohole (0,5 - 5,5) Sesquiterpene (5 - 40) Diketone (Sesquiterpen-Ketone) (8 - 20)	• regt den Lymphfluss an • fördert den Heilungsprozess • gegen Blutergüsse
Iris *Iris germanica,* *Iris pallida* (S. 137)	Irone (Sesquiterpen-Ketone) (86 - 94) Fettsäure-Ester (2 - 8)	
Jasmin *Jasminum grandiflorum* (S. 138)	aromatische Ester (40 - 60) Diterpenole (15 - 45) Monoterpen-Alkohole (5 - 15)	

Wirkung auf der Haut	Wirkung auf die Psyche
• wundheilend • hautregenerierend • bei Akne	• gegen seelische Wunden • zentrierend
• hautpflegend • für jede Haut geeignet • bei entzündlicher Haut	• stärkend-entspannend • stresslösend • nervenstärkend • seelisch kräftigend
• hautpflegend • durchblutungsfördernd • den Hautstoffwechsel aktivierend • wundheilend	• konzentrationsfördernd • erfrischend • anregend
• hautpflegend • durchblutungsfördernd • den Hautstoffwechsel aktivierend • wundheilend	• konzentrationsfördernd • erfrischend • anregend
• leicht hautreizend • photosensibilisierend • regt Hautstoffwechsel, Lymphfluss an	• stimulierend, belebend • stimmungsaufhellend • fördert Merkfähigkeit
• besonders hautfreundlich und hautpflegend! • hautregenerierend	• stressreduzierend • stimmungsaufhellend • ausgleichend
• sehr gut hautpflegend • fördert gute Vernarbung • hautregenerierend	• seelisch aufhellend • gegen seelische Verletzungen
• hautregenerierend • wundheilend • fördert gute Vernarbung	• bei großer Empfindlichkeit • seelisch schützend
• sehr gut hautpflegend • hautregenerierend • gute Narbenbildung	• stresslösend • zum Sich-Wohlfühlen • bei seelischer Schieflage

Ätherisches Öl	Hauptinhaltsstoffe (ungefährer Anteil in %) (ev. Hauptinhaltsstoff)	Allgemeine Eigenschaften
Kardamom *Elettaria cardamomum* (S. 139)	Monoterpen-Ester (35 - 50) Monoterpen-Oxide (30 - 40) (Cineol) Monoterpen-Alkohole (6 - 10) Monoterpene (5 - 10)	• stark antimikrobiell • stark antiviral • verdauungsfördernd (Bauchmassage)
Karottensamen *Daucus carota* (S. 140)	Sesquiterpen-Alkohole (50 - 60) Monoterpene (20 - 50) Sesquiterpene (10 - 35)	
Kiefer *Pinus sylvestris* (S. 159)	Monoterpene (75 - 85) Sesquiterpene (1 - 5,5)	• antimikrobiell • entzündungshemmend • schmerzlindernd • schleimlösend, auswurffördernd • zur Raumdesinfektion
Krauseminze, syn. Spearmint *Mentha spicata* (S. 153)	Monoterpen-Ketone (55 - 65) (Carvon) Monoterpene (2 - 25) (Limonen)	• antimikrobiell • schleimlösend
Lavendel (Echter Lavendel) *Lavandula angustifolia* (S. 142)	Monoterpen-Ester (40 - 50) Monoterpen-Alkohole (30 - 45) Monoterpene (2 - 10)	• Erste-Hilfe-Öl • antimikrobiell • sehr gut schmerzlindernd • entzündungshemmend • blutdruckregulierend
Lavendel (Lavandin) *Lavandula intermedia* (S. 145)	Monoterpen-Ester (35 - 40) Monoterpen-Alkohole (30 - 40) Monoterpen-Ketone (4 - 7) (Kampfer) Monoterpen-Oxide (3 - 7) (Cineol) Monoterpene (1,5 - 7)	• antimikrobiell • sehr gut schmerzlindernd • entzündungshemmend • blutdruckregulierend
Lemongras *Cympopogon flexuosus* (S. 146)	Monoterpen-Aldehyde (70 - 85) (Citral) Monoterpene (5 - 10) Monoterpen-Alkohole (2 - 10)	• stark antimikrobiell, antiviral • zur Raumdesinfektion • schmerzlindernd • durchblutungsfördernd
Limette *Citrus aurantiifolia* (S. 197)	Monoterpene (70 - 90) Monoterpen-Aldehyde (2 - 5) (Citral)	• antimikrobiell • zur Raumbeduftung

Wirkung auf der Haut	Wirkung auf die Psyche
• sehr gut hautpflegend! • hautregenerierend • bei entzündlicher Haut • aktiviert den Hautstoffwechsel	• stimmungsaufhellend • ausgleichend
• sehr gut hautpflegend! • hautregenerierend • wundheilend • bei empfindlicher Haut, gereizter Haut	• fördert Kraft und Gelassenheit • stimmungsaufhellend • ausgleichend
• nur in Verdünnung hautpflegend • den Hautstoffwechsel aktivierend • bei schlecht durchbluteter Haut • bei entzündlicher Haut • kortisonähnlich	• vitalisierend, kräftigend • geistig klärend
• sehr gut hautpflegend • fördert Wundheilung und gute Vernarbung • aktiviert den Hautstoffwechsel	• konzentrationsfördernd • geistig erfrischend, belebend • stimmungsaufhellend
• sehr gut hautpflegend! • bei irritierter Haut • bei entzündlicher Haut • wundheilend • hilfreich bei Verbrennungen • bei Wundliegen	• seelisch aufhellend • stress- und angstlösend • schlafanstoßend
• sehr gut hautpflegend! • für entzündliche Haut • wundheilend • hilfreich bei Verbrennungen • bei Wundliegen	• seelisch aufhellend • stress- und angstlösend • schlafanstoßend
• in hoher Dosierung hautreizend • den Hautstoffwechsel aktivierend • bei schlecht durchbluteter Haut	• belebend, aktivierend • fördert Konzentration
• leicht hautreizend • photosensibilisierend • regt Hautstoffwechsel, Lymphfluss an	• belebend, stimulierend • stimmungsaufhellend • konzentrationsfördernd

Ätherisches Öl	Hauptinhaltsstoffe (ungefährer Anteil in %) (ev. Hauptinhaltsstoff)	Allgemeine Eigenschaften
Litsea *Litsea cubeba* (S. 147)	Monoterpen-Aldehyde (70 - 80) Monoterpene (5 - 15) Monoterpen-Alkohole (2 - 10)	• stark antimikrobiell, antiviral • schmerzlindernd • durchblutungsfördernd • zur Raumdesinfektion
Majoran *Origanum majorana* (S. 148)	Monoterpene (40 - 50) Monoterpen-Alkohole (35 - 45)	• stark antibakteriell • entzündungshemmend • schmerzstillend
Mandarine *Citrus reticulata* (S. 198)	Monoterpene (90 - 95)	• antimikrobiell • zur Raumbeduftung
Manuka *Leptospermum scoparium* (S. 148)	Sesquiterpene (65) Sesquiterpen-Ketone (beta-Triketone) (10 - 35)	• antimikrobiell • bei Atemwegsinfekten • juckreizstillend • antiallergisch
Melisse *Melissa officinalis* (S. 150)	Sesquiterpene (40 - 60) Monoterpen-Aldehyde (30 - 60)	• stark antiviral • antimikrobiell
Muskatellersalbei *Salvia sclarea* (S. 155)	Monoterpen-Ester (65 - 80) Monoterpen-Alkohole (10 - 30) Sesquiterpene (3 - 10)	• antimikrobiell, antiviral • hormonell ausgleichend • entkrampfend
Myrte *Myrtus communis* Ct. Cineol / Ct. Myrtenylacetat (S. 156)	Monoterpen-Oxide (30 - 40) Monoterpene (25 - 35) Monoterpen-Alkohole (5 - 15)	• antimikrobiell, antiviral • entzündungshemmend • durchblutungsfördernd • schleimlösend • auswurffördernd
Nanaminze, syn. Grüne Minze *Mentha viridis* var. *nanah*, syn. *M. spicata* var. *nanah* (S. 152)	Monoterpen-Ketone (55 - 70) Monoterpene (15 - 35) Monoterpen-Alkohole (0,5 - 7)	• antimikrobiell • schleimlösend
Nelkenknospe *Syzygium aromaticum* (S. 164)	aromatische Alkohole (75 - 85) (Eugenol) aromatische Ester (5 - 15)	• antimikrobiell! • durchblutungsfördernd • entzündungshemmend • schmerzlindernd

Wirkung auf der Haut	Wirkung auf die Psyche
• in hoher Dosierung hautreizend • den Hautstoffwechsel aktivierend • bei schlecht durchbluteter Haut	• belebend, aktivierend • fördert Konzentration
• hautpflegend • bei entzündlicher Haut • bei Akne • bei irritierter Haut	• entspannend, schlaffördernd • gegen stressbedingt erhöhten Blutdruck • Nerventonikum
• leicht hautreizend • photosensibilisierend • durchblutungsfördernd • regt Hautstoffwechsel, Lymphfluss an	• tröstend, harmonisierend • seelisch aufhellend • schlafanstoßend
• sehr gut hautpflegend • wundheilend • hautregenerierend • bei Hautpilz • bei Herpes	• seelisch ausgleichend • nervenstärkend
• in niedriger Dosierung hautpflegend • den Hautstoffwechsel aktivierend	• seelisch ausgleichend • geistig belebend • stresslindernd
• sehr gut hautpflegend • für entzündliche Haut • für empfindliche Haut • hautregenerierend	• stark entspannend • schlafanstoßend • seelisch aufhellend
• sehr gut hautpflegend • aktiviert den Hautstoffwechsel • bei schlecht durchbluteter Haut	• konzentrationsfördernd • stimmungsaufhellend
• sehr gut hautpflegend • fördert Wundheilung und gute Vernarbung • aktiviert den Hautstoffwechsel	• geistig erfrischend, belebend • stimmungsaufhellend
• in höherer Dosierung leicht hautreizend • aktiviert den Hautstoffwechsel • erwärmend • wirksam gegen Krätze	• vitalisierend • stimmungsaufhellend • Wohlfühlöl

Ätherisches Öl	Hauptinhaltsstoffe (ungefährer Anteil in %) (ev. Hauptinhaltsstoff)	Allgemeine Eigenschaften
Neroli *Citrus aurantium* (S. 165)	Monoterpen-Alkohole (35 - 60) Monoterpene (20 - 35) Monoterpen-Ester (5 - 20)	• antibakteriell, antiviral • entzündungshemmend
Niaouli *Melaleuca quinquenervia* (S. 167)	Monoterpen-Oxide (40 - 60) (Cineol) Monoterpene (15 - 25) Sesquiterpen-Alkohole (10 - 15) Monoterpen-Alkohole (5 - 15)	• stark antibakteriell, antiviral • entzündungshemmend • schmerzstillend • schleimlösend • auswurffördernd
Orange *Citrus sinensis* (S. 198)	Monoterpene (92 - 97) (Limonen)	• antimikrobiell • zur Raumbeduftung
Palmarosa *Cympopogon martinii* (S. 168)	Monoterpen-Alkohole (80 - 85) Monoterpen-Ester (10 - 15)	• stark antimykotisch • antiviral • das Immun- und Herz-Kreislaufsystem stärkend
Patchouli *Pogostemon cablin* (S. 169)	Sesquiterpene (40 - 65) Sesquiterpen-Alkohole (35 - 45)	• antimikrobiell • entzündungshemmend
Petit-grain *Citrus aurantium* (S. 170)	Monoterpen-Ester (50 - 70) Monoterpen-Alkohole (30 - 35) Monoterpene (5 - 10)	• antimikrobiell • muskelentspannend • entkrampfend • blutdruckregulierend
Pfefferminze *Mentha piperita* (S. 154)	Monoterpen-Alkohole (30 - 60) (Menthol) Monoterpen-Ketone (15 - 40)	• antimikrobiell, antiviral • entzündungshemmend • schmerzlindernd, bei Kopfschmerzen
Ravintsara *Cinnamomum camphora* Ct. Cineol (S. 171)	Monoterpen-Oxide (55 - 65) (Cineol) Monoterpene (15 - 20) Monoterpen-Alkohole (9 - 15)	• stark antimikrobiell, antiviral! • entzündungshemmend • schleimlösend • auswurffördernd

Wirkung auf der Haut	Wirkung auf die Psyche
• sehr gut hautpflegend! • hautregenerierend • für jeden Hautzustand • gutes Kinderöl	• angstlösend • seelisch aufhellend • fördert Gelassenheit • lindert Kummer, Trauer • tröstet Kinder
• sehr gut hautpflegend! • hautschützend • zellregenerierend • wundheilend • gute Narbenbildung • den Hautstoffwechsel anregend	• belebend • stärkend, vitalisierend • Mutmacher
• leicht hautreizend • photosensibilisierend • durchblutungsfördernd • regt Hautstoffwechsel, Lymphfluss an	• entspannend • harmonisierend • zum Sich-gut-Fühlen
• sehr gut hautpflegend! • entzündungshemmend • bei entzündlicher Haut • bei gereizter Haut • wirksam gegen Mücken, Krätze	• tonisierend, ausgleichend
• sehr gut hautpflegend! • hautschützend • für jeden Hauttyp • gut für die Altershaut	• seelisch schützend, stärkend • zentrierend, fördert Gelassenheit
• sehr gut hautpflegend! • entzündungshemmend • hautschützend • lindert irritierte Haut	• seelisch aufhellend • entspannend • angstlösend • schlafanstoßend
• sehr gut hautpflegend • kühlend • wundheilend • epithelisierend • bei Insektenstichen	• geistig anregend • erfrischend-belebend • konzentrationsfördernd
• hautpflegend • durchblutungsfördernd • aktiviert den Hautstoffwechsel • bei entzündlicher Haut	• nervenstärkend, vitalisierend

Ätherisches Öl	Hauptinhaltsstoffe (ungefährer Anteil in %) (ev. Hauptinhaltsstoff)	Allgemeine Eigenschaften
Rose (Destillat) *Rosa damascena* (S. 172)	Monoterpen-Alkohole (10 - 75) höhere Alkane (20 - 50) (Nonadecan) Monoterpen-Ester (2 - 6) Methyleugenol (2 - 3)	• antimikrobiell • herzschützend • immunmodulierend • hormonell balancierend
Rose (Absolue) *Rosa damascena,* *Rosa centifolia* (S. 174)	aromatische Alkohole (60 - 75) Monoterpen-Alkohole (15 - 15)	• antimikrobiell • schmerzstillend • immunmodulierend
Rosengeranie *Pelargonium graveolens* (S. 175)	Monoterpen-Alkohole (50 - 65) Monoterpen-Ester (10 - 35) Monoterpen-Ketone (5 - 10)	• antimikrobiell, antimykotisch • herzschützend • hormonmodulierend • immunmodulierend
Rosmarin *Rosmarinus officinalis* Ct. Cineol (S. 176)	Monoterpen-Oxide (40 - 60) (Cineol) Monoterpene (20 - 35) Monoterpen-Ketone (7 - 15) (Kampfer) Monoterpen-Alkohole (2,5 - 8)	• durchblutungsfördernd • entzündungshemmend • schmerzlindernd • Herz-Kreislauf anregend
Salbei *Salvia officinalis* (S. 178)	Monoterpen-Ketone (20 - 65) (Thujone) Monoterpen-Oxide (8 - 15) (Cineol) Monoterpene (5 - 15) Monoterpen-Alkohole (5 - 10)	• antimikrobiell • entzündungshemmend • schweißhemmend • schleimlösend • in hoher Dosierung ev. neurotoxisch
Sandelholz *Santalum austrocaledonicum* (S. 179)	Sesquiterpen-Alkohole (ca. 90)	• harmonisiert den Hormonhaushalt
Teebaum *Melaleuca alternifolia* (S. 181)	Monoterpen-Alkohole (35 - 45) Monoterpene (ca. 45) Monoterpen-Oxide (3 - 15) (Cineol)	• antibakteriell • entzündungshemmend • schmerzstillend
Thymian *Thymus vulgaris* Ct. Linalool (S. 183)	Monoterpen-Alkohole (ca. 75) (Linalool) Monoterpene (20 - 30) Monoterpen-Ester (0,5 - 6)	• antimikrobiell • entzündungshemmend • immunmodulierend • bei Husten
Tonka *Dipteryx odorata* (S. 184)	Cumarin (ca. 90 / 60) (ohne / mit Weingeist als Lösungsmittel)	• entkrampfend • schmerzlindernd

Wirkung auf der Haut	Wirkung auf die Psyche
• sehr gut hautpflegend! • hautregenerierend • gute Wundheilung • bei empfindlicher, irritierter Haut	• stresslindernd • stimmungsaufhellend • nervlich ausgleichend • mild angstlösend
• ausgezeichnetes Hautpflegeöl! • hautregenerierend • harmonisierend	• stresslindernd • stimmungsaufhellend – leicht euphorisierend • ausgleichend • Wohlfühlöl
• ausgezeichnetes Hautpflegeöl! • hautregenerierend • gute Wundheilung • gute Vernarbung	• stimmungsaufhellend • nervlich ausgleichend • stresslindernd
• hautpflegend • aktiviert den Hautstoffwechsel • durchblutungsfördernd • für schlecht durchblutete, fettige Haut (und ebensolches Haar)	• fördert Konzentration, Merkfähigkeit • vitalisierend
• sehr gut hautpflegend • hautregenerierend • zur Wundbehandlung • schleimhautpflegend • hilft bei Entzündungen im Mundraum	• fördert Konzentration, Gedächtnisleistung
• sehr gut hautpflegend • hautregenerierend • für trockene, gestresste Haut • für Aknehaut, Altershaut	• seelisch ausgleichend, aufhellend • lindert Nervosität, Aggressivität, Unruhe, Stress
• hautregenerierend • bei fettiger Haut, Akne • antiparasitär (gegen Läuse) • wundheilend	
• sehr hautfreundlich! • hautpflegend • hautschützend	• seelisch stärkend, ausgleichend, aufrichtend
• sehr hautfreundlich • hautpflegend • hautregenerierend	• seelisch aufhellend • entspannend • schlaffördernd

Ätherisches Öl	Hauptinhaltsstoffe (ungefährer Anteil in %) (ev. Hauptinhaltsstoff)	Allgemeine Eigenschaften
Vanille *Vanilla planifolia* (S. 185)	aromatische Aldehyde (ca. 80) (Vanillin)	• muskelentspannend • schmerzlindernd
Vetiver *Vetivera zizanioides* (S. 186)	Sesquiterpene (40 - 50) Sesquiterpen-Alkohole (25 - 35) Sesquiterpen-Ketone (7 - 15)	• antibakteriell • entzündungshemmend
Weihrauch *Boswellia sacra* (S. 187)	Monoterpene (60 - 85) Sesquiterpene (bis 10)	• antibakteriell, antiviral • entzündungshemmend
Ylang-Ylang komplett *Cananga odorata* (S. 189)	Sesquiterpene (30 - 70) aromatische Ester (9,5 - 25) Monoterpenole (3,5 - 13)	• antimikrobiell • harmonisiert den Hormonhaushalt
Zimtrinde *Cinnamomum ceylanicum* (S. 191)	Phenylpropanderivate (70 - 85) (Zimtaldehyd) Monoterpene (3 - 10) aromatische Ester (4 - 7) aromatische Alkohole (6 - 10) (Eugenol)	• stark antimikrobiell • durchblutungsfördernd • muskelentspannend • schmerzstillend
Zitroneneukalyptus *Eucalyptus citriodora,* syn. *Corymbia citriodora* (S. 192)	Monoterpen-Aldehyde (70 - 90) Monoterpenole (10 - 20)	• stark antimikrobiell • zur Raumdesinfektion • entzündungshemmend • schmerzlindernd • insektenabweisend
Zitrone *Citrus limon* (S. 199)	Monoterpene (90 - 95) (Limonen) Monoterpen-Aldehyde (3 - 8) (Citral)	• antibakteriell, antiviral • zur Raumbeduftung

Tab. 1: Die in diesem Buch vorgestellten ätherischen Öle, ihre Hauptinhaltsstoffklassen und die wichtigsten Eigenschaften im Überblick. Die hier angeführten Mengen an Hauptinhaltsstoffen sind Momentaufnahmen. Inhaltsstoffe von ätherischen Ölen können chargenabhängig mehr oder weniger stark variieren. Syn.: synonym.

Grün: sehr gut hautverträglich;
hellgrün: gut hautverträglich;
hellorange: weniger gut hautverträglich;
orange: hautreizend.

Wirkung auf der Haut	Wirkung auf die Psyche
• hautfreundlich • hautverwöhnend • hautregenerierend	• stimmungsaufhellend • angstlösend • entspannend • Wohlfühlöl
• sehr hautfreundlich! • hautregenerierend • regt die Kollagenproduktion an	• angstlösend • seelisch stärkend • seelisch ausgleichend • nervenstärkend
• leicht hautreizend • in niedriger Dosierung hautpflegend • hautregenerierend • den Hautstoffwechsel aktivierend	• nervenstärkend • zentrierend, meditativ wirkend • tröstet bei seelischen Verletzungen, löst Blockaden
• hautfreundlich • hautregenerierend • juckreizstillend • wundheilend	• lindert Nervosität, Aggressivität • fördert Gelassenheit
• hautreizend; muss stark verdünnt oder mit verträglichen Ölen gemischt werden • Dosierung beachten!	• vitalisierend • seelisch erwärmend • zum Sich-geborgen-Fühlen
• leicht hautreizend • den Hautstoffwechsel aktivierend • bei schlecht durchbluteter Haut	• erfrischend, belebend • ermutigend
• leicht hautreizend • photosensibilisierend • durchblutungsfördernd • regt Hautstoffwechsel, Lymphfluss an	• stimmungsaufhellend • konzentrationsfördernd • bei Antriebsschwäche

Quellen: Beier C. u. a. Aromapraxis Heute. Ätherische Öle – Wirkung – Anwendung. München: Urban & Fischer Verlag, 2022; Steflitsch W. u. a. (Hrsg.), Aromatherapie in Wissenschaft und Praxis. 2. Aufl., Wiggensbach: Stadelmann Verlag, 2021; Werner M., von Braunschweig R., Praxis Aromatherapie. Grundlagen - Steckbriefe - Indikationen. 6. Aufl., Stuttgart: Haug Verlag, 2020.

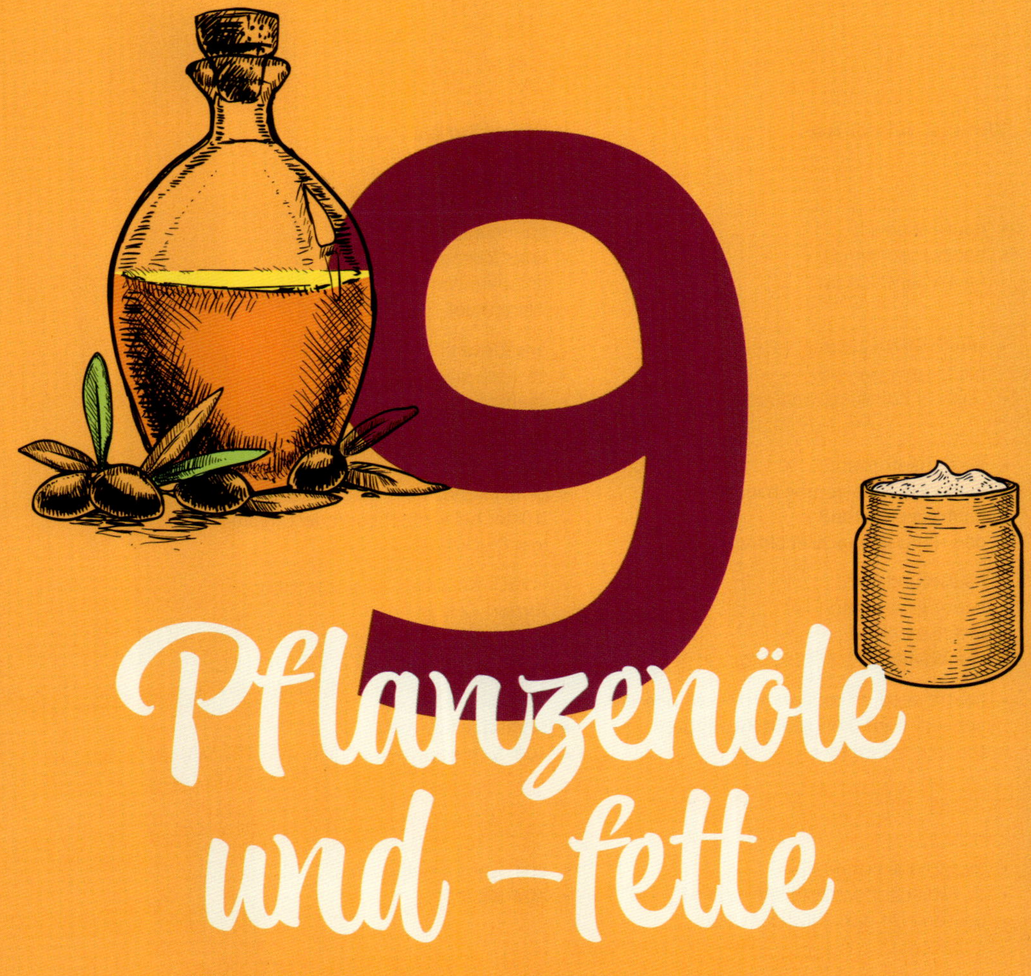

9 Pflanzenöle und -fette

Sie wissen bereits, dass ätherische Öle nicht unverdünnt auf die Haut gegeben oder eingenommen werden sollen, weil sie Konzentrate sind. Also brauchen sie ein Trägermedium (auch Trägersubstanz genannt), in das – in der Regel – nur wenige Tropfen gegeben werden. Damit werden die ätherischen Öle stark verdünnt. Es versteht sich von selbst, dass bei einer biologischen Hautpflege, bei der die Hautgesundheit im Vordergrund steht, auch dieses Trägermedium von hoher Qualität und seine Inhaltsstoffe verträglich sein müssen. Naturbelassene Pflanzenöle und -fette sind hier die richtige Wahl.

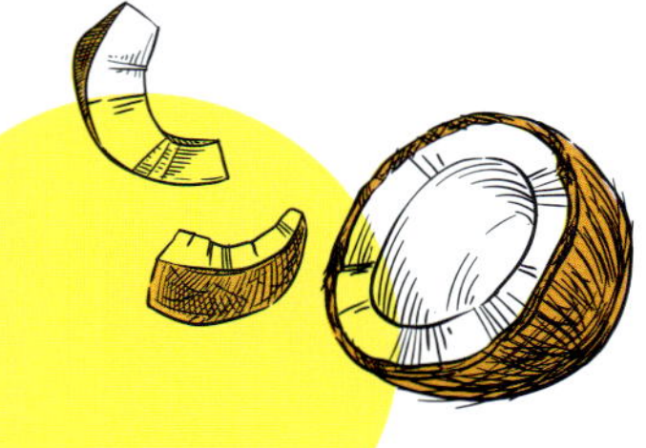

Pflanzenfette und -öle: Was ist drin?

Doch bevor wir näher auf die Qualitätsmerkmale eingehen, lassen Sie uns einen genaueren Blick auf die Inhaltsstoffe von Pflanzenfetten und -ölen werfen und klären, was die pflanzlichen Fette (oder Lipide) von den Mineralölen (Paraffinen) unterscheidet. Sie werden bald verstehen, warum Pflanzenölen für die Hautpflege auf jeden Fall der Vorzug gegeben werden sollte.

Dynamische Vielstoffgemische

Genau wie die ätherischen Öle sind auch pflanzliche Öle und -fette hochkomplexe und dynamische Vielstoffgemische – vorausgesetzt, sie sind nativ, also naturbelassen und kaltgepresst. Jedes Fett bzw. Öl enthält mindestens dreißig verschiedene Fettsäuren, und jede Fettsäure – auch wenn ihr Anteil noch so gering ist – hat eine biologische Funktion. Ständig verändern die Pflanzen die Zusammensetzung ihrer Fettmoleküle, je nach Umweltbedingungen (Wetter, Nährstoffangebot, Fraßfeinde ...). Das kommt Ihnen zu Recht bekannt vor: Sie haben es im Kapitel über die Bildung ätherischer Öle schon gelesen. Bewährte Prinzipien der Natur wiederholen sich.

Außerdem produzieren Pflanzen zahlreiche hochwirksame Schutzstoffe, die Fettbegleitstoffe (sekundäre Pflanzenstoffe) – und zwar ebenfalls immer davon abhängig, in welcher Umweltsituation sie sich befinden. Diese Fettbegleitstoffe haben sich nicht nur bei den Pflanzen, sondern auch bei den Menschen seit Millionen von Jahren innerlich und äußerlich bewährt. Sie sind hochgradig stoffwechselaktiv und üben vielfältige Aufgaben im gesamten Organismus und in der Haut aus.

Wo und wie wirken nun pflanzliche Öle und Fette auf der Haut? Dazu mache ich mit Ihnen nun eine letzte kleine Exkursion ins Reich der Chemie.

Der einzige Unterschied zwischen einem Fett und einem Öl ist übrigens, dass in unseren Breiten bei Zimmertemperatur Öle flüssig und Fette fest sind.

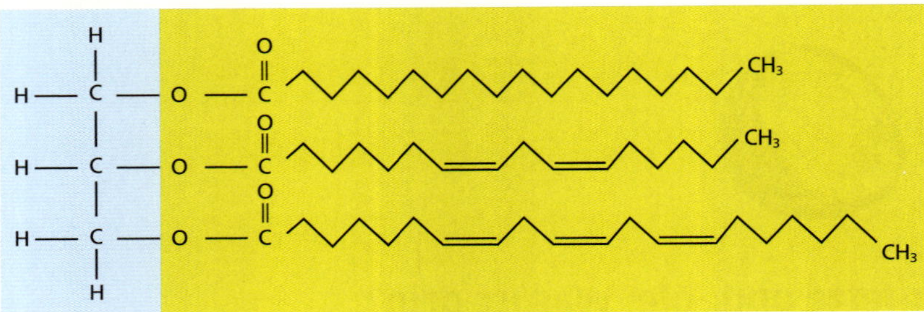

Abb. 14: Stark vereinfachte Darstellung eines Triglycerids. Auf der linken Seite befindet sich der Glycerin-Baustein, auf der rechten Seite die drei in diesem Fall langkettigen Fettsäuren, die esterartig angehängt sind. Die oberste Fettsäure mit 18 C-Atomen ist gesättigt, die mittlere (16 C-Atome) zweifach und die unterste (20 C-Atome) dreifach ungesättigt.

Was sind Pflanzenöle und -fette?

Im Gegensatz zu ätherischen Ölen, die ein Gemisch aus ganz unterschiedlichen chemischen Stoffgruppen sind, sind pflanzliche Öle und Fette chemisch immer gleich aufgebaut: Die Moleküle bestehen immer aus einem Molekül Glycerin, an dem drei Fettsäure-Moleküle angehängt sind. Man nennt sie daher auch Triglyceride. → *Siehe Abbildung oben links.*

Fettsäuren sind organische Säuren (Carbonsäuren), die normalerweise eine gerade Anzahl von C-Atomen (Kohlenstoffatome) enthalten. So gibt es beispielsweise die Essigsäure mit 2 C-Atomen, die Buttersäure mit 4 oder die Capronsäure (enthalten in Milchfett) mit 6 C-Atomen. → *Siehe Abbildung oben rechts.*

Kettenlänge und Sättigung der Fettsäuren

Je nach Anzahl der C-Atome werden unterschiedlich lange Ketten gebildet. Kurzkettige Fettsäuren wie zum Beispiel Buttersäure oder Capronsäure enthalten 4 bis ca. 6 C-Atome, mittelkettige Fettsäuren (z. B. Capryl-, Caprin-, Laurinsäure) ca. 6 bis 12 C-Atome und langkettige Fettsäuren wie Myristin-, Palmitin-, Stearin-, Arachin- oder Behensäure ca. 14 bis 24 C-Atome.

Kettenlängen von 16 und 18 C-Atomen kommen in Nahrungsfetten am häufigsten vor. Die Grenzen zwischen kurz- und mittelkettigen Fettsäuren werden je nach Forschungsmeinung etwas unterschiedlich gezogen.

Die Sättigung sagt etwas aus über die Anzahl der Doppelbindungen in der Kohlenstoffkette der Fettsäuremoleküle. Gesättigte Fettsäuren haben keine Doppelbindungen und sind reaktionsträger, also »satt« und wenig motiviert sich mit anderen Molekülen zu verbinden. Einfach ungesättigte Fettsäuren haben eine Doppelbindung und mehrfach

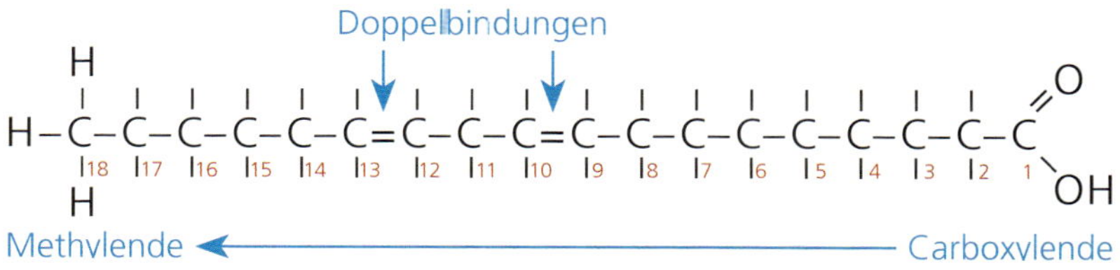

Doppelbindungen

```
 H
 |   |   |   |   |   |   |   |   |   |   |   |   |   |   |   |   |    //O
H-C-C-C-C-C-C=C-C-C=C-C-C-C-C-C-C-C-C
 |18 |17 |16 |15 |14 |13 |12 |11 |10 |9  |8  |7  |6  |5  |4  |3  |2  1 \OH
 H
```

Methylende ← Carboxylende

Abb. 15: Schematischer Aufbau einer Fettsäure. Das rechte Ende zeigt die sogenannte Säuregruppe, das linke die Methylgruppe. Diese »Gebilde« werden funktionelle Gruppen oder Reaktionszentren genannt, und sie sind verantwortlich für die (bio)chemischen Eigenschaften des Moleküls. Siehe auch Seite 95.

ungesättigte Fettsäuren mindestens zwei Doppelbindungen. Sie sind deshalb reaktionsfreudig, also »hungrig« auf Reaktionspartner. Das ist auch der Grund, warum Öle mit einem hohen Anteil an mehrfach ungesättigten Fettsäuren schnell ranzig werden.

Aus Sicht der Hautpflege sind aber gerade die mehrfach ungesättigten Fettsäuren interessant, denn sie aktivieren den Hautstoffwechsel.

Warum sind Mineralöle keine Öle?

Mineralöle oder Paraffine, wie sie auch genannt werden, haben zwar fettähnliche Eigenschaften, aber einen gänzlich anderen Aufbau und daher völlig andere physiologische Eigenschaften als die wertvollen Öle und Fette aus den Pflanzen. Sie werden aus Erdöl gewonnen und sind im Gegensatz zu den komplexen Pflanzenfetten sehr einfach zusammengesetzt. Sie bestehen nämlich ausschließlich aus Alkanen, also aus unterschiedlich langen, gesättigten Kohlenwasserstoffketten (siehe auch Kapitel 7, Seite 107). Anders als die Triglyceride haben diese Verbindungen keinerlei Ähnlichkeit mit der natürlichen Lipidmatrix der Haut. Und die Mineralöle enthalten kein bisschen von den stoffwechselaktiven ungesättigten Fettsäuren oder den schützenden Fettbegleitstoffen. Somit haben sie für die Haut und ihre Funktionen überhaupt keinen Nutzen.

Mineralöl in konventionellen Hautpflegeprodukten hat viele Namen: Paraffinwachs, Paraffinum Liquidum bzw. Subliquidum, Vaseline, Petrolatum, Ozokerit, Cera Microcristallina, um nur ein paar zu nennen.

Native und raffinierte fette Pflanzenöle – was ist der Unterschied?

Basis für ein gutes Öl ist zunächst das Rohmaterial. Stammt dieses aus biologisch kontrolliertem Anbau, ist die Wahrscheinlichkeit hoch, dass es weitgehend pestizidfrei ist und somit ein hochwertiges, gesundheitsförderndes Hautöl zur Verfügung steht. Zur Gewinnung des Öls gibt es grundsätzlich zwei Methoden: zum einen die **Pressung** – sie liefert so genannte native Pflanzenöle. Auf der anderen Seite steht die **chemische Raffination**.

Native und kaltgepresste Pflanzenöle

Native Pflanzenöle werden gewonnen, indem das Ausgangsmaterial (zum Beispiel Mandelkerne, Oliven, Sonnenblumenkerne) lediglich ausgepresst wird. Anschließend wird das erhaltene Öl filtriert. Hier werden also **ausschließlich mechanische Methoden** angewendet. Sämtliche von Natur aus im Öl enthaltenen Inhaltsstoffe (die Fettbegleitstoffe, siehe Seite 223) verbleiben dabei im Endprodukt ohne jede Veränderung. Native Öle sind also **naturbelassene Produkte** und haben einen **hohen gesundheitlichen Wert**, sowohl für die Ernährung als auch für die Hautpflege.

Für die Kaltpressung von Speiseölen liegen genaue gesetzliche Rahmenbedingungen vor, die auch für Kosmetiköle gültig sind, denn alle Hautpflegeprodukte müssen unbedenklich sein. Sie müssen ohne Wärmezufuhr gewonnen werden, nur dann dürfen Sie sich nativ nennen. Somit ist jedes native Öl automatisch ein kaltgepresstes Öl. Wird das Saatgut aber geröstet oder gedämpft, um ein intensiveres Aroma zu erreichen, darf das Öl nicht als nativ bezeichnet werden. Die Behandlung muss auch deklariert werden. Solche Öle können zwar kaltgepresst sein, sind aber wie gesagt nicht nativ.

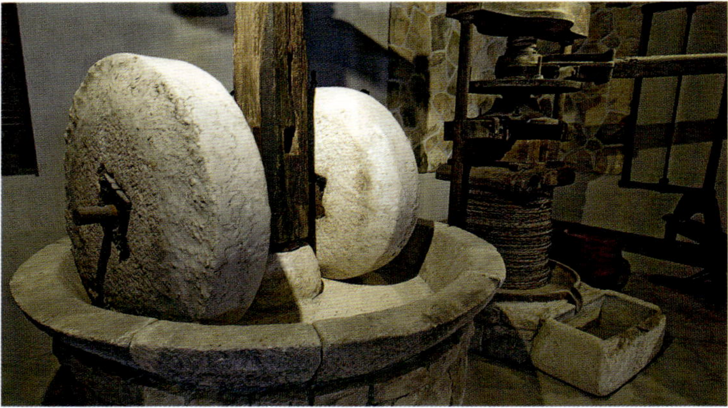

Mit der althergebrachten Methode des schonenden Kaltpressens erhält man Öle mit vielen wertvollen Inhaltsstoffen.

Achten Sie beim Kauf von nativen fetten Pflanzenölen auf geprüfte Qualität! Auch Naturprodukte können durch gesundheitsschädliche Verbindungen belastet sein. In den fetten Ölen sind dies vor allem Pestizide aus der Landwirtschaft, polyzyklische aromatische Kohlenwasserstoffe (PAC oder PAK) in Ölen aus getrockneten Saaten wie Traubenkern-, Hagebuttenkern- oder Nachtkerzenöl und Phthalate – Weichmacher, die aus Kunststoffbehältnissen ins Öl gelangen können. Anders als bei Lebensmitteln gibt es für diese Verunreinigungen in kosmetischen Rohstoffen keine verbindlichen Vorgaben. Fragen Sie also nach, ob und auf welche Schadstoffe geprüft wurde.

Beachten Sie bitte auch, dass native fette Pflanzenöle, einmal geöffnet, in der Regel nur 6 – 9 Monate, manche wie z. B. Hagebuttensamenöl sogar nur 2 Monate haltbar sind.

Raffinierte Pflanzenöle

Das Erhitzen des Saatgutes ist der erste Schritt zur Gewinnung von raffinierten Pflanzenölen, denen weitere chemische Behandlungen folgen: Extraktion mit einem organischen Lösemittel, wie zum Beispiel Hexan oder Benzin, das dann durch aufwendige Prozesse wieder entfernt werden muss.

Das Ergebnis der Raffination sind Öle/Fette, die zwar neutral riechen und schmecken und die sich durch eine lange Haltbarkeit auszeichnen. Die enthaltenen Fettsäuren sind jedoch durch das Einwirken von Hochtemperatur, Druck und Chemikalien chemisch verändert. Unter anderem – um nur ein Beispiel zu nennen – entstehen dabei sogenannte Trans-Fettsäuren, die sich von den natürlichen Fettsäuren in einer scheinbar minimalen Eigenschaft ihrer Doppelbindung(en) unterscheiden. Dieser Unterschied bewirkt jedoch eine räumliche Veränderung des Moleküls. Für diese Moleküle hat der Organismus keine passenden Enzyme. In der Folge werden die Trans-Moleküle im menschlichen Organismus anders verstoffwechselt – was sich (wie gut untersucht ist) gesundheitlich negativ auswirkt. Nur von manchen Herstellungsbetrieben werden diese Trans-Fettsäuren dem Öl am Ende wieder entzogen.

Ob raffinierte Öle noch als Lebensmittel bezeichnet werden sollten, darf bezweifelt werden. Sie enthalten nämlich auch keine Fettbegleitstoffe mehr. Deren Bedeutung für die menschliche Gesundheit ist beachtlich: Die Stoffe wirken unter anderem als Radikalfänger, sind entzündungshemmend, antimikrobiell, viele haben sogar krebshemmende Eigenschaften. Sie unterstützen die Haut in ihren Funktionen. In den Ölen mancher Pflanzen sind mindestens 100 Begleitstoffe enthalten. Die wichtigsten Inhaltsstoffgruppen stelle ich Ihnen ab Seite 223 vor.

Die negativen Aussagen zu »Ölen und Fetten« in den Medienberichten beziehen sich ausschließlich auf raffinierte Produkte. Sie gelten nicht für native (also naturbelassene kaltgepresste) Pflanzenöle und -fette.

Native Pflanzenöle und -fette fördern die Hautgesundheit

In den Anfangskapiteln dieses Buchs haben Sie erfahren, wie die Haut, unsere wunderbare Hülle, aufgebaut ist, wie sie funktioniert und welche Pflege sie braucht. Die wichtigsten Begriffe dabei sind die Hornschichtbarriere (Lipidmatrix), die extrazelluläre Matrix (EZM) und das Hautmikrobiom. Vor allem diese drei Bestandteile sind es, die wir durch die Pflege mit natürlichen Pflanzenölen gesund erhalten können. Die wichtigsten Eigenschaften der Öle finden Sie hier auf einen Blick:

- Sie sorgen für einen funktionstüchtigen Hydrolipidmantel.
- Sie sorgen für ein gesundes Hautmikrobiom.
- Sie reduzieren pathogene Keime und Fremdkeime.
- Sie stabilisieren und stärken die Hornschichtbarriere und beugen daher Feuchtigkeitsverlust vor und schützen vor Fremdstoffen, Allergenen und Keimen.
- Sie entschlacken den Lebensraum der Zellen (die EZM).
- Sie pflegen das Hautimmunsystem.
- Sie sorgen für einen ausgeglichenen Fettstoffwechsel in und auf der Haut.
- Sie harmonisieren die Zellteilung.
- Sie schützen vor freien Radikalen und krebserregenden Stoffen.
- Sie schützen vor Umwelteinflüssen wie Schädigung durch UV-Strahlen.
- Sie machen die Haut widerstandsfähiger.
- Und ganz grundsätzlich: Sie fördern die Selbstheilungskräfte der Haut.
- Sie stellen mit meist mehr als 90 % den Löwenanteil in allen Aromamischungen für die Hautpflege.
- Ätherische Öle verstärken ihre Wirkungen und tragen zur längeren Haltbarkeit von fetten Ölen bei.

Wie sind nun diese einzigartigen Eigenschaften der pflanzlichen Öle, Fette und Wachse (zu Letzteren gehört das Jojobawachs) zu erklären? Dazu schauen wir uns die wichtigsten Inhaltsstoffe und danach exemplarisch eine Auswahl von Ölen an. Viel mehr Öle samt ausführlichen Beschreibungen ihrer Inhaltsstoffe finden Sie in meinem Buch *Pflanzenöle. Über 50 starke Helfer für Genuss und Hautpflege.*

Auf drei besonders wichtige hautpflegende Wirkungen der pflanzlichen Öle und Fette möchte ich detailliert eingehen:

1. *Sie sind »feuchtigkeitsspendend« und schützen vor Allergenen,*
2. *sie fördern die Selbstheilungskräfte der Haut,*
3. *sie schützen die Hautzellen vor Umwelteinflüssen, freien Radikalen, krebserregenden Stoffen etc.*

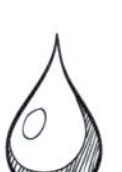

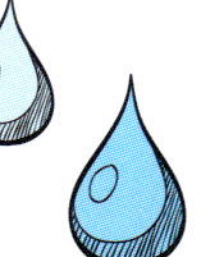

1. Feuchtigkeitsspender Pflanzenöle

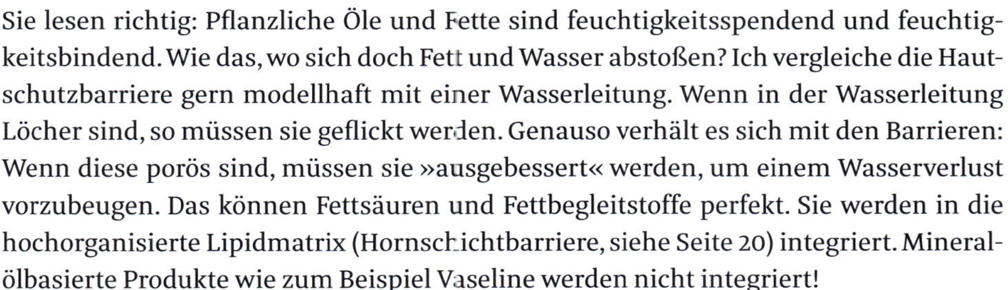

Sie lesen richtig: Pflanzliche Öle und Fette sind feuchtigkeitsspendend und feuchtigkeitsbindend. Wie das, wo sich doch Fett und Wasser abstoßen? Ich vergleiche die Hautschutzbarriere gern modellhaft mit einer Wasserleitung. Wenn in der Wasserleitung Löcher sind, so müssen sie geflickt werden. Genauso verhält es sich mit den Barrieren: Wenn diese porös sind, müssen sie »ausgebessert« werden, um einem Wasserverlust vorzubeugen. Das können Fettsäuren und Fettbegleitstoffe perfekt. Sie werden in die hochorganisierte Lipidmatrix (Hornschichtbarriere, siehe Seite 20) integriert. Mineralölbasierte Produkte wie zum Beispiel Vaseline werden nicht integriert!

Wenn die Barrieren nicht funktionieren, helfen auch die besten Feuchtigkeitscremes nichts. Diese vermitteln dann lediglich ein kurzfristiges, nur scheinbar gutes Hautgefühl. Aber die Ursachen einer trockenen Haut werden damit nicht behoben.

Naturbelassene pflanzliche Öle und Fette sind also hochwirksame Barriere-Schutzmittel. Sie unterstützen und pflegen die Hornschichtbarriere, deren Aufgabe es unter anderem ist, uns vor Fremdstoffen, Allergenen oder Keimen zu schützen.

2. Pflanzenöle fördern die Selbstheilungskräfte der Haut

Das ist für mich besonders spannend, da ich jahrzehntelang unter einer trockenen Haut gelitten habe. Ich vertrug scheinbar nur noch Kosmetikprodukte auf Mineralölbasis, doch letztlich verschlimmerten diese die Symptome aber nur. Im Grunde hatte ich eine pflegebedürftige Haut, die auf Krücken ging. Die Umstellungsphase auf eine biologische Pflege mit Pflanzenölen war entsprechend schwierig. Nun habe ich seit vielen Jahren eine zwar mittlerweile alte, aber sehr gesunde Haut. Meine Haut benötigt kaum noch Pflegemittel, und abends gönne ich ihr meistens eine »Null-Diät«, das heißt, ich creme sie nachts nicht ein, sondern besprühe sie nur ab und zu mit einem Hydrolat. Konsequente Hautpflege mit pflanzlichen Ölen hat die Selbstheilungskräfte meiner Haut aktiviert.

In der Werbung wird uns suggeriert, dass unsere Haut ständig pflegebedürftig sei. Gesunde Haut braucht aber nicht ständig Pflege von außen! Im Gegenteil, dieses »Intervallfasten« ist sehr förderlich, denn immer, wenn die Haut nicht eingecremt (oder eingeölt) wird, produziert sie ihre eigenen Stoffwechselprodukte. So wird der natürliche Soll-Zustand der Haut aufrechterhalten. Die Haut wird dadurch wieder funktionstüchtig und abwehrstark. Gerade nachts ist das wichtig, denn in dieser Zeit finden die Zellreparaturen statt.

Vor allem bei empfindlicher, trockener und geschädigter Haut sowie bei der Altershaut lohnt sich die Umstellung. Und: Durch den sparsamen Verbrauch an Pflegemitteln lohnt es sich auch finanziell.

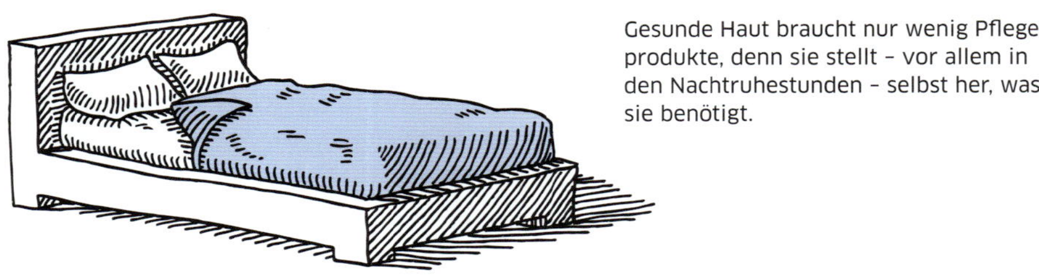

Gesunde Haut braucht nur wenig Pflegeprodukte, denn sie stellt – vor allem in den Nachtruhestunden – selbst her, was sie benötigt.

3. Fettbegleitstoffe schützen vor Schaden durch Umwelteinflüsse

Bei pflanzlichen Ölen und Fetten stehen leider noch immer nur wenige Fettsäuren im Blickpunkt der Forschung. Diese enge Sicht auf ein paar wenige Fettsäuren oder gar nur auf die bekannten Omega-Fettsäuren ist jedoch viel zu kurz gegriffen, denn allein mit diesen Stoffen können die beeindruckenden Pflegewirkungen auf die Haut nicht erklärt werden.

Fettbegleitstoffe wie Vitamine, pflanzliche Duftstoffe etc. machen erst die Wirkungsbreite eines Öls oder Fetts aus. Diese sekundären Pflanzenstoffe schützen die Haut, die Zellmembranen der Hautzellen sowie ihre Zellkerne mit dem Erbgut (DNS) und die Mitochondrien vor Schädigung durch Umwelteinflüsse wie UV-Licht, freie Radikale, krebserregende Stoffe etc. Heute können wir mit wissenschaftlichen Untersuchungen – allerdings bislang nur bruchstückhaft – nachvollziehen, wie tausende Fettbegleitstoffe im Zusammenspiel mit den Fettsäuren zahllose Zellfunktionen in der Haut und im menschlichen Organismus regulieren, aktivieren und harmonisieren.

Fettbegleitstoffe – Schutzstoffe für die Haut

Die Fettbegleitstoffe sind die absoluten Spezialisten, um die Hautzellen vor Schädigung durch Umwelteinflüsse zu schützen, die zu vorzeitiger Hautalterung und Hautkrebs führen kann. Sie sind sozusagen die Universalschutzmittel aller Hautzellen, der Zellmembranen, der Zellkerne und Mitochondrien. Daneben schützen sie den Hydrolipidmantel und die Hautbarriere. Als stoffwechselaktive Substanzen regen sie zahlreiche biochemische Reaktionen auf und in der Haut an. Sie sorgen auch für einen funktionstüchtigen Lebensraum der Hautzellen (die extrazelluläre Matrix) und beugen Zellschäden vor. Diese ausgezeichneten Eigenschaften sind inzwischen bei einigen Stoffen gut untersucht. Ein paar dieser Stoffe möchte ich hier vorstellen.

Antioxidantien

Viele sekundäre Pflanzenstoffe sind effiziente Antioxidantien. Das heißt, sie sind in der Lage, freie Radikale (siehe Seite 50) abzufangen und aggressive Sauerstoffverbindungen unschädlich zu machen. So können sie Zellmembranen, Zellkerne mit ihrer DNS und die Zellorganellen wie Mitochondrien schützen.

Antitumorale Wirkung

Manche Fettbegleitstoffe haben antitumorale Eigenschaften bzw. eine schützende Wirkung gegen Hautkrebs. Typische Vertreter sind Terpene, Carotinoide, Flavonoide, Polyphenole und die Phyto-SERMs, die früher fälschlicherweise als »Phytoöstrogene« bezeichnet wurden (siehe Seite 226). Im Hinblick auf ihre Wirkmechanismen können sie in zwei Gruppen eingeteilt werden:

- Blocking Agents (blockierende Mittel) sind in der Lage, bestimmte Enzyme zu blockieren, die für die Bildung von krebserregenden Substanzen verantwortlich sind. Anschließend werden Entgiftungsenzyme aktiviert, die dafür sorgen, dass diese Substanzen schneller aus dem Körper ausgeschieden werden. So kann eine Schädigung der DNS verhindert werden.
- Suppressing Agents (unterdrückende Mittel) sind Stoffe, die das Wachstum von Krebszellen und somit die Zellentartung unterdrücken können. Das heißt, sie können die Weiterentwicklung bereits geschädigter Zellen verlangsamen bzw. verhindern.

Vitamin-E-Komplex

Vitamin E ist kein einzelner Stoff, sondern ein Komplex aus unterschiedlichen Bestandteilen, den Tocopherolen und Tocotrienolen. Daher wird natürliches Vitamin E korrekterweise als Vitamin-E-Komplex bezeichnet. Hauptquelle sind unter anderem pflanzliche Öle, Fette und Wachse.

Für unsere Haut ist es DAS Zellschutzmittel schlechthin, denn das fettlösliche Vitamin E gehört zu den wirkungsvollsten Radikalfängern. Es schützt ausgezeichnet vor Hautschäden durch UVA- und UVB-Strahlen. Vitamin E kann aufgrund seiner Fettlöslichkeit in tiefere Hautschichten eindringen und wirkt dort als Radikalfänger. Zum einen kann es ein Übermaß an freien Radikalen abfangen, zum anderen kann es chemische Kettenreaktionen (Radikalreaktionen) unterbrechen, an deren Ende eine Krebserkrankung entstehen kann.

- Der Vitamin-E-Komplex schützt vor UV-Strahlen.
- Er fördert und beschleunigt die Wundheilung,
- wirkt entzündungshemmend,
- beugt einem vorzeitigen Alterungsprozess vor.
- Er fördert eine gute Narbenbildung.
- Er unterstützt die Reparaturarbeiten der Hautzellen
- und beugt Hautkrebserkrankungen vor.

Terpene (ätherische Öle)

Pflanzliche Monoterpene und Sesquiterpene sind, wie Sie schon gelesen haben, die Hauptbestandteile der ätherischen Öle (siehe Seite 96). Man findet sie aber auch in Pflanzenölen und -fetten. Diese kleinen, fettlöslichen bioaktiven Substanzen dringen durch alle Hautschichten. Da sie stark wirkende Antioxidantien sind, können sie vor Ort zu viele freie Radikale beseitigen und so den deren negatives Wirken verhindern.

- Terpene gehören zu den stärksten Antioxidantien.
- Sie schützen daher vor vorzeitiger Hautalterung.
- Sie beugen Hautkrebs vor (wirken als Blocking und Suppressing Agents), schützen vor Schäden durch UV-Strahlen und Umweltgifte.
- Sie schützen die extra- und intrazellulären Membranen, den Zellkern mit der DNS sowie die Mitochondrien der Basalzellen.
- Sie wirken entzündungshemmend und wundheilend.
- Sie haben teilweise antiallergische und schmerzlindernde Wirkung, außerdem antibakterielle, antivirale und antimykotische Wirkung.
- Sie regen zur normalen Zellerneuerung und Kollagensynthese an und stärken das Immunsystem.

Polyphenole

Polyphenole sind in der Pflanze hochwirksam gegen Pilze, Bakterien, Viren und Fraßfeinde. Außerdem gehören sie zu den effizientesten Radikalfängern. Sie schützen die Haut vor krankmachenden Keimen und schädlichen Umweltfaktoren wie UV-Strahlen und sie beugen einer vorzeitigen Hautalterung vor.

- Polyphenole sind wirkungsvolle Radikalfänger und wirken vorbeugend gegen Hautkrebs.
- Sie wirken antitumoral (Blocking und Suppressing Agents).
- Sie schützen vor Schädigung durch Umweltfaktoren wie UV-Strahlung.
- Sie haben eine entzündungshemmende und schmerzlindernde Wirkung und sind wirksam gegen Bakterien, Viren und Pilze.

Carotinoide

Die fettlöslichen Carotinoide haben vielfältige Wirkungen auf die Haut und den übrigen Körper. Sie sind starke Radikalfänger und gehören zu den Blocking und Suppressing Agents. Sie schützen daher vor Hautkrebs und schädlichen Umwelteinflüssen sowie lichtbedingten Strahlenschäden und beugen einer vorzeitigen Hautalterung vor.

- Beta-Carotin (auch Provitamin A genannt) fördert eine gesunde Haut.
- Carotinoide wirken vorbeugend gegen Hautkrebs, sie schützen vor Schädigung durch UV-Licht und Umweltgifte.
- Die Zellteilung und die Zelldifferenzierung werden moduliert, das heißt: harmonisiert und in Balance gehalten.
- Die Kollagensyntheseleistung der Haut wird gesteigert.
- Sie wirken regulierend auf den Verhornungsprozess ein.
- Sie haben einen positiven Einfluss auf die Epithelisierung (die Neubildung der Epidermis).
- Das Hautimmunsystem wird widerstandsfähiger.

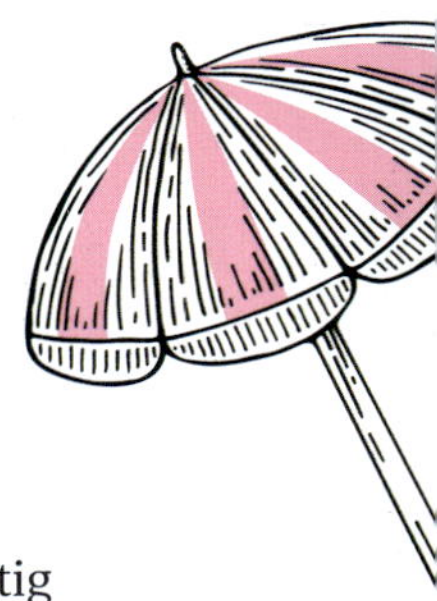

Phospholipide

Lecithin ist eines der wichtigsten Phospholipide. Diese Verbindungen sind lebenswichtig für alle Organismen, denn sie sind am Aufbau aller biologischen Membranen beteiligt. Das hautpflegende Lecithin hat leicht emulgierende Eigenschaften und ist ein Bestandteil der Hautbarrieren. Es schützt so vor übermäßigem Wasserverlust und wirkt rückfettend.

- Phospholipide werden in die Hornschichtbarriere eingebaut. Dort verringern sie den transepidermalen Wasserverlust (TEWL, siehe Seite 34) und binden so Feuchtigkeit.
- Sie schützen vor Allergenen.
- Sie fördern die Resorption (Aufnahme) von Wirkstoffen aus Hautpflegeprodukten.
- Sie haben emulgierende Eigenschaften (das heißt sie verbinden fette und wässrige Substanzen miteinander).

Squalen

Squalen ist ein ungesättigter Kohlenwasserstoff und gehört zur Gruppe der Triterpene, also Verbindungen aus 6 Isopreneinheiten (siehe Kapitel 6, Seite 96).

- Es ist ein wichtiger Bestandteil des Hydrolipidmantels.
- Es schützt die Haut vor UV-Schäden und bekämpft freie Radikale.
- Somit schützt es sie auch vor Krebs, vor Schädigung und vor schnellem Altern.
- Squalen in Verbindung mit Vitamin E ist besonders wirksam.

Achtung: Verwechseln sie bitte Squalen nicht mit Squalan! Squalan ist ein gesättigter Kohlenwasserstoff und wird industriell für Kosmetikprodukte hergestellt. Es ist im Gegensatz zu Squalen sehr preiswert und sehr stabil. Es hat aber nicht dessen gute Eigenschaften.

Auch die unterschiedlichsten Mineralien und Spurenelemente tragen Wesentliches zu den positiven Eigenschaften der pflanzlichen Öle und Fette bei. Hierauf näher einzugehen, würde jedoch den Rahmen dieses Buches sprengen.

Besonders hervorheben möchte ich noch eine letzte Stoffgruppe, weil sie besonders wichtig ist – aber auch, weil aufgrund veralteter wissenschaftlicher Informationen dazu in den letzten Jahren falsche Informationen kursieren und falsche Vorstellungen im Umlauf sind: die Phytosterole.

Phytosterole: Phyto-SERMs

Phytosterole (auch: Phytosterine) sind chemisch dem menschlichen Cholesterin sehr ähnlich. Sie schützen vor der schädlichen Wirkung von UV-Strahlen: UV-Strahlung aktiviert bestimmte Enzyme, die die kollagenen Fasern angreifen und so eine vorzeitige Hautalterung und -schädigung beschleunigen. Phytosterole absorbieren bis zu einem gewissen Grad UV-Strahlen und hemmen die Aktivität dieser kollagenabbauenden Enzyme.

Phytosterole haben außerdem hormonähnliche Strukturen, ohne Hormone zu sein. Die Bezeichnung Phytohormon oder Phytoöstrogen ist also nicht korrekt und wird in Fachkreisen auch nicht mehr verwendet, denn die Moleküle haben eine andere chemische Struktur als Östrogene. Man bezeichnet sie als Phyto-SERMs (*Selective Estrogen Receptor Modulators:* Modulatoren, die selektiv auf die Östrogenrezeptoren wirken).

HO
CH_3 OH

- Phytosterole wirken entzündungshemmend, reiz- und juckreizlindernd.
- Sie werden in die menschliche Hautbarriere integriert, beugen Feuchtigkeitsverlust aus tieferen Schichten vor und schützen daher vor transepidermalem Wasserverlust (TEWL).
- Sie gehören zu den Phyto-SERMs. Diese Stoffe wirken modulierend auf die Östrogenrezeptoren der Haut ein, ohne aber Hormone zu sein.
- Die Haut wird weich und geschmeidig.
- Die Kollagensynthese und die Zellneubildung werden angeregt.
- Sie haben emulgierende Eigenschaften.

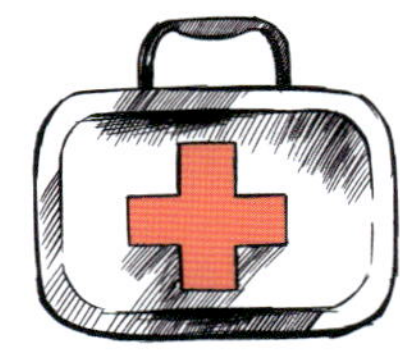

Sie sehen: Auch Pflanzen müssen sich, genau wie wir, mit Umweltbedingungen wie etwa der UV-Strahlung auseinandersetzen. Deshalb produzieren sie Schutzstoffe und ihre eigene »Hausapotheke«. Die Schutzstoffe sind auch Biowaffen gegen Feinde, genau wie die ätherischen Öle. Pflanzen stellen seit vielen Millionen von Jahren einzigartige Schutzstoff-Cocktails her, um sich und ihre Nachkommen zu schützen. Ständig ändern sie deren Rezepturen – je nach Umweltbedingungen. Wir Menschen dürfen seit Hunderttausenden von Jahren den Nutzen dieser Pflanzenstrategie genießen.

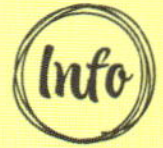

Pflanzenöle und Lichtschutzfaktor

Manchmal lesen Sie Aussagen wie »Kokosöl hat einen Lichtschutzfaktor von XY«. Das ist aber so nicht ganz korrekt, bzw. es ist nur der Teilaspekt eines komplexen Wirkzusammenhangs. Ein Pflanzenöl oder -fett nur nach seinem »Lichtschutzfaktor« zu beurteilen, ist viel zu kurz gegriffen. Pflanzen verlassen sich nicht nur auf eine einzige Strategie. Die verschiedensten Stoffe werden in Pflanzen bedarfsgerecht kombiniert. Es kommt nicht auf die Menge der einzelnen Substanzen an, sondern auf ihre intelligente Kombination, die zu synergistischen Effekten führt.

Diese wechselnden Kombinationen helfen auch unseren Zellen, insbesondere den Zellkernen mit ihrer DNS und den Zellorganellen. Die Zellen werden nicht nur geschützt, sondern auch repariert. Diese »Wirkstoff-Cocktails« rüsten die Zellen und das Organ Haut regelrecht auf und machen die Haut auf diese Art widerstandsfähiger – auch gegen UV-Licht.

Aber: Nur native, naturbelassene Öle haben diese Wirkungen, denn bei raffinierten (also industriell verarbeiteten) Ölen werden während des Herstellungsprozesses genau diese Fettbegleitstoffe weitestgehend entfernt.

15 starke Helfer für die Hautgesundheit

Im Folgenden stelle ich Ihnen eine Auswahl wichtiger Pflanzenöle vor, die sich für die Hautpflege eignen. Selbstverständlich sind sie, Lebensmittelqualität vorausgesetzt, überwiegend auch essbar – so können Sie sich nicht nur von außen, sondern auch von innen etwas Gutes tun. Wenn Sie das Thema »Pflanzenöle und -fette« stärker interessiert, auch im Hinblick auf Ernährung, können Sie mehr erfahren mit meinem Buch *Pflanzenöle. Über 50 starke Helfer für Genuss und Hautpflege.*

Calophyllumöl – verdünnt ein ausgezeichnetes Hautfunktionsöl

Botanischer Name: *Calophyllum inophyllum*
Familie: Clusiaceae

Inhaltsstoffe

- Ölsäure ca. 45 – 50 %
- Linolsäure ca. 20 – 45 %
- Gesättigte Fettsäuren ca. 30 % (vor allem Stearinsäure mit ca. 14 – 19 %, Palmitinsäure 13 – 17 %)
- Fettbegleitstoffe bis zu 15 % (sehr vielfältige, variierende Stoffe wie ätherische Öle, Tocopherole, Calophyllumsäure, Neo-Flavonoide wie Calophylloid, Inophylloid und andere)

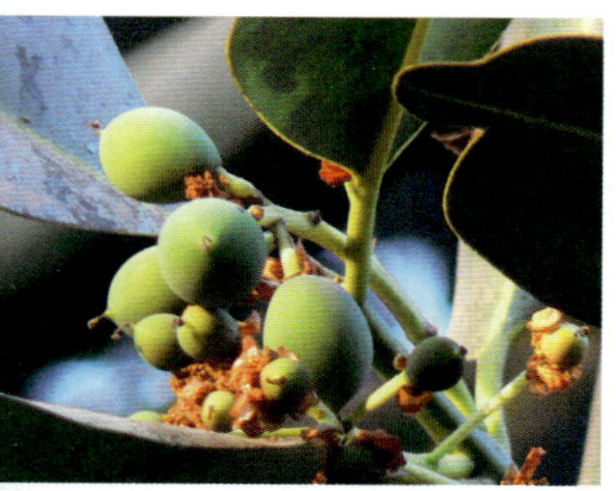

Eigenschaften

Die Heimat des Calophyllum- oder Tamanubaums ist die gesamte Pazifikregion. Aus den Kernen der Früchte gewinnt man ein grün-bräunliches, dickflüssiges Öl mit einem intensiv krautartigen, gewöhnungsbedürftigen Duft, der an Liebstöckelkraut erinnert. Aber das Öl hat es in sich und zeichnet sich besonders durch seine antimikrobiellen, antimykotischen, antiviralen, entzündungshemmenden und wundheilenden Eigenschaften aus. Es enthält natürliche, spezielle Flavonoide wie Calophylloid mit seinen stark antibakteriellen, entzündungshemmenden Eigenschaften, Inophylloid mit antiviralen Eigenschaften sowie die Calophyllumsäure mit ihrer heilenden Eigenschaft.

Wird es verdünnt angewendet, so ist Callophyllum ein ausgezeichnetes Hautpflegeöl und hat sich bei vielen Hautproblemen bewährt:

- Das Öl unterstützt den Reparaturmechanismus der Hautzellen,
- es aktiviert den Hautstoffwechsel und fördert die Wundheilung,
- und eignet sich ausgezeichnet zur Dekubitusprophylaxe.
- Wirkt antioxidativ und schützt vor Hautkrebs (Blocking und Suppressing Agents).
- Hilfreich bei entzündlicher, trockener, rissiger, juckender Haut, Ekzemen, Schuppenflechte, Akne und Sonnenbrand.
- Es fördert gute Vernarbung und lindert Herpes (besonders wirksam zusammen mit antiviralen ätherischen Ölen).
- Hilft bei schlecht heilenden Wunden und diabetischem Fuß.
- Spezialist bei Hämorrhoiden, Analfissuren, entzündlicher Anal- oder Scheidenregion.
- Gut bei Fußpilz und Hautpilz sowie bei Fußgeruch.
- Besonders wirksam mit antibakteriell und antimykotisch wirkenden ätherischen Ölen wie Rosmarin, Bergamotte, Lavendel, Rosengeranie (als »Geranie« im Handel), Teebaum, Salbei.

Tipp: *Dieses Öl soll immer mit anderen Pflanzenölen bzw. -fetten gemischt werden. Wird es als Einzelöl für große Körperoberflächen verwendet, dann ist sein Duft zu intensiv. Die Wirkung ist auch in geringen Mengen ausgezeichnet. Es genügen meist 10 – 30 Tropfen, bzw. 5 ml Calophyllumöl auf 50 ml anderes Pflanzenöl.*

Kann helle Wäsche verfärben!

Hagebuttensamenöl (Wildrosenöl) – pflegendes Luxusöl

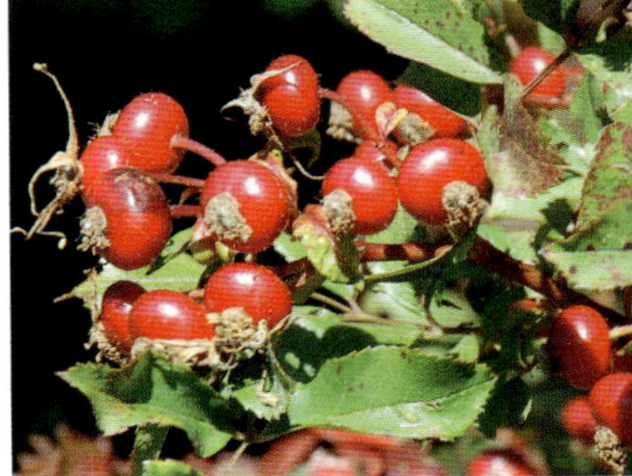

Botanischer Name: *Rosa rubiginosa*
Familie: Rosengewächse (Rosaceae)

Inhaltsstoffe

- Linolsäure ca. 40 – 55 %
- Alpha-Linolensäure ca. 15 – 30 %
- Ölsäure ca. 15 – 30 %
- Gesättigte Fettsäuren ca. 1 – 10 %
- Gamma-Linolensäure ca. 3 %
- Fettbegleitstoffe ca. 1 – 2,5 % (vor allem Vitamin-E-Komplex, Carotinoide, Trans-Retinolsäure)

Eigenschaften

Hagebuttensamenöl wird auch oft als Wildrosenöl bezeichnet. Das Öl riecht jedoch nicht nach Rose, denn es wird aus den Kernen der Hagebutten gewonnen. Aber diesem einzigartigen Öl wohnt ein Zauber inne – es ist ein besonders pflegendes und heilsames »Luxusöl«, das sich für jeden Hauttyp und Hautzustand eignet. Es wird von einem hohen Anteil von alpha-Linolensäure geprägt. In Kombination mit Linolsäure sowie hochwirksamen Fettbegleitstoffen wie Carotinoiden und der Trans-Retinolsäure zieht das Öl schnell ein und aktiviert die Selbstheilungskräfte sowie die Hautgesundheit.

- Das Öl fördert die Wundheilung sowie gute Vernarbung.
- Es aktiviert die Zellerneuerung und die Kollagensynthese.
- Gut bei gestörten Hautfunktionen aller Art wie trockener, empfindlicher, fettiger, irritierter und Aknehaut; auch bei Neurodermitis sowie für die Baby- und die reife Haut.
- Schützt vor freien Radikalen (aufgrund seiner Fettbegleitstoffe).
- Wirkt entzündungshemmend, juckreizlindernd und barriereschützend.

Tipp: *Das Öl hat nur eine geringe Haltbarkeit. Kaufen Sie lieber kleine Gebinde mit 20 bis 30 ml. Es lässt sich gut mischen mit Jojobawachs (1:3) oder Mandelöl und wird dadurch haltbarer.*

Hanföl – beruhigt irritierte Haut

Botanischer Name: *Cannabis sativa*
Familie: Hanfgewächse (Cannabaceae)

Inhaltsstoffe

- **Linolsäure** ca. 55 – 60 %
- **Alpha-Linolensäure** ca. 20 – 30 %
- **Ölsäure** ca. 10 – 15 %
- **Gesättigte Fettsäuren** ca. 10 %
- **Gamma-Linolensäure** ca. 0,4 – 2,6 %
- **Stearidonsäure** ca. 0,2 – 0,4 %
- **Fettbegleitstoffe** ca. 0,5 – 1,5 % (vor allem Vitamin-E-Komplex, Phytosterole, Carotinoide, Chlorophyll)

Eigenschaften

Hanf gehört zu den ältesten Kultur- und Nutzpflanzen der Welt. Hanföl wird aus den Hanfsamen gewonnen. Das Öl ist jedoch frei von Tetrahydrocannabinol (THC), das für die berauschende Wirkung von Cannabis verantwortlich ist. Es ist ein ausgezeichnetes Hautpflegeöl. Die Kombination von Fettbegleitstoffen mit Linol-, alpha-Linolen-, gamma-Linolen- und der wertvollen Stearidonsäure pflegt perfekt bei Hautproblemen. Es schützt vor Schäden durch UV-Strahlen, wirkt juckreizlindernd, macht die Haut geschmeidig und weich und schützt die Hautbarriere.

- Hilft bei gestörten Hautfunktionen aller Art.
- Wirkt bei trockener, empfindlicher, fettiger, irritierter und entzündlicher Haut wie Akne und bei Neurodermitis.
- Wirkt juckreizlindernd und barriereschützend.

Tipp: *Das Öl hat nur eine geringe Haltbarkeit. Erwerben Sie deshalb besser kleine Gebinde (20 – 30 ml). Es lässt sich gut mischen mit Jojobawachs (1:3) und wird dadurch haltbarer.*

Johanniskrautöl – ein sehr heilsames Öl

Botanischer Name: *Hypericum perforatum*
Familie: Johanniskrautgewäche (Hypericaceae)

Inhaltsstoffe

Es sind nur wenige wichtige Inhaltsstoffe bekannt. Das Mazerat enthält aber zahlreiche weitere fettlösliche Stoffe, die noch nicht alle untersucht sind.

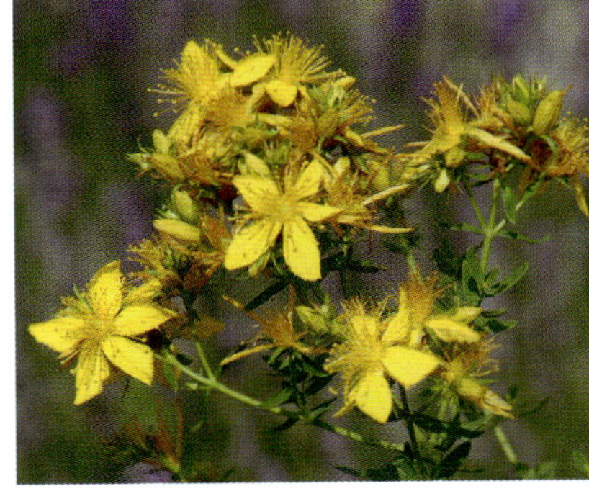

Eigenschaften

Das traditionelle Johanniskrautöl ist in der Pflege nicht mehr wegzudenken. Es ist eigentlich ein Mazerat, also ein Auszug: Die Blüten werden (normalerweise) in Olivenöl ausgezogen. Prof. Christoph Schempp (Universität Freiburg) hat festgestellt, dass bestimmte Stoffe im Johanniskraut hilfreich bei Neurodermitis sind.

- Es wirkt antibakteriell (unter anderem gegen *Staphylococcus aureus*) und antiviral,
- hält Entzündungen in Schach,
- wirkt wundheilungsfördernd und schmerzlindernd sowie zellregenerierend.
- Es erhöht die Widerstandskraft der Haut,
- beruhigt die Hautnerven, wirkt gut bei irritierter Haut.

Entgegen bisherigen Annahmen ist Johanniskrautöl nicht photosensibilisierend. Es führt also unter Einwirkung von Sonnenlicht oder auch künstlichem UV-Licht auf der Haut nicht zu unerwünschten Reaktionen[25].

Obwohl es eine Vielzahl von Inhaltsstoffen hat, zeichnet es sich durch besonders gute Verträglichkeit aus. Dennoch sollen zarte Babyhaut und empfindliche Erwachsenenhaut zwei Stunden nach dem Einölen nicht in die Sonne (oder ins Solarium).

Jojobawachs (Jojobaöl) – ein perfektes Schutzöl

Botanischer Name: *Simmondsia chinensis*
Familie: Simmondsiaceae

Inhaltsstoffe

Jojobawachs unterscheidet sich chemisch von den Pflanzenölen und -fetten: Es handelt sich um ein flüssiges Pflanzenwachs, das bei kühlen Temperaturen (Kühlschrank) erstarrt. Anders als die Pflanzenöle ist es kein Triglycerid, sondern besteht aus Wachsestern, also langkettigen ungesättigten Fettsäuren, die mit langkettigen Fettalkoholen aneinandergekettet (verestert) sind.

Es besteht fast ausschließlich aus Wachsestern und Vitamin E.

Eigenschaften

Die Pflanze hat in ihrer extrem heißen Heimat für ihren Sämling ein Wachs kreiert, um ihn vor der großen Hitze zu schützen. Dazu gibt sie eine ordentliche Portion Vitamin E. Die Wachskomposition wird von Bakterien und der Hitze kaum angegriffen, sodass das Wachs (»Öl«) viele Jahre haltbar ist.

Die stoffwechselaktiven Fettmoleküle werden mit Hilfe von Enzymen der Haut ausgezeichnet verstoffwechselt. Das Wachs wird je nach Bedarf in unterschiedliche, pflegende Fettsäuren und pflegende Wachsalkohole zerlegt. Es zeichnet sich durch große Verträglichkeit und Schutzwirkung aus. Das Wachs lässt sich ausgezeichnet mit allen anderen Pflanzenölen mischen. Es gibt weniger haltbaren Ölen mit reichlich ungesättigten Fettsäuren wie Hagebuttensamen- oder Nachtkerzenöl mehr Stabilität, womit ein frühes Ranzigwerden verhindert wird.

- Sehr verträglich und pflegend, hautglättend und -beruhigend,
- wirkt feuchtigkeitsregulierend (die Wachse werden u. a. in die Hornschichtbarriere integriert).
- Es hinterlässt ein weiches, glattes Hautgefühl.
- Ist hilfreich bei Neurodermitis,

- wirkt antimikrobiell,
- hat eine schwache, natürliche Lichtschutzwirksamkeit mit Faktor 4.
- Wirkt regenerierend, bekämpft freie Radikale.

Tipp: *Jojobawachs sollte immer mit anderen Ölen gemischt werden (zum Beispiel Mandel- oder Sonnenblumenöl), denn dadurch werden die vielfältigen Hautfunktionen besser aktiviert.*

Jojobawachs ist unverdaulich und kann bei innerlicher Anwendung zu Fettstühlen führen. In Tierversuchen wurden negative Auswirkungen auf die Darmzellen beobachtet.

Kakaobutter – gut für Balsame

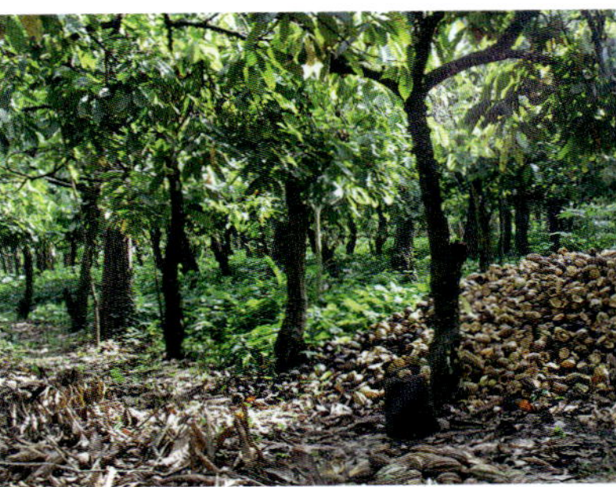

Botanischer Name: *Theobroma cacao*
Familie: Kakaobaumgewächse (Sterculiaceae)

Inhaltsstoffe

- Gesättigte Fettsäuren ca. 55 – 68 % (vor allem Palmitin- und Stearinsäure)
- Ölsäure ca. 30 – 38 %
- Linolsäure bis 4 %
- Fettbegleitstoffe bis 0,4 % (vor allem Vitamin-E-Komplex, Phytosterole, Terpenalkohole, Aromen)

Eigenschaften

Kakaobutter ist ein festes, sprödes, gelbliches Fett, das aus den Kakaobohnen gewonnen wird. Es hat einen zarten, angenehmen Duft nach Kakao. Das pflegende Fett vermittelt ein gutes Hautgefühl, denn es enthält wertvolle Fettbegleitstoffe. Auf der Haut hinterlässt es einen leichten Fettglanz. Kakaobutter schmilzt bei 32 – 36 °C.

- Fördert die Wundheilung; gut für Wund- und Heilsalben.
- Guter Barriereschutz (durch die Palmitin- und die Stearinsäure),
- für trockene, empfindliche, entzündliche Haut.
- Gut auch als Kälteschutz.
- Geeignet für Baby- und Altershaut, bei Schuppenflechte und Neurodermitis,
- für Gesichts-, Lippen-, Körper-, Hand- und Fußbalsame.
- In der Mischung mit anderen Pflanzenölen/-fetten ergibt es samtweiche Balsame; die Kakaobutter wirkt dabei als gute Konsistenzgrundlage.

Kokosöl (Kokosfett) – total genial

Botanischer Name: *Cocos nucifera*
Familie: Palmengewächse (Arecaceae)

Inhaltsstoffe

- Gesättigte mittelkettige Fettsäuren ca. 65 %, davon
  Laurinsäure bis zu ca. 48 %
  Caprylsäure bis zu ca. 6 %
  Capronsäure bis zu ca. 5,6 %
- Gesättigte langkettige Fettsäuren ca. 30 %, v. a.
  Myristinsäure ca. 19 %
  Palmitinsäure ca. 9 %
  Stearinsäure ca. 3 %
- Ungesättigte langkettige Fettsäuren ca. 6,5 %, vor allem Ölsäure
- Fettbegleitstoffe ca. 1 %

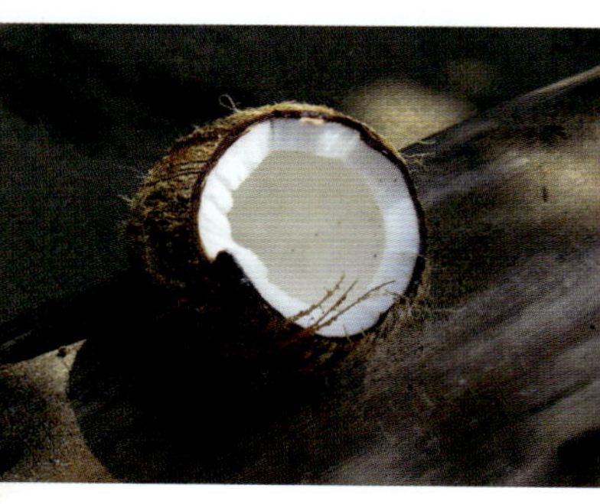

Eigenschaften

Bei Zimmertemperatur ist Kokosöl fest (Kokosfett), aber in seiner tropischen Heimat mit Temperaturen von über 25 °C ist es flüssig, denn sein Schmelzpunkt liegt bei 22 – 25 °C.

Das Öl ist gegen die große feuchte Hitze in seiner tropischen Heimat gut mit mittel- und langkettigen gesättigten Fettsäuren geschützt. Die Kombination von Capryl-, Capron- und Laurinsäure macht das Öl außerdem sehr haltbar. Diese Fettsäuren hemmen schädliche Bakterien, Viren und Pilze in ihrem Wachstum. Das Fett wirkt leicht kühlend und zieht schnell in die Haut ein. Die Fettbegleitstoffe verleihen ihm einen wunderbaren kokosartigen Duft, der übrigens Zecken ein Graus ist. Sehr hautpflegend bei allen Hauttypen.

- Gut für jeden Hauttyp und Hautzustand.
- Es stärkt die Hornschichtbarriere (unter anderem durch die Myristinsäure),
- ist hilfreich bei irritierter, gereizter, juckender Haut,
- eignet sich besonders gut für die Baby- und Kinderhaut sowie bei Neurodermitis; ist universell einsetzbar.
- Für die Männerhaut, die Altershaut, die Gesichtshaut.
- Sorgt für ein gesundes Gleichgewicht der Hautmikroben.

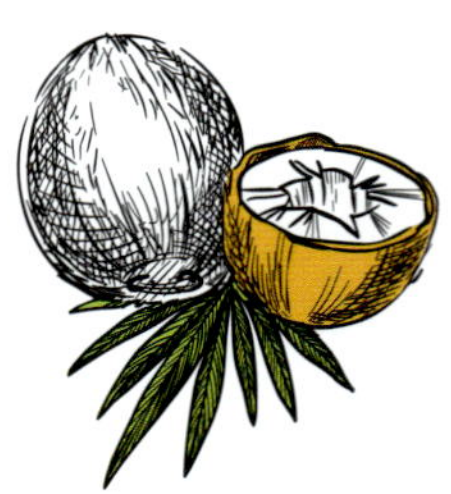

- Hat eine leicht desodorierende Wirkung, da es wirksam ist gegen *Corynebacterium xerosis*, ein Bakterium, das für die Zersetzung von Schweiß verantwortlich ist.
- Besonders gut gegen Hautpilz und Fehlbesiedlungen der Haut in Kombination mit ätherischen Ölen.

Kokosöl gehört seit vielen Jahren zu meinen Favoriten, weil es schnell in die Haut einzieht und kaum einen Fettfilm hinterlässt, und dazu meine empfindliche Haut leicht kühlt. Man kann es gut mit Sonnenblumenöl mischen (1:1). Diese Mischung ist auch als Fertigprodukt erhältlich.

»Kokosfett gedämpft« – geruchsneutral und pflegend

Inzwischen gibt es in Bio- und Reformläden ein Kokosfett, das mit schonender Wasserdampfbehandlung gereinigt wird (schonend gedämpft oder desodoriert). Das ergibt ein geruchsneutrales und preiswertes Kokosfett, geeignet für Menschen, die den Kokosduft nicht mögen. Es eignet sich ebenfalls gut zur Hautpflege. Gerade Neurodermitis-Geplagte empfinden dieses gedämpfte Fett als angenehm.

Leinöl – Spitzenreiter der Gesundheitsförderung

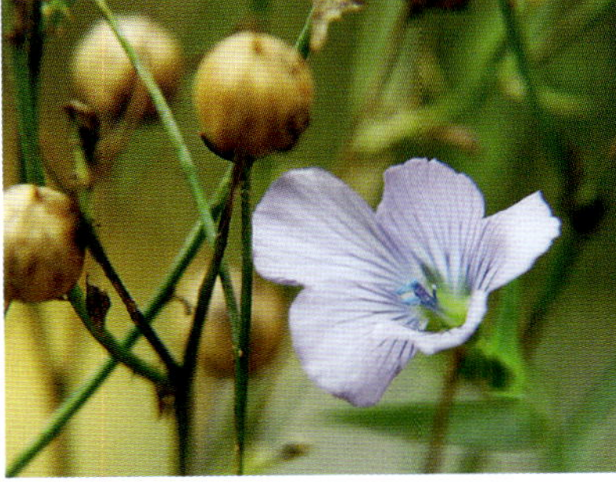

Botanischer Name: *Linum usitatissimum*
Familie: Leingewächse (Linaceae)

Inhaltsstoffe

- Alpha-Linolensäure ca. 45 – 60 %
- Linolsäure ca. 20 %
- Ölsäure ca. 17 – 20 %
- Gesättigte Fettsäuren ca. 10 %
- Fettbegleitstoffe ca. 2 % (darunter Schleimstoffe, Vitamin E)

Eigenschaften

Leinöl trumpft mit einem hohen Anteil an hochungesättigter alpha-Linolensäure auf. Der Nachteil: Es ist wenig haltbar und wird an der Luft schnell ranzig. Leinöl ist ein gesundheitliches Prophylaxe-Öl für den gesamten Organismus! Es ist sinnvoll, es täglich innerlich (1 bis 2 Teelöffel) in Saft, Milch oder Pflanzenmilch einzunehmen. Bei unterschiedlichsten Hautproblemen hat es sich bewährt.

- Sehr wertvolles Nahrungsergänzungsmittel, innerlich ein Jungbrunnen für Körper, Haut und Seele.
- Beeinflusst positiv zahllose Stoffwechselprozesse im gesamten Organismus.
- Bei allen entzündlichen Erkrankungen; wirkt schmerzlindernd.
- Gut bei chronischen und Autoimmunerkrankungen,
- hilfreich bei Herz-Kreislauf-Erkrankungen.
- Wirkt seelisch sehr aufhellend, lindert Aggressionen, fördert die Gehirnleistung bei Jung und Alt.
- Reguliert den Hormonhaushalt und den Hautstoffwechsel.

Macadamiaöl – kostbares Pflegeöl für die Haut

Botanischer Name: *Macadamia integrifolia*
Familie: Silberbaumgewächse (Proteaceae)

Inhaltsstoffe

- Ölsäure ca. 57 %
- Palmitoleinsäure ca. 25 %
- Gesättigte Fettsäuren ca. 15 %
- Fettbegleitstoffe ca. 0,5 % (vor allem Phytosterole, Vitamine B, E, Provitamin A; Mineralstoffe)

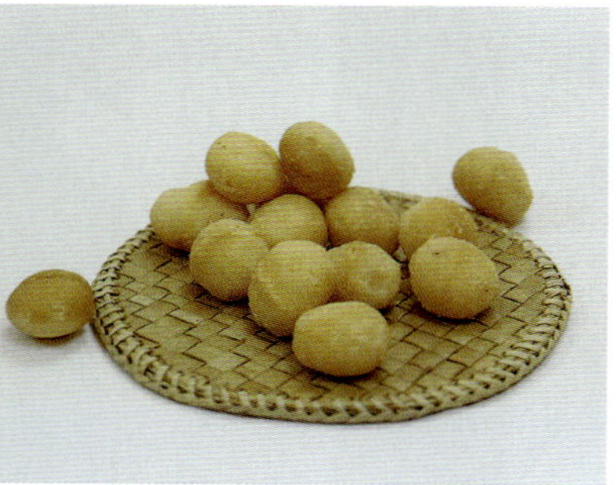

Eigenschaften

Der Macadamiabaum wächst in einer der feucht-heißesten Regionen weltweit, im nördlichen Australien. Die wohlschmeckenden Nüsse sind zum Schutz in eine steinharte Schale eingepackt. Der nützlichste Inhaltsstoff ist neben der Ölsäure die Palmitoleinsäure. Letztere kommt auch in den Lipiden der menschlichen Haut vor. Um das Öl vor Umwelteinflüssen zu schützen, hat die Pflanze zusätzlich einen hochwirksamen Cocktail an Fettbegleitstoffen gemixt.

- Schützt vor UV-bedingten Hautschäden (aufgrund der Phytosterole) und Umwelteinflüssen,
- hat einen natürlichen Lichtschutzeffekt.
- Schützt und pflegt den Hydrolipidmantel der Haut,
- wird in die Hornschichtbarriere integriert,
- fördert die Regeneration der Haut.

- Schützt die empfindliche, gereizte, trockene Haut.
- Reguliert den Verhornungsprozess.
- Ist universell einsetzbar, insbesondere zusammen mit anderen Ölen.

Mandelöl süß – der Klassiker in der Hautpflege

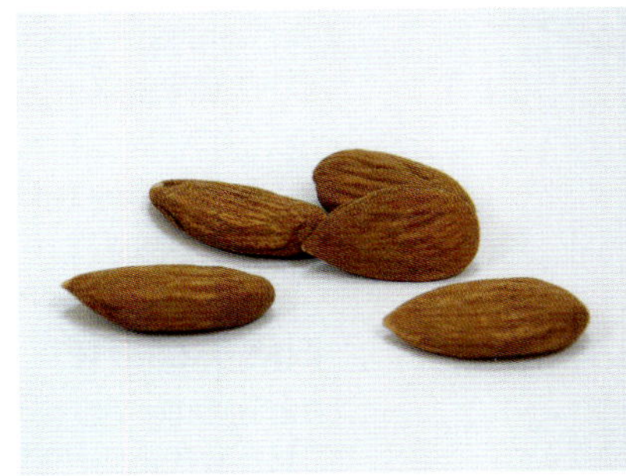

Botanischer Name: *Prunus amygdalus* var. *dulcis*
Familie: Rosengewächse (Rosaceae)

Inhaltsstoffe

- Ölsäure ca. 70 – 80 %
- Linolsäure ca. 17 – 20 %
- Gesättigte Fettsäuren ca. 6 – 10 %
- Fettbegleitstoffe ca. 1 – 1,5 % (vor allem Vitamin-E-Komplex, Phytosterole, Squalen, Mineralien, Vitamin A)

Eigenschaften

Mandelöl hat, ähnlich wie Olivenöl, einen hohen Anteil an Ölsäure. Da das Öl im Samen aber durch eine feste Schale gut geschützt wird, enthält es weniger wirksame Fettbegleitstoffe als Olivenöl und wird daher schneller ranzig. Das kostbare Mandelöl ist ein Klassiker in der Hautpflege und universell einsetzbar. Es gibt ein schönes und weiches Hautgefühl.

- Lindert gereizte, irritierte, juckende Haut,
- wirkt hautpflegend, -schützend und -regenerierend.
- Hilft bei trockener, spröder, schuppiger Haut.
- Schützt die Hornschichtbarriere und spendet Feuchtigkeit.
- Gut für Baby- und Altershaut.
- Seine Fettbegleitstoffe schützen die Haut vor Umwelteinflüssen (insbesondere das Vitamin E) und machen sie weich (vor allem durch die Phytosterole und das Squalen).
- Ein beliebtes Basisöl sowie Massageöl in der Aromapflege.

Tipp: *Da es bei der Produktion von Mandelöl immer öfter Engpässe gibt, können Sie auch auf andere Kernöle ausweichen. Eine ähnliche Zusammensetzung und ebenfalls ausgezeichnete Eigenschaften haben Aprikosen-, Pfirsich- und Zwetschgenkernöl. Diese Kernöle werden ebenfalls von der Ölsäure geprägt.*

Nachtkerzenöl – besonders für empfindliche Haut

Botanischer Name: *Oenothera biennis*
Familie: Nachtkerzengewächse (Onagraceae)

Inhaltsstoffe

- Linolsäure ca. 65 – 80 %
- Gamma-Linolenäure ca. 8 – 14 %
- Ölsäure ca. 8 – 12 %
- Gesättigte Fettsäuren ca. 8 %
- Fettbegleitstoffe 1,5 – 2,5 % (vor allem Phytosterole, Vitamin-E-Komplex, Triterpenalkohole)

Eigenschaften

Nachtkerzenöl wird vorrangig von Linolsäure und gamma-Linolensäure geprägt. Das Öl ist wissenschaftlich gut untersucht und ein Spezialist bei zahlreichen Hautproblemen. Es wirkt entzündungshemmend und juckreizstillend, wird in die Barriere integriert und hat regulierende Wirkung auf den Zellstoffwechsel. Es wird von hochwirksamen Fettbegleitstoffen geschützt – diese schützen auch unsere Haut sehr gut.

- Wenig haltbares Öl, wird an der Luft schnell ranzig.
- »Repariert« die Hornschichtbarriere, schützt daher vor Feuchtigkeitsverlust sowie vor Allergenen und Fremdstoffen.
- Entzündungshemmend, juckreizstillend bei Neurodermitis,
- hilfreich bei vielen Hautproblemen wie Akne, Ekzemen sowie empfindlicher, entzündeter, juckender Haut.
- Auch bei fettiger und trockener Haut.
- Es pflegt jeden Hautzustand und Hauttyp, insbesondere in Kombination mit anderen pflanzlichen Ölen und Fetten, wie Jojobawachs, Kokos-, Mandelöl oder Sheabutter.

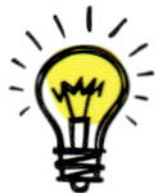

Tipp: *Nachtkerzenöl hat nur eine geringe Haltbarkeit. Kaufen Sie also kleine Gebinde zu 20 bis 30 ml. Es lässt sich gut mischen mit Jojobawachs (1:3) und ist dadurch haltbarer.*

Innere Einnahme: bei Allergien, Neurodermitis, Akne, Ekzemen.

Das Öl der Nachtkerzensamen ist dem Borretschsamenöl recht ähnlich. Letzteres enthält etwas mehr gamma-Linolensäure und ist kürzer haltbar. Zudem muss bei Borretschsamenöl gewährleistet sein, dass es frei ist von den gesundheitsschädlichen Pyrrolizidinalkaloiden.

Olivenöl – ein göttliches Geschenk

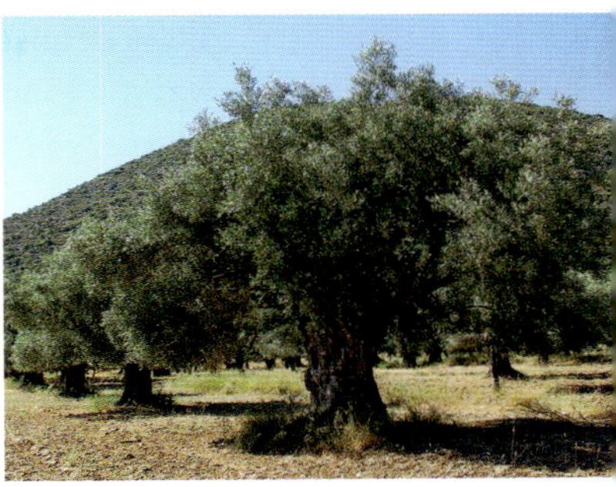

Botanischer Name: *Olea europaea*
Familie: Ölbaumgewächse (Oleaceae)

Inhaltsstoffe

- Ölsäure ca. 67 – 83 %
- Gesättigte Fettsäuren ca. 15 %
- Linolsäure ca. 5 –12 %
- Fettbegleitstoffe ca. 0,5 – 1,3 % (vor allem Phytosterole, Polyphenole, Vitamin E, A, K, beta-Carotin, Vitamin E, Squalen, Chlorophyll, Lecithin, Mineralien, Duftstoffe)

Eigenschaften

Die Pflanze stattet das Öl mit einer besonders raffinierten Kombination von Schutzstoffen aus, denn die Olivenfrucht wird nicht durch eine harte Schale geschützt. Sie ist Sonnenstrahlen und Umwelteinflüssen direkt ausgesetzt.

Die Fettbegleitstoffe schützen nicht nur unser Herz, sondern auch die Haut vor einer Schädigung durch UV-Strahlen und Umwelteinflüsse, denn Phytosterole und phenolische Verbindungen gehören zu den antitumoral wirkenden Blocking und Suppressing Agents, wobei sie durch Squalen und den Vitamin-E-Komplex zusätzlich unterstützt werden.

- Wirkt antioxidativ, schützt vor Hautkrebs,
- ist hautpflegend, -schützend und -regenerierend.
- Wirkt durchblutungsfördernd und erwärmend,
- wirkt schmerzstillend, insbesondere bei Gelenkbeschwerden, durch den Stoff Oleocanthal.
- Schön in Kombination mit Kokosöl (gedämpft oder ungedämpft), Sonnenblumenöl oder Sheabutter.

Sanddornöl – Hautpflege pur

Botanischer Name: *Hippophae rhamnoides*
Familie: Ölweidengewächse (Elaeagnaceae)

Die Sanddornsträucher an der Nord- und Ostsee locken im Herbst schon von Weitem mit leuchtend orangefarbenen, kleinen Früchtchen. Sie werden auch als »Zitronen des

Nordens« bezeichnet, da sie nicht nur sehr sauer schmecken, sondern auch vollgepackt sind mit Vitamin C. Der Sanddorn produziert als einzige Obstfrucht ein Fruchtfleisch, das ca. 2 % Öl enthält. Das Fruchtfleischöl ist das, was den Sanddorn so wertvoll macht. Hier war die Pflanze besonders kreativ, um ihre winzigen Samen, verpackt in steinharte Kerne, weltweit – vom Himalaya bis zur deutschen Nord- und Ostseeküste – zu verteilen.

Entsprechend der Gewinnung werden drei Arten unterschieden:

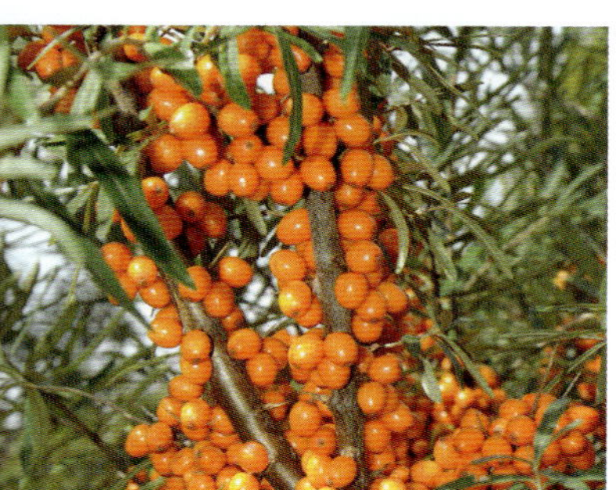

1. Sanddorn-Fruchtfleischöl

Dieses Öl wird ausschließlich aus dem Saft des Fruchtfleischs gewonnen und hat den typischen sanddornartigen Duft. Das sehr stabile und haltbare Öl ist für die Hautpflege besonders interessant. Deshalb beschränke ich mich hier auf die Beschreibung des Fruchtfleischöls.

2. Sanddorn-Kernöl

Das Kernöl wird aus den steinharten Kernen gewonnen. Das leicht verderbliche Öl ist dem Hagebuttensamenöl sehr ähnlich. Sanddornfruchtfleisch- und Sanddornkernöl hingegen sind in ihren Eigenschaften völlig unterschiedlich.

3. Sanddorntrester

Auch Sanddorntrester trägt manchmal die – nicht ganz korrekte – Bezeichnung »Sanddornöl«. Es handelt sich um ein Gemisch beider oben genannter Öle und wird aus den Pressrückständen der Fruchtschalen und der Samen gewonnen.

Inhaltsstoffe von Sanddornfruchtfleischöl

- Palmitinsäure ca. 30 – 38 %
- Palmitoleinsäure ca. 34 %
- Ölsäure ca. 25 %
- Linolsäure ca. 3 %
- Fettbegleitstoffe 1,5 – 2,3 % (hoher Anteil an Carotinoiden, beta-Carotin, Vitamin E, Phytosterolen)

Eigenschaften

Das wertvolle und ungewöhnliche Öl ist Hautpflege pur! Es enthält hauptsächlich einfach ungesättigte Fettsäuren wie Öl- und Palmitoleinsäure. Zusätzlich schützt die Pflanze ihr Öl mit einem besonders hohen Anteil an Carotinoiden, Vitamin E und Phytosterolen. Dieser Dreiklang macht das Öl so wertvoll. Die Inhaltsstoffe gehören zu den Blocking und Suppressing Agents. Sie schützen die Haut vor UV-bedingten Schädigungen, Umwelteinflüssen und freien Radikalen und können Hautkrebs vorbeugen.

Das Öl kann auch nach einer Chemotherapie Schleimhautschäden im Mund reparieren.

- Mit der Palmitoleinsäure und dem hohen Anteil an Fettbegleitstoffen pflegt es alle Hautzustände.
- Es stabilisiert die Hornschichtbarriere,
- wirkt entzündungshemmend, wundheilend und regenerierend.
- Regt hauteigene Stoffwechselprozesse an,
- stärkt das Hautimmunsystem,
- schützt die Zellmembranen und den Zellkern vor Umwelteinflüssen und UV-Schäden und wirkt somit hautkrebsvorbeugend.

Tipp: *Das teure und gut haltbare Öl wird fast nie pur verwendet, sondern in niedrigen Dosierungen, auch da ist es hochwirksam. Mischen Sie es deshalb in ein anderes fettes Pflanzenöl ein. Ca. 5 – 10 Tropfen auf 100 ml Pflanzenöl reichen aus.*

Sheabutter – ein echtes »Heilfett«

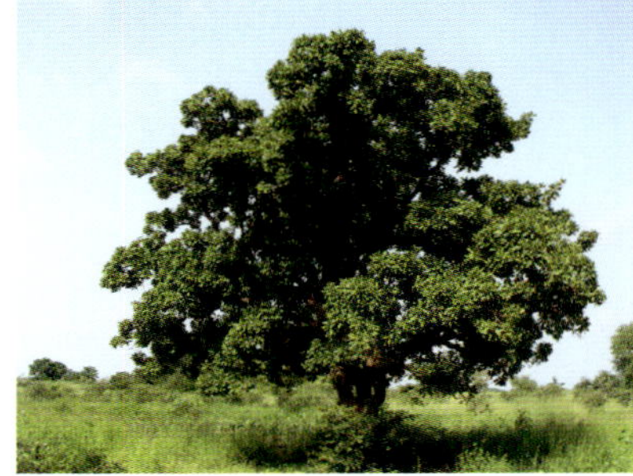

Botanischer Name: *Vitellaria paradoxa*
(früher: *Butyrospermum parkii*)
Familie: Breiapfelgewächse (Sapotaceae)

Inhaltsstoffe

- Gesättigte Fettsäuren ca. 45 %
- Ölsäure ca. 49 %
- Fettbegleitstoffe 7 – 11 % (Phytosterole, Vitamin-E-Komplex, Triterpen-Alkohole, viele Duftstoffe, beta-Carotin)

Eigenschaften

Der Sheabutterbaum wächst in der glutheißen zentralafrikanischen Sahelzone, die von Senegal bis Uganda reicht. Von der Bevölkerung wird er als heiliger Lebensbaum verehrt (»Shea« bedeutet so viel »heilig«) und darf nicht abgeholzt werden, denn er bietet den Menschen wichtige Lebensgrundlagen wie Nahrung, Medizin und Hautpflege. Die Nüsse liefern ein Fett (Butter), das in unseren Breiten eine leicht krümelige Konsistenz hat, in seiner heißen Heimat aber eine ölige. Das Fett wird in etwa zu gleichen Teilen von Ölsäure und gesättigten Fettsäuren geprägt. Das ist eigentlich nichts Besonderes. Die Pflanze aber schützt ihr Fett vor Umwelteinflüssen mit einem hohen Anteil an Fettbegleitstoffen – sie machen die Sheabutter so wertvoll. Die Begleitstoffe geben der Sheabutter auch ihren fremdartigen, etwas gewöhnungsbedürftigen Duft. Oft wird sie daher mit Wasserdampf schonend desodoriert (gedämpft).

- Sie schützt die Hornschichtbarriere perfekt, wirkt daher feuchtigkeitsspendend.
- Schützt vor Keimen, Fremdstoffen, Allergenen,
- wirkt wundheilungsfördernd, saniert den Hydrolipidmantel.
- Schützt vor Schädigung durch Umwelteinflüsse wie UV-Strahlen,
- glättet und beruhigt problematische, irritierte Haut.
- Gut bei ekzematischer Haut.
- Wirkt antimikrobiell, antiviral und antimykotisch.
- Ist auch in geringen Dosierungen hochwirksam.

Sonnenblumenöl – ein unterschätztes Hautpflegeöl

Botanischer Name: *Helianthus annus*
Familie: Korbblütler (Asteraceae)

Inhaltsstoffe

- Linolsäure ca. 60 – 65 %
- Ölsäure ca. 24 – 40 %
- Gesättigte Fettsäuren ca. 12 %
- Fettbegleitstoffe 0,5 – 1,5 % (Vitamin-E-Komplex, Phytosterole, Aromen, Squalen, Carotinoide, Lecithin)

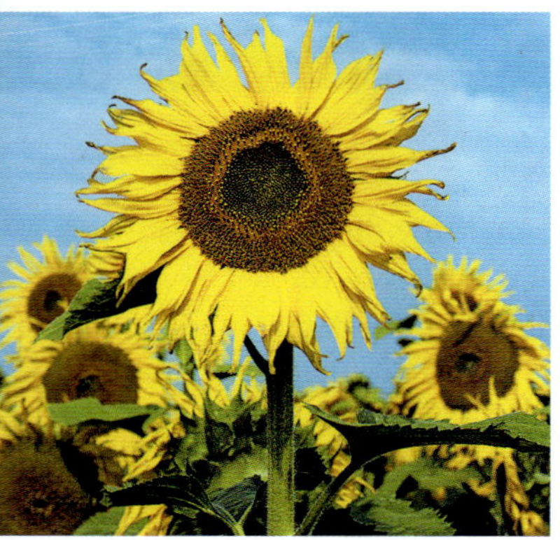

Eigenschaften

Ein natives Sonnenblumenöl ist – im Gegensatz zu den raffinierten Sonnenblumenölen aus dem konventionellen Lebensmittelhandel – ein sehr wertvolles Öl. Es pflegt ausgezeichnet die Haut und die Schleimhäute. Was ist das Besondere am Sonnenblumenöl? Es hat einen hohen Anteil von ca. 30 % Trilinolein (LLL), einem Fettmolekül, bei dem drei Moleküle Linolsäure am Glycerin gebunden sind. Es wird gut in die Epidermis eingeschleust und fördert die Funktionsfähigkeit der Hornschichtbarriere. Trilinolein ist so wirksam, dass es mittlerweile für die Kosmetikindustrie synthetisch hergestellt wird.

Das leichte Öl zieht gut ein und hinterlässt kaum Fettglanz, sodass es sowohl für die trockene und die Mischhaut als auch für fettige Haut perfekt ist.

- Es ist empfehlenswert bei trockener, irritierter, entzündlicher Haut,
- fördert die Wundheilung und die Regeneration der Haut.
- Es stärkt und repariert die Hornschichtbarriere (durch die Linolsäure), beugt daher Feuchtigkeitsverlust vor.
- Hilfreich bei Neurodermitis (aufgrund des Trilinolein),
- gut auch für fettige Haut sowie für Baby- und Altershaut.
- Stärkt das epidermale Immunsystem.
- Es wirkt gegen Verhornungsstörungen.
- Ein sehr verträgliches Öl für alle Hauttypen und Hautzustände.

Tipp: *Gute Ergebnisse werden erzielt, wenn Sonnenblumenöl mit stabilen Ölen wie Oliven-, Avocado- oder Mandelöl oder Fetten wie Kokosöl, Sheabutter oder Jojobawachs gemischt wird.*

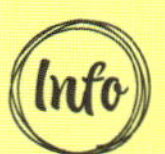

Unterschiedliche Sonnenblumen-Ölsorten

Es gibt auf dem Markt unterschiedliche Sonnenblumen-Ölsorten. Das »normale« Sonnenblumenöl hat einen hohen Linolsäureanteil. So ein Öl wird als HL-Öl *(high linoleic acid)* bezeichnet. Es gibt aber auch ein Sonnenblumenöl mit einem hohen Anteil an Ölsäure. Dieses Öl wird HO-Öl oder High-Oleic-Öl *(high oleic acid)* genannt.

HO-Öl wird nicht gentechnisch hergestellt, sondern es handelt sich um eine Züchtung. Es gibt noch weitere unterschiedliche Sonnenblumen-Ölsorten.

HO-Öl für Hautpflegeprodukte

Das HO-Öl enthält ca. 75–93% Ölsäure. Es wird mit Wasserdampf gereinigt und nicht raffiniert, daher enthält es keine gesundheitsschädlichen veränderten Fettsäuren. Das Öl ist relativ oxidationsstabil und auch hoch erhitzbar. Da ihm allerdings durch die Wasserdampfbehandlung viele Fettbegleitstoffe fehlen, ist es geruchsneutral und farblos. Im kosmetischen Bereich wird das HO-Öl in vielen preiswerten Kosmetikprodukten verwendet, denn es hat recht gute pflegende Eigenschaften. Das Öl ist in jedem Fall mineralölhaltigen Produkten vorzuziehen.

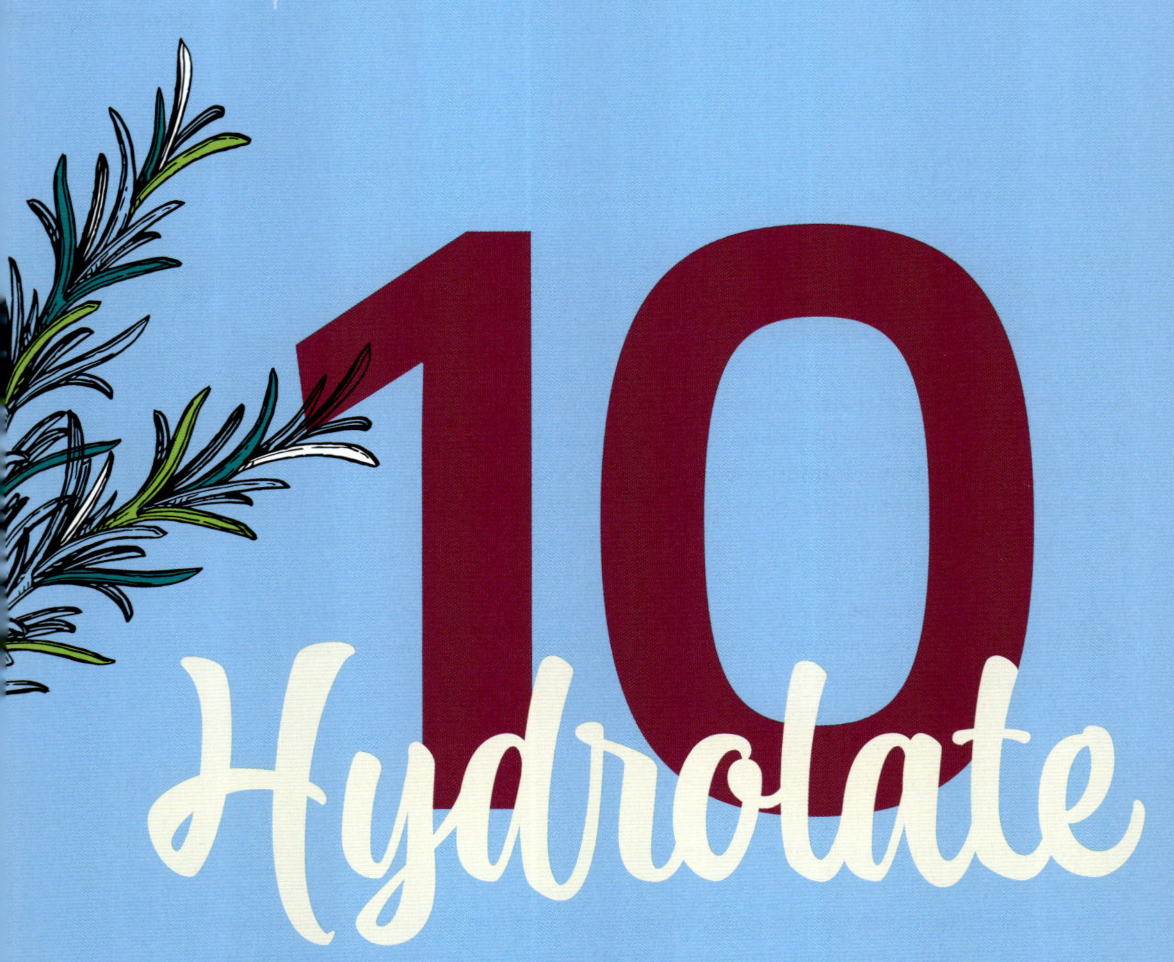

10 Hydrolate

Neben ätherischen Ölen gibt es noch eine andere Anwendung der duftenden Vertreter der Natur: die Hydrolate. Aromabegeisterte lieben und schätzen sie über alles.

Ich habe die Hydrolate in den 1990er-Jahren in Südfrankreich kennengelernt. Seitdem gehören sie zu meinem täglichen Leben und ich konnte zahlreiche Erfahrungen mit ihnen sammeln. Ich verwende sie regelmäßig äußerlich und auch innerlich – natürlich in Lebensmittelqualität und alkoholfrei. Auf Malta durfte ich auch eine Klinik besuchen und staunte, mit welcher Selbstverständlichkeit die Hydrolate dort in die Pflege integriert waren, insbesondere erfolgreich in der Kinderabteilung. Seit dieser Zeit sind neben ätherischen Ölen auch Hydrolate meine ständigen Hautpflege- und Gesundheitsbegleiter.

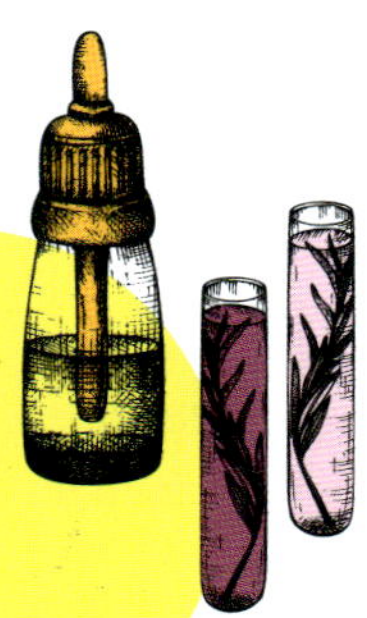

Aromatische Wässer mit vielen Namen

Der Begriff Hydrolat lässt sich schlecht ins Deutsche übersetzen. Die häufig gebrauchten (und per Definition auch zulässigen) Ausdrücke »Pflanzenwasser« oder »Blütenwasser« werden dem Herstellungsverfahren eigentlich nicht gerecht. Manchmal werden Hydrolate als *Hydrosole* oder *Aquarome* bezeichnet. Diese Begriffe sind aber nicht eindeutig definiert.

Hydrolat und ätherisches Öl als Destillationsprodukte

Nach der Definition der *International Organization for Standardization* ist ein Hydrolat – oder aromatisches Wasser, wie das Hydrolat dort auch genannt wird – das wässrige Produkt, das »nach der Wasserdampfdestillation und dem Abtrennen des ätherischen Öls zurückbleibt«. Hydrolate und ätherische Öle werden also gemeinsam bei der Wasserdampfdestillation gewonnen. Der Wasserdampf reißt die flüchtigen Stoffe aus dem Pflanzenmaterial mit, ohne sich jedoch mit ihnen zu verbinden. Wird die Mischung aus Dampf und flüchtigen Stoffen abgekühlt, setzen sich die wenig wasserlöslichen (hydrophoben) Stoffe auf der Wasseroberfläche ab und werden als ätherisches Öl abgeschöpft.

Aber alle hydrophilen (»wasserliebenden«) Stoffe, die der Dampf ebenfalls aus der Pflanze herauslösen kann, und ein geringer Anteil an etwas schlechter wasserlöslichen flüchtigen Stoffen bleiben im Wasser und bilden mit diesem das Hydrolat. Fachleute bezeichnen diese Stoffe als »hydrophile Ölfraktion«, wobei hydrophil so viel wie wasserliebend bedeutet.

Die Inhaltsstoffe von Hydrolaten sind nicht im Wasser gelöst, sondern liegen in Spuren feinst verteilt (suspendiert) im Wasser vor. Das aus einer Pflanze gewonnene Hydrolat enthält manche Inhaltsstoffe, die auch im ätherischen Öl der Pflanze zu finden sind. Hydrolate sind aber keine verdünnten ätherischen Öle!

Die Unterschiede in der Zusammensetzung können Sie auch riechen – seien Sie also nicht zu enttäuscht, wenn Ihnen zum ersten Mal der krautig-herbe Duft von Lavendelhydrolat in die Nase steigt! Der typische lavendelartige Duft fehlt, denn das Linalylacetat, ein hydrophober Ester und Hauptkomponente des Lavendelöls, ist im Hydrolat nicht enthalten.

Was in Hydrolaten steckt

Hydrolate enthalten einen sehr geringen Anteil an Inhaltsstoffen – im Schnitt nur 0,01 bis 0,1 %, wie verschiedene Untersuchungen ergeben haben. Dennoch spielen die Hydrolat-Inhaltsstoffe höchstwahrscheinlich eine Rolle für die Wirksamkeit. Man findet darin nur die kleinen wasserdampfflüchtigen Moleküle. Größere wie Zuckerverbindungen, Farbstoffe, Alkaloide und dergleichen, wie sie in Pflanzenextrakten vorkommen, sind nicht enthalten, denn sie sind nicht wasserdampfflüchtig.

Folgende Inhaltsstoffgruppen befinden sich in Hydrolaten hauptsächlich:

1. **Lösliche Inhaltsstoffgruppen:** Hydrolate enthalten immer wasserlösliche Stoffe wie beispielsweise kurzkettige Alkohole, Aldehyde, Ketone oder Karbonsäuren. Letztere verleihen den Hydrolaten ihren leicht sauren Charakter. Diese Stoffe entstehen aber erst im Laufe der Destillation.
2. **Hydrophile Inhaltsstoffgruppen:** In Hydrolaten finden sich vor allem Monoterpen-Alkohole (z. B. Menthol, Linalool), -Oxide (z. B. Cineol), -Ketone (z. B. Carvon) und -Aldehyde (z. B. Citral). Außerdem kommen aromatische Alkohole (z. B. Phenylethylalkohol) vor.

Hydrolate sind leicht sauer

Der pH-Wert von Hydrolaten liegt meistens zwischen 3,5 und 5,8. Doch das sind nur ganz grobe Richtwerte. Wie die Zusammensetzung der Hydrolate ist auch ihr pH-Wert von vielen verschiedenen Faktoren abhängig. Zum Beispiel spielt eine große Rolle, unter welchen klimatischen Bedingungen das Pflanzenmaterial, das später destilliert wird, wächst und geerntet wird. Aber auch die weitere Verarbeitung der Pflanzen, der Destillationsprozess und nicht zuletzt die Abfüll- und Lagerungsbedingungen haben einen starken Einfluss auf den pH-Wert.

Woher kommt der leicht saure pH-Wert überhaupt? Hydrolate enthalten im Gegensatz zu ätherischen Ölen immer organische Säuren (Karbonsäuren). Sie wirken leicht entzündungshemmend und antibakteriell. Sie bieten jedoch keinen Schutz vor Verkeimung! Die Haltbarkeit der Hydrolate ist damit begrenzt; zum einen, weil – im Gegensatz zu den ätherischen Ölen – kaum keimhemmende Stoffe im Hydrolat sind (ätherische Öle enthalten wesentlich mehr solcher Stoffe). Zum anderen ist die Grundsubstanz der Hydrolate Wasser, und Wasser verkeimt leichter als ätherische Öle.

Der saure Charakter soll Sie übrigens nicht irritieren. Der pH-Wert der Hydrolate beeinträchtigt nicht ihre Verträglichkeit.

Hydrolate verkeimen schnell und sind nach dem Öffnen maximal acht Wochen haltbar. Aus diesem Grund werden sie oft mit Alkohol versetzt (bis zu 20 %) oder andere Konservierungsstoffe zugesetzt. Solche Hydrolate sollten Sie nicht auf die Augen, Wunden, Schleimhäute oder Babyhaut geben.

Hydrolate: Wohlfühl-Pflanzenwässer

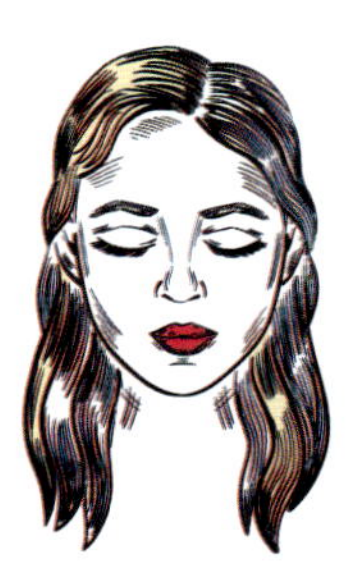

Inzwischen gibt es zahlreiche Berichte über die große Wirksamkeit der Hydrolate, beispielsweise bei Hautproblemen. Trotzdem wurden sie bis vor Kurzem von der Wissenschaft eher stiefmütterlich behandelt. Weshalb das?, fragen Sie jetzt bestimmt.

Zum einen hatten sie lange Zeit ein »Image-Problem«. Sie wurden nämlich als Nebenprodukt ohne besonderen Wert angesehen. Zum anderen enthalten sie wie gesagt nur geringe Mengen an Inhaltsstoffen. Wegen dieser geringen Konzentrationen hat die klassische Pharmakologie die Hydrolate bislang links liegen lassen. Hier findet aber gerade ein Umdenken statt und das wissenschaftliche Interesse an den Pflanzenwässern wächst.

Hydrolate sind Hautschmeichler

Hydrolate sind äußerst hautfreundlich und helfen bei vielen Hautproblemen. Das zeigen Erfahrungsberichte aus der Pflege längst!

Bei Hydrolaten könnten aber neben den Inhaltsstoffen, die im Wasser suspendiert sind, auch die Wassermoleküle selbst eine wichtige Rolle spielen, denn Wasser ist sehr viel mehr als nur H_2O. Dieses Molekül weist zahlreiche Anomalien auf – es verhält sich chemisch und/oder physikalisch also anders, als nach den Gesetzen der klassischen Physik bzw. Chemie zu erwarten wäre – und manche davon können bis heute nicht gänzlich erklärt werden. Zugleich sind alle Lebensfunktionen spezifisch auf Wasser eingestellt!

Eine Eigenschaft der Wassermoleküle spielt hier eine zentrale Rolle: Aufgrund der elektrischen Ladungsunterschiede zwischen Sauerstoff (negativ) und Wasserstoff (positiv) hat das Wassermolekül zwei unterschiedlich geladene Enden oder Pole – es ist ein sogenannter Dipol. Bedingt durch diese Ladungsunterschiede und die räumliche Ausrichtung der Wasserstoff- und Sauerstoffatome ziehen die Wassermoleküle sich gegenseitig an und können eine bestimmte Art dreidimensionaler Verbindungen untereinander und mit anderen Molekülen eingehen. Diese Bindungen werden als Wasserstoffbrücken bezeichnet. Es sind keine festen Bindungen, sondern nur lose Anziehungskräfte. → *Siehe Abbildung nächste Seite.*

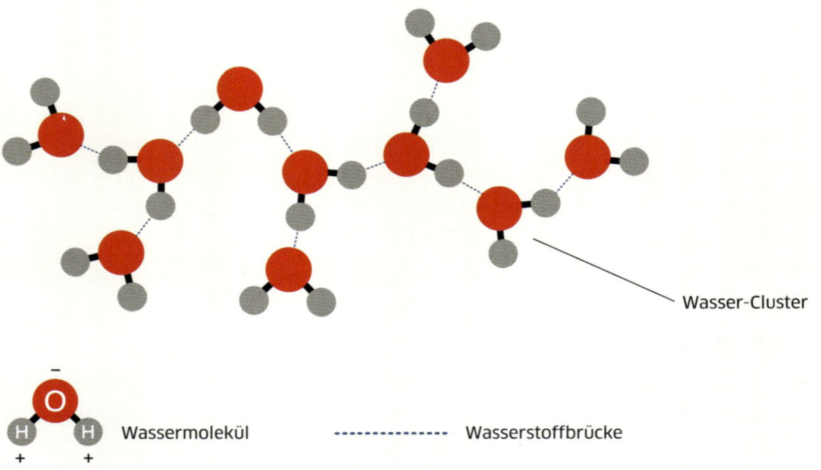

Abb. 16: Wasser-Netzwerke: Als Dipol besitzt das Wassermolekül sowohl einen positiven (+) als auch einen negativen (–) Molekülteil. Zwischen benachbarten Wassermolekülen können Wasserstoffbrücken gebildet werden. Die Wassermoleküle können sich so zu größeren Aggregaten (Clustern) zusammenlagern.

So bilden Wassermoleküle große, jedoch extrem kurzlebige (einige Picosekunden) und sich ständig verändernde ring- oder kettenförmige Netzwerke, die »Wasser-Cluster«. Wasserstoffbrücken sind auch für biochemische Vorgänge entscheidend; durch sie können Wassermoleküle auch mit anderen geladenen Teilchen (Ionen) oder Molekülen in Wechselwirkung treten.

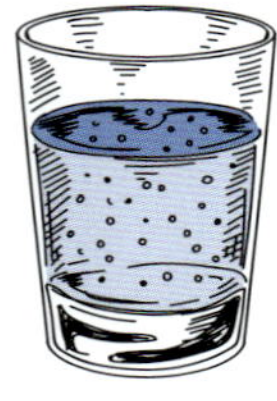

In der Vergangenheit war öfter die Rede davon, dass das Wasser aufgrund dieser Eigenschaften Informationen speichern und so etwas wie ein »Gedächtnis« haben könnte. Diese Thesen ließen sich zwar experimentell nicht bestätigen, aber rein theoretisch ist es vielleicht denkbar, dass die Hydrolate die Informationen und gespeicherten Erfahrungen einer Pflanze in irgendeiner Form enthalten und an uns auch abgeben könnten. Hydrolate nur auf ihre Inhaltsstoffe und deren Menge zu reduzieren, wird meiner Ansicht nach diesen Produkten absolut nicht gerecht. Ihr Wirkort könnte, wie bei anderen Stoffen auch, wieder die extrazelluläre Matrix mit ihrem Informationssystem sein.

Noch einmal also, weil es zum Verständnis wichtig ist: Hydrolate haben eine andere Zusammensetzung und andere Eigenschaften als die entsprechenden ätherischen Öle. Das können Sie schon am Geruch erkennen – das aus ein und derselben Pflanze gewonnene Hydrolat riecht völlig anders als das ätherische Öl.

Auch innerlich anwendbar

Da Hydrolate nur so wenig ätherische Öle enthalten, kann man sie sehr gut auch innerlich einnehmen. Achten Sie dann aber auf Lebensmittelqualität und darauf, ob die Hydrolate Zusatzstoffe wie z. B. Alkohol enthalten! Probieren Sie einfach einmal aus, wie sanft und mild zum Beispiel ein Rosenhydrolat schmeckt, oder wie etwas Pfefferminzhydrolat ein erfrischendes Getränk »aufpeppt«: 1 Teelöffel Pfefferminzhydrolat in einem Glas kühlem Wasser, Sprudel oder Fruchtsaft erfrischt, macht wach und lässt manch heißen Tag besser überstehen.

Auf Seite 256 finden Sie eine Übersichtstabelle, in der die wichtigsten Hydrolate mit ihren Inhaltsstoffklassen sowie Anwendungsbeispielen noch einmal zusammengefasst sind.

Eine über tausend Jahre alte Tradition …

Hydrolate haben eine mindestens 1500 Jahre alte Tradition: Das »persische Rosenwasser« war schon im 7. und 8. Jahrhundert ein berühmter Exportschlager. In Persien ist es seit eh und je Tradition, aus zahlreichen Duft- und Heilpflanzen Heil-, Gesundheits- und Schönheitswässer zu gewinnen und innerlich sowie äußerlich zu verwenden. Aber auch in Europa, genauer gesagt in der Türkei, wird Rosenwasser traditionell eingesetzt, nämlich von den Müttern als Fieberwaschung bei ihren kranken Kindern.

Im 19. Jahrhundert verschwand der Gebrauch von Hydrolaten allmählich. Erst im Zuge der Aromatherapie-Renaissance sind sie wiederentdeckt worden.

… in Frankreich wiederbelebt

Ein Problem bei Hydrolaten ist die Qualität, denn da gehen die wirtschaftlichen Interessen weit auseinander. Ein Betrieb, der nur ätherische Öle herstellt, möchte so wenig wie möglich an Inhaltsstoffen ins Hydrolat »verlieren«, damit die Ausbeute beim ätherischen Öl größer ist. Manufakturen von Hydrolaten hingegen möchten mehr Inhaltsstoffe in den Hydrolaten haben, da sie dann »gehaltvoller« sind.

In Frankreich hat die Herstellung und Verwendung von Hydrolaten, sei es innerlich oder äußerlich, eine lange Tradition. Um 1830 wurden im CODEX (Referenzbuch der französischen Pharmakopöe = Arzneibuch) erstmals die genauen Herstellungs- und Behandlungsvorschriften für Hydrolate beschrieben. Darin wurde auch der Anteil der Pflanzenteile angegeben, der mit einer definierten Menge an Wasser destilliert wird. Der Grund: Hydrolate wurden auch zu Heilzwecken verwendet.

Ätherische Öle und Hydrolate kombinieren

Hydrolate und ätherische Öle ergänzen einander ausgezeichnet. Die Hydrolate unterstützen die hautpflegenden Eigenschaften von Aromamischungen und sind sehr hautfreundlich.

Sie sind übrigens auch ein ausgezeichnetes Medium, um ätherische Öle zu verdünnen. Manche ätherischen Öle können Sie in etwas Alkohol lösen und mit Hydrolat auffüllen, mehr dazu im Praxisteil (siehe Seite 283). Prüfen Sie aber zuvor, ob dem Hydrolat nicht schon Alkohol zugesetzt wurde, um seine Haltbarkeit zu verlängern. Mischungen aus Hydrolaten und ätherischen Ölen können Sie auch für Raumsprays, Deos oder Rasierwasser verwenden.

Bedenken Sie aber: Alkohol in einem Hydrolat oder einer Mischung kann Ihre Haut reizen!

Bewährte Hydrolate

Die folgenden Hydrolate sind alle ausgesprochen haut- und schleimhautfreundlich. Sie können sie sehr gut pur auf die Haut geben oder innerlich einnehmen. Der angegebene pH-Wert ist wie gesagt nur ein grober Richtwert, er stammt aus den Laboruntersuchungen der Bahnhof-Apotheke Kempten.

Immortellenhydrolat

Botanischer Name: *Helichrysum italicum*
pH-Wert: ca. 3,5 – 4,6

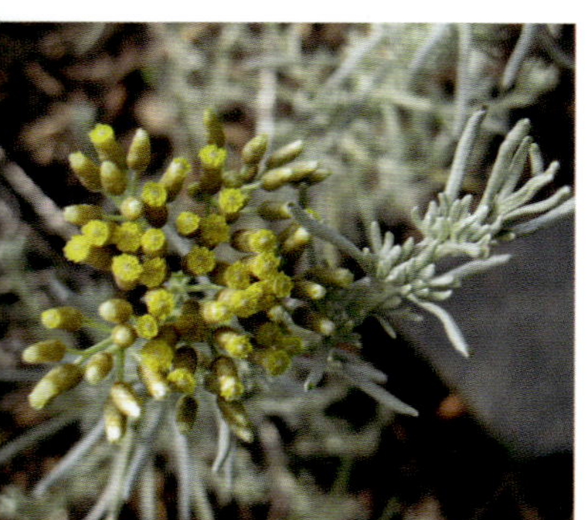

Der Duft von Immortellenhydrolat ist herb-krautig, ähnlich dem ätherischen Öl. Es eignet sich hervorragend für alle Hautprobleme. Denn mit seinen Diketonen fördert es eine gute Regeneration der Haut sowie ausgezeichnete Wundheilung und Narbenbildung. Direkt auf die Haut gesprüht, ist das Hydrolat erstaunlich wirksam bei Prellungen und Hämatomen: Sprüht man es auf ein blaues Auge, so ist es verblüffend, wie schnell das »Veilchen« wieder eine normale Färbung annimmt. Des Weiteren lindert es Prellungen, Blutergüsse, Verstauchungen (insbesondere bei Kindern) sowie Lymphstauungen.

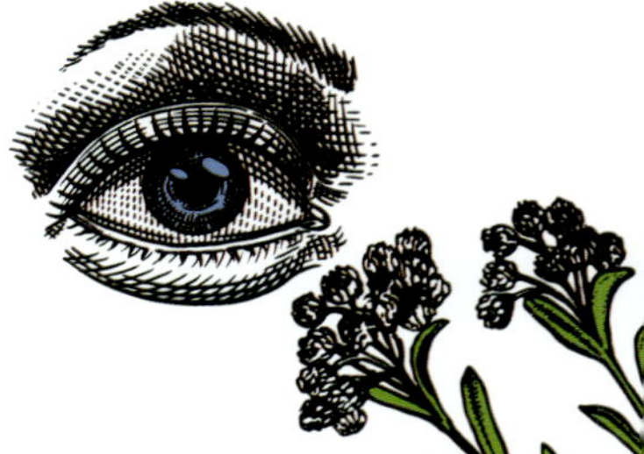

Lavendelhydrolat

Botanischer Name: *Lavandula angustifolia*
pH-Wert: ca. 3,6 – 4,4

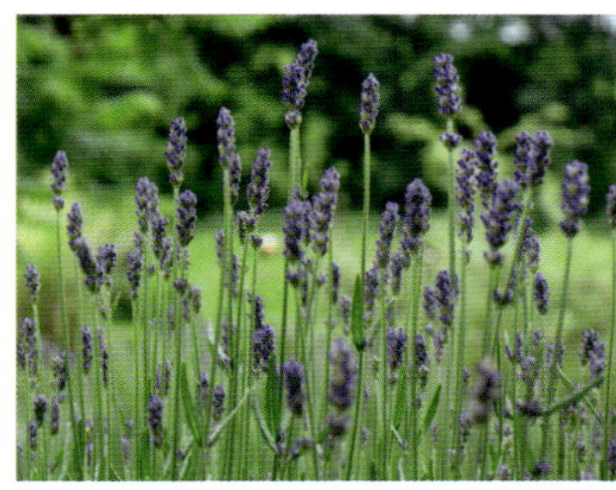

Lavendelhydrolat hat einen nur zart-krautigen Duft. Erwarten Sie bitte keinen Lavendelduft, denn das Hydrolat enthält nichts mehr von dem Ester Linalylacetat, der für den Lavendelduft mitverantwortlich ist.

Lavendelhydrolat ist vielseitig einsetzbar und mein absoluter Favorit. Direkt auf die Haut gesprüht, beruhigt es schnell eine gereizte, juckende Haut, auch bei Neurodermitis, lindert Entzündungen und fördert die Wundheilung. Es eignet sich auch zur Wundreinigung. Es hat sich ausgezeichnet bewährt für die Gesichts-, Hals-, Augen- und Intimpflege oder als abendliche Hautpflege. Hat ein Sonnenbrand Sie erwischt, so besprühen Sie die Hautstellen damit. Es beruhigt gestresste, gereizte, trockene und Aknehaut. Lavendelhydrolat eignet sich außerdem hervorragend für die Babypflege.

Melissenhydrolat

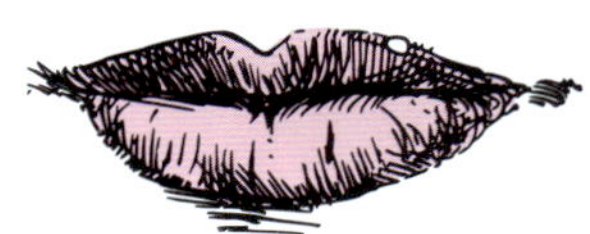

Botanischer Name: *Melissa officinalis*
pH-Wert: ca. 4,0 – 4,8

Der frische, leicht zitronig-krautige Duft des Melissenhydrolats entfaltet sich erst nach einer knappen Minute, zunächst duftet es nur dumpf, leicht erdig-krautig. Erst später wird der Duft vorrangig von Citral geprägt. Das sanfte und hautpflegende Hydrolat wirkt etwas antiviral, antibakteriell und entzündungshemmend. Es hat sich bei Herpesinfektionen aller Art sehr bewährt. Es beruhigt die empfindliche, entzündlich-juckende Haut. Für die Hautpflege ist es universell einsetzbar.

Myrtenhydrolat

Botanischer Name: *Myrtus communis*
pH-Wert: ca. 3,6 – 4,4

Der frische, krautige und klare Duft des Myrtenhydrolats wird vor allem von dem nach Eukalyptus riechenden Cineol geprägt. Die Kombination aus Cineol und Monoterpenolen soll für seine antibakterielle und antivirale Wirkung mitverantwortlich sein. Insbesondere bei leichten Bindehautentzündungen, Reizungen oder allergischen Reaktionen der Augen ist das Hydrolat perfekt. Ich spreche hier aus eigener Erfahrung. Als Gesichtswasser wirkt es leicht hautstraffend und lindert entzündliche, irritierte Hautzustände. Grundsätzlich ein beliebtes Hydrolat für die Ganzkörper-Haut- und Haarpflege.

Neroli- oder Orangenblütenhydrolat

Botanischer Name: *Citrus aurantium*
pH-Wert: ca. 3,8 – 4,8

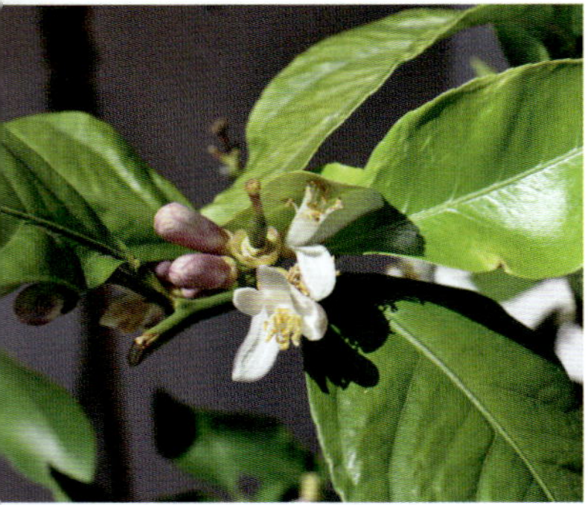

Nerolihydrolat mit seinem meist frisch-blumigen Duft ist sehr vielseitig. Es gilt als besonders pflegendes Hydrolat für alle Hautzustände, insbesondere bei der alternden Haut. Es fördert den Regenerationsprozess und sorgt für ein gesundes Hautmikrobiom. Auch die empfindliche Babyhaut beruhigt sich – und das schreiende Baby auch.

Interessant sind die angstlösenden Eigenschaften des Hydrolats. Etwas Nerolihydrolat in den Raum gesprüht, schenkt dem Raum eine gute, umhüllende Atmosphäre. Es hilft auch bei Nervosität, innerer Unruhe und stressbedingten Schlafstörungen.

Pfefferminzhydrolat

Botanischer Name: *Mentha piperita*
pH-Wert: ca. 4,5 – 6,5

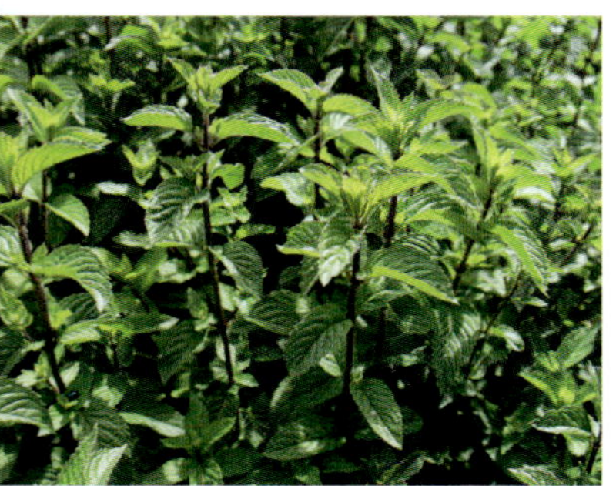

Mit seinem geringen Prozentsatz an flüchtigen Verbindungen hat das Pfefferminzhydrolat im Gegensatz zum ätherischen Öl auch bei kleinen Kindern keine unerwünschten Nebenwirkungen. Das Menthol gibt ihm den schönen, minzig-frischen Duft. Das erfrischende, angenehm kühlende Hydrolat ist universell einsetzbar und ein exzellentes Hautpflegemittel. Es wirkt leicht entzündungshemmend, antimikrobiell, hautregenerierend und wundheilend. Es eignet sich gut als Gesichts- und Rasierwasser sowie als Deo, zusammen mit Salbeiöl.

Rosenhydrolat

Botanischer Name: *Rosa damascena*
pH-Wert: ca. 4,2 – 5,8

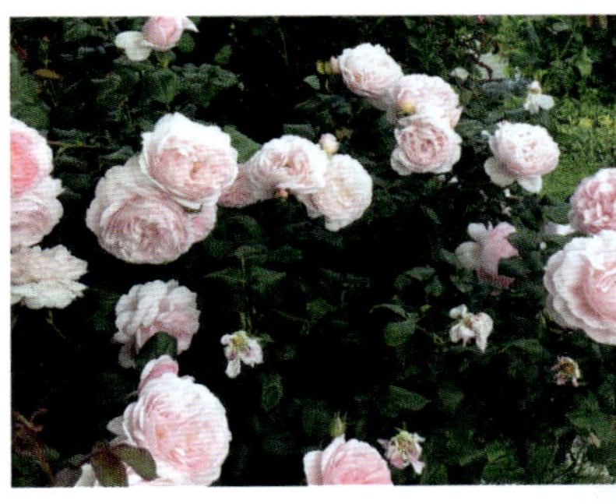

Rosenhydrolat ist mit seinem sanften Rosenduft ein olfaktorischer Hochgenuss. Seinen Duft verdankt es primär dem Phenylethylalkohol. Der zarte, weiche, rosige und berauschende Duft umschmeichelt die Nase und lässt ein Lächeln erstrahlen – pures Wohlgefühl.

Dieses Hydrolat pflegt die Haut ausgezeichnet: Es aktiviert die Regeneration der Haut und das Hautimmunsystem. Es beruhigt auch die entzündliche Haut und die Schleimhäute im Mund- oder Intimbereich. Es lindert einen wunden Babypo, Zahnfleischentzündungen, leichteren Sonnenbrand oder auch Hautschäden nach Strahlenbehandlung. Als Raumduft sorgt es für eine leichte und beschwingte Atmosphäre.

Übrigens wird auch aus der Weißen Rose *(Rosa alba)* Hydrolat destilliert, und zwar ausschließlich. Es hat eine sehr ähnliche Zusammensetzung wie Damaszener-Rosenhydrolat, Sie können es daher genauso verwenden.

Rosengeranienhydrolat (Geraniumhydrolat)

Botanischer Name: *Pelargonium graveolens*
pH-Wert: ca. 4,0 – 5,9

Rosengeranienhydrolat hat nicht den rosigen Duft wie Rosenhydrolat, sondern einen leicht grasigen Unterton. Es gehört zu meinen Favoriten und ist ebenfalls ein ausgezeichnetes Hydrolat für die Hautpflege, universell einsetzbar, und bringt eine Stresshaut wieder ins Gleichgewicht. Seine antimikrobiellen, antimykotischen und entzündungshemmenden Eigenschaften beeindrucken mich jedes Mal wieder. Rosengeranienhydrolat fördert die Wundheilung und Vernarbung und eignet sich für die Augen-, Gesichts-, Dekolleté- sowie Intimpflege. Es lindert einen wunden Babypo und eignet sich hervorragend für die Babypflege.

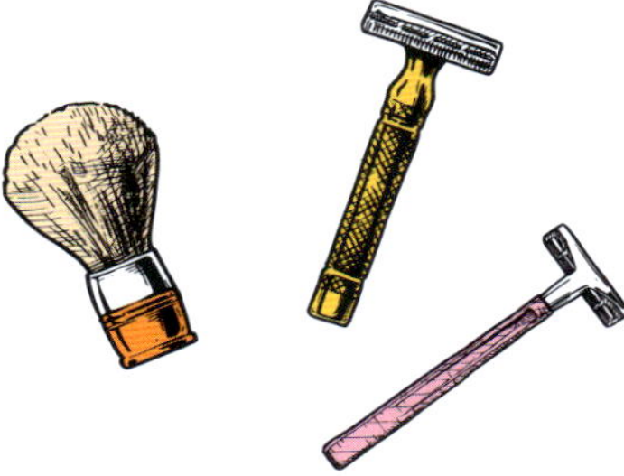

Rosmarinhydrolat (Ct. Verbenon)

Botanischer Name: *Rosmarinus officinalis*
pH-Wert: ca. 3,5 – 4,9

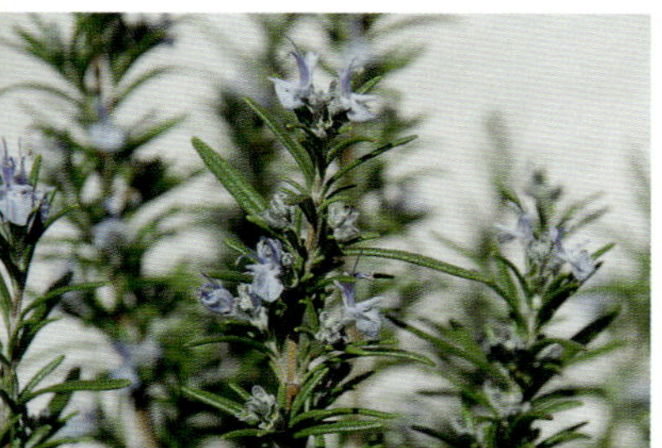

Das leicht belebende, haut- und schleimhautpflegende Rosmarinhydrolat hat einen kräftigen, krautig-frischen Duft. Es wirkt etwas antibakteriell, aktiviert den Hautstoffwechsel und eignet sich als erfrischendes Gesichtsspray oder Rasierwasser, insbesondere für die fettigere Haut. Als Raumspray sorgt es für einen angenehm frischen Raumduft und sorgt für »ruhevolle Wachheit«.

Salbeihydrolat

Botanischer Name: *Salvia officinalis*
pH-Wert: ca. 3,7 – 5,3

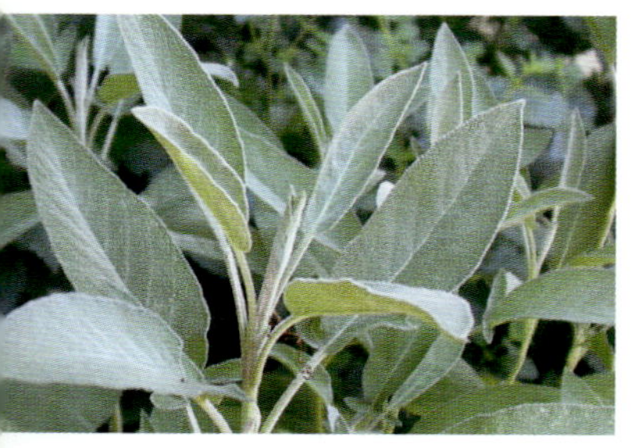

Salbeihydrolat hat einen frischen, leicht herb-krautigen Duft. Das besonders haut- und schleimhautpflegende Hydrolat enthält zwar auch Thujon, wie das ätherische Salbeiöl, aber nur in geringsten Mengen. Deshalb sind keine unerwünschten, neurotoxischen Wirkungen zu befürchten. Es wirkt leicht antiviral, antibakteriell und entzündungshemmend sowie schmerzstillend. Es hat sich besonders bewährt als Mundwasser bei Zahnfleischentzündung oder Halsschmerzen. Durch seine mild schweißhemmende Eigenschaft ist es auch eine ausgezeichnete Basis für Deos, sowie zur Hautbefeuchtung für Menschen, die stark schwitzen (Hyperhidrosis), z. B. Frauen in den Wechseljahren.

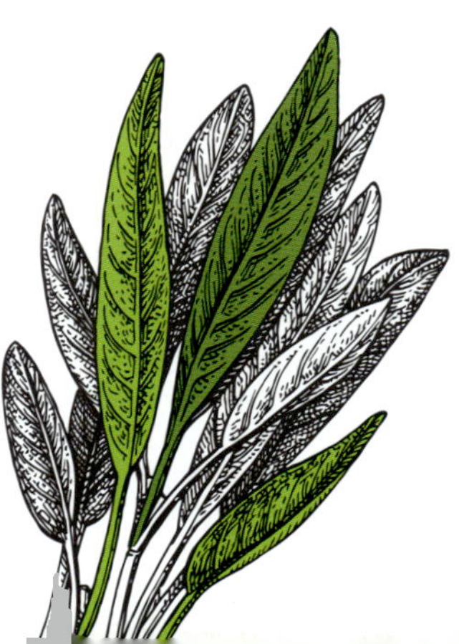

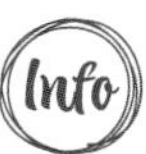

Alle Hydrolate sind untereinander mischbar

Sie finden natürlich neben den hier beschriebenen noch weitere Hydrolate im Handel. Nicht für alle erhältlichen Hydrolate liegen jedoch Analysen der Zusammensetzung vor. Sie werden auch feststellen, dass nicht jedes Hydrolat jederzeit verfügbar ist, zumindest nicht im seriösen Handel mit strenger Qualitätskontrolle. Das liegt oft daran, dass einzelne Hydrolat-Chargen zu stark mit Keimen belastet sind und die hygienischen Anforderungen nicht erfüllen.

Sie können alle Hydrolate ausgezeichnet miteinander mischen. So mische ich beispielsweise gern ein Rosmarin- mit einem Rosenhydrolat. Oder ein Immortellenhydrolat mit einem Lavendel-, Rosen-, Neroli- oder Melissenhydrolat. Besonders bewährt für die Hautpflege hat sich eine Mischung von Salbeihydrolat mit Rosen- und Lavendelhydrolat (weitere Rezeptvorschläge finden Sie hinten im Anwendungsteil). So entstehen oft synergistische Effekte, die Haut »zum Leuchten bringen«.

Ich bin immer wieder dankbar zu erleben, wie schnell sich eine irritierte, juckende oder empfindliche Haut mit Hydrolaten beruhigt. Sie beugen einer müden Haut und vorzeitiger Hautalterung vor. Nach meinen Beobachtungen regulieren Hydrolate zahllose Hautfunktionen, sodass im Grunde jeder Hautzustand davon profitiert.

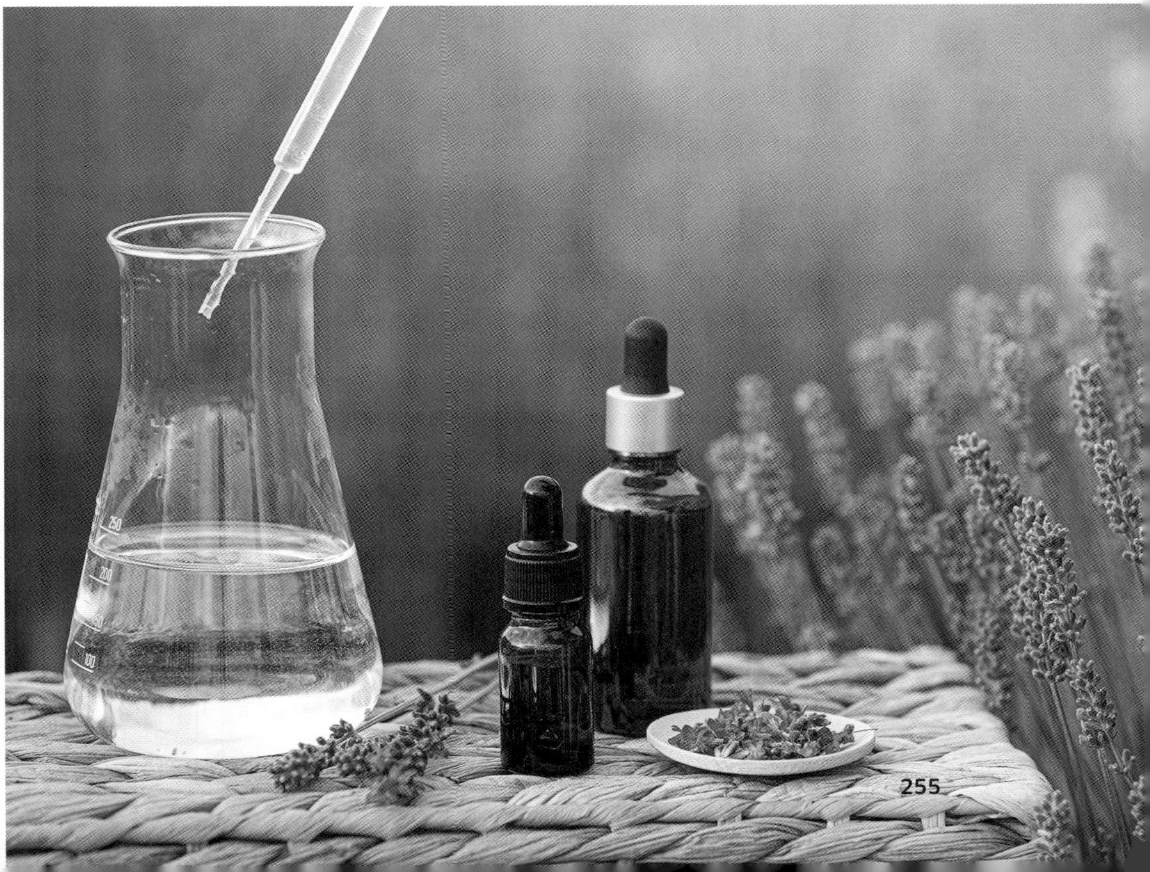

Übersichtstabelle Hydrolate und ihre Wirkungen

Einen Überblick über die Eigenschaften und die Anwendungsmöglichkeiten der hier beschriebenen Hydrolate gibt Ihnen folgende Tabelle. Alle Hydrolate sind ausgesprochen haut- und schleimhautfreundlich, Sie können sie also sehr gut pur auf die Haut geben.

Hydrolat	Hauptinhaltsstoffklasse (ungefährer Anteil in % bezogen auf HÖF)	Eigenschaften / Anwendungsbereiche
Immortellenhydrolat *Helichrysum italicum* pH-Wert ca. 3,5 - 4,6	Monoterpen-Alkohole (20 - 60) Diketone (1,5 - 40) Monoterpen-Oxide (1 - 5)	• abschwellend • den Lymphfluss aktivierend • wundheilend • Blutergüsse
Lavendelhydrolat *Lavandula angustifolia* pH-Wert ca. 3,6 - 4,4	Monoterpen-Alkohole (30 - 95) Monoterpen-Oxide (2 - 25) Monoterpen-Ketone (1,5 - 4,5)	• hautpflegend, hautberuhigend • entzündungshemmend • antiinfektiös, pflegend • juckreizstillend • gereizte Augen
Melissenhydrolat *Melissa officinalis* pH-Wert ca. 4,0 - 4,8	Monoterpen-Aldehyde (5 - 80) Monoterpen-Alkohole (3 - 60)	• trockene, empfindliche, juckende, entzündliche Haut • fettige Haut • antiviral bei Herpes-Erkrankungen
Myrtenhydrolat *Myrtus communis* pH-Wert ca. 3,6 - 4,4	Monoterpen-Oxide (40 - 80) Monoterpen-Alkohole (3,5 - 10) Phenylpropanderivate (1 - 5)	• entzündliche Haut • entzündete, gereizte Augen! • bei allergischen Augenentzündungen (Pads) • als Gesichts- oder Rasierwasser
Neroli- oder Orangenblütenhydrolat *Citrus aurantium* pH-Wert ca. 3,8 - 4,8	Monoterpen-Alkohole (30 - 95) Monoterpen-Oxide (2 - 10)	• sehr hautpflegend • bei trockener, gereizter, juckender, entzündlicher, fetter Haut • antiseptisch • als Gesichts- oder Rasierwasser • gut für die Babypflege

Hydrolat	Hauptinhaltsstoffklasse (ungefährer Anteil in % bezogen auf HÖF)	Eigenschaften / Anwendungsbereiche
Pfefferminzhydrolat *Mentha piperita* pH-Wert ca. 4,5 - 6,5	Monoterpen-Alkohole (30 - 70) Monoterpen-Ketone (10 - 60) Monoterpen-Oxide (5 - 10)	• antiviral, antibakteriell • leicht kühlend, erfrischend • abschwellend • bei geröteter, fettiger, entzündlicher Haut
Rosenhydrolat *Rosa damascena* pH-Wert ca. 4,2 - 5,8	Monoterpen-Alkohole (20 - 90) Aromatische Alkohole (1,5 - 30) Phenylpropanderivate (2,5 - 10)	• hautberuhigend und -pflegend • antiseptisch, antiviral • hautregenerierend • juckreizstillend • entzündungshemmend • bei entzündlichen Augen/Haut • als Mundspray • gut für die Babypflege • für die Windelregion
Rosengeranien-hydrolat *Pelargonium graveolens* pH-Wert: ca. 4,0 - 5,9	Monoterpen-Alkohole (30 - 95) Monoterpen-Oxide (0,5 - 20) Monoterpen-Ketone (4 - 10)	• antimikrobiell • hautpflegend, hautregenerierend • wundheilungsfördernd
Rosmarinhydrolat (Ct. Verbenon) *Rosmarinus officinalis* Ct. Verbenon pH-Wert ca. 3,5 - 4,9	Monoterpen-Ketone (40 - 95) Monoterpen-Alkohole (10 - 40) Monoterpen-Oxide (1,5 - 10)	• hautpflegend, erfrischend • entzündungshemmend • antimikrobiell • wundheilend (auch als Rasier- und Gesichtswasser) • verdauungsfördernd
Salbeihydrolat *Salvia officinalis* pH-Wert ca. 3,7 - 5,3	Monoterpen-Ketone (40 - 90) Monoterpen-Alkohole (7 - 30) Monoterpen-Oxide (7 - 20)	• antiviral, antibakteriell • entzündungshemmend (bei Halsschmerzen) • schweißhemmend (als Deo) • als Mundspray oder zum Gurgeln bei Entzündungen im Mund

Tab. 2: pH-Werte, Inhaltsstoffklassen (mit grober Angabe des minimalen und maximalen Gehaltes) und Anwendungsgebiete von Hydrolaten; HÖF: Hydrophile Ölfraktion. Quelle: Steflitsch W. u. a. (Hrsg.), Aromatherapie in Wissenschaft und Praxis. 2. Aufl., 2021, Wiggensbach: Stadelmann Verlag.

Praxisteil

Anwendungen und Rezepte

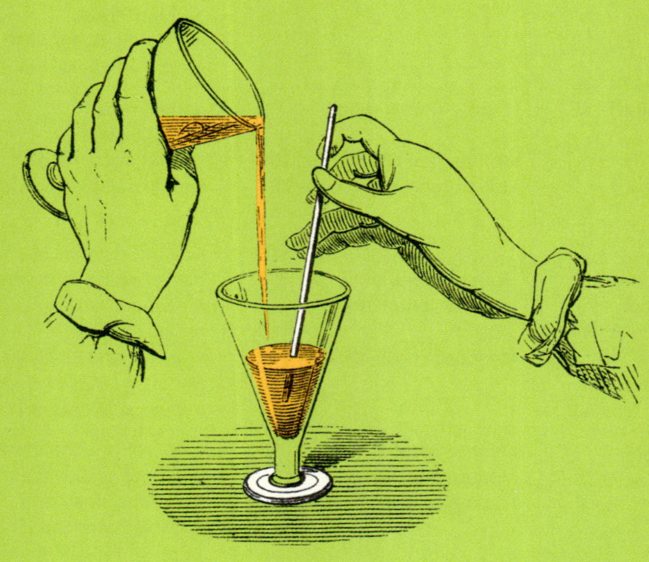

11

Der Umgang mit ätherischen Ölen – Dosierungen, Hilfsstoffe und Anwendungsformen

In den ersten Kapiteln dieses Buchs haben Sie viel darüber erfahren, wie wichtig eine biologische Hautpflege ist, weil sonst unser »Schutzschild« seine Abwehrfunktionen nicht voll entfalten kann. Die Gesundheit der Haut ist aber auch abhängig von unserer psychischen Verfassung. Mit Pflanzenölen in Kombination mit ätherischen Ölen und Hydrolaten können Sie Ihre Haut und zugleich Ihre Seele pflegen, sodass Sie sich im wahrsten Sinne des Wortes wohl in Ihrer eigenen Haut fühlen.

Grundsätzliches zum Umgang mit ätherischen Ölen

Duftende Hautpflegeprodukte selbst herzustellen ist möglich, aber nicht immer einfach. Wichtige Grundregeln im Umgang mit den ätherischen und fetten Pflanzenölen sowie Hydrolaten müssen Sie beachten, sonst kann es zu unliebsamen Hautreaktionen kommen. Sie sollten sich unbedingt ein solides Grundwissen aneignen (einiges wissen Sie schon durch die Lektüre dieses Buches) über die Inhaltsstoffe der ätherischen Öle und über Trägersubstanzen wie Pflanzenöle, damit Sie verantwortungsvoll damit arbeiten können, auch wenn die Produkte nur für Sie selbst bestimmt sind. Aromamischungen in der täglichen Hautpflege müssen äußerst verträglich sein und einen angenehmen Duft haben. Nur dann fühlen Sie sich richtig wohl in Ihrer Haut. Ich empfehle daher dringend, einschlägige Fortbildungen zu besuchen – dort erhalten Sie ein fundiertes Wissen und praxisbezogene Informationen zur sicheren Anwendung der ätherischen Öle. Es geht um Ihre Haut, Ihre Hautpflege liegt in Ihrer eigenen Verantwortung!

Augen auf beim Kauf – achten Sie auf Qualität!

Gute Qualität der ätherischen Öle ist das A und O einer wirksamen und verträglichen biologischen Hautpflege. Wie aber erkennen Sie qualitativ hochwertige Öle? Am besten beachten Sie folgende Grundregeln (siehe auch Kapitel 8, Seite 126):

- **Vorsicht bei sehr preiswerten Produkten!** Sie sind oft mit anderen Sorten verschnitten oder mit synthetischen Duftstoffen gestreckt.
- **Schauen Sie genau auf das Etikett des Ätherisch-Öl-Fläschchens.** Dort können Sie oft schon erkennen, ob es sich um ein authentisches ätherisches Öl handelt oder nicht. Steht auf dem Etikett nur eine Bezeichnung wie »Minzöl«, »Pfefferminzöl«, »Eukalyptusöl« oder »100 % Pfefferminzöl« ohne lateinischen Namen, ohne die Nennung des verarbeiteten Pflanzenteils und ohne Chargennummer, dann ist Misstrauen angebracht, denn hier handelt es sich höchstwahrscheinlich nicht um ein natureines, genuines ätherisches Öl. Da die Bezeichnung »ätherisches Öl« nicht geschützt ist, werden leider sehr unterschiedliche Öle als »ätherisches Öl« bezeichnet – auch solche von schlechter Qualität.

Beachten Sie: Die Fläschchen von naturreinen, genuinen Ölen weisen nähere Informationen zum ätherischen Öl auf. Darauf müssen Sie folgende Angaben finden:

- die Bezeichnung »100 % reines ätherisches Öl«,
- den deutschen und den lateinischen Namen der Pflanze und den Chemotyp,
- die Pflanzenteile, aus denen das Öl gewonnen wurde,
- das Herkunftsland,
- die Anbauweise: kontrolliert-biologischer Anbau (kbA), aus Wildsammlung (WS) oder konventioneller Anbau (konv.),
- das Gewinnungsverfahren (zum Beispiel Wasserdampfdestillation),
- die Chargen (Kontroll-)nummer: damit ist eine Zurückverfolgung der Produkte (Herstellungsland, Produzent) möglich,
- ein Mindesthaltbarkeitsdatum oder ein Tiegel-Symbol für die Aufbrauchfrist.
- Finden Sie ein oder mehrere Gefahrstoffzeichen sowie ein tastbares Warnzeichen für Blinde auf dem Fläschchen, dann handelt es sich um ein ätherisches Öl zur Raumbeduftung. Solche Öle sollten Sie nicht für die Hautpflege verwenden.

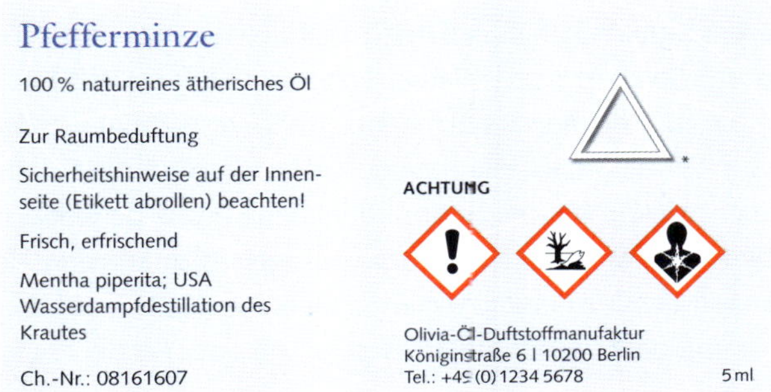

Pflichtangaben auf dem Etikett eines ätherischen Öls zur Raumbeduftung.

Teure und zähflüssige ätherische Öle verdünnt kaufen

Verschiedene wertvolle, duftintensive oder sehr teure ätherische Öle können Sie inzwischen verdünnt in Jojobawachs oder Alkohol kaufen. Die Erfahrung zeigt, dass sie in der Verdünnung eine ausgezeichnete Wirkung haben. Das schont nicht nur Ihr Portemonnaie, sondern auch die Ressourcen.

Die zähflüssigen ätherischen Öle wie Benzoe, Vanille oder Vetiver werden ebenfalls verdünnt angeboten aber meist in Alkohol, manchmal auch in Jojobawachs.

Ätherische Öle richtig aufbewahren

Da sich ätherische Öle unter dem Einfluss von Licht, Luft und schwankenden Temperaturen verändern, sollten Sie sie in dunklen Fläschchen bei normaler Zimmertemperatur aufbewahren. Meine Empfehlung: Kaufen Sie nur kleine Verpackungsgrößen (5 ml oder 10 ml) in Originalflaschen.

Bewahren Sie ätherische Öle kindersicher auf.

Ätherische Öle haben verschiedene Haltbarkeiten

Unangebrochen in der Originalverpackung sind ätherische Öle fast unbegrenzt haltbar. Doch einmal geöffnet variiert ihre Haltbarkeit. Sie ist abhängig vom Produktionsprozess, von den Inhaltsstoffen und Lagerungsbedingungen. Viele ätherische Öle oxidieren rasch. Alle Schalenpressungen der Zitrusfrüchte müssen innerhalb von sechs Monaten aufgebraucht werden. Alle Nadelholzöle, Cajeput, Niaouli und Öle anderer Melaleuca-Arten, aber auch Melisse und Eisenkraut sind ab dem Öffnen maximal ein Jahr stabil. Die meisten Kräuteröle, wie Lavendel, Rosmarin, oder Salbei, sowie alle Blüten- und Holzöle (außer Nadelhölzer) können bis zu drei Jahren nach dem Öffnen verwendet werden.

Oxidierte Öle dürfen auf keinen Fall auf die Haut aufgetragen werden, da sich gesundheitsschädliche Peroxide entwickelt haben. Leider können Sie Peroxide weder riechen, noch sehen. Nur durch chemische Analysen können sie nachgewiesen werden. Um sicher zu gehen, brauchen Sie angebrochene Fläschchen so schnell wie möglich auf und kaufen Sie kleine Gebinde oder in Jojobaöl verdünnte ätherische Öle oder Fertigprodukte.

Wenn Nachhaltigkeit für Sie von Bedeutung ist, werden Sie erkennen, dass sich der Griff zu im Handel erhältlichen Ätherische-Öle-Mischungen lohnt. Diese Fertigmischungen werden von verschiedenen Firmen meistens in 5-ml-Braunglasfläschchen angeboten. Auch damit – und übrigens auch mit vielen Fertigprodukten mit ätherischen Ölen – lassen sich zuhause Massageöle und andere Eigenkreationen für die Hautpflege herstellen. Fragen Sie im Laden nach, ob die Ätherische-Öle-Mischung für die Herstellung von Hautpflegeprodukten geeignet ist, oder nur zur Raumbeduftung verwendet werden sollte. Natürlich können und dürfen Sie Hautpflegeprodukte für sich selbst herstellen, aber denken Sie wie gesagt auch an die Umwelt.

Hautpflegeprodukte selbst herstellen? – Auf Hygiene achten!

Wenn Sie sich an eigenen Aromamischungen versuchen wollen, müssen Sie unbedingt hygienisch arbeiten, sonst besteht die Gefahr, dass Mikroorganismen wie Bakterien und Pilze sich munter in Ihren Produkten vermehren. Waschen Sie vor dem Mischen Ihre Hände immer mit warmem Wasser und Seife. Benutzen Sie immer ein neues Gefäß (am besten aus Braunglas), wenn Sie eine neue Mischung herstellen, und entsorgen Sie alte Gefäße entsprechend (z. B. im Altglas-Container), denn das Reinigen in der Spülmaschine genügt nicht, um Restkeime zu vernichten. Ihre selbst hergestellten Produkte sollten Sie in kleinen Mengen anrühren bzw. mischen und innerhalb von längstens acht Wochen aufbrauchen, wenn sie Wasser enthalten. Wasserfreie Produkte mit ätherischen Ölen sind bis zu drei Monate haltbar. Beschriften Sie Ihre Tiegel und Fläschchen mit persönlichen Mischungen immer mit dem Verwendungszweck und dem Herstellungsdatum!

Und noch ein wichtiger Hinweis: Waschen Sie sich auch nach der Anwendung (zum Beispiel dem Einölen oder Einmassieren) immer gründlich die Hände mit warmem Wasser und Seife, damit Sie keine ätherischen Öle in die Augen bekommen, wenn Sie sich unbewusst ins Auge fassen.

Nützliche Hinweise und Erläuterungen zur Stabilität von Naturkosmetik und selbst gerührten Hautpflegeprodukten finden Sie auch im Anhang (ab Seite 362).

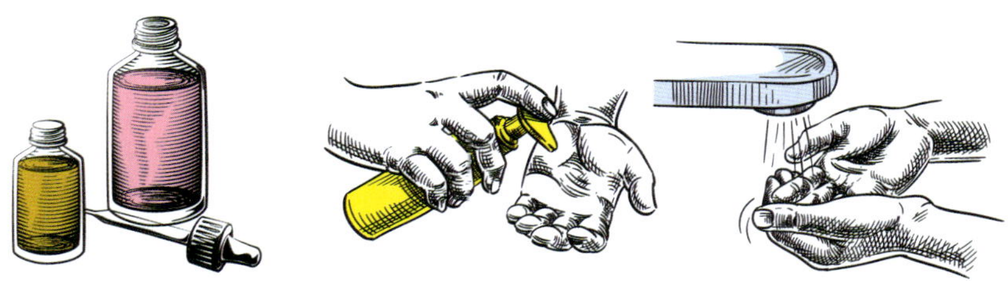

Das Mischen von ätherischen Ölen

Grundsätzlich können Sie alle ätherischen Öle miteinander mischen – ganz egal, ob es anregende oder entspannende Öle sind. Die Natur macht es uns vor! Eine entsprechende Übersicht über die ätherischen Öle finden Sie in der Tabelle 1 ab Seite 200.

Um olfaktorisch ansprechende Duftkompositionen herzustellen, ist es am besten, wenn Sie einen Mischkurs besuchen, in dem die Grundlagen der Parfümeuriekunst vermittelt werden. Oder Sie verwenden Fertigmischungen, die von Profis komponiert wurden.

Fertige Ätherische-Öle-Mischungen zum Einstieg

Sie sind unsicher, welche Mischungen Ihnen guttun und gefallen könnten? Gute Firmen haben Fachleute, die ausgezeichnete Mischungen aus verschiedenen ätherischen Ölen herstellen und in Kleinstmengen zum Verkauf anbieten. Von solch einer konzentrierten Ätherische-Öle-Mischung können Sie tröpfchenweise die entsprechende Menge (siehe Abschnitt »Dosierung« ab Seite 265 und Dosierungstabellen am Ende dieses Kapitels auf Seite 275) in Ihr Pflanzenöl, Hydrolat oder Raumspray, den Roll-on, das Fuß- oder Wannenbad geben.

Auf diese Weise haben Sie eigene, nachhaltige Kreationen.

Außerdem finden Sie in diesem Buch Vorschläge für verschiedene Ätherische-Öle-Grundmischungen (sogenannte Vorratsmischungen, ab Seite 284), die Sie verwenden können. Auch von diesen Mischungen verwenden Sie die entsprechende Menge laut Dosierungstabelle (siehe Seite 276).

Der Duft verändert sich

Sie werden feststellen, dass sich Ihre Aromamischungen nach einiger Zeit verändern – Ihre herrlich duftende Mischung riecht nach einigen Wochen nicht mehr so gut oder Ihre duftmäßig zunächst unbefriedigende Mischung »reift« und riecht nach einigen Wochen wunderbar.

Auch dies ist ein Vorteil von fertigen Ätherische-Öle-Mischungen: Mit ihnen werden Sie Duftveränderungen kaum erleben, denn die Fachleute beherrschen die Kunst, Mischungen herzustellen, deren Duft lange unverändert bleibt.

Düfte sind immer »genderneutral«

Machen Sie nicht den Fehler, zwischen »typisch weiblichen« und »typisch männlichen« Düften zu unterscheiden, wie es uns die Produktwerbung manchmal suggeriert. Das ist falsch – jede Person hat ihre eigenen, individuellen Duftvorlieben. Es gibt im Grunde auch keine typischen Öle für Kinder oder Erwachsene. Vielmehr ist es so, dass der angenehme Duft von ätherischen Ölen Gehirnregionen anzuregen vermag, die mit einer angenehmen Empfindung und mit Wohlgefühl in Verbindung stehen. Nehmen Sie also die Öle, die Ihnen persönlich gefallen.

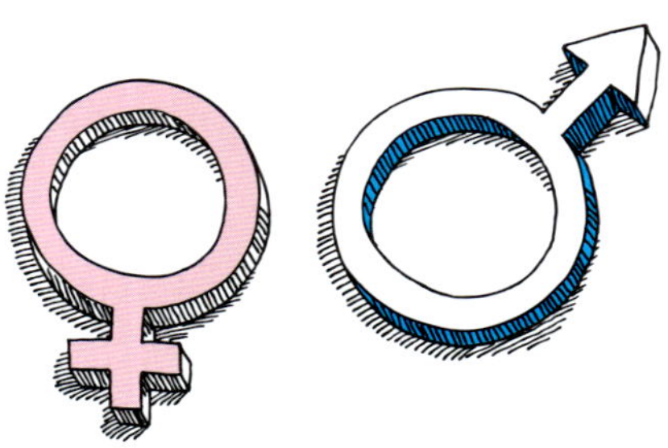

Dosierung von ätherischen Ölen

Zur Erinnerung: Ätherische Öle sind konzentrierte Pflanzenprodukte. Die Dosierung ist deshalb ein entscheidender Faktor für die Verträglichkeit eines Öls!

Eine 0,5- bis 3-prozentige Mischung (ca. 10 – 60 Tropfen auf 100 ml Trägeröl) fördert die Gesundheit und kann täglich verwendet werden.

Dosierungen von ca. 1 % entsprechen ganz grob ca. 20 Tropfen eines dünnflüssigen ätherischen Öls auf 100 ml Trägeröl.

Um eine exakte Dosierung vornehmen zu können, müssen Sie den genauen Zusammenhang zwischen dem Gewicht bzw. dem Volumen eines ätherischen Öls und der Tropfenzahl kennen. Präzise Angaben dazu finden Sie für sehr viele ätherische Öle in dem Fachbuch *Aromatherapie in Wissenschaft und Praxis* (in der 2. Auflage ab Seite 115). Dort ist beispielsweise nachzulesen, dass 1 ml Bergamottminzöl 23 Tropfen entspricht, 1 ml Vanille-Extrakt hingegen 50 Tropfen.

Sie sehen also: Die Angabe 20 Tropfen auf 100 ml Trägeröl ist sehr ungenau. Wenn Sie sie dennoch als Grundlage nutzen möchten, liegen Sie mit dieser Konzentration für Eigenmischungen auf der sicheren Seite. Damit ist gemeint, dass gesunde Erwachsene diese Dosierung, auch langfristig angewendet, meist gut vertragen. Vorausgesetzt das Produkt wurde wie oben beschrieben unter hygienischen Bedingungen hergestellt.

Bei der Nutzung von bereits verdünnten Ölen wie z. B. Rose 1 % oder Melisse 10 % verwenden Sie am besten auch nur die in der jeweiligen Rezeptur angegebene Tropfenzahl. So ist auch bei diesen Ölen eine Überdosierung oder ein zu starker Duft nicht möglich.

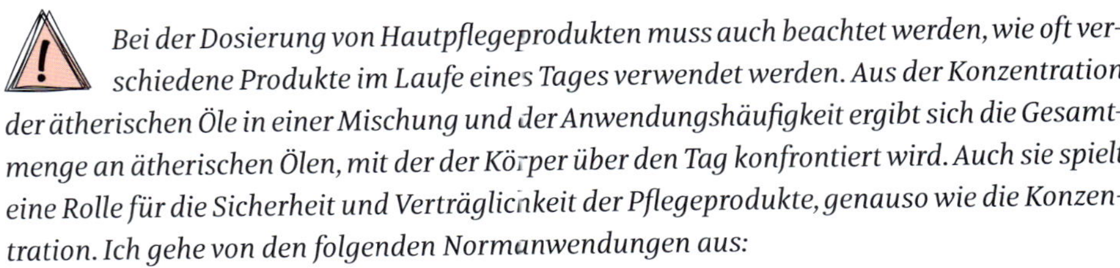

Bei der Dosierung von Hautpflegeprodukten muss auch beachtet werden, wie oft verschiedene Produkte im Laufe eines Tages verwendet werden. Aus der Konzentration der ätherischen Öle in einer Mischung und der Anwendungshäufigkeit ergibt sich die Gesamtmenge an ätherischen Ölen, mit der der Körper über den Tag konfrontiert wird. Auch sie spielt eine Rolle für die Sicherheit und Verträglichkeit der Pflegeprodukte, genauso wie die Konzentration. Ich gehe von den folgenden Normanwendungen aus:

- Ein Naturparfüm wird hin und wieder, maximal vier- bis sechsmal pro Tag verwendet,
- ein Gesichtsöl oder eine Gesichtscreme wird täglich maximal zweimal benutzt,
- ein Körperöl wird höchstens zweimal täglich verwendet,
- ein Massageöl wird einmal täglich für eine bestimmte Körperpartie, oder einmal wöchentlich für eine Ganzkörpermassage eingesetzt,
- ein Fußbad wird maximal einmal täglich durchgeführt.

Beachten Sie grundsätzlich:

- *Für Kinder, Menschen mit empfindlicher Haut oder Allergien empfehle ich generell eine niedrige Dosierung von ca. 0,1 – 1 %.*
- *Für Babys und Kleinkinder empfehle ich qualitativ hochwertige Fertigpräparate, dann können Sie nichts falsch machen.*
- *Die unverdünnte Anwendung, wie beim Lavendel, sollte die absolute Ausnahme sein!*

Leitlinien zur Dosierung

Sie werden vielleicht überrascht sein, dass im Folgenden keine exakte Tropfenanzahl genannt wird, sondern »von – bis«-Angaben. Das hat seinen Grund: Zum einen sind die Duftvorlieben sehr individuell und es gibt intensivere und weniger stark duftende Öle und Aromamischungen, zum anderen fließen dünnflüssige Öle sehr schnell aus der Flasche, während zähflüssige Öle langsam und gemütlich tröpfeln. Streben Sie also zunächst immer die kleinste angegebene Tropfenanzahl an – Sie können immer noch ein paar Tropfen hinzufügen. Wenn das Öl jedoch schneller aus der Flasche getropft ist, als Sie zählen konnten, haben Sie es auf diese Weise noch nicht zu hoch dosiert.

Faustregeln zur Dosierung für Aromamischungen, für die unterschiedlichen Anwendungen:

- **Riechstift:** 10 Tropfen auf ein frisches Vlies geben, für Kinder maximal 4 Tropfen
- **Roll-on:** 5 – 10 Tropfen in ein 10-ml-Roll-on-Fläschchen geben und mit Jojobawachs auffüllen
- **Hautspray:** 5 – 10 Tropfen in 45 ml Wasser oder Hydrolat und 5 ml Weingeist
- **Gesichtsöle, Balsame:** 1 – 5 Tropfen ätherische Öle auf 50 ml Trägeröl
- **Körperöle, Balsame:** 10 – 15 Tropfen ätherische Öle auf 50 ml Trägeröl
- **Massageöl:** 7 – 13 Tropfen ätherische Öle auf 30 ml Trägeröl
- **Fußbäder:** 3 – 5 Tropfen vermischen mit 2 Esslöffel Salz oder einem Teelöffel Flüssigseife für eine Waschschüssel

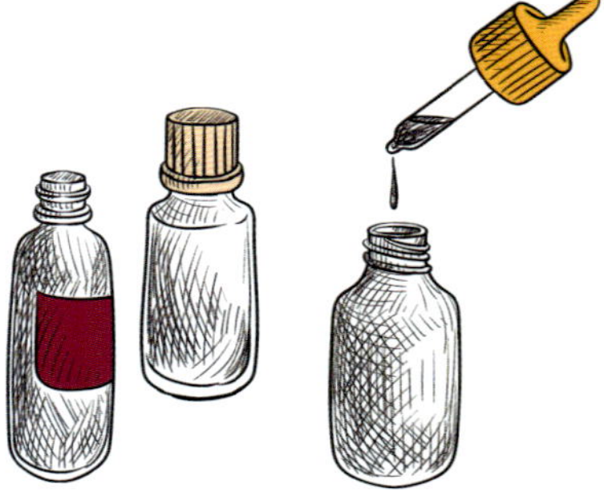

Weitere Rohstoffe für die Herstellung von Pflegeprodukten

Um eine verträgliche und ausreichend haltbare und angenehme Konsistenz von Naturkosmetikprodukten zu erreichen, werden außer Pflanzenölen und -fetten noch weitere Rohstoffe benötigt. Die Folgenden harmonieren gut mit ätherischen Ölen und haben sich deshalb bewährt.

Bienenwachs – ein Highlight für die Haut

Lat. Name: *Cera alba, Cera flava*

INCI-Bezeichnung: Cera alba, Cera flava

Bienenwachs wird aus den Honigwaben der Bienen gewonnen. Das knetbare Wachs schmilzt bei ca. 61 – 65 °C.

Bienenwachs ist ein ausgezeichneter Konsistenzgeber, der einer Hautcreme eine feste Beschaffenheit gibt und auch leicht emulgierende Eigenschaften hat. Mit ihm kann man ausgezeichnete Balsame (siehe Seite 280) herstellen. Das Wachs ist sehr hautpflegend, schützt die Haut vor Feuchtigkeitsverlust (d. h. es ist barriereaktiv) und lindert Hautreizungen. Es ist sehr verträglich und löst kaum Allergien aus. Bei kühler und dunkler Lagerung ist es bis etwa zwei Jahre haltbar.

Weißes Bienenwachs: Cera alba

Bienenwachs kann durch chemische Raffination gewonnen werden. Man erhält eine weißliche, farb- und geruchlos Masse. Sie enthält kaum noch die bienentypischen sekundären Pflanzenstoffe wie Propolis oder Carotinoide. Es ist ein pflegendes und sehr verträgliches Wachs, auch für Menschen mit Allergien.

Natives Bienenwachs: Cera flava – besonders wertvoll

Cera flava hat eine gelblich-bräunliche Färbung. Es enthält zahlreiche wertvolle bienentypische Begleitstoffe wie Propolis, Carotinoide, Flavonoide, Vitamine, Mineralien, Enzyme und bienenspezifische Aromastoffe. Deshalb hat es meist einen intensiven Geruch. Gemeinsam mit dem Wachs helfen diese Bestandteile der Haut, optimal Feuchtigkeit zu speichern und außerdem hält es auch den Duft von ätherischen Ölen etwas länger auf der Haut.

Natives Bienenwachs unterstützt die Haut bei Regenerationsprozessen und bei der Wundheilung, ebenso die Aknehaut. Außerdem wirkt es entzündungshemmend, stark antimikrobiell und hautberuhigend. Es macht die Haut weich und geschmeidig und lindert Rötungen. Es eignet sich hervorragend bei trockener, rissiger Haut, für Lippen, Hände, Füße und für die Babypflege. Auch in Hautschutzsalben wird es eingearbeitet. Inzwischen gibt es ausgezeichnete, rückstandsgeprüfte Produkte.

Für Bienenwachssalben benötigt man, je nach gewünschter Konsistenz, ca. 10 – 20 g auf 100 ml Trägeröl.

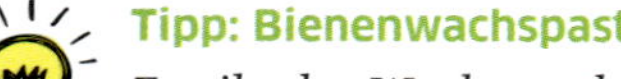

Tipp: Bienenwachspastillen

Es gibt das Wachs auch in Pastillenform. Verwenden Sie diese, denn je kleiner die Stücke sind, umso schneller schmilzt das Wachs. 2 Teelöffel Wachspastillen entsprechen ungefähr 10 g.

Auch vegan lebende Menschen sollten meines Erachtens Bienenwachs verwenden, denn es hilft nicht nur ihrer Haut, sondern auch den Bienenvölkern. Es gibt überall Bio-Imkereien, die hochwertiges Bienenwachs aus ihrer artgerechten Bienenhaltung verkaufen. Mit Ihrem Kauf können Sie dem Bienensterben verantwortungsvoll entgegentreten. Zudem wird die Wertschöpfungskette erweitert.

Reispuder – vielseitiger Puder für Haut und Haar

Fein gemahlener Reispuder ist ein ganz weicher Puder, der bereits in der Antike verwendet wurde. Er wird in Japan schon seit Tausenden von Jahren zur Schönheitsbehandlung eingesetzt und noch heute als Gesichtspuder verwendet. Durch seine resorbierenden Eigenschaften verhindert er einen unangenehmen Fettglanz und ist somit ideal für die fettige Haut, ohne die Poren zu verstopfen. Eine empfindliche und trockene Haut wird aber von diesem Puder nicht trockener, sondern die Haut wird weich und samtig. Reispuder hat entzündungshemmende, reiz- und juckreizlindernde, antimikrobielle und antimykotische Eigenschaften.

Wichtig ist die Qualität: Nur ultrafein gemahlener, desinfizierter Reispuder hat die genannten wunderbaren Eigenschaften.

Reispuder können Sie wie jeden anderen Körperpuder verwenden (Bezugsquellen finden Sie im Anhang). Insbesondere bei folgenden Anwendungen hat er sich bewährt:

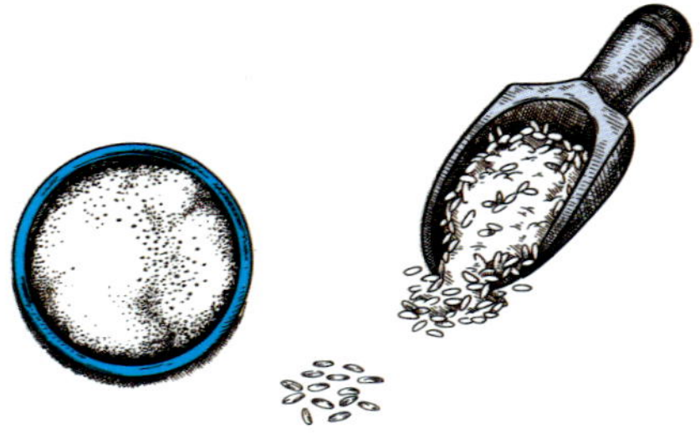

- Bei Intertrigo (Wundreiben) oder feuchten Hautfalten: Lindert Hautreizungen, Entzündungen und Juckreiz und sorgt für eine abwehrstarke Hautflora.
- Als »Trockenshampoo« absorbiert er überschüssiges Fett, pflegt die Kopfhaut und lindert Juckreiz.
- Als »Deo« und bei Fußschweiß: Hier bindet Reispuder unangenehme Düfte und Feuchtigkeit und sorgt für eine gesunde Hautflora.

Tipp: Talkumfreier Babypuder

Wenn Sie Schwierigkeiten haben, Reispuder zu bekommen, dann können Sie stattdessen talkumfreien Babypuder verwenden. Er bindet ebenfalls Feuchtigkeit, hat aber nicht das breite Wirkspektrum wie Reispuder.

Natron

Natron oder Natriumhydrogencarbonat (chemische Formel: $NaHCO_3$) ist ein besonders vielseitiges, geruchloses Salz mit einer jahrtausendalten Tradition. Schon die Römer schätzten seine reinigende Wirkung für die Körperpflege und im Haushalt. Heute feiert Natron bei umweltbewussten Menschen ein Comeback, ob im Haushalt oder bei der Hautpflege für Deodorants, Zahnpflege, Mundwässer, Fuß- und Wannenbäder. Es ist nebenwirkungsfrei und lässt sich gut mit ätherischen Ölen kombinieren.

Sie finden es ebenfalls in einigen meiner Rezepte.

Info: Zubehör zum Herstellen, Mischen und Aufbewahren

Folgende Materialien brauchen Sie für die Herstellung von duftenden Hautpflegemitteln. Sie erhalten sie in Naturwarenläden, Apotheken oder Shops für Kosmetikzubehör.

- Braunglas-Fläschchen für 5 ml, 10 ml, 50 ml, 100 ml
- Roll-on-Fläschchen für 10 ml
- Glastiegel für 50 ml
- Pumpsprayaufsätze
- Messbecher mit Milliliter-Markierung
- Etiketten
- Trichter
- Briefwaage; oder Haushaltswaage speziell für kleine Mengen
- Handrührgerät oder Mixer
- Reibschale mit Pistill
- Thermometer

Die verschiedenen Anwendungsformen

Die meisten Anwendungen, die ich in den Rezepten der folgenden Kapitel (ab Seite 279 in diesem Buch) beschreibe, sind Öle, Balsame & Co. zum Ein»cremen« oder Massieren. Es gibt aber auch noch andere Möglichkeiten, wie Sie die Geschenke der Pflanzen für die Haut- und Körperpflege oder ganz einfach für Ihr Wohlbefinden anwenden können.

Bäder und Waschungen

Für Wannen- bzw. Fußbäder oder Waschungen mit Wasser und ätherischen Ölen benötigen Sie einen Emulgator, damit sich die ätherischen Öle mit dem Wasser mischen. Geeignete Emulgatoren sind süße Sahne, Milch, Honig, Meersalz, Natron oder Flüssigseife.

Vermischen Sie die ätherischen Öle bzw. das Gemisch aus ätherischen und Pflanzenölen mit dem Emulgator und geben Sie es in Ihr Wannen- oder Fußbad oder in die Waschschüssel. Waschungen mit ätherischen Ölen dienen nicht nur der Reinigung, sondern haben auch positive Wirkungen auf die Seele.

Dosierung

Wannenbad: 5 – 10 Tropfen ätherische Öle auf ein Vollbad.
Waschschüssel: 3 – 5 Tropfen ätherische Öle auf ca. 2 – 3 Liter Wasser.

Wannenbäder

Warme Wannenbäder sind ohne Zweifel einfach wunderbar, besonders in Kombination mit Meersalz oder Natron und mit ätherischen Ölen. Sie helfen bei seelischer Schieflage, sind Labsal für Körper und Seele, beugen Erkältungen vor, entkrampfen die Muskulatur und entlasten die Lymphe. Im Wannenbad können die ätherischen Öle über die gesamte Hautoberfläche wirksam werden.

So wird's gemacht

5 – 10 Tropfen ätherische Öle in einer Tasse mit etwas Flüssigseife oder Sahne etc. als Emulgator (siehe oben) vermischen, ins Badewasser (ca. 37 °C) geben und verrühren. Badezeit ca. 20 – 30 Minuten.

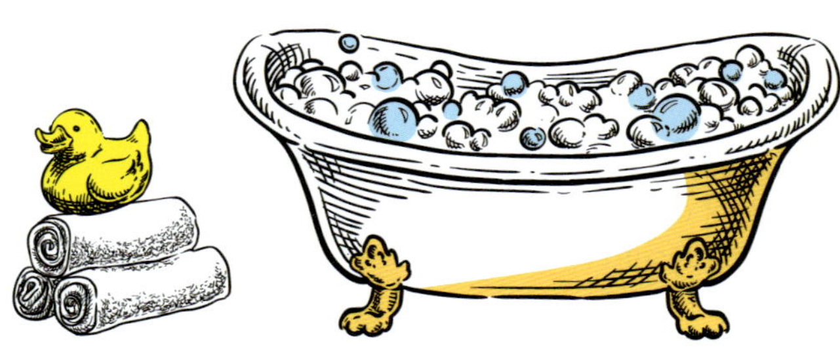

Tipp: *Native Pflanzenöle eignen sich ebenfalls hervorragend für ein Wannenbad. Sie verlassen die Badewanne dann bereits mit einer samtweichen Haut und das Einölen erübrigt sich. Allerdings benötigen Sie auch hierfür einen Emulgator, denn sonst schwimmt das Öl bloß auf der Wasseroberfläche und kann von Ihrer Haut nicht aufgenommen werden. Idealerweise verrühren Sie Emulgator, ätherische Öle und fettes Pflanzenöl zunächst in einem Schälchen und geben dann diesen Duft-Mix in die eingelaufene Badewanne: Wellness zuhause. Doch Vorsicht: Rutschgefahr!*

Warme Fußbäder

Wenn Sie keine Badewanne haben, dann ist ein Fußbad perfekt. Fußbäder, das klingt irgendwie altmodisch, aber sie sind eine bewährte und effiziente Methode der Naturheilkunde. Die wunderbare Wirkung von Fußbädern auf Körper und Seele sollte nicht unterschätzt werden. Sie sind ohne großen Aufwand schnell hergestellt und universell einsetzbar. In Kombination mit ätherischen Ölen sind warme Fußbäder (auf die ich mich hier beschränke) besonders wirksam.

Sie sind hilfreich bei unterschiedlichen Beschwerden wie beginnenden Erkältungen, Nervosität, seelischem Ungleichgewicht oder Schlafstörungen. Sie können je nach Wahl der ätherischen Öle entspannende, ausgleichende oder belebende Fußbäder anmischen. Besonders schön: im Anschluss die Füße mit einem passenden aromatischen Pflegeöl oder -balsam einreiben.

So wird's gemacht

3 – 5 Tropfen ätherische Öle in 1 Esslöffel Emulgator geben (wie oben beim Wannenbad), mit dem Wasser verrühren (ca. 37 °C). Badezeit ca. 15 – 20 Minuten.

Tipp: Fußbad mit Natron

Natron (siehe Seite 269) gehört absolut zu meinen Favoriten, sei es im Haushalt oder bei der Körperpflege, beispielsweise für die Füße. Insbesondere bei geschwollenen oder brennenden Füßen wirkt es wunderbar. Mit Natron bekommen Sie ein leicht basisches Bad, das eine richtige Wohltat für die Füße ist: Rissige, verhornte Füße werden streichelweich und Fußgeruch verabschiedet sich.

Riechstift

Riechstifte sind praktisch für unterwegs, damit haben Sie in jeder Situation Ihre Ätherische-Öle-Mischung parat. Inzwischen gibt es Riechstifte aus Aluminium oder Edelstahl und Glasphiolen mit einem Vlies, die sich individuell befüllen lassen und sich zur Trockeninhalation eignen. Geben Sie 3 – 10 Tropfen (beziehungsweise die im jeweiligen Rezept angegebene Menge) eines ätherischen Öls oder einer Fertigmischung oder einer der im Buch erwähnten Grundmischungen (siehe Seite 284) auf das Baumwollvlies des Riechstifts und verschließen Sie es mit dem Deckel. Mit diesem Riechstift lassen sich blitzschnell und gezielt ätherische Öle einatmen. Zwei bis drei tiefe Atemzüge zwischendurch helfen schon bei Erkältungen, Müdigkeit, Ängsten, seelischer Schieflage – oder einfach, um sich wohlzufühlen.

Verwenden Sie bitte keine Riechstifte aus Kunststoff. Kommen solche Erdölprodukte mit ätherischen Ölen in Kontakt, was durch das Vlies immer geschehen kann, werden Schadstoffe aus dem Kunststoff herausgelöst und die Kunststoffe können sich sogar auflösen.

⚠ *Bitte bewahren Sie den Riechstift gut bei sich persönlich auf, noch besser kleben Sie auf die Hülle des Stiftes ein Etikett mit Ihrem Namen, dem Herstellungsdatum und den verwendeten ätherischen Ölen bzw. Aromamischungen. So wissen alle, dass es Ihr Stift ist, und andere Personen erleben keine »Duftüberraschung«. Es muss natürlich auch das Baumwollvlies regelmäßig erneuert werden, denn Sie wissen ja nun: Ätherische Öle sind verderblich und dann alles andere als hilfreich!*

Roll-on – Aromamischungen punktuell auftragen

Auch Roll-ons sind klein und praktisch für die schnelle Anwendung zwischendurch. Mein Favorit ist der kleine Roll-on, der wie ein Mini-Deoroller aussieht. Er passt in jede Handtasche (oder in die Hosentasche) und ist perfekt, um auf den Punkt ätherische Öle bei unterschiedlichen Stimmungslagen oder auch als Parfüm anzuwenden. Auch hier bitte unbedingt Roll-ons mit Glaskugeln bevorzugen!

So wird's gemacht

Ein kleines 10-ml-Glasfläschchen mit Rollaufsatz wird mit Jojobawachs gefüllt. Jojobawachs ist am besten geeignet, da es lange haltbar ist und nicht so schnell ranzig wird – denn es lässt sich nicht vermeiden, dass beim Benutzen des Roll-on Hautabsonderungen ins Fläschchen gelangen.

Zum Jojobawachs 5 – 10 Tropfen eines ätherischen Öls oder einer Mischung (oder Grundmischung) dazugeben. Den Rollaufsatz aufsetzen und den Inhalt durch hin und her Kippen vermischen. Schulkinder lieben den Roll-on erfahrungsgemäß besonders. Für sie reichen 1 – 4 Tropfen auf ein 10-ml-Rollfläschchen.

Wohldosiert können Sie so nach Bedarf Schläfen, Stirn, Nacken oder die Pulsregion einreiben.

Pumpspray für Raum- und Kissensprays

Um ein Raumspray herzustellen, benötigen Sie Pumpsprayaufsätze für braune Sprühflaschen.

Mit Raumsprays können Sie blitzschnell einen Raum beduften. Das sorgt für gute Stimmung, fördert konzentriertes Arbeiten oder hilft, Räume von miefigem Geruch zu befreien. Die vielbesagte Raumdesinfektion mit ätherischen Ölen ist übrigens nur mit extrem hohen Mengen und speziellen, großen Geräten zu erreichen: 10 ml für 20 m² – das duftet sehr intensiv und ist nichts für den Hausgebrauch! In jedem Fall aber sorgen Raumsprays für ein gutes Raumklima und eine angenehme Atmosphäre.

Kissensprays werden einfach aufs Kopfkissen gesprüht, wo sie ihre Wirkung während des Schlafs entfalten. Jedoch können Flecken auf dem Stoff entstehen, wenn ein und dieselbe Stelle immer wieder besprüht wird. Zudem sind solche Kissensprays bei Kindern nicht ganz ungefährlich, denn die ätherischen Öle könnten in das Gesicht, die Augen oder den Mund geraten – daher besser einfach in den Raum sprühen. Kommt ein bisschen von dem Spray auf die Bettwäsche, dann ist das zu vernachlässigen.

So wird's gemacht

- 30 – 40 Tropfen ätherische Öle in eine 50-ml-Sprühflasche geben. Mit 5 ml Weingeist ergänzen und die ätherischen Öle darin lösen.
- Anschließend mit destilliertem Wasser oder einem Hydrolat Ihrer Wahl auffüllen und verschütteln.
- Vor jedem Gebrauch schütteln, da sich die Öle und das Wasser / Hydrolat immer wieder entmischen.

Beduftungsgeräte

Duftlampen sind Klassiker der Aromatherapie und eine einfache Form der Raumbeduftung. Sie können mit einem Teelicht oder elektrisch betrieben werden. Der Abstand zur Wärmequelle sollte mindestens 10 cm betragen und das Wasser sollte nicht wärmer als 55 °C werden, sonst wird das ätherische Öl zu heiß und es können gesundheitsschädliche Stoffe entstehen.

Aus Sicherheitsgründen sollten Sie für Kinder und gebrechliche Menschen elektrische Duftlampen oder Duftsteine benutzen. Das ist übrigens in Pflegeeinrichtungen Vorschrift.

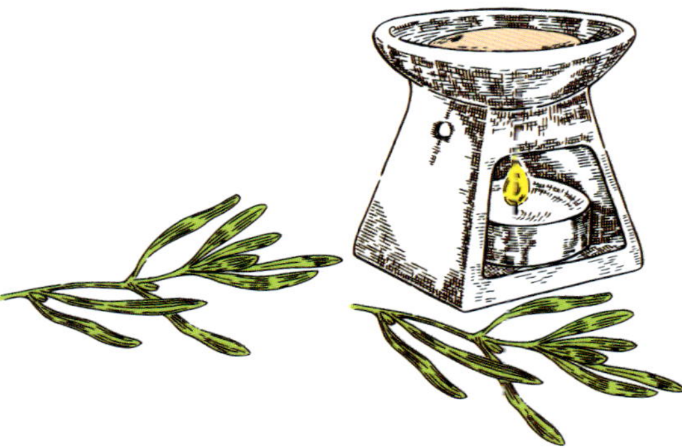

So wird's gemacht

- Geben Sie erst Wasser in den dafür vorgesehenen Behälter der kerzenbetriebenen Duftlampe oder des elektrischen Verneblers. Dann tropfen Sie die ätherischen Öle darauf.
- Bei elektrisch betriebenen Zerstäubern wird das Öl pur in das feine Glasgehäuse gegeben.
- Die Dosierung richtet sich nach der Raumgröße: Bei kleineren Räumen reichen oft drei Tropfen, bei größeren Räumen ab ca. 16 m^2 nehmen Sie 6 – 10 Tropfen.
- Reinigen Sie die Geräte nach jedem Gebrauch sorgfältig!

Dufttüchlein

Das Dufttüchlein oder »Duftfleckerl« hat sich bei Schlafstörungen, Sorgen, Unruhe und mehr bewährt. Auf ein kleines Tuch oder Papiertaschentuch werden ein bis zwei Tropfen ätherisches Öl bzw. Ölmischung getropft und das Tuch in Kopfhöhe auf das Kissen oder auf die Brust gelegt. Tagsüber am Arbeitsplatz einfach vor sich hinlegen und immer wieder ein bisschen damit fächeln, im Winter einfach auf die Heizung legen. Versehen mit Ihrem Lieblingsöl oder Ihrer Lieblingsmischung, ist es auch unterwegs eine schnelle Hilfe.

Körner- und Duftkissen

Körnerkissen sind Kissen, die mit Kirschkernen, Dinkelkörnern oder anderen Pflanzenkörnern gefüllt sind. Körnerkissen sind ausgezeichnete Wärmespeicher, die kontinuierlich Wärme abgeben. Damit sie ihre optimale Wirkung entfalten, sollten sie eine angenehme Wärme von ca. 37 – 38 °C haben, also etwa Körpertemperatur. Ein warmes Körnerkissen ist für mich eine fast unschlagbare Allzweckwaffe gegen Muskelverspannungen und Schmerzen.

Es gibt auch Kissen mit einer extra Stofftasche, in die ein mit ätherischen Ölen beträufeltes Tüchlein gesteckt werden kann. Auch hier bitte jedes Mal ein frisches Stück Papier oder Vlies verwenden.

Solche Duftkissen sind eine fabelhafte Hilfe auch bei Stressbeschwerden, die sich oft in Form von Nacken-, Rücken- oder Bauchschmerzen, Darmträgheit oder Schlafstörungen bemerkbar machen. Abends auf die Problemzone oder einfach nur auf Brust oder Bauch gelegt, fördert das Duftkissen den Schlaf und Sie fühlen sich geborgen.

Hilfreiche Tabellen für die Dosierung von ätherischen Ölen

Hier finden Sie nun zwei Übersichtstabellen, die Ihnen das Dosieren der gewählten ätherischen Öle bzw. Ätherische-Öle-Mischungen in Ihren selbst hergestellten Pflegeprodukten erleichtern sollen. Aber wie gesagt, die Angaben sind nur als Orientierung zu verstehen.

Anzahl Tropfen auf x ml Trägersubstanz

Konzentration des ätherischen Öls im Trägeröl, Balsam etc.	10 ml	20 ml	30 ml	50 ml	100 ml
0,5 %	1 Tropfen	2 Tropfen	3 Tropfen	5 Tropfen	10 Tropfen
1 %	2 Tropfen	4 Tropfen	6 Tropfen	10 Tropfen	20 Tropfen
1,5 %	3 Tropfen	6 Tropfen	9 Tropfen	15 Tropfen	30 Tropfen
2 %	4 Tropfen	8 Tropfen	12 Tropfen	20 Tropfen	40 Tropfen
3 %	6 Tropfen	12 Tropfen	18 Tropfen	30 Tropfen	60 Tropfen

Tab. 3: Dosierungstabelle für Aromamischungen für den privaten Gebrauch mit ca. Angaben.

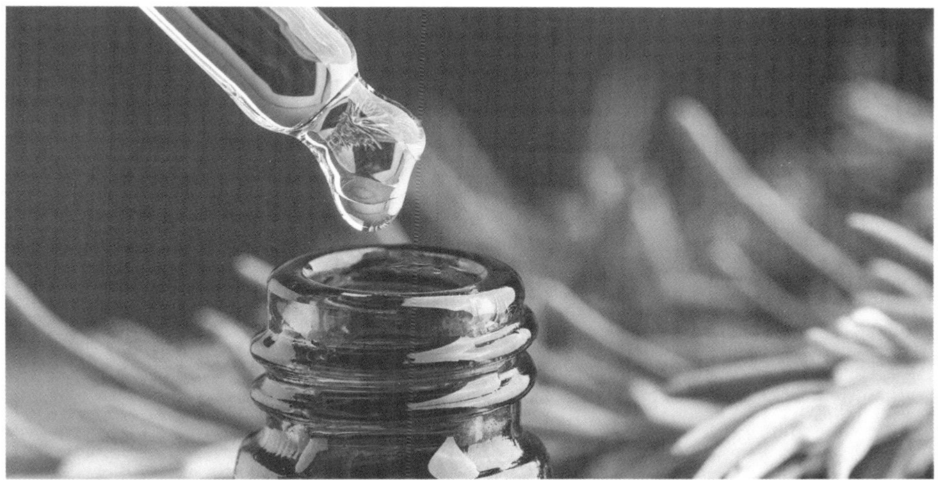

Raumbeduftung

Produkt	Trägersubstanz und Menge	Dosierung der ätherischen Öle oder aus Fertigmischung (Gesamt-Tropfenzahl)
Duftlampe	Wasser	3 - 10 Tr. je nach Raumgröße (ca. 6 - 25 m²)
Raumspray*	45 ml Wasser oder Hydrolat und 5 ml Weingeist	30 - 40 Tr. je nach gewünschter Duftintensität, Alter und Situation Für Kinderzimmer bitte nur die Hälfte der Tropfenanzahl!

Haut- und Duftanwendungen

Produkt	Trägersubstanz und Menge	Dosierung der ätherischen Öle oder aus Fertigmischung (Gesamt-Tropfenzahl)
Hautspray*	50 ml Hydrolat	5 - 10 Tr. ätherische Öle** Für Kinder bitte nur die Hälfte der Tropfenanzahl
Roll-on	10 ml Jojobawachs	5 - 10 Tr. ätherische Öle
Riechstift	Vlies	Erwachsene: 10 Tr. Kinder: 1 - 4 Tr.
Gesichtsöl, Balsame	30 ml fettes Pflanzenöl	1 - 5 Tr. ätherische Öle
Haarwaschmittel	100 ml Neutralshampoo	10 - 20 Tr.
Körperöl, Balsame	50 ml fettes Pflanzenöl	10 - 15 Tr. ätherische Öle Kinder: 7 - 10 Tr.
Massageöl	30 ml fettes Pflanzenöl	7 - 13 Tr. ätherische Öle Kinder: 5 - 7 Tr.
Teil-, Fußbad	2 EL Salz oder 1 TL Flüssigseife	3 - 5 Tr. ätherische Öle
Wannenbad (Vollbad)	Wasser, Emulgator (2 EL Flüssigseife, Sahne oder Salz)	5 - 10 Tr. ätherische Öle mit Emulgator vermischen, das Gemisch in die Wanne geben

Tab. 4: Dosierungstabelle für Aromamischungen für verschiedene Anwendungen für den privaten Gebrauch. **Beachten Sie: Innere Einnahme sollte die Ausnahme sein. Sie erfolgt normalerweise in Absprache mit dem therapeutischen Personal!**

* Mischung vor Gebrauch schütteln!
** Nicht alle ätherischen Öle lösen sich in Hydrolat!

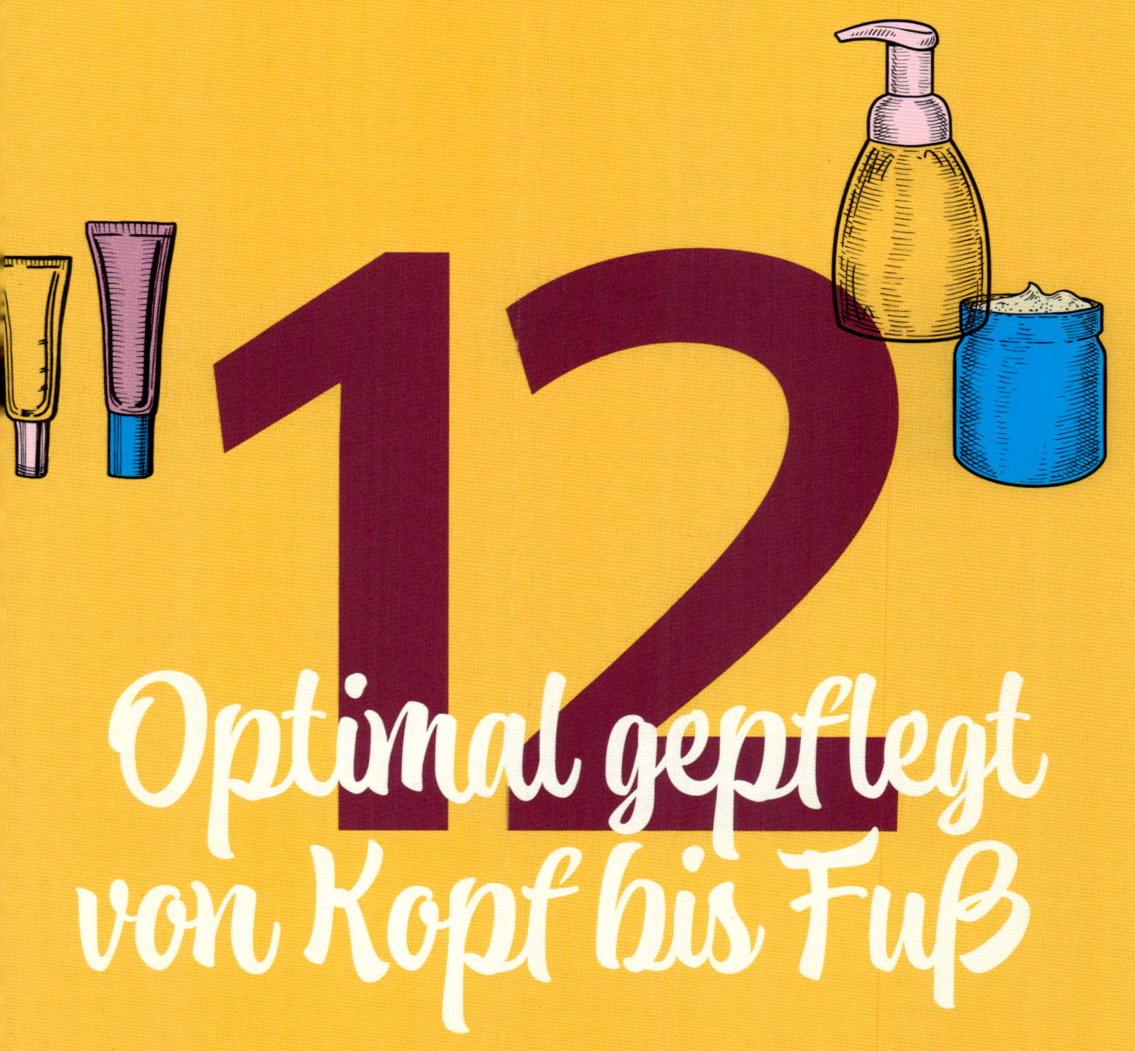

12 Optimal gepflegt von Kopf bis Fuß

In diesem Kapitel finden Sie zunächst eine Auswahl von Körperpflegeölen und -balsamen, Hinweise zur Anwendung von Hydrolaten und Emulsionen sowie Rezepte für grundlegende Aromamischungen. Danach folgen Rezepte und Anwendungen für die unterschiedlichen Grund-Hauttypen, verschiedene Hautzustände und Pflegebereiche sowie für eine Auswahl an Hautproblemen und zur Abwehr von lästigen und schädlichen Besuchern.

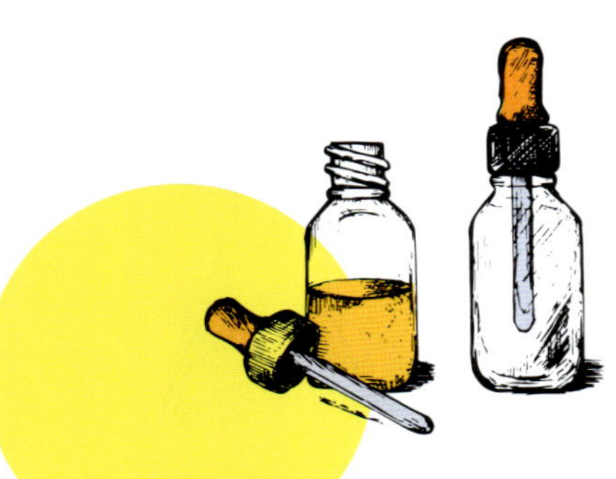

Anwendungen für Haut und Körper

Wenn Sie eine Weile mit meinen Rezept- und Mischungsvorschlägen experimentiert haben, werden Sie sicher Freude an der »DIY-Hautpflege« finden – auch wenn das eine oder andere Produkt vielleicht noch nicht ganz so riecht, wie Sie es sich vorgestellt haben. Bei Balsamen und Cremes werden Sie rasch erkennen, dass die gewünschte Konsistenz nicht ganz so leicht zu erreichen ist, wie manchmal behauptet wird. Die heimische Küche ist eben kein galenisches Labor und neben den optimalen hygienischen Bedingungen und Gerätschaften einer professionellen Kosmetikmanufaktur fehlt es oft auch an der nötigen Übung und fachlichen Kompetenz.

Das Hauptproblem der selbstgemachten biologischen Hautpflegeprodukte ist aber neben der Verträglichkeit gewiss ihre Haltbarkeit (siehe dazu auch Seite 362 im Anhang). Selbst die kosmetische Industrie, wo Hautpflegeprodukte unter sterilen Reinraumbedingungen produziert werden, kann nicht gänzlich auf Konservierungsstoffe verzichten, denn mit jedem Öffnen eines Fläschchens oder Tiegels, mit jedem Auftragen auf die Haut gelangen auch Bakterien in das Pflegeprodukt. Deshalb sind bestimmte Konservierungsstoffe auch in der Naturkosmetik erlaubt (siehe Anhang, ab Seite 352).

Sie haben immer die Wahl zwischen eigenen Experimenten oder Fertigprodukten, die die strengen gesetzlichen Qualitätsvorgaben erfüllen. Ob Naturparfüms, Gesichtscremes, Balsame, Körper- oder Massageöle – die zertifizierte Naturkosmetik (siehe Anhang, ab Seite 352) bietet mittlerweile ein vielfältiges Sortiment für jede Person, jedes Alter und jeden Geldbeutel. Es gibt sogar Firmen, die ihren Naturkosmetikprodukten keinerlei Zusätze wie zum Beispiel Konservierungsstoffe oder Stabilisatoren beimengen – so wie ich hier bei meinen Rezepturen. Sie erkennen diese Produkte an der kurzen Haltbarkeit, denn wenn Naturstoffe verwendet werden, lässt sich diese ohne Stabilisatoren oder Zusatzstoffe nicht beliebig verlängern. Weisen Naturkosmetikprodukte eine Haltbarkeit von 2 Jahren oder noch mehr auf, dann ist das ein starker Hinweis darauf, dass außer ätherischen und fetten Pflanzenölen oder -fetten und Hydrolaten noch andere Stoffe in der Rezeptur enthalten sind. Informationen dazu, was zertifizierte Naturkosmetik enthalten darf und was nicht, erhalten Sie im Anhang ab Seite 352.

Selbstgemachte Pflegeprodukte aus Ölen und Fetten

Bei Körperpflegeprodukten mit pflanzlichen Ölen und Fetten (den Trägerölen oder Trägersubstanzen) haben sich Mischungen bewährt, die Öle aus unterschiedlichen Fettsäuregruppen enthalten. Im folgenden Abschnitt finden Sie einige Rezeptvorschläge. Zuhause ist es sicher aus ökonomischen Gründen sinnvoll, immer nur mit zwei bis höchstens drei unterschiedlichen Pflanzenölen gleichzeitig zu experimentieren. Beim nächsten Einkauf können Sie dann ein anderes Öl testen, denn fette Pflanzenöle sind geöffnet nur begrenzt haltbar, wie Sie wissen.

Beginnen Sie mit Anwendungen für den Körper. Die Körperhaut ist im Gegensatz zur Gesichtshaut sehr viel unempfindlicher. Auf die großflächige Körperhaut aufgetragen, können außerdem mehr pflanzliche Öle aufgenommen und entsprechend verstoffwechselt werden. Das ist eine besonders effektive Methode, um sich einfach wohlzufühlen!

Gesichts- und Körperöle sind fix hergestellt: Mischen Sie zwei oder drei Pflanzenöle miteinander und fertig ist die Mischung!

Ohne Zusatz von ätherischen Ölen, die die Haltbarkeit der Mischung etwas verlängern können, müssen diese fetten Pflanzenöle oder -gemische jedoch innerhalb von acht Wochen aufgebraucht werden! Denn durch das Umfüllen beim Mischen und das Öffnen bei jedem Gebrauch kommen die Pflanzenöle mit Luft in Kontakt. Zudem wird beim Aufbrauchen der Mischung der Luftanteil in der Flasche immer größer. All das beschleunigt die Oxidation, die Öle werden ranzig.

Ein weiterer sehr wichtiger Hygiene-Faktor: Berühren Sie beim Entnehmen des Öls bitte nicht den Flaschenhals! Gießen Sie die benötigte Menge Öl in die Handfläche und verschließen Sie die Flasche dann sofort wieder.

Bei Ihren Versuchen halten Sie sich bitte immer an die Dosierungsregeln, die im Kapitel 11 in der Tabelle 4 auf Seite 276 zusammengefasst werden.

Tipp: Natürliche Emulsion

Tragen Sie Körper- und Gesichtsöle immer auf die feuchte Haut auf, weil sich die Öle und die Feuchtigkeit so besser mit den natürlichen emulgierenden Bestandteilen der Haut verbinden. Hydrolate eignen sich besonders gut. Sprühen sie zwei, drei Sprühstöße Hydrolat Ihrer Wahl in die hohle Hand und geben Sie dann das Pflanzenöl hinzu. So zieht die Aromamischung schneller in die Haut ein.

Hautöle für Gesicht und Körper

Hautöl für Gesicht und Körper 1

- 40 ml Mandelöl
- 10 ml Sonnenblumenöl
- evtl. 2–5 Tr. Sanddornfruchtfleischöl

Alle Zutaten in eine 50-ml-Flasche geben.

Hautöl für Gesicht und Körper 2

- 30 ml Macadamianussöl
- 10 ml Hanföl
- 10 ml Hagebuttensamenöl (oder: Nachtkerzen- oder Borretschsamenöl)
- evtl. 2 – 5 Tr. Sanddornfruchtfleischöl

Alle Zutaten in eine 50-ml-Flasche geben.

Balsame für Gesicht und Körper

Balsame eignen sich ausgezeichnet für die Gesichts-, Körper-, Fuß-, Hand- und Lippenpflege sowie für den Anal- und Intimbereich. Auch im Windelbereich, am Po oder als Kälteschutzbalsam für Gesicht und Hände haben sie sich bewährt. Diese Schutzbalsame lindern Hautprobleme wie Hautreizungen sowie raue, rissige, irritierte, entzündliche oder trockene Haut.

Wasserfreie Balsame oder Salben bestehen aus Pflanzenölen/-fetten und einem Konsistenzgeber wie Bienenwachs. Ich bevorzuge Balsame, da sie im Gegensatz zu Cremes recht gut haltbar sind – ihnen fehlt die Wasserphase, die ein Nährboden für Mikroorganismen ist.

Dennoch müssen diese selbsthergestellten Balsame ebenfalls innerhalb von acht Wochen aufgebraucht werden, denn auch hier können Luftsauerstoff und Verunreinigungen zum Verderben führen.

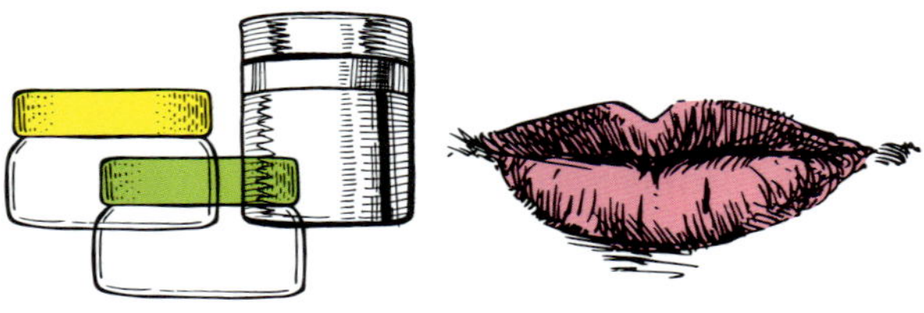

Einfache Balsame mit Bienenwachs

Nähere Infos zum Bienenwachs als Zutat finden Sie auf Seite 267.

Balsam 1: besonders einfach und universell einsetzbar

- 40 ml Mandelöl
- 5 - 10 g Bienenwachs (je nach gewünschter Konsistenz)

Alle Zutaten im Wasserbad langsam auf 61 °C erwärmen. Anschließend langsam verrühren. In einen sauberen Tiegel randvoll abfüllen, abkühlen lassen.

Balsam 2: universell einsetzbar

- 20 g Sheabutter
- 20 ml Mandelöl
- 10 ml Sonnenblumenöl
- evtl. 2 - 5 Tr. Sanddornfruchtfleischöl
- 5 - 10 g Bienenwachs, je nach gewünschter Konsistenz

Alle Zutaten im Wasserbad langsam auf 61 °C erwärmen. Anschließend verrühren. In einen sauberen Tiegel randvoll abfüllen, abkühlen lassen.

Vegane Alternative: Einfacher Balsam mit Sheabutter

Auch Menschen, die keine Bienenprodukte verwenden möchten, müssen nicht auf den Genuss von Balsamen verzichten. Als Konsistenzgeber und Ersatz für das Bienenwachs eignen sich auch pflanzliche Fette wie Sheabutter oder Kakaobutter:

Veganer Schutzbalsam: universell anwendbar

- 20 ml Sheabutter, geschmolzen
- 15 ml Kakaobutter, geschmolzen
- 15 ml Sonnenblumenöl
- evtl. 2 - 5 Tr. Sanddornfruchtfleischöl

Alle Zutaten im Wasserbad langsam auf 31 °C erwärmen. Anschließend langsam verrühren, bis die Mischung abgekühlt ist. In einen sauberen Tiegel randvoll abfüllen und in den Kühlschrank stellen.

Ätherische Öle in Hautölen und Balsamen

Zu Hautölen und Balsamen können Sie ausgezeichnet ätherische Öle hinzugeben. Beachten Sie dabei, dass die Gesichtshaut empfindlicher ist als die Körperhaut. In Körpermischungen können Sie ätherische Öle deshalb höher dosieren als in Mischungen für die Gesichtshaut.

- *Die Dosierungstabellen finden Sie im Kapitel 11 auf Seite 275/276.*
- *Rezeptvorschläge für Aromamischungen finden Sie ab Seite 283.*

Hydrolate – wenn es nicht so fettig sein soll

Nicht alle mögen es »fettig« auf der Haut. Mit Hydrolaten können Sie selbst bestimmen, wie fettig Ihr Pflegeprodukt sein soll.

Hydrolate sind kraftvolle Hautpflegeprodukte (siehe auch Kapitel 10). Sie eignen sich für fettige, trockene, gereizte, entzündliche, juckende, Baby- oder Altershaut. Sie geben jeder Haut einen »Frische-Kick« und aktivieren zahllose Stoffwechselprozesse. Nach meinen Beobachtungen regulieren sie unter anderem auch die Talgproduktion, sodass im Grunde jede Haut und jeder Hautzustand, insbesondere die Stresshaut, davon profitiert.

Hautöle oder Balsame mit Hydrolaten kombinieren

Besprühen Sie Gesicht und Hals (und Dekolleté) mit einem Hydrolat. Anschließend verteilen Sie etwas von Ihrem Gesichtsöl oder Balsam auf der Haut und reiben es leicht ein. Sie können es auch umgekehrt machen: Etwas Hautöl oder Balsam auf der Haut verteilen, anschließend die Haut mit Hydrolat besprühen und leicht einreiben. Oder Sie mischen Hydrolat und Hautöl bzw. Balsam wie oben beschrieben in der Hand – ganz wie Sie möchten.

So können Sie selbst bestimmen, wie »fettig« die Mischung ist. Seit jeher verwende ich duftende Hautöle oder Balsame mit Hydrolaten. Für mich ist das eine perfekte Gesichts-, Hals- und Dekolletépflege.

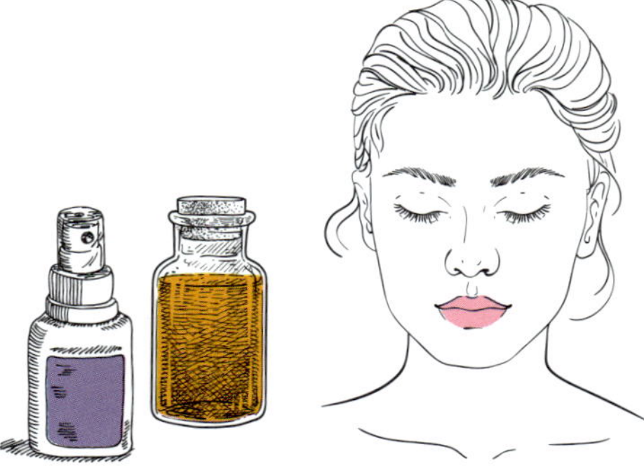

Hydrolate mit ätherischen Ölen mischen

Hydrolate sind vor allem dann besonders sanft und hautfreundlich, wenn auf jegliche Zugabe von Alkohol verzichtet wird, allerdings lösen sich dann nicht alle ätherischen Öle im Hydrolat. Folgende ätherische Öle eignen sich für Mischungen mit Hydrolaten auch ohne Alkoholzusatz: Kräuterdestillationen – wie Lavendel, Pfefferminze, Rosengeranie oder Rosmarin –, Nadelholzöle und Erkältungsöle wie Cajeput, Eukalyptus, Myrte und Niaouli. Schalenpressungen der Zitrusfrüchte sind hingegen ungeeignet. Hydrolate und Öle verstärken einander in ihrer Wirkung – bei großer Verträglichkeit. Hydrolate mit ätherischen Ölen eignen sich beispielsweise als Erfrischungs-, Deo-Spray, Rasierwasser oder Gesichtsspray.

Hydrolat mit ätherischen Ölen

- 40 Tr. Weingeist (ca. 2 ml) in eine 50-ml-Sprühflasche geben (bei Bedarf)
- 5 - 10 Tr. ätherisches Öl Ihrer Wahl oder aus Ihrer Ätherisch-Öl-Vorratsmischung (siehe Seite 284)

dazugeben und vermischen. Mit beliebigem Hydrolat auffüllen.

Die geringe Menge Alkohol gewährleitstet hier ein gute Vermischung der ätherischen Öle mit dem Hydrolat. Soll der Hydrolat-Spray großflächig oder täglich auf der Haut angewendet werden, bitte ganz auf den Alkohol verzichten!

Duftende Ätherische-Öle-Grundmischungen

Nachfolgend stelle ich Ihnen eine kleine Sammlung von »Basis«-Mischungen aus ätherischen Ölen vor (sogenannte Grundmischungen), die sich für viele Lebenslagen eignen und für mehr Lebensqualität sorgen. Sie haben sich in unterschiedliche Anwendungsformen bewährt, zum Beispiel als Hautpflegeprodukte, Raumsprays, Fußbäder, Roll-ons etc. Je nach Ihrer Situation und Ihren Bedürfnissen können Sie aus jeder der vier Gruppen »Entspannend«, »Ausgleichend«, »Belebend« oder »Sich geborgen fühlen« eine Mischung wählen, die Ihnen zusagt.

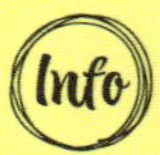

Bewusst mit den natürlichen Ressourcen umgehen

Ich habe bewusst wenige, sehr einfache Rezepte ausgewählt, um dem wieder aufgekeimten Wunsch vieler Menschen nach Selbstgemachtem entgegenzukommen. Die Begeisterung für Naturkosmetik ist in den letzten Jahren erfreulicherweise sehr stark gewachsen. Dennoch müssen wir sparsam umgehen mit den einzigartigen, pflanzlichen Rohstoffen, denn die Natur produziert nicht schneller, bloß weil wir ihre Ressourcen rascher verbrauchen. Wie schnell der Nachschub an Rohstoffen versiegen kann, erleben wir gerade hautnah im Frühjahr 2022 im Ukraine-Krieg.

Wenn Sie sich aber beim DIY auf einige wenige Öle beschränken oder im Handel erhältliche Ätherische-Öle-Mischungen oder Fertigprodukte als Basis nutzen, handeln Sie nachhaltig und ressourcenschonend. Durch den bewussten Umgang mit den Rohstoffen stellen Sie auch Ihre Wertschätzung unter Beweis für die oftmals schweißtreibende, mühevolle Handarbeit, die hinter jeder Flasche ätherischen oder fetten Öls und den anderen Grundstoffen steht.

Ätherische-Öle-Grundmischungen für den Vorrat

Manche ätherische Öle bzw. ihre Mischungen gefallen Ihnen vielleicht so gut, dass Sie sie häufiger und in verschiedenen Anwendungen benutzen möchten – sei es als Hautöl, Roll-on, Riechstift, Fußbad oder Raumspray. Dann lohnt es sich, eine Vorratsmischung selbst herzustellen. Ich empfehle dafür 5-ml-Braunglasfläschchen, die etwa 90 bis 100 Tropfen ätherisches Öl aufnehmen können. Diese Fläschchen füllen Sie randvoll und beschriften sie genau. Von diesen Mischungen verwenden Sie für Ihre Anwendung dann die entsprechende Tropfenanzahl laut Dosierungstabelle 4 (siehe Kapitel 11, Seite 276).

Vermeiden Sie unbedingt Reste in den angebrochenen Fläschchen, diese gehen sehr schnell kaputt – Sie wissen ja, die Nase kann den Prozess des Verderbens, die Oxidation, nicht riechen, aber für Ihre Haut könnte es dann gefährlich werden. Sollten doch ätherische Öle in den angebrochenen Flaschen bleiben, müssen diese innerhalb von sechs Monaten aufgebraucht werden. Danach müssen Sie sie entsorgen. Stellen Sie also nicht mehr Grundmischungen her, als Sie verbrauchen können.

Übrigens: Alte Öle bzw. Ätherische-Öle-Mischungen sind auch für die Raumbeduftung nicht geeignet!

Grund- oder Vorratsmischung selbst herstellen

Mischen Sie zuerst die jeweils zehnfache Menge der im Rezept angegeben Tropfen an ätherischen Ölen in Ihrem 5-ml-Vorratsfläschchen aus Braunglas.

Beispiel: Statt 5 Tropfen Lavendel, 3 Tropfen Bergamotte, 2 Tropfen Sandelholz füllen Sie 50 Tropfen Lavendel, 30 Tropfen Bergamotte und 20 Tropfen Sandelholz ein.

Wenn Sie sich dann später Ihre Anwendung mischen, geben Sie statt der im Rezept stehenden Einzelöle die Ätherische-Öle-Mischung aus diesem Vorratsfläschchen in Ihre Trägersubstanz, und zwar immer die Summe aus den Tropfen der Einzelöle. Wenn also zum Beispiel im Rezept seht 2 + 2 + 1 Tropfen, dann fügen Sie stattdessen 5 Tropfen Ihrer Grundmischung hinzu.

Die in diesem Buch angegebenen Rezepte sind immer auf diese Dosierungsregeln abgestimmt, sodass Sie nichts falsch machen können, wenn Sie sich genau an die Rezepte halten. Ansonsten berücksichtigen Sie (wenn Sie eigene Mischungen kreieren) bitte immer die Dosierungstabelle 4 in Kapitel 11 auf Seite 276.

Alternativ zu Ihrer selbst angemischten Vorratsmischung können Sie natürlich auch eine Fertigmischung aus dem Handel verwenden (siehe Kapitel 11, Seite 264).

Die nun folgenden Rezepturen für Ätherische-Öle-Mischungen eignen sich

- *für ein Körperöl als Zusatz in 50 ml Pflanzenöl. Das entspricht einer niedrigen Dosierung. Wenn es etwas intensiver duften soll, können Sie gerne ein zwei Tropfen mehr verwenden.*
- *als Ätherische-Öle-Grundmischung für andere Anwendungsformen. Dann verzehnfachen Sie die angegebene Tropfenanzahl für ein 5-ml-Vorratsfläschchen. Die Grundmischung müssen Sie für die konkrete Anwendung entsprechend der Dosierungstabelle auf Seite 276 dosieren.*

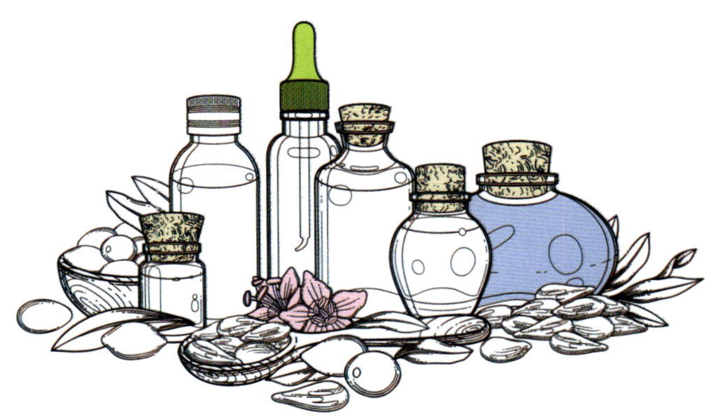

Grundmischungen »Entspannend«

Diese Mischungen sorgen für mehr Ruhe und Gelassenheit. Sie wirken seelisch aufhellend und mild angstlösend, reduzieren Nervosität und fördern Lebensmut. Sie pflegen jede Haut, insbesondere aber die empfindliche und irritierte Haut.

Grundmischung »Entspannend« 1

- 5 Tr. Lavendel
- 5 Tr. Bergamotte

Grundmischung »Entspannend« 2

- 5 Tr. Rosengeranie oder Rose (1 %)
- 7 Tr. Lavendel

Grundmischung »Entspannend« 3

- 1 Tr. Benzoe
- 4 Tr. Edeltanne sibirisch
- 2 Tr. Atlaszeder oder Sandelholz

Die Grundmischung »Entspannend« 3 müssen Sie sehr vorsichtig dosieren! Die Duftintensität dieser ätherischen Öle verstärkt sich mit jedem Tag. Verwenden Sie daher lieber erst eine geringere Tropfenanzahl und prüfen Sie nach ein paar Tagen, ob der Duft intensiv genug ist. Wenn nicht, können Sie noch nachdosieren. Beachten Sie aber stets die maximale Tropfenzahl für Ihre Anwendung laut Dosiertabelle (siehe Seite 276).

Grundmischungen »Ausgleichend«

Diese Mischungen beruhigen bei Anspannung und beleben bei Erschöpfung. Sie schenken Kraft, Zuversicht und Stabilität, dazu pflegen sie eine normale, trockene, irritierte und atrophische Haut, denn sie aktivieren die Mikrozirkulation.

Grundmischung »Ausgleichend« 1

- 5 Tr. Lavendel
- 5 Tr. Rosmarin Ct. Cineol

Grundmischung »Ausgleichend« 2

- 3 Tr. Edeltanne sibirisch oder ein anderes Nadelholz-Öl
- 5 Tr. Orange oder Grapefruit
- 2 Tr. Benzoe oder Tonka

Grundmischung »Ausgleichend« 3

- 5 Tr. Orange oder Mandarine
- 3 Tr. Bergamotte
- 2 Tr. Sandelholz oder Atlaszeder

Grundmischungen »Belebend«

Diese vitalisierenden Mischungen sind richtige »Kraft- und Mutmacher«. Sie wirken gedächtnisstärkend und fördern die Konzentration. Gleichzeitig helfen sie bei nervaler und seelischer Erschöpfung. Sie bringen Schwung in den Hautstoffwechsel, fördern den Regenerationsprozess der Haut und vermitteln ein schönes Hautgefühl. Sie lindern leicht Entzündungen und Juckreiz und bereiten die Muskulatur auf eine sportliche Betätigung vor.

Grundmischung »Belebend« 1

- 7 Tr. Rosmarin Ct. Cineol oder Grapefruit oder Litsea
- 3 Tr. Atlaszeder

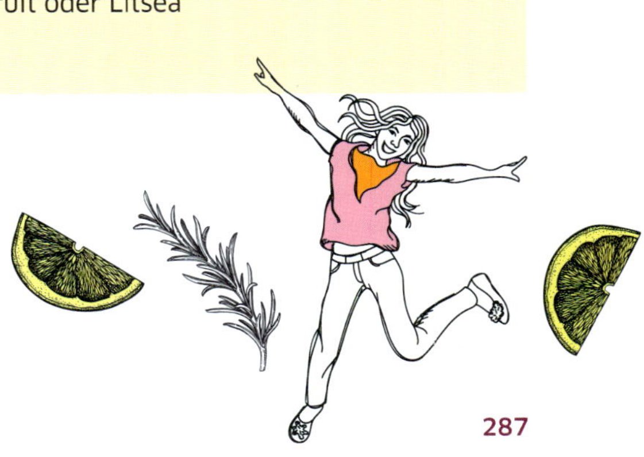

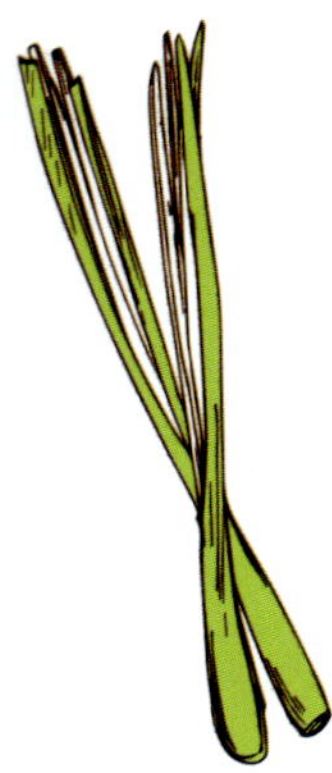

Grundmischung »Belebend« 2

- 6 Tr. Litsea oder Lemongras
- 4 Tr. Pfefferminze oder Nanaminze oder Krauseminze

Grundmischung »Belebend« 3

- 5 Tr. Orange oder Grapefruit
- 2 Tr. Benzoe oder Vanille
- 2 Tr. Kiefernnadel oder ein anderes Nadelholz-Öl
- 1 Tr. Atlaszeder

Grundmischungen »Sich geborgen fühlen«

Diese gehören zu meinen Lieblingsmischungen, denn man fühlt sich damit wohl und geborgen in seiner Haut. Sie sind entspannend oder leicht aktivierend, je nach Gefühlslage. Außerdem wirken sie stimmungsaufhellend und lindern Hoffnungslosigkeit und Kummer. Sie pflegen die Körperhaut, lindern Entzündungen und fördern die Regeneration der Haut.

Grundmischung »Sich geborgen fühlen« 1

- 5 Tr. Orange oder Mandarine oder Grapefruit
- 3 Tr. Bergamotte
- 2 Tr. Petit-grain oder Edeltanne sibirisch

Grundmischung »Sich geborgen fühlen« 2

- 5 Tr. Mandarine oder Orange
- 7 Tr. Rose (1 %)
- 2 Tr. Benzoe oder Tonka

Grundmischung »Sich geborgen fühlen« 3

- 7 Tr. Neroli (10 %)
- 4 Tr. Lavendel
- 2 Tr. Vanille oder Benzoe oder Tonka

Je nach Grundhauttyp gepflegt

Bevor ich Ihnen nun meine Pflegerezepte für alle Lebenslagen zur Zubereitung von Hautölen, Balsamen und Hydrolatmischungen verrate, vorab noch ein paar wichtige Informationen zu Hauttypen und Hautzuständen, denn jede Haut ist einmalig und sollte deshalb mit Produkten gepflegt werden, die sie gesund, funktionstüchtig und schön erhalten.

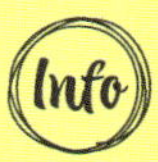

Hauttyp und Hautzustand – der Unterschied

Als *Hauttyp* wird die angeborene Konstitution (Veranlagung) der Haut eines Menschen bezeichnet – ob sie also fettig, trocken, normal oder empfindlich ist. Das ist uns in die Wiege gelegt und bleibt uns als Grundmuster das ganze Leben lang erhalten – wohlgemerkt: als Grundmuster. Als starre Einteilung taugt der Hauttyp jedoch nicht und ist deshalb heute nicht mehr aktuell, denn im Laufe des Lebens ändert sich die Haut ständig. Man spricht daher besser vom *Hautzustand*, also dem aktuellen Zustand der Haut, der sich aber jederzeit verändern kann: So wird aus der Babyhaut im Lauf des Lebens die Altershaut. Jedoch zeigen sich auch Umwelteinflüsse wie Rauchen, übermäßige Sonnenbestrahlung, Kosmetikprodukte, die Lebensweise oder Stress auf der Haut – und verändern damit den Hautzustand. Das geeignete Pflegeprodukt sollte also nach dem jeweils vorliegenden Hautzustand ausgewählt werden, nicht dem Haut(grund)typ.

Duftende Hautpflege kann einen angeborenen Hauttyp nicht verändern, aber sie kann den aktuellen Hautzustand (gesund) erhalten oder verbessern. Die Haut kann in jeder Altersstufe widerstandsfähiger, robuster und funktionstüchtiger werden. Beachten Sie also immer Ihren momentanen Hautzustand.

Im Folgenden finden Sie meine bewährten Anwendungen für die Gesichts- und Körperpflege, sortiert nach den ***Hautgrundtypen****, also die fettige, normale, trockene und die sogenannte Mischhaut. Ab Seite 295 stelle ich Ihnen dann Rezepte für die verschiedenen* ***Hautzustände*** *unserer Lebensphasen, vom Baby bis zur Altershaut, vor, sowie Rezepte für spezielle Hautzustände wie z. B. die Stresshaut.*

Gesichts- und Körperpflege – wie unterscheiden sie sich?

Leider bietet uns die Kosmetikindustrie eine verwirrende Vielzahl an Pflegeprodukten, um die unterschiedlichsten Hautteile des Körpers »perfekt« zu pflegen. Bei Hauttypen wird es noch komplizierter. Da bedarf es einer profunden Hautanalyse. Im Endeffekt ist jede Haut nach dem Diktat der Kosmetikindustrie »behandlungsbedürftig« und sollte ständig mit vielen Produkten »gepflegt« werden.

Das stimmt natürlich so nicht. Wir müssen unserer Haut nur die richtige Pflege bieten, dann bleibt sie robust und funktionsfähig bis ins hohe Alter. Und das ist das Wichtigste!

Ich persönlich unterscheide nicht zwischen Gesichts- und Körperölen. Sie können Ihre Hautöle oder Balsame für den gesamten Körper von Kopf (Gesicht) bis Fuß verwenden, denn Sie haben ja erfahren, dass native pflanzliche Öle und Fette die Funktionen der gesamten Haut aktivieren, egal ob im Gesicht, am ganzen Körper, an Händen, Füßen oder Po.

Bei Gesichtsölen ist aber die zusätzliche Gabe von wertvollen Pflanzenölen wie Hagebuttensamen- oder Nachtkerzenöl in Kombination mit beispielsweise Mandelöl sehr effektiv. Nach Lust und Laune können Sie auch einige Tropfen Sanddornfruchtfleischöl dazu geben. Ihre selbst hergestellten Gesichtsöle eignen sich natürlich auch für andere Körperteile einschließlich Füße oder Intimregion. Umgekehrt können Sie Ihre Körperöle oder Balsame wiederum auch für das Gesicht verwenden. Und wenn Sie ätherische Öle dazugeben möchten, dosieren Sie diese für Gesichtsöle niedriger.

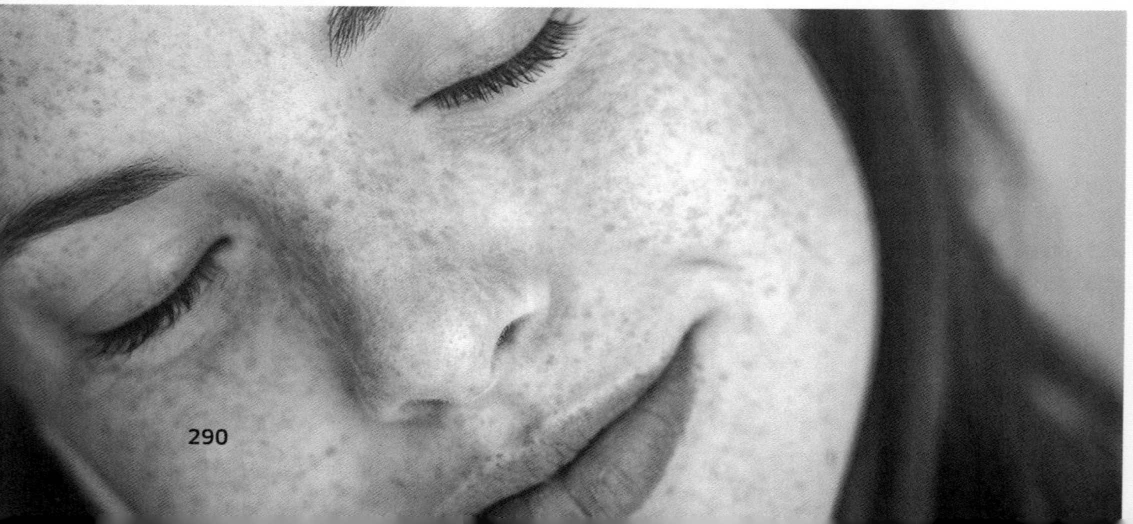

Gesichtsöle und Balsame für die Grundhauttypen

Wenn Sie Hautöle oder Balsame für Ihr Gesicht verwenden, beachten Sie bitte Ihren aktuellen Hautzustand. Nur Sie allein wissen, ob Ihre Haut momentan empfindlich reagiert oder nicht. Bei einer empfindlichen Haut verwenden Sie bitte vorrangig die sehr gut bis gut hautverträglichen ätherischen Öle (grün gekennzeichnet in der Inhaltsstoff-Tabelle für ätherische Öle, ab Seite 200) in geringen Dosierungen für Ihre Mischungen.

Auch wenn Sie Ihr Gesicht über längere Zeit mit mineralölhaltigen Produkten gepflegt haben, kann Ihre Haut eventuell zunächst empfindlich reagieren. Fangen Sie zuerst mit einem Hydrolat an, dann mit Hautölen oder Balsamen gemischt mit Hydrolaten und danach können Sie die Aromamischungen verwenden.

Normale Gesichtshaut

Genau genommen ist jede gesunde Haut normal. In heißen Ländern ist die fettige Haut normal, in kühlen Regionen die trockenere Haut. Die normale Haut hat eine gesunde Keimbesiedelung, eine intakte Hornschichtbarriere und ist funktionstüchtig.

Für die normale Gesichtshaut – also für jede Haut, eventuell aber mit Ausnahme der ganz empfindlichen Haut – können Sie folgende Rezepte verwenden.

Die Angaben sind für 50 ml Trägeröl berechnet.

Gesichtspflege für normale Haut

- 2 Tr. Lavendel
- 1 Tr. Palmarosa oder Rosengeranie oder Ho-Blätter
- 1 Tr. Benzoe oder Atlaszeder oder Sandelholz

Gesichtspflege für normale Haut, besonders edel

- 4 Tr. Rose (1 %)
- 2 Tr. Neroli (10 %)
- 3 Tr. Sandelholz (10 %)

Empfindliche und sensible Haut

Menschen mit sensibler Haut – egal welchen Geschlechts – wirken mit ihren rosigen Bäckchen äußerlich gesund, strahlend und vital. Oft sind sie aber tatsächlich die »Dünnhäutigen«, denen alles unter die Haut geht. In ihrer empfindlichen, rötlichen, dünnen Haut schimmern die erweiterten Äderchen durch (es sind keine geplatzten Äderchen). Die Haut ist oft trocken, kann aber auch fettig sein. Diese Haut reagiert sehr empfindlich auf Umwelteinflüsse und Pflegeprodukte. Sie benötigt beruhigende und reizlindernde Pflegeöle oder Balsame, die Sie mit Hydrolaten mischen können. Die Haut wird mit der Zeit unempfindlicher und robuster.

Bei diesem Hautzustand sollten ätherische Öle im Gesicht entweder überhaupt nicht verwendet werden, oder aber geringst dosiert und am besten in Kombination mit einem Hydrolat, das auf die Gesichtshaut gesprüht wird.

Die Angaben eignen sich für **50 ml Gesichtsöl oder Balsam**.

Gesichtspflege für empfindliche und sensible Haut

- 3 - 5 Tr. aus einer der Grundmischungen »Entspannend« (Seite 286)

Gesichtspflege für empfindliche und sensible Haut, besonders schützend

- 1 Tr. Karottensamen oder Atlaszeder oder Sandelholz
- 3 Tr. Lavendel
- 1 Tr. Rosengeranie oder Palmarosa oder Ho-Blätter oder Rose (1 %)

Gesichtspflege für empfindliche und sensible Haut, besonders schützend und edel

- 2 Tr. Iris (1 %)
- 2 Tr. Neroli (10 %) oder Jasmin (10 %) oder Rose (1 %)

Trockene Gesichtshaut

Bei der trockenen Haut, dermatologisch auch *Sebostase* genannt, ist die Talgdrüsenfunktion vermindert. Die Haut ist trocken und feinporig und daher empfindlich. Sie reagiert besonders gut auf Pflanzenöle und -fette, denn diese reparieren die Hornschicht und verhindern übermäßigen Wasserverlust. Außerdem wirken die Aromamischungen hautregenerierend und schützen vor Umwelteinflüssen. Wie immer ist es wichtig, ein Hydrolat vor einem Öl oder einem Balsam auf die Haut zu sprühen, bei der trockenen Haut ganz besonders, also lieber einen Sprühstoß mehr, so wird der Hydrolipmantel gut aufgefüllt.

Die Neurodermitis ist eine Sonderform der trockenen Haut. Tipps zu ihrer Pflege finden Sie auf Seite 314.

Die Rezepturen eignen sich für 50 ml Gesichtsöl oder Balsam.

Gesichtspflege für trockene Haut

- 1 - 3 Tr. aus einer der Grundmischungen »Entspannend« (Seite 286) oder »Ausgleichend« (Seite 287)

Gesichtspflege für trockene Haut, sehr exquisit

- 3 - 5 Tr. Rose (1 %) oder 1 Tr. Rosengeranie
- 1 Tr. Lavendel oder Neroli (10 %)
- 1 Tr. Karottensamen oder Sandelholz

Fettige Haut

Bei der fettigen Haut, der *Seborrhoe*, ist die Talg- und Schweißdrüsenfunktion gesteigert, sodass die Haut fettig glänzt. Man unterscheidet zwei Formen: die fettige Haut und die fett-trockene Haut (die sogenannte »Mischhaut«).

Seborrhoe oleosa

Bei der *Seborrhoe oleosa* ist die Talg- und Schweißdrüsenfunktion stark gesteigert, sodass die Gesichtshaut ölig glänzt. Die Haut ist oft großporig und schlecht durchblutet, sie neigt zu Entzündungen wie Akne. Menschen mit einer fettigen Haut mögen deshalb keine fettigen Pflegeprodukte, denn die Haut produziert ja schon reichlich Fett. Ein Hydrolat ist hier völlig ausreichend. Bei dieser Haut helfen regulierende, aktivierende ätherische Öle wie beispielsweise Atlaszeder oder Sandelholz, Rose, Rosmarin oder Myrte.

Die Angaben sind für 50 ml Hydrolat gedacht.

Gesichtspflege für die fettige Haut

- 2–5 Tr. aus einer der Grundmischungen »Ausgleichend« (Seite 287) oder »Belebend« (Seite 287/288)

Gesichtspflege für die fettige Haut, mattierend

- 3 Tr. Rosmarin oder Speiklavendel oder Ravintsara
- 2 Tr. Atlaszeder oder Sandelholz oder Ho-Blätter

Fettige Haut: Seborrhoe sicca (Mischhaut)

Die sehr empfindliche »Mischhaut« ist eine fett-trockene Haut. Die Talgsekretion ist im Bereich Nase – Stirn – Kinn erhöht, sodass diese sogenannte T-Zone fettig ist und glänzt. Im Wangenbereich jedoch ist die Talgdrüsenfunktion vermindert, sodass die Haut dort trocken und sehr empfindlich ist und zu Entzündungen und Akne neigt. Die Haut reagiert schnell auf Umwelteinflüsse und unphysiologische Pflegeprodukte.

Für die fettige T-Zone reichen, wie oben bei der fettigen Haut, Hydrolate aus. Für den Wangenbereich sollten beruhigende und reizlindernde Pflegemischungen wie Öle oder Balsame verwendet werden – ähnlich wie bei der empfindlichen Haut.

Hier eignet sich das Rezept »Gesichtspflege besonders edel« (Seite 291) sowie die Rezepte für die empfindliche Haut (Seite 292).

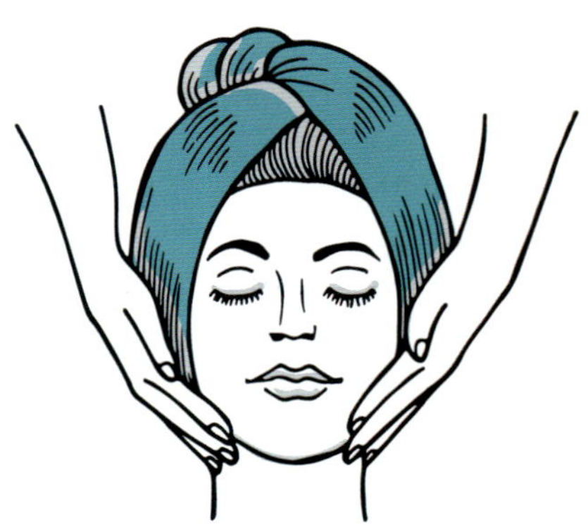

Fahle, blasse, schlecht durchblutete Haut

Bei dieser Haut helfen durchblutungsfördernde Öle. Sie straffen und aktivieren darüber hinaus das Bindegewebe der Haut.

Die Rezepturen sind für 50 ml Gesichtsöl, Balsam oder Hydrolat geeignet.

Erfrischende Gesichtspflege für schlecht durchblutete Haut

- 3 - 5 Tr. aus einer der Grundmischungen »Ausgleichend« (Seite 287) oder »Belebend« (Seite 287/288)

Vitalisierendes Gesichtsöl für schlecht durchblutete Haut

- 1 - 2 Tr. Rosmarin Ct. Cineol oder Cajeput oder Myrte
- 1 Tr. Palmarosa oder Ho-Blätter oder Rosengeranie
- 1 Tr. Lemongras oder Litsea oder ein Zitrusöl Ihrer Wahl

Je nach Hautzustand gepflegt

Nach den bisherigen Rezepten und Anwendungen für die Hautgrundtypen finden Sie nun Rezepte für die verschiedenen Hautzustände, die unsere Haut im Laufe unseres Lebens oder auch in speziellen Lebenssituationen aufweist. Stellen Sie sich Ihre Rezepte nach Ihrer jeweiligen Situation und Ihren jeweiligen Bedürfnissen zusammen.

Stresshaut

Dauerhafter Stress ist fatal für die Haut, denn Stresshormone wie Cortisol bringen die Talgproduktion und die Barrieren der Hornschicht aus dem Gleichgewicht. Viele Menschen reagieren darauf mit Hautproblemen wie Akne, Falten, vorzeitiger Hautalterung und geschwächtem Hautimmunsystem.

So wird die trockene Haut noch trockner. Sie juckt, spannt, schuppt sich und neigt zu Entzündungen, gleichzeitig werden die Haare noch trockener, glanzlos und struppig. Die fettige Haut wird wiederum noch fettiger, neigt ebenfalls zu Entzündungen wie Akne, während die Haare noch fettiger werden. Das fördert auch nicht gerade das Selbstbewusstsein. Und schließlich wird die empfindliche Haut noch empfindlicher. Sie juckt, spannt und neigt ebenfalls zu Entzündungen.

Tipp: *Bei Dauerstress ist es sinnvoll, sich für eine längere Zeit täglich den ganzen Körper mit einem Aroma-Körperöl einzureiben. Passende Mischungen dafür finden Sie bei den Grundmischungen »Belebend«, »Ausgleichend«, »Beruhigend« und »Sich geborgen fühlen« auf den vorherigen Seiten. Außerdem finden Sie im nächsten Kapitel ausführliche Informationen zu Stresstypen und eine große Auswahl an Rezepten speziell bei Stress.*

Die Rezepturen eignen sich für 50 ml Trägeröl, Balsam oder Hydrolat.

Körperpflege für die Stresshaut – »Zur Ruhe kommen und Kraft tanken«

- 9 – 13 Tr. aus einer der Grundmischungen »Entspannend« (Seite 286) oder »Ausgleichend« (Seite 287)

Körperpflege für die Stresshaut – »Ganz entspannt«

- 10 – 15 Tr. Lavendel

Körperpflege für die Stresshaut – »Entspannend und belebend«

- 5 Tr. Orange oder Mandarine oder Grapefruit oder Bergamotte
- 4 Tr. Edeltanne sibirisch
- 2 Tr. Ho-Blätter
- 1 Tr. Benzoe

Außerdem können Sie alle Rezepte für die empfindliche Haut (siehe Seite 292) und die normale Haut (siehe Seite 291) verwenden.

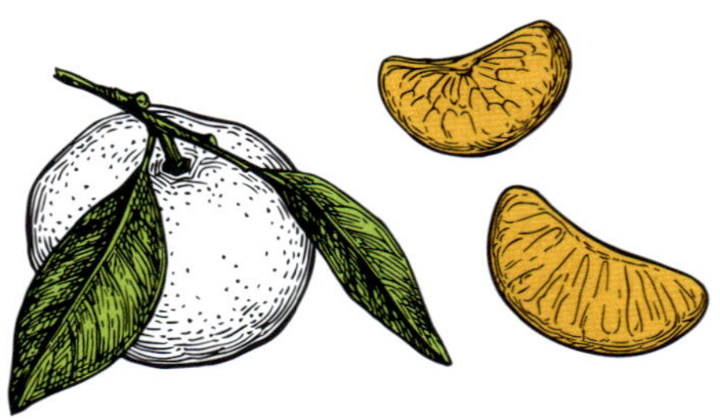

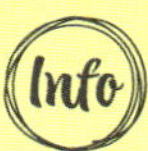

Sonderfall mineralölgeschädigte Haut

Viele Menschen, die lange Zeit mineralölhaltige Produkte für ihr Gesicht verwendet haben, empfinden ihre Haut als »empfindlich« und »trocken«. Daher cremen sie sich ständig ein, obwohl die Haut für alle sichtbar fettig glänzt.

Wenn Sie von erdölbasierten Produkten auf pflanzliche Öle und Fette, also auf natürliche Hautpflege umstellen, müssen Sie sich darauf gefasst machen, dass die Umstellung längere Zeit dauern und teilweise durch eine trockene, irritierte und pickelige Haut geprägt sein kann. »Und das soll gesund sein?«, fragen Sie sich jetzt vielleicht. Ja, das ist es! Denn die Zellen und die extrazelluläre Matrix werden regeneriert, während die Zellen des Hautimmunsystems auf Hochtouren arbeiten. Halten Sie durch, es lohnt sich! Ich spreche aus eigener Erfahrung.

Die Umstellung erträglich gestalten

Bewährt haben sich hier Hydrolate. Sprühen Sie morgens und abends Ihr Gesicht damit ein, das ist besonders angenehm und gut verträglich. Nach ca. drei bis vier Wochen stellen Sie ein Gesichtsöl (Zubereitung siehe Seite 279) oder einen Balsam her (Zubereitung siehe Seite 281), zunächst ohne ätherische Öle.

Nach etwa vier Wochen können Sie zu ätherischen Ölen greifen, aber zunächst gering dosiert mit 1 – 3 Tropfen auf 50 ml (das entspricht weniger als 1 %). Zwischendurch besprühen Sie Ihr Gesicht immer wieder mit einem Hydrolat.

Sehr pflegendes Gesichtsöl

- 1 Tr. Lavendel oder Rosengeranie
- 4 Tr. Rose (1 %) oder 2 Tr. Neroli (10 %) oder Iris (1 %)

Gepflegte Männerhaut

Die männliche Haut unterscheidet sich von der weiblichen Haut, denn der höhere Testosteronspiegel aktiviert vermehrt die Talgproduktion. Männerhaut ist daher fettiger. Die fettige Haut ist ein optimaler Nährboden für Bakterien und Co., sodass Männerhaut vermehrt zu Pickeln und Akne neigt. Außerdem besitzt die Haut der Männer größere Poren, ist dicker, schlechter durchblutet und unempfindlicher.

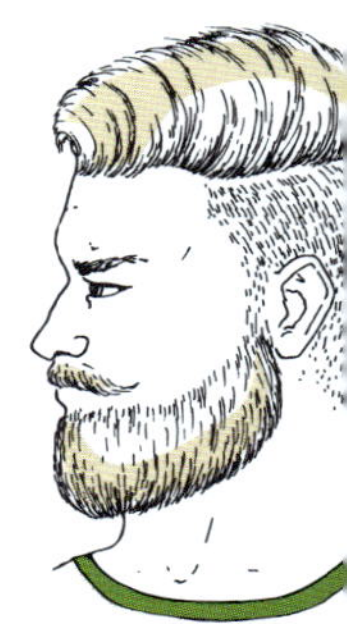

Männer werden immer pflegebewusster, denn eine schöne Haut ist für jedes Geschlecht attraktiv. So kämpft Mann heutzutage ebenfalls gegen Falten und Co. Die Zeit, wo Rasierwasser, Rasierschaum und Aftershave im Badschrank der Männer ausreichten, ist vorbei. Der »gepflegte« Mann ist auch schon längst von der Kosmetikbranche entdeckt worden, die mit zahlreichen Produkten, mittlerweile auch aus dem Naturkosmetiksegment, für ihn aufwartet. Aber was braucht Mann denn nun?

Da Männerhaut normalerweise genügend Fett produziert, meiden Sie Pflegeprodukte mit zu viel zusätzlichem Fett. Die Pflegeprodukte sollten stattdessen entzündungshemmende, wundheilende und antibakterielle Eigenschaften aufweisen und die Hornschicht pflegen.

Empfindliche Haut durch Rasieren

Die tägliche Rasur bedeutet für die Männerhaut puren Stress. Bei der Nassrasur entstehen ständig Hautreizungen und winzige Schnittwunden. Das öffnet Tür und Tor für krankmachende Bakterien, sodass es leichter zu kleinen Entzündungen kommt. Die elektrische Rasur hingegen macht die Haut empfindlicher, da dabei die Hornschicht leicht beschädigt wird. Das erhöht ebenfalls die Gefahr von Mikroentzündungen.

Hier setzt die konventionelle Kosmetik an. Das Nachbehandeln mit hochprozentigem Rasierwasser (bis zu 75 % Alkohol), um die Haut zu desinfizieren, ist aber keine gute Idee; es trocknet die Haut aus und stört den Hydrolipidmantel sowie die Hornschicht in ihren Schutzfunktionen. Dazu kommt: Die handelsüblichen konventionellen Rasierschäume, -gels, Pflegebalsame etc. enthalten auch oft einen Chemiecocktail unter anderem an synthetischen Duftstoffen, Mineralölen, Parabenen, Silikonen, PEG (Polyethylenglycol), um nur einige zu nennen. Vor allem letztere machen die rasurgeschädigte Haut noch empfindlicher und durchlässiger für Fremdstoffe.

Gesichtspflege mit Hydrolaten

Morgens und abends, bei Bedarf auch zwischendurch, können Sie Ihr Gesicht großflächig mit einem Hydrolat einsprühen. Bewährte Hydrolate für die Männerhaut sind: Rosen-, Neroli-, Lavendel-, Melissen- oder Pfefferminz- sowie Salbei- oder Rosmarinhydrolat.

Zubereitung: 5 ml Weingeist in eine 50 ml Flasche mit Sprühaufsatz geben, dann die ätherischen Öle hinzufügen und anschließend mit 45 ml eines Hydrolats Ihrer Wahl auffüllen und verschütteln.

Rasierwasser aus Hydrolat

In eine 50-ml-Sprühflasche geben Sie

- 6 Tr. Rosmarin Ct. Cineol oder Cajeput oder Myrte
- 4 Tr. Atlaszeder oder Patchouli oder Sandelholz

oder

- 2 – 5 Tr. einer der Grundmischungen »Ausgleichend« (Seite 287) oder »Belebend« (Seite 287/288)

oder

- 3 Tr. Pfefferminze oder Nanaminze
- 4 Tr. Palmarosa oder Ho-Blätter oder Salbei
- 3 Tr. Orange oder Grapefruit oder Zitronenöl oder Lemongras oder Litsea

Auch Achsel- und Intimrasur ist ein Problem

Nicht nur beim Rasieren im Gesicht, sondern auch bei der heute (bei allen Geschlechtern) weit verbreiteten Intimrasur und dem Rasieren der Achseln wird die Hornschicht jedes Mal leicht beschädigt. Die Haut wird empfindlicher, und Mikroentzündungen wird Vorschub geleistet. Gerade in diesen Körperregionen ist das fatal.

Wenn Sie dennoch nicht auf Ihre Rasur verzichten wollen, ist es besonders wichtig, danach pflegende Hautöle oder Hydrolate aufzutragen (zum Beispiel nach den obenstehenden Rezepten »Rasierwasser«).

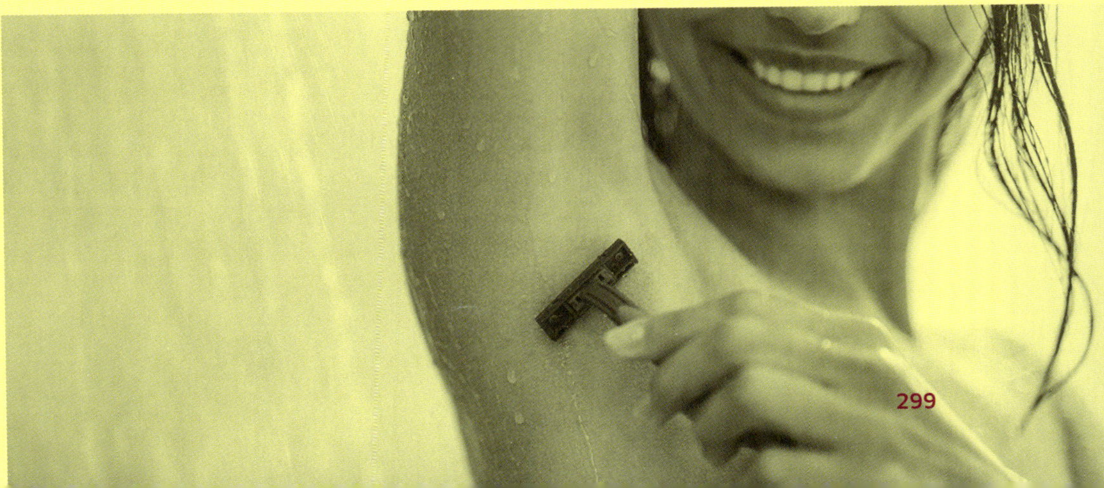

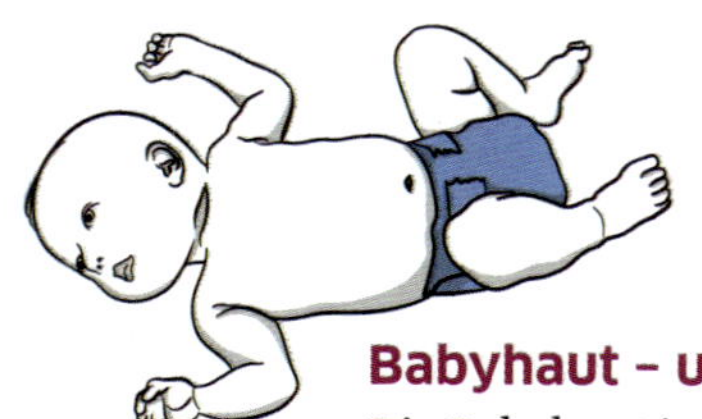

Babyhaut – unreif und besonders zart

Die Babyhaut ist besonders zart und empfindlich. Sie ist um 30 % dünner als die Erwachsenenhaut und daher sehr durchlässig für Keime und Fremdstoffe. Die Talg- und Schweißdrüsen sind noch nicht voll entwickelt, sodass der Hydrolipidmantel noch nicht voll funktionsfähig ist. Auch das Hautimmunsystem und die Hornschichtbarriere sind noch nicht ausgereift. Außerdem ist ihre Hautoberfläche im Vergleich zu Erwachsenen viel größer. Damit steht relativ gesehen mehr Resorptionsfläche zur Verfügung, belastende synthetische Inhaltsstoffe sind daher für Babys viel schädlicher als für Erwachsene.

Verwenden Sie emulgatorfreie Pflegeprodukte, um die Hautschutzbarriere nicht zusätzlich zu schädigen. Bewährt hat sich Mandelöl, aber genauso gut können Sie andere fette Pflanzenöle wie Sonnenblumenöl oder auch Jojobawachs verwenden. Mein Favorit ist Kokosöl, das auch in tropischen Ländern verwendet wird. Es pflegt und schützt die Babyhaut perfekt. Sehr gut eignet sich für Babys Nachtkerzenöl, das sie in geringen Mengen immer zugeben können.

Im Handel finden Sie mittlerweile auch von konventionellen Firmen Pflegeöle auf Pflanzenölbasis. Doch gerade hier sollten Sie einen kritischen Blick auf die Inhaltsstoffe werfen. Oft werden raffinierte Öle eingesetzt, um die Verträglichkeit der Produkte zu erhöhen und ihre Haltbarkeit zu verlängern. Doch Sie wissen ja: Bei der Raffination werden auch die pflegenden Fettbegleitstoffe entfernt.

Im Bereich der Naturkosmetik gibt es aber wirklich gute Produkte für die Babyhaut, seien es Babyöle, Körperpflegecremes, oder Salben vom Gesicht bis zum Windelbereich – gerade bei Babys sollten Sie auf beste, geprüfte Qualität achten. Mit Fertigprodukten sind Sie auf der sicheren Seite.

Für die Windelregion

Die Windelregion des Babys, also die Haut um Po, Leistenbeugen und Genitalien, ist besonders empfindlich. Da haben sich die beiden Schutzbalsame ohne ätherische Öle bewährt (Zubereitung siehe Seite 281). Hier ein weiteres Rezept, das Sie mit ätherischem Öl anreichern können:

»Schutzbalsam« für die Windelregion

- 30 g Sheabutter
- 15 g Kokosöl
- 15 ml Sonnenblumen- oder Hagebuttensamenöl
- 5 Tr. Sanddornfruchtfleischöl
- 1 Tr. Lavendel
- 2 Tr. Palmarosa
- 3 Tr. Neroli (10 %) oder Rose (1 %)

Empfindliche Kinderhaut

Auch die Kinderhaut ist noch nicht voll entwickelt. Das Hautimmunsystem, die Talg- und Schweißdrüsen sowie der Hydrolipidfilm sind noch nicht voll funktionstüchtig. Die Kinderhaut erreicht erst mit dem 12. Lebensjahr ihre Reife. Eigentlich benötigt eine gesunde Kinderhaut keine Pflege. Häufiges Baden und Händewaschen oder zu viel UV-Licht setzen ihr jedoch zu. Pflegen Sie Kinderhaut ab und zu mit Kokosöl oder einem der anderen nativen Pflanzenöle, denn Kinder lieben die zusätzlichen Streicheleinheiten.

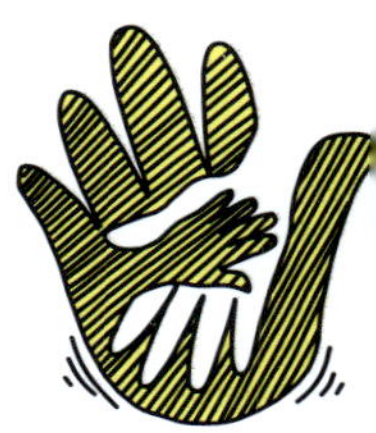

Kinderhände im Waschstress

Kinder werden ständig angehalten, sich die Hände zu waschen. Das kann aber auf die Dauer zu viel des Guten werden, denn zu häufiges Waschen ist purer Stress für zarte Kinderhände. Sie werden trocken, rissig, röten sich und jucken, weil der schützende Hydrolipidmantel und die Hornschichtbarriere geschädigt werden. Wenn aber die Hornschicht nicht intakt ist, können Keime und schädliche Substanzen in tiefere Schichten der Haut gelangen. Das kann zu Entzündungen oder gar zu allergischen Reaktionen führen.

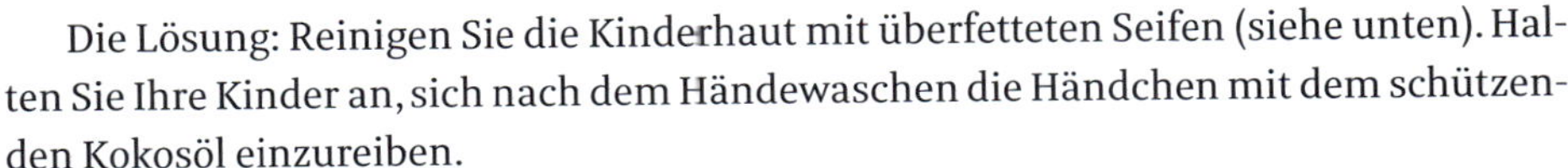

Die Lösung: Reinigen Sie die Kinderhaut mit überfetteten Seifen (siehe unten). Halten Sie Ihre Kinder an, sich nach dem Händewaschen die Händchen mit dem schützenden Kokosöl einzureiben.

Auch für Kinder gibt es ausgezeichnete fertige Naturkosmetik für die Haut- und Körperpflege. Achten Sie auch hier wieder auf gute, kontrollierte und somit gesicherte Qualität.

Biologische Hautreinigung mit überfetteten Pflanzenölseifen

Apropos Waschen: Die klassische Hautreinigung ist für mich ein düsteres Thema. Die besten Hautpflegemittel entfalten ihre große Wirksamkeit erst, wenn die Haut mit Naturstoffen wie überfetteten Pflanzölseifen gepflegt wird. Bei diesen überfetteten Seifen werden bei der Seifenherstellung zusätzlich pflanzliche Öle und Fette beigemischt; sie reinigen die Epidermis schonend, ohne die Haut auszutrocknen oder die Hornschicht zu schädigen. Die Haut wird zwar kurzfristig alkalisch, aber das wird sofort durch intensives Wachstum der physiologischen Hautkeime ausgeglichen. Obwohl ich eine sehr trockene Haut habe, reinige ich mein Gesicht schon seit Jahren damit. Die Haut spannt und juckt davon nicht! Abends creme ich mein Gesicht nur noch selten ein, sondern besprühe es mit einem Hydrolat. Probieren Sie es aus!

Vor allem die trockene und die empfindliche Haut sowie die Baby-, Kinder- und Altershaut profitieren von dieser Art der milden Reinigung. Hingegen sind stark waschaktive Detergenzien (Waschmittel) kontraproduktiv. Ähnlich wie konventionelle Cremes und Lotionen begünstigen auch sie das »Auswaschen« der Hornschichtbarriere.

Eine Alternative sind Flüssigseifen mit Zuckertensiden. Sie sind verträglich, gut abbaubar und belasten auch die Umwelt nur wenig. Bevorzugen Sie aber bei Flüssigseifen unbedingt ebenfalls Bioprodukte.

Die Altershaut – sehr pflegebedürftig

Die Pflege der Altershaut liegt mir besonders am Herzen – vielleicht liegt es an meinem eigenen Alter. Die dünne und trockene Altershaut ist besonders empfindlich, die Epidermis ist verdünnt, die Teilungsrate der epidermalen Hautzellen ist reduziert, der Hydrolipidmantel und die Barrierefunktionen sind eingeschränkt. Das Hautimmunsystem ist geschwächt, sodass die Wundheilung verzögert ist. Die Altershaut sollte also besonders gut gepflegt werden! Aber wie sieht die Wirklichkeit aus?

Hautpflege für die empfindliche reife Haut

Die Probleme einer alten Haut werden leider durch konventionelle Pflege- und Hautreinigungsprodukte, wie sie oft in Alten- und Pflegeheimen verwendet werden, regelrecht gefördert. Schauen Sie sich die zahllosen Inhaltsstoffe auf den Verpackungen an. Wer versteht sie? Kein Mensch!

Dieser Cocktail mit gesundheitlich problematischen Wirk-, Einzelduft- und Konservierungsstoffen, Emulgatoren etc. ist oft immer noch auf Erdölbasis hergestellt oder entstammt den Retorten der Chemie. Diese Stoffe tragen nicht zur Regeneration der Haut bei. In der Folge kann der Hydrolipidmantel seine Schutzfunktionen nicht mehr erfüllen, die Zellteilungsrate wird vermindert, die epidermale Fettsynthese wird reduziert, die Hautschutzbarriere wird porös, und das Hautimmunsystem wird noch mehr geschwächt. Die dünne Altershaut ist zudem viel durchlässiger für Fremdstoffe und Keime. So können Allergene und Bakterien in tiefere Schichten der Epidermis gelangen – möglicherweise mit fatalen Folgen.

Gesunde Pflege für die Altershaut

Die Profis aus der Altenpflege, die mit pflanzlichen Ölen und Fetten sowie mit ätherischen Ölen (niedrig dosiert) arbeiten dürfen, berichten mir immer wieder begeistert, wie dadurch die Altershaut gesünder, widerstandsfähiger und weicher wird. Sie wird robuster und gesünder, der Hydrolipidmantel und die Hornschichtbarriere werden gestärkt und das Hautimmunsystem wird widerstandsfähiger. Auch die Wundheilung und die Regenerationsprozesse werden gefördert, Infektionen und Entzündungen werden gemildert und pathogene Keime haben weniger Chancen, sich auf der Haut häuslich einzurichten.

Ein Zitat einer betagten Dame sagt alles: »Warum musste ich so alt werden, bis meine Haut so wunderbare Pflege erhalten durfte? Ich fühle mich wie neu geboren in meiner duftenden Haut!«

Auch für die Altershaut gibt es übrigens ausgezeichnete fertig gemischte Pflegeprodukte auf Bio-Basis.

Es ist nie zu spät für Naturprodukte! Haben Sie den Mut und vertrauen Sie der Natur. Pflanzliche Öle und Fette sind Spezialisten, um auch eine alte Haut wieder auf Vordermann zu bringen und in ihren Funktionen zu unterstützen. Es kostet nicht mehr, aber es zahlt sich aus. Pflanzenöle verhelfen der Haut zur Selbsthilfe. Sie wird gesünder und muss nicht ständig nachgecremt werden.

Die folgenden Rezepte gelten für 50 ml Pflanzenöl Ihrer Wahl.

Körperpflege für die Altershaut, stressreduzierend

- 7 – 9 Tr. einer der Grundmischungen »Entspannend« (Seite 286) oder »Ausgleichend« (Seite 287)

Körperpflege für die Altershaut, beruhigend

- 7 – 9 Tr. Lavendel

Körperpflege für die Altershaut, mobilisierend

- 9 – 11 Tr. Rosmarin Ct. Cineol

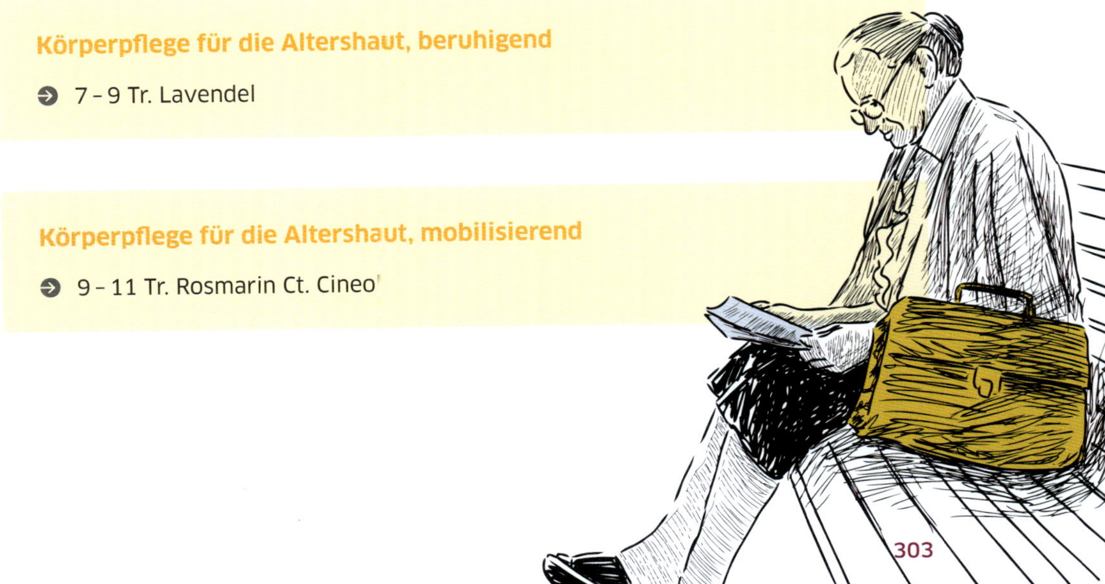

Biologische Reinigung der Altershaut

Die synthetischen Flüssigseifen, die in der Altenpflege verwendet werden, sind besonders schlecht für die dünne, empfindliche und trockene Altershaut. Sie schädigen die Barriere und trocknen die Haut noch stärker aus – mit all den negativen Folgen. In den Einrichtungen fehlt auch oft die Zeit, die Haut richtig abzuwaschen. Verbleibende Seifenreste schädigen dann die Barriere zusätzlich.

Überfettete Seifen sind hier wieder das Reinigungsmittel der Wahl. Oder probieren Sie es mit folgendem Rezept:

Zum Waschen der Altershaut

- 1 Spritzer Flüssigseife oder 1 Esslöffel Sahne
- 3 Tr. Palmarosa oder Lavendel oder Rosmarin oder Rosengeranie dazugeben

Gerade im Zusammenhang mit der Pflege der Altershaut möchte ich noch auf ein Thema eingehen, das mir mit seinen gesundheitlichen Auswirkungen ein spezieller Dorn im Auge ist:

O weh, o weh: WoW-Tücher

Um Zeit zu sparen, werden oft die sogenannten WoW-Tücher (»Waschen ohne Wasser«-Tücher) verwendet. Sie feiern zurzeit Siegeszüge in Altenheimen und Kliniken. Damit sind die anvertrauten Schützlinge ruck, zuck gewaschen, desinfiziert, parfümiert und »gepflegt«. Die feuchten Waschtücher oder -handschuhe enthalten aber eine Vielzahl an umstrittenen Inhaltsstoffen.

Ob das gesund ist? Ich denke nicht und rate daher nachdrücklich von der Verwendung der WoW-Tücher ab, denn auch aus ökologischer Sicht sind sie bloß Müll.

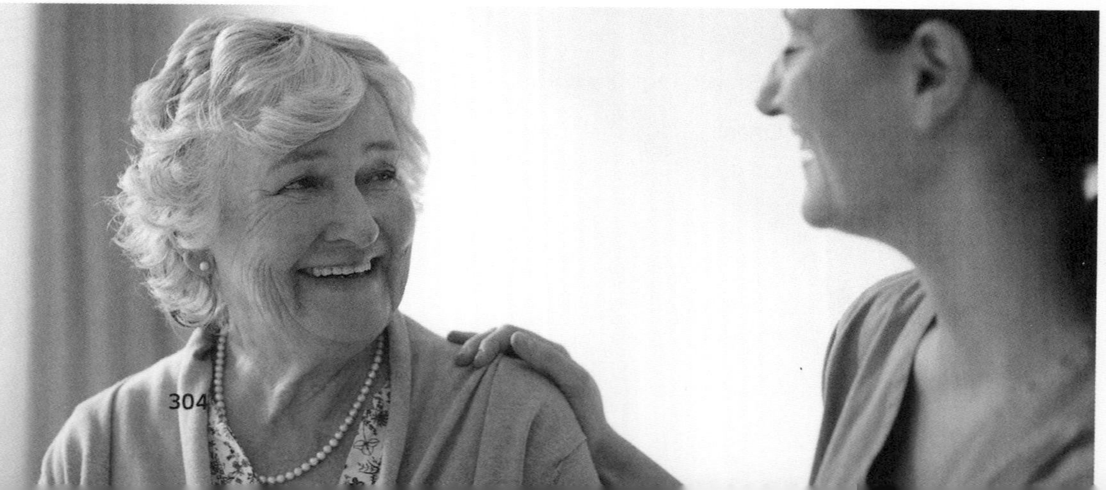

Gepflegt von Kopf bis Fuß – Spezielle Hautpflege für verschiedene Körperbereiche

Auf den folgenden Seiten finden Sie Anregungen für Pflegemittel, die aus wohlriechenden und funktionsunterstützenden Pflanzenrohstoffen bestehen. Ich arbeite mich von oben nach unten vor, Sie finden Rezepte für beanspruchte Kopfhaut, Lippen, Mund, Achselhöhlen, Hände, den Analbereich und die Füße.

Gepflegte Kopfhaut – gepflegtes Haar

Noch nie haben sich Menschen so oft die Haare gewaschen wie in der heutigen Zeit – unsere Haare sollen gesund, glänzend und weich aussehen. Doch unter dem häufigen Waschen, noch dazu mit den falschen Produkten, leiden nicht nur die Haare, sondern auch die Kopfhaut. Eine gesunde Kopfhaut aber ist das A und O für gesunde Haare.

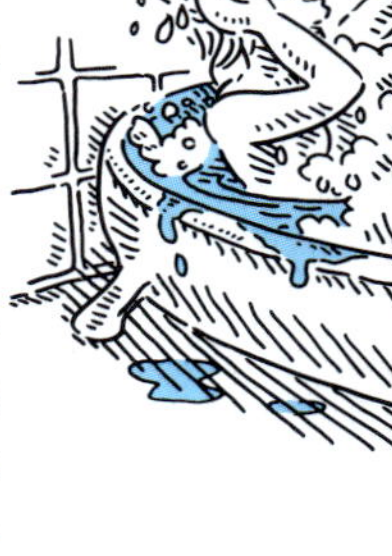

Die »Wunderwelt« der Haarpflegemittel

Die Zusammensetzungen und die Rezepturen von Haarwaschmitteln, Packungen, Haarspülungen, -festigern und -gelen sind eine erstaunliche Leistung des Produktdesigns und der Marketingabteilungen. Eine Wunderwelt der Chemie tut sich hier auf – ob sie gesund ist, muss jedoch bezweifelt werden. Beliebt sind beispielsweise Silikone (Silikonöle), die Sie an Endungen wie *-cone*, *-conole* oder *-oxane* erkennen können. Warum sind sie Bestandteil konventioneller Shampoos und Haarspülungen? Weil sie für »wunderbar« seidig glänzende Haare sorgen. Silikone umschließen die einzelnen Haare und glätten Haarschüppchen. Sie bilden einen wasserunlöslichen Film, der die Haare buchstäblich versiegelt. Doch das hat seine Schattenseiten: Mit der Zeit werden die Haare brüchiger, schwerer und »fettiger«, denn eine Silikonschicht legt sich über die nächste. Dieses Phänomen wird »Build-up« genannt, vielleicht haben Sie schon einmal davon gehört.

Aber das ist noch nicht alles. Kleine, fettlösliche Moleküle wie Duft-, Hilfs- und Farbstoffe sowie Tenside und Emulgatoren können über die Kopfhaut in den gesamten Körper gelangen.

Pflanzliche Haarwaschmittel für gesunde Haare

Wenn Sie sich entschließen, Ihre konventionellen Haarwaschmittel auf Naturprodukte umzustellen, sollten Sie auf einiges gefasst sein. Das Ergebnis ist nämlich zunächst meist ziemlich niederschmetternd: Die Haare sehen nach dem Waschen zuerst strubbelig, glanzlos und strähnig aus, denn nun wird erst einmal das ganze Elend der falschen Pflege sichtbar.

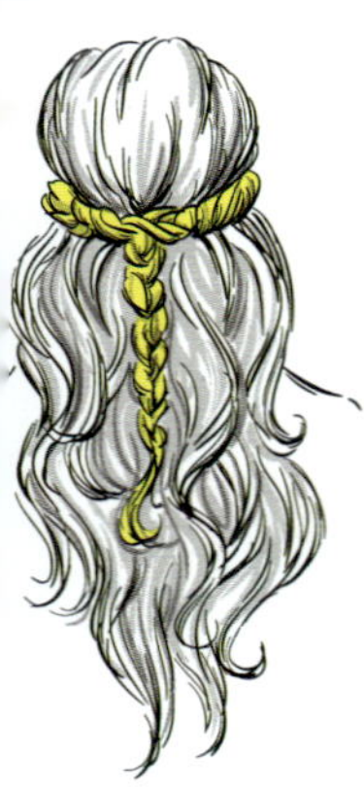

Der Umstellungsprozess kann lange dauern. Ich möchte Sie trotzdem ermutigen, die Umstellung zu wagen. Nicht nur, dass Ihre Kopfhaut und Ihre Haare schließlich wieder »aufatmen«, sondern auch die Umwelt freut sich, denn konventionelle Haarpflegeprodukte sind biologisch schwer abbaubar. Sie belasten nicht nur Ihren Organismus, sondern auch alle Gewässer, einschließlich des Grundwassers.

Mein Haarpflege- und Kopfhaut-Allrounder

Reiben Sie Ihre Kopfhaut abends leicht mit Kokosöl und ätherischen Ölen nach den unten genannten Rezepturen ein und lassen Sie sie über Nacht einwirken. Auch mit Kokosöl in den Haaren sehen Sie abends sozialverträglich aus, denn das Öl zieht wunderbar ein. Am nächsten Morgen waschen Sie sich gründlich die Haare, die es Ihnen mit einem schönen Glanz danken.

Diese Allrounder, eingemischt in 50 ml Kokosöl, einmal wöchentlich angewendet, hilft bei folgenden Problemen:

- Fettiges Haar normalisiert sich,
- trockene Haare glänzen wieder,
- juckende Kopfhaut beruhigt sich
- und Schuppen werden eliminiert.

Haarpflege für normale und empfindliche Kopfhaut

- 5 Tr. Lavendel
- 3 Tr. Rosengeranie oder Karottensamen
- 2 Tr. Atlaszeder

Normalisierende Haarpflege für fettige Kopfhaut

- 3 Tr. Lavendel oder Bergamotte
- 3 Tr. Rosmarin Ct. Verbenon
- 3 Tr. Palmarosa oder Ho-Blätter
- 1 Tr. Atlaszeder

Sie können für alle Haarrezepte auch die Grundmischungen von Seite 286 – 289 verwenden.

Individuelle biologische Naturshampoos mit ätherischen Ölen

Wenn Sie gern individuelles Haarshampoo herstellen möchten, dann kaufen Sie ein Bio-Neutralshampoo, das Sie mit ätherischen Ölen versetzen und sich so Ihre eigene Duftkomposition kreieren können. Ein solches Shampoo pflegt nicht nur die Kopfhaut und das Haar, sondern auch Ihre Psyche.

Mischen Sie die ätherischen Öle in 100 ml Neutralshampoo ein.

Aufgepepptes Neutralshampoo für jedes Haar

- 10 Tr. Lavendel
- 10 Tr. Rosmarin Ct. Verbenon

Aufgepepptes Neutralshampoo für normales und fettiges Haar

- 6 Tr. Lavendel oder Bergamotte oder Bergamottminze oder Petit-grain
- 6 Tr. Rosmarin Ct. Verbenon oder Myrte oder Eukalyptus
- 4 Tr. Lemongras oder Litsea oder Zitrone oder Grapefruit
- 4 Tr. Atlaszeder oder Sandelholz

Lippenpflege

Die Haut der Lippen ist sehr dünn, daher schimmern auch die roten Äderchen durch. Sie hat weder Talg- noch Schweißdrüsen, deshalb werden die Lippen schnell trocken und spröde. Bewährt haben sich Balsame mit Bienenwachs oder Sheabutter (siehe auch Seite 281). Wenn Sie dann noch immer trockene Lippen haben, dann könnte es sein, dass Sie sich unbewusst häufig die Lippen lecken. Das trocknet sie zusätzlich aus.

Die folgende Rezeptur eignet sich für 25 ml.

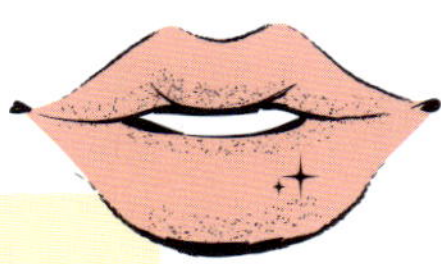

Lippenpflegecreme

- 3 – 5 g Bienenwachs, je nach gewünschter Konsistenz
- 20 g Sheabutter
- 1 Tr. Lavendel oder Neroli (10 %)
- 1 Tr. Palmarosa oder Karottensamen oder Rose (1 %)

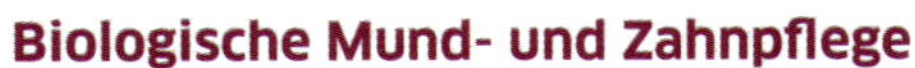

Biologische Mund- und Zahnpflege

Täglich putzen wir uns – meistens zweimal täglich – die Zähne. Da sollten wir schon wissen, mit welchen Mitteln der Mund gepflegt wird. Oft enthalten herkömmliche Zahnpasten Konservierungs-, Bleich- und Desinfektionsmittel, synthetische Duftstoffe oder aggressive Schaumbildner (PEGs) wie Laurethsulfat oder Natriumlaurylsulfat. Durch diese Mittel wird die Schleimhaut geschädigt, sodass krankmachende Keime aber auch so mancher Inhaltsstoff selbst schneller ins Blut gelangen können.
Die einfachste Variante ist: Sie reinigen sich die Zähne nur mit Kokosöl.

Es gibt inzwischen aber ausgezeichnete Bio-Zahnpasten mit natürlichen Inhaltsstoffen. Oder Sie machen sich Ihre Zahnpasta selbst.

Selbst gemachte Zahncreme

- 1 Teelöffel Xylit (schützt die Zähne und schmeckt süß)
- 2 Teelöffel Natron (für optimalen basischen pH-Wert im Mund)
- 5 Teelöffel Bio-Kokosöl (pflegt die Mundschleimhaut und die Mundkeime)
- evtl. 5 – 10 Tr. Sanddornfruchtfleischöl (wundheilend, entzündungshemmend)

Dazu geben Sie die folgenden ätherischen Öle:

- 2 Tr. Pfefferminze oder Nanaminze oder 1 Tr. Nelke
- 2 Tr. Niaouli oder Cajeput oder Myrte oder Rosmarin Ct. Cineol
- 1 Tr. Karottensamen oder Benzoe oder Lavendel

Alle Zutaten verrühren – und los geht es mit dem Putzen.

Ölziehen mit Pflanzenölen

Eine wichtige Säule für einen gepflegten Mundraum ist das Ölziehen mit oder ohne ätherische Öle. Es beugt entzündlichen Erkrankungen und Parodontose vor, stärkt das Zahnfleisch, reduziert krankmachende Keime, fördert den Speichelfluss und sorgt für eine gesunde Keimbesiedelung im Mund.

Nehmen Sie von der Mischung auf der nächsten Seite 1 Tee- oder Esslöffel voll (bei Kokosöl reicht ein halber bis 1 Teelöffel) für 5 – 15 Minuten in den Mund. Spülen Sie damit den Mund durch, indem Sie das Öl durch die Zähne »ziehen«, bevor Sie alles wieder ausspucken.

Ölziehen ohne ätherische Öle

- 100 ml Sonnenblumenöl oder Sesamöl oder Kokosöl

oder

- 50 ml Sonnenblumenöl
- 50 ml Kokosöl

Ölziehen mit ätherischen Ölen

- 3 Tr. Pfefferminze oder Nanaminze oder Rosmarin
- 5 Tr. Cajeput oder Ravintsara oder Myrte
- 1 Tr. Salbei oder Thymian Ct. Thymol
- 1 Tr. Karottensamen

in 100 ml Kokos- oder Sonnenblumenöl bzw. eine Mischung aus beiden (je 50 ml) geben.

Mundwasser für eine biologische Mundpflege

Konventionelle Mundwässer versprechen viel: Sie sollen für frischen Atem sorgen und für strahlend saubere Zähne. Um das zu erreichen, warten konventionelle Produkte mit einem Cocktail aus desinfizierenden Inhaltsstoffen auf. Wie schädlich diese für unser Immunsystem sind, wissen Sie bereits aus Kapitel 4.

Hydrolate mit Natron, Xylit und ätherischen Ölen sind die bessere Alternative. Eine solche biologische Mundspülung können Sie selbst herstellen.

Sie benötigen eine 100-ml-Flasche, in die Sie die Zutaten geben, mit einem Hydrolat auffüllen und gut verschütteln. Auch vor jeder Anwendung müssen Sie die Mischung schütteln.

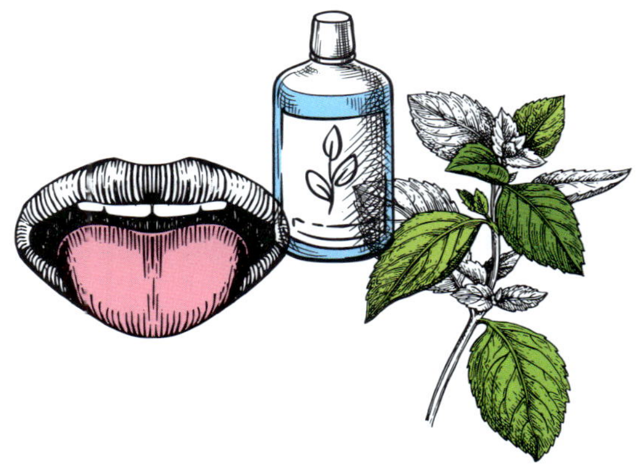

Mundwasser

- 20 Tr. (ca. 1 ml) Weingeist
- 1 Tr. Rosmarin Ct. Cineol oder Niaouli
- 1 Tr. Lavendel oder Bergamotteminze
- 1 Tr. Pfefferminze oder Nanaminze (sie ist mentholfrei)
- 1 Tr. Nelke oder Benzoe
- 5 g Natron (ca. 1 Teelöffel)
- 1 Teelöffel Xylit bei Bedarf

Sanfte Deos

Konventionelle Deos können die empfindliche Haut der Achselhöhlen ganz schön »stressen«, das hat sich längst herumgesprochen. Glücklicherweise werden heute gute Produkte im Naturkosmetiksegment angeboten. Sie können auch versuchen ein natürliches Deo selbst herzustellen – es wirkt nicht so lange wie die konventionellen, Sie müssen also vielleicht ab und zu »nachlegen«.

Einfaches Deo

- 2 Esslöffel Kokosöl
- 1 Esslöffel Reispuder
- 1 Esslöffel Natron

etwas erwärmen und alles gut zusammenrühren. Dazu geben Sie

- 5 Tr. Salbei
- 5 Tr. Lavendel oder Pfefferminze oder Rosengeranie

Nochmals verrühren und in ein Döschen füllen.

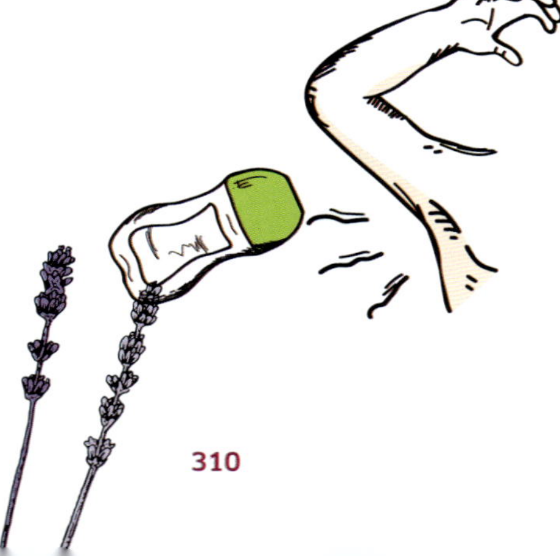

Deo mit Hydrolat

In eine 50-ml-Sprühflasche geben Sie

- 10 Tr. Salbei
- 10 Tr. Rosengeranie oder Palmarosa

Dazu 40 Tr. (2 ml) Weingeist geben und vermischen. Anschließend mit einem Hydrolat Ihrer Wahl auffüllen und gut schütteln, auch vor jedem Gebrauch.

Deo mit Reispuder

- 2 Tr. Lavendel oder Rosengeranie
- 3 Tr. Limette oder Litsea
- 3 Tr. Salbei

Die ätherischen Öle in 50 g Reispuder geben und alles vermischen.

Handpflege für beanspruchte Hände

Gut gepflegte und geschützte Hände sind besonders wichtig für Menschen, die beruflich viel Arbeit leisten müssen, bei der ihre Hände oft feucht, nass oder schmutzig sind, bzw. die ihre Hände oft waschen und desinfizieren müssen. Dadurch kommt es zu Störungen der Barriere und zu Fehlbesiedlungen der Epidermis. Es lohnt sich, mehrmals täglich, zumindest aber nach getaner Arbeit die Hände mit einem der Balsame (Zubereitung siehe Seite 281) oder einfach mit Kokosöl einzureiben. Wenn Sie möchten, können Sie den Schutzbalsam aber auch mit ätherischen Ölen anreichern.

Die ätherischen Öle werden 50 ml Balsamgrundlage (siehe Seite 281) zugemischt.

Schutzbalsam mit ätherischen Ölen

- 2 Tr. Lavendel
- 2 Tr. Karottensamen oder Atlaszeder
- 2 Tr. Rosengeranie oder Palmarosa

Tipp: *Bei sehr pflegebedürftigen Händen reiben Sie abends Ihre Hände dick mit dem Balsam ein. Baumwollhandschuhe überziehen und über Nacht wirken lassen.*

Gepflegte Analregion

Die zarte und empfindliche Haut rund um die Analregion mag nicht ständig geschrubbt und desinfiziert werden. Verwenden Sie deshalb keine Produkte auf Mineralölbasis und keine waschaktiven Substanzen, und vermeiden Sie vor allem unbedingt Feuchttücher. Sie sind getränkt mit vielen Chemikalien wie synthetischen Duft- und Konservierungsstoffen, PEGs und Tensiden und anderen problematischen Stoffen. Sie machen die empfindliche Haut noch empfindlicher, sie wird durchlässiger für Fremdstoffe und es kann vermehrt zu Hautreizungen, Juckreiz, entzündlichen Analekzemen oder Kontaktallergien kommen. Außerdem sind die Vliesstoffe eine extreme Belastung für die Umwelt.

Ätherische Öle, niedrig dosiert in 50 ml Pflanzenöl Ihrer Wahl oder einem der Balsame von Seite 281, sind starke Helfer, um die Analregion zu schützen und gesund zu erhalten.

Pflege der Analregion

- 2 Tr. Lavendel oder Pfefferminze
- 2 Tr. Rosengeranie oder Ho-Blätter oder Palmarosa
- evtl. 1 Tr. Karottensamen oder Atlaszeder

Fußpflege

Unsere Füße sind Schwerstarbeiter und sollten besonders gut behandelt werden, damit sie uns lange durchs Leben tragen können. Pflanzenöle und -fette sowie Balsame wirken nicht nur hervorragend hautpflegend, sondern auch antimikrobiell, antimykotisch (also gegen Fußpilz), entzündungshemmend und wundheilungsfördernd. Und sie regulieren den Verhornungsprozess.

Die folgenden Rezepturen in 50 ml Kokosöl oder einem der Balsame von Seite 281 ziehen schnell ein und kleben nicht.

Fußbalsam zum Wohlfühlen

- 10 Tr. aus einer der Grundmischungen »Entspannend« (Seite 286), »Ausgleichend« (Seite 287) oder »Sich geborgen fühlen« (Seite 288/289).

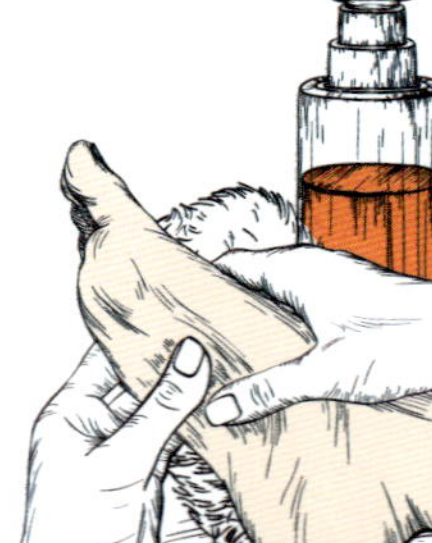

Fußbalsam für frische und fitte Füße

- 4 Tr. Pfefferminzöl oder Rosmarin Ct. Cineol oder Salbei
- 3 Tr. Palmarosa oder Ho-Blätter oder Rosengeranie
- 3 Tr. Litsea oder Lemongras oder Grapefruit oder ein anderes Zitrusöl

Fußbalsam bei trockener und rissiger Haut

- 4 Tr. Pfefferminzöl oder Rosmarin Ct. Verbenon oder Salbei
- 3 Tr. Palmarosa oder Ho-Blätter oder Rosengeranie
- 3 Tr. Litsea oder Lemongras oder Grapefruit oder ein anderes Zitrusöl

Verschiedene Hautprobleme gut versorgt

Aromamischungen haben sich nicht nur für die Pflege der gesunden Haut bewährt, sondern auch als begleitende Anwendung bei vielen kleineren Hautprobleme, denn Pflanzenölmischungen mit ätherischen Ölen lindern Entzündungen, fördern eine gute Wundheilung sowie die Vernarbung, fördern die gesunde Besiedelung der Haut, stärken das Hautimmunsystem und die Hornschicht und wirken antimikrobiell.

Gereizte, entzündliche Haut

Die gereizte, entzündliche Haut ist oft trocken, rötlich, hochempfindlich und warm. Häufig neigt sie zu Brennen und Juckreiz. Die Ursachen können beispielsweise falsche oder übertriebene Hygiene, eine gestörte Hornschicht oder bakterielle Fehlbesiedelung sein. Kratzen verschlimmert die Situation, denn es führt zu Schädigungen und Re-Infektionen.

Soforthilfe: Besprühen Sie die betroffenen Hautstellen mit Hydrolaten wie Rosen-, Lavendel-, Melissen- oder Nerolihydrolat.

Für die ergänzende Hautpflege können Sie die folgenden ätherischen Öle mit 30 ml Mandelöl und 20 ml Hagebuttensamen- oder Borretschsamenöl mischen.

Hautpflegeöl für gereizte, entzündliche Haut

- 4 Tr. Lavendel
- 3 Tr. Rosengeranie
- 3 Tr. Niaouli oder Benzoe
- 2 Tr. Karottensamen

Neurodermitis

Neurodermitis ist gekennzeichnet durch sehr trockene Haut, da die Hornschicht anlagebedingt nicht intakt ist. Es kommt daher vermehrt zu bakterieller Fehlbesiedelung und zu Juckreiz. Außerdem besteht eine anlagebedingte Überempfindlichkeit von Haut und Schleimhaut gegenüber Umwelteinflüssen sowie eine gesteigerte Neigung zur Bildung von Immunglobulin-E (IgE)-Antikörpern, sodass schneller Allergien entwickelt werden. Die zelluläre Immunität ist herabgesetzt und es kann vermehrt zu viralen und bakteriellen Infektionen kommen.

Bei Stress verschlechtert sich der Hautzustand, und der Juckreiz verstärkt sich. Ein wahrer Teufelskreis!

Für kleine und große Kinder und ihre Eltern ist Neurodermitis besonders qualvoll. Schon früh zeigt sich, ob eine Veranlagung dafür vorliegt; 10 – 20 % der Menschen neigen dazu. Die Haut der Händchen ist trocken und sieht etwas schrumpelig aus, auch in den Armbeugen und Kniegelenken ist die Haut sehr trocken.

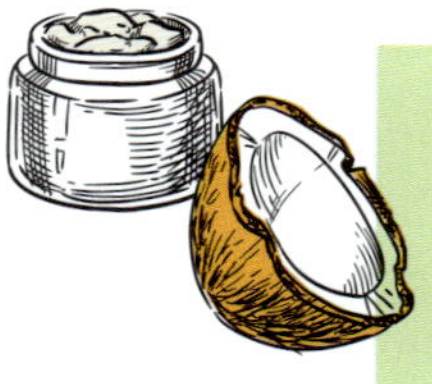

Bei einer leichten Neurodermitis hilft Kokosöl bzw. -fett besonders gut. Täglich damit eingerieben, wird die Haut langfristig robuster und damit auch weniger anfällig gegen Allergene, da die Hornschichtbarriere gepflegt wird. Es kommt dann weniger leicht zu einer Fehlbesiedelung der Haut mit krankmachenden Keimen.

Hautpflege mit Pflanzenölen – bei Neurodermitis besonders wichtig

Eine ständige Pflege mit pflanzlichen, nativen Ölen und Fetten ist optimal, denn die Öle sorgen für einen abwehrstarken Hydrolipidmantel, ein gesundes Hautmikrobiom sowie für eine intakte Hornschichtbarriere, sodass der Feuchtigkeitsverlust verringert wird. Krankmachende Keime und Fremdstoffe gelangen nicht in tiefere Hautschichten, während hochungesättigte Fettsäuren Entzündungen und Juckreiz lindern.

Das klingt theoretisch gut, aber praktisch ist es oft nicht durchführbar, da die Pflanzenöle zu Beginn einer Umstellung oft einen starken Juckreiz hervorrufen können. Wenn lange Zeit konventionelle Kosmetikprodukte verwendet wurden, kann die Umstellungsphase sehr unangenehm sein und lange andauern (siehe auch Seite 297). Wenn aber die Umstellung bei einer leichteren Neurodermitis in einer schubfreien Zeit geklappt hat, so höre ich immer wieder von Betroffenen: »Ich fühle mich endlich wohl in meiner Haut!«

Verwenden Sie nach einer Umstellungsphase zuerst nur Pflanzenöle und -fette, ohne Beimischung von ätherischen Ölen. Später können Sie – niedrig dosiert – besonders hautfreundliche ätherische Öle verwenden, z. B. Sandelholz, Karottensamen, Neroli, Rose, Rosengeranie, Atlaszeder, Ho-Blätter oder Lavendel.

Tragen Sie die Hautpflegeöle immer auf die mit Hydrolat befeuchtete Haut auf, am besten täglich.

Bedenken Sie aber auch, dass die neurodermitische Haut auch auf selbst gemachte Pflegeprodukte heftig reagieren kann. Daher ist es sicher ratsam, auf fertige Aroma-Apothekenkosmetik zurückzugreifen, die sich seit vielen Jahren bewährt hat. Vielleicht aber haben Sie sogar eine ärztliche Praxis gefunden, wo Ihnen eine individuelle Aromamischung auf Rezept erstellt wird.

Erste Hilfe bei Juckreiz: Hydrolate

Hier sind Hydrolate in bester, mikrobiologisch geprüfter Qualität immer hilfreich: Sprühen Sie die betroffenen Stellen kurz ein. Am besten haben Sie immer eine kleine Sprühflasche mit einem Lavendel-, Melissen-, Rosen- oder Nerolihydrolat parat.

Pflegeöl bei Neurodermitis ohne ätherische Öle

- 30 ml Jojobawachs
- 20 ml Hanföl

Pflegebalsam bei Neurodermitis ohne ätherische Öle

- 20 ml Jojobawachs
- 20 ml Kokosöl nativ oder gedämpft
- 10 ml Hanföl
- 5 g Bienenwachs

Alle Zutaten im Wasserbad langsam auf 61 °C erwärmen und verrühren.

Pflegeöl/-balsam bei Neurodermitis mit ätherischen Ölen

- 1 Tr. Karottensamen oder Sandelholz oder Atlaszeder
- 1 Tr. Cistrose
- 1 Tr. Neroli (10 %) oder Rose (10 %)

in 50 ml Hautöl oder Balsam (Zubereitung siehe Seite 281) geben.

Intertrigo (Wundreiben)

Intertrigo, auch »Hautwolf« genannt, ist eine entzündliche Hauterkrankung. Sie entsteht in Hautfalten, wenn Haut auf Haut liegt, wie beispielsweise zwischen Bauchfalten oder bei Frauen unter den Brüsten. Durch das feucht-warme Klima wird die Hautbarriere geschädigt, es kommt zu Infektionen mit Bakterien und oft zu einer Sekundärinfektion mit Pilzen. Vorbeugend sollten die Hautfalten trocken gehalten werden.

Reispuder eignet sich hier ausgezeichnet für die Pflege. Auch die Kombination aus Reispuder mit ätherischen Ölen hat sich bewährt. Sie reduziert sowohl eine bakterielle Fehlbesiedelung als auch Entzündungen.

Mit folgender Mischung können Sie die betroffenen Hautstellen nach Bedarf einpudern.

Reispuder-Mischung

- 50 g Reispuder

in ein leeres Streuglas oder eine leere Puderdose füllen. Darauf geben Sie

- 3 Tr. Palmarosa
- 3 Tr. Rosengeranie
- 4 Tr. Lavendel

Alles verschütteln.

Ein Frauenproblem: Schwitzen unter und zwischen den Brüsten

Wenn Sie zu stärkerem Schwitzen neigen, ist es ganz egal, ob Sie kleine oder große Brüste haben. Wenn Haut auf Haut liegt, führt das feucht-warme Klima unter der Brust oft zu einer gestörten Hautbarriere und der betroffene Bereich und ist anfälliger für Hautreizungen und Pilzinfektionen. Es kann dann zu Entzündungen und Juckreiz kommen. Am besten ist, Sie pflegen die Bereiche gut, bevor es soweit kommt.

Optimal ist eine Reinigung mit überfetteter Pflanzenseife (siehe Seite 301). Pudern Sie die Haut nach gründlichem Abtrocknen mit Reispuder (mit oder ohne ätherische Öle) ein. Statt Reispuder können Sie auch einen talkumfreien Babypuder verwenden.

Die folgende Mischung in 50 ml Kokosöl können Sie täglich verwenden. Sie wirkt antimykotisch, entzündungshemmend und milieuverbessernd.

Hautpflegeöl für die Brust

- 3 Tr. Lavendel
- 3 Tr. Rosengeranie
- 2 Tr. Palmarosa

Manchmal sind auch Textilien oder die Gummibänder des Büstenhalters die Ursache. Mal so von Frau zu Frau: Es geht zur Not auch ohne.

Entzündliche Analregion oder Analekzem

Bei der Reinigung der Analregion kann viel falsch laufen, denn Feuchttücher, feuchtes Toilettenpapier oder konventionelle Waschlotionen mit ihren vielen Chemikalien sind fatal für die empfindliche Analhaut mit ihren physiologischen Keimen. Zwischen die Analfalten kommt wenig Luft, sodass Feuchtigkeit (auch Wasser), Tenside und Konservierungsstoffe bakterielle Fehlbesiedlungen fördern. Das begünstigt wiederum Infektionen, Hautreizungen, Pilzinfektionen und quälenden Juckreiz. Schrubben und desinfizieren ist also keine gute Idee.

Eine gute Lösung sind Pflanzenöle wie beispielsweise High-Oleic-Sonnenblumenöl, Kokosöl oder Johanniskrautöl. Geben Sie davon etwas auf ein Stück Toilettenpapier und reinigen Sie die Analregion damit behutsam. Durch den Fettanteil werden Stuhlreste gelöst und die Pflanzenöle bilden einen schützenden und pflegenden Fettfilm auf der Hautoberfläche. Kokosöl hat zusätzlich einen kühlenden und juckreizlindernden Effekt.

Wenn Sie möchten, können Sie 50 ml eines solchen Reinigungsöls auch mit ätherischen Ölen anreichern:

Reinigungsöl für die Analregion mit ätherischen Ölen

- 2 Tr. Rosengeranie oder Palmarosa oder Ho-Blätter
- 2 Tr. Lavendel oder Atlaszeder

Analrhagaden

Bei Analrhagaden (oft fälschlich als Analfissuren bezeichnet) handelt es sich um kleine schmerzhafte Einrisse von Afterkranz und Schleimhaut. Ursache ist oft ein harter Stuhl. Reinigen Sie vorsichtig die Analhaut nach jedem Stuhlgang mit den oben beschriebenen Pflanzenölen bzw. -mischungen. Bis zum Abheilen können Sie zusätzlich die betroffene Stelle zwei- bis dreimal täglich mit der untenstehenden Mischung betupfen:

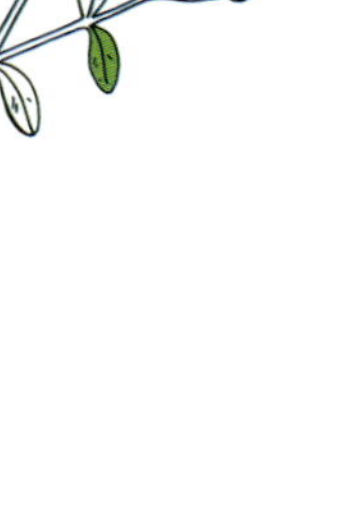

Geben Sie die ätherischen Öle in 50 ml Calophyllumöl oder Johanniskrautöl.

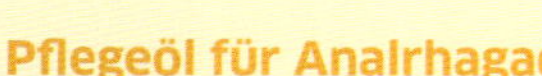

Pflegeöl für Analrhagaden

- 1 Tr. Niaouli
- 2 Tr. Lavendel
- 1 Tr. Pfefferminze oder Karottensamen

Hämorrhoiden

Hämorrhoiden sind knotenförmige Erweiterungen der Venen am After, die juckende, krampfartige Schmerzen verursachen können. Die Ursachen sollten Sie in jedem Fall medizinisch abklären lassen.

Zur Linderung der Beschwerden können Sie ein entkrampfendes, schmerz- und juckreizstillendes Öl selbst herstellen. Calophyllumöl ist ein Spezialist gegen Hämorrhoiden. Der krautig-maggiartige Geruch ist nicht bei allen beliebt; dann können Sie es auch mit Johanniskraut (1:1) oder Kokosöl (1:1) mischen.

Der After wird täglich nach dem Stuhlgang mit einem Pflanzenöl wie High-Oleic-Sonnenblumenöl oder Kokosöl behutsam gereinigt und anschließend mit dem Pflegeöl für Analrhagaden eingerieben.

Sie können aber auch in Apotheken nachfragen, dort erhalten Sie auch gute Balsame die Hamamelishydrolat und ätherisches Myrtenöl enthalten. Therapeutinnen/Therapeuten können auch individuelle Aromarezepturen verordnen.

Narbenpflege

Ätherische Öle mit Hagebuttensamenöl oder Johanniskrautöl als Trägeröl fördern eine gute Vernarbung. Frische und alte Narben sollten dreimal täglich leicht mit einem der nachfolgenden Pflegeöle einmassiert werden. Auch alte Narben werden mit der Narbenpflege wieder weicher und elastischer.

Bei den folgenden Rezepturen sind Mischungen in 30 ml Pflanzenöl oder Balsam völlig ausreichend.

Narbenpflegeöl

- 3 Tr. Rosengeranie
- 4 Tr. Lavendel oder Nanaminze
- 1 Tr. Karottensamen

Narbenpflegebalsam

- 10 ml Jojobawachs
- 10 ml Hagebuttensamenöl
- 5 ml Hanföl
- 5 g Bienenwachs

Hautschäden nach Bestrahlungstherapie

Bei einer Krebstherapie ist die Strahlentherapie eine wichtige Behandlungsform. Aber es kommt dabei leider häufiger zu Nebenwirkungen wie Strahlenschäden der Haut. Bei der Nachsorge der belasteten Haut haben sich ätherische Öle wie Lavendel, Niaouli, Rose oder Rosengeranie bewährt. Als Trägeröle sind Mandel-, Johanniskraut-, Wildrosen- und Sanddornfruchtfleischöl oder Calophyllumöl geeignet.

Nach einer Strahlenbehandlung sollten Sie mit der folgenden Mischung die betroffenen Stellen zweimal täglich leicht und behutsam einreiben. Ärztinnen und Ärzte bestätigen mittlerweile die zellregenerierenden, wundheilungsfördernden und hautpflegenden Eigenschaften, denn sie sind beeindruckend.

Nachsorge bei strahlengeschädigter Haut

- 11 Tr. Lavendel
- 7 Tr. Niaouli
- 5 Tr. Karottensamen

in eine Mischung aus 35 ml Johanniskrautöl, 10 ml Wildrosen- oder Calophyllumöl sowie 20 Tr. Sanddornfruchtfleischöl geben.

Schleimhautschäden nach Chemotherapie

Eine typische Nebenwirkung der Chemotherapie sind sehr schmerzhafte Entzündungen und Ulzerationen (Geschwüre) der Mundschleimhaut. Daher besteht eine erhöhte Gefahr für Infektionen mit Viren, Bakterien und Pilzen.

Hier hat sich Sanddornfruchtfleischöl durch seine antibakterielle, antioxidative, granulationsfördernde sowie schmerz- und reizlindernde Wirkung bewährt. Bei Beschwerden spülen oder betupfen Sie die Mundschleimhaut drei- bis fünfmal täglich mit 5 – 10 Tropfen Sanddornfruchtfleischöl. Etwa 5 – 10 Minuten im Mund lassen und dann ausspucken. Bei starken Schmerzen erhöhen Sie die Dosis auf einen halben Teelöffel.

Lippen- oder Fieberbläschen (Herpes labialis)

Lippenherpes ist eine ansteckende Virusinfektion. Die Erstinfektion erfolgt meist unbemerkt bei der Geburt oder in der Kindheit und die Viren können jederzeit aktiv werden, zum Beispiel bei Infekten, UV-Strahlen oder Stress.

Bewährt haben sich hier ätherische Öle wie Manuka, Cajeput, Salbei und Melisse, außerdem Pfefferminze, Teebaum, Rosengeranie, Ravintsara und Lavendel. Diese Öle helfen bei viralen, schmerzenden Erkrankungen, ihre Wirkung wird hier als immunmodulierend bezeichnet. Viele Erfahrungsberichte erzählen von einer guten Unterstützung der Wundheilung. Als Trägeröle haben sich Calophyllum-, Johanniskraut- und Sanddornöl oder Sheabutter bewährt.

Geben Sie in 30 ml:

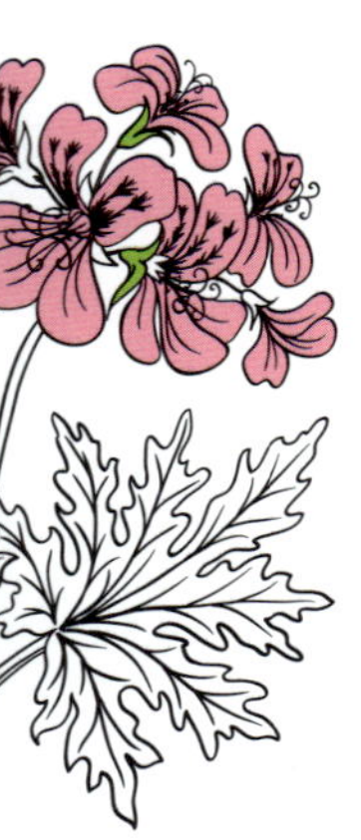

Lippenpflege bei Lippenbläschen (Herpes)

- 2 Tr. Rosengeranie
- 2 Tr. Lavendel
- 1 Tr. Salbei oder Ravintsara

oder

- 2 Tr. Manuka oder 1 Tr. Melisse
- 3 Tr. Pfefferminze oder Rosengeranie

Fußpilz

Fußpilz ist weit verbreitet und geht oft mit einem geschwächten Immunsystem einher. Hier hat sich Kokosöl bewährt, da es schnell einzieht sowie antimikrobiell und antimykotisch wirkt. Wenn Sie oft zu Fußpilz neigen, dann sollten Sie eine Vorratsmischung herstellen, um schnell etwas zur Hand zu haben, das Sie nach Bedarf einsetzen können.

Grundmischung Anti-Fußpilz-Öl

- 30 Tr. Rosengeranie
- 30 Tr. Palmarosa
- 30 Tr. Lavendel
- evtl. 10 Tr. Manuka oder Teebaum

Als Akutbehandlung bei Fußpilz ungefähr eine Woche lang mit einem Wattestäbchen etwas von der obigen Grundmischung nehmen und zwei- bis dreimal täglich unverdünnt auf die betroffenen Stellen tupfen. Anschließend 50 Tropfen davon in 50 ml Kokosöl oder Johanniskrautöl geben und damit 2 – 3 Wochen lang morgens und abends weiterbehandeln.

Anschließend mit einem der untenstehenden Fußpflegeöle einreiben.

Für 50 ml benötigen Sie:

Fußpflegeöl

- 20 Tr. aus der Grundmischung »Anti-Fußpilz-Öl« (siehe oben)

oder

- 10 Tr. Lavendel
- 5 Tr. Palmarosa oder Rosengeranie
- 5 Tr. Teebaum

Pilzinfektionen am Körper

Pilzinfektionen kommen immer häufiger vor, insbesondere in der Leistengegend, im Brustbereich sowie im Anal- oder Vaginalbereich.

Ätherische Öle wie Palmarosa, Rosengeranie, Lavendel und Manuka eignen sich gut, da sie antimykotische und entzündungshemmende Eigenschaften besitzen und zudem sehr hautpflegend sind. Als Trägeröle eignen sich Kokos- und Johanniskrautöl.

Mit dieser Rezeptur für 50 ml Pflanzenöl können Sie die befallenen Haustellen morgens und abends behandeln:

Pflegeöl bei Hautpilz

- 4 Tr. Palmarosa
- 3 Tr. Rosengeranie
- 3 Tr. Teebaum oder Manuka

Diabetischer Fuß

Bei Diabetes ist die Haut der Füße besonders empfindlich, extrem trocken, spröde, rissig und schlecht durchblutet. Dazu kommt ein gestörter Hydrolipidmantel mit pathogenen Keimen und Pilzen. Da die Haut schlecht heilt, können schon kleinste Verletzungen zu schweren Infektionen und chronischen Wunden führen.

Pflanzenöle und -fette sowie ätherische Öle sind hier als begleitende Maßnahme besonders hilfreich, denn sie sorgen für eine gesundes Hautklima, reparieren die Hornschicht, fördern die Wundheilung und wirken entzündungshemmend und stark antiinfektiös. Bewährt haben sich Pflanzenöle wie Kokosöl und Johanniskrautöl, aber Sie können auch andere Öle verwenden. Ebenso hilfreich sind die Schutzbalsame (siehe Seite 281).

Optimal sind Pflanzenölmischungen mit ätherischen Ölen. Hier haben sich Palmarosa, Rose, Rosengeranie, Lavendel, Rosmarin oder Niaouli besonders bewährt. Vielleicht finden Sie auch ein Fertigprodukt, in dem diese ätherischen Öle eingearbeitet sind, wenn Sie keinen Vorrat an ätherischen Ölen besitzen und sich auch keinen anlegen möchten.

Besonders wichtig ist in erster Linie die tägliche Pflege des Fußes (morgens und abends). Die ätherischen Öle in 50 ml Johanniskrautöl oder einen Balsam geben:

Fußpflegeöl oder -balsam mit ätherischen Ölen

- 4 Tr. Rosmarin Ct. Cineol oder Ct. Borneon (Campher) oder Niaouli
- 3 Tr. Palmarosa
- 3 Tr. Lavendel
- 2 Tr. Rosengeranie

Kleine Wunden, Verbrennungen und Sportverletzungen behandeln

Aromamischungen mit Pflanzenölen haben sich als begleitende Anwendungen bei kleineren Verletzungen sehr gut bewährt. Sie lindern Entzündungen und Schmerzen, fördern die Wundheilung. Verschiedene Öle haben – einzeln oder in Kombination – ihre antibakteriellen, antimykotischen und antiviralen Eigenschaften bereits unter Beweis gestellt. Sie haben außerdem modulierenden Einfluss auf das Immunsystem, aktivieren die Selbstheilungskräfte und unterstützen medizinische Maßnahmen. Stimmen die Rezepturen und werden die Produkte hygienisch und fachgerecht hergestellt, dann zeigen sie meist eine gute Wirksamkeit.

Leichtere, kleinflächige Wunden, Abschürfungen, Verbrennungen, Prellungen und Quetschungen können Sie selbst gut versorgen, denn Ihre Haut dankt es Ihnen, wenn sie bei Blessuren mit heilenden Fettsäuren und guten ätherischen Ölen versorgt wird. Egal ob Kinder oder Erwachsene, Lavendelöl ist einzigartig mit seinen schmerzstillenden, entzündungshemmenden, desinfizierenden und wundheilungsfördernden Eigenschaften. Bei Verbrennungen wird eine Blasenbildung meist verhindert, vorausgesetzt Sie handeln sehr schnell, und die Vernarbung ist oft beeindruckend gut.

Um Sportverletzungen vorzubeugen, ist es immer wichtig, die Muskulatur vor dem Sport aufzuwärmen. Das gelingt gut mithilfe einer der Grundmischungen »Belebend« (siehe Seite 287/288). Bitte verwenden Sie aber kein Zitrusöl, wenn Sie sich draußen sportlich betätigen – wie Sie wissen, müssen Sie mit Zitrusölen auf der Haut die Sonne meiden.

Aromamischungen ersetzen nicht die ärztliche Behandlung

Diese Tipps ersetzen nicht den Besuch in der ärztlichen Praxis und auch keine Medikamente! Bei unklaren Beschwerden sollten Sie immer ärztlichen Rat einholen oder die entsprechenden Fachleute aufsuchen.

Diese Personen können Ihnen natürlich auch eine individuelle Aromarezeptur verordnen, die eine kompetente Apotheke für Sie anmischt.

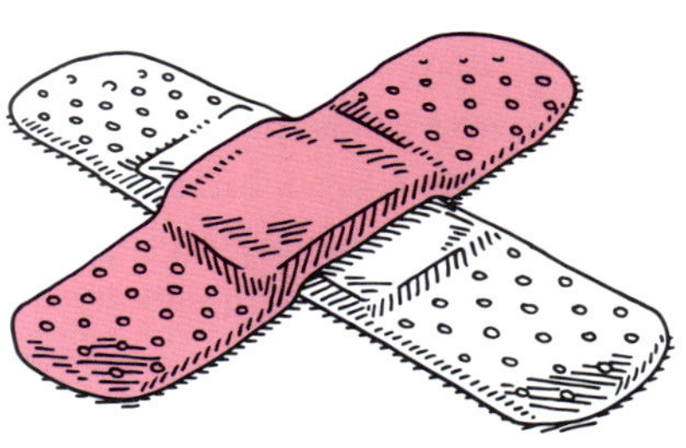

Erstversorgung von kleineren Blessuren

Tropfen Sie mehrmals täglich 2 – 3 Tropfen unverdünntes Lavendelöl oder mehrere Tropfen einer 10-prozentigen Verdünnung auf das Hautreal. Auf eine frische Wunde können Sie ausnahmsweise frisches pures Lavendelöl geben. Es gibt auch großartige Fertigmischungen aus Lavendel, Teebaum, Rose und Manuka. Optimal sind Hautsprays auf der Basis von Immortellen-, Rosen- und Teebaumhydrolat. Diese sind leicht kühlend, haben zusätzlich einen reinigenden Effekt und die zugesetzten ätherischen Öle unterstützen die Wundheilung.

In der Regel ist die Haut nach ein zwei Tagen reizlos, eine Wunde verschorft und eine Prellung wieder vergessen. Bei älteren Menschen dauert dieser Prozess oft länger.

Nehmen Sie zum Sport, auf Ausflüge und Wanderungen immer Ihr aromatisches Erste-Hilfe-Set mit!

Mit Einreibungen bei Schnupfen, Husten & Co. unterstützen

Die Themen Schnupfen, grippaler Infekt, Ohrenschmerzen etc. hier im Detail abzuhandeln, sprengt den Rahmen meines Buches.

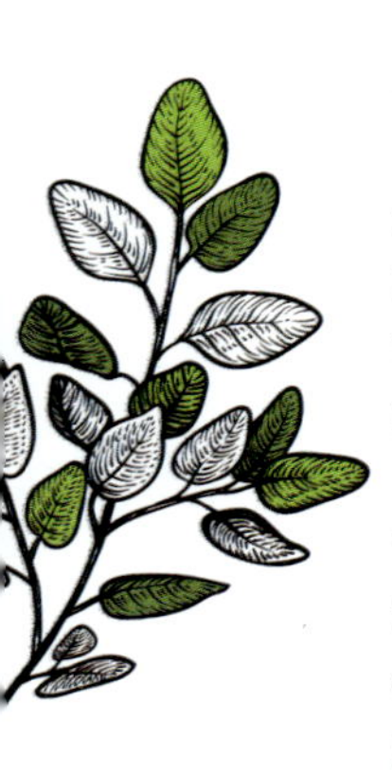

Dennoch möchte ich darauf hinweisen, dass Raumbeduftung, vor allem aber Einreibungen einen sich anbahnenden grippalen Infekt gut abhalten können. Hat uns die Erkältung dennoch erwischt, sind sie hilfreiche Begleiter: Nichts geht über eine wohltuende, duftende Brusteinreibung oder ein stärkendes Vollbad, wenn uns eine Horde fieser Viren attackiert.

Viele ätherische Öle bringen bei Erkältungen und grippalen Infekten das Immunsystem – und die Seele – wieder auf Trab. Ätherische Öle, die einen höheren Gehalt an Cineol haben (wie etwa Eukalyptus) sowie Öle mit einem höheren Gehalt an Monoterpenen (wie die Nadelholz-Öle) haben sich durch ihre antiviralen, antibakteriellen, entzündungshemmenden, auswurffördernden und schleimlösenden Eigenschaften bei Erkältungskrankheiten und Atemwegserkrankungen besonders bewährt. Sie können außerdem den Selbstreinigungsmechanismus der Bronchien steigern. Cineolhaltige Öle wie Eukalyptus und Co. lindern beispielsweise Symptome einer akuten und chronischen Bronchitis und eine Verschlechterung einer chronischen Bronchitis wird deutlich reduziert. Außerdem sind sie sehr hautverträglich. Zusätzlich sind die monoterpenhaltigen Nadelholz-Öle äußerst wirksam als Raumbeduftung.

Ob als Einreibung oder als Raumduft, ätherische Öle tun gut in Erkältungszeiten:

- *Wichtige cineolhaltige Öle sind Cajeput, Eukalyptus, Myrte, Ravintsara und Rosmarin Ct. Cineol.*
- *Wichtige monoterpenhaltige Öle sind Angelika, Edeltanne sibirisch, Latschenkiefer, Weißtanne und Zirbelkiefer.*
- *Besonders wirksam ist das kraftvolle Thymianöl (siehe Kapitel 8, Seite 183).*
- *Benzoe zählt ebenfalls zu den Klassikern; mit seinem angenehmen, »kuscheligen« Duft eignet es sich auch als Prophylaxe-Öl.*

Auch hier gilt mein Rat: Wenden Sie sich vertrauensvoll an eine Apotheke, die die beliebten Aromabalsame und Massageöle der Bahnhof-Apotheke Kempten mit Thymian, Myrte und Benzoe vorrätig hält. Auch andere Anbieter haben geeignete Mischungen in ihrem Angebot. Wenn Sie selbst krank sind, greifen Sie sicher gerne auf Fertigprodukte zurück, denn dann ist es ohnehin besser das Bett zu hüten als in der Küche zu rühren. Sind Ihre Kinder erkältet, empfehle ich Ihnen unbedingt, solche Fertigprodukte zu verwenden. Auch deshalb, weil die Kinderhaut besonders empfindlich ist.

Pflegemischungen zur Vorbeugung von Erkältungen

Ein Brustpflege-Öl rechtzeitig ganz zu Beginn einer Erkältung erleichtert das Durchatmen und tut auch bei Husten und Bronchitis gut. Reiben Sie sich die Brust mit einem Balsam oder ein Aromaöl zwei- bis dreimal täglich ein. Der Rücken sollte, wenn möglich, ebenfalls eingerieben werden.

Wer ständig zu Husten und Bronchitis neigt, sollte täglich ein angenehm riechendes Brustpflege-Öl zur Prophylaxe verwenden.

Geben Sie die ätherischen Öle in eine 50-ml-Flasche mit Pflanzenöl, für Kinder nur die Hälfte der Tropfenanzahl:

Erkältungs-Prophylaxe

- 5 Tr. Cajeput oder ein anderes cineolhaltiges Öl (siehe oben)
- 2 Tr. Edeltanne sibirisch oder ein anderes Nadelholz-Öl (siehe oben)
- 1 Tr. Benzoe
- 1 Tr. Angelika
- 1 Tr. Atlaszeder

Brust- und Rückenmischung

- 10 Tr. Eukalyptus
- 10 Tr. Zirbelkiefer
- 10 Tr. Atlaszeder

Begleitende natürliche Hautpflege bei Schmerzen

Schmerzen können unterschiedliche Ursachen haben. Auch hier können ätherische Öle hilfreich sein und sanfte Linderung verschaffen. Lassen Sie Schmerzbeschwerden im Zweifelsfall aber immer ärztlich abklären.

Auch wenn die Wirkung von Einzelölen (oder ihres Duftes) in einzelnen In-vitro- und In-vivo-Studien belegt werden konnte, die schmerzlindernde Wirksamkeit der ätherischen Öle hat ihre Grenzen. Dass aber die Zuwendung und die Hautberührung, die mit der Anwendung von ätherischen und fetten Pflanzenölen einhergeht, ihre Wirkung tun, wird durch mittlerweile jahrzehntelange Erfahrung bestätigt. Liebevolle Berührung aktiviert unser Botenstoffsystem auch über die Haut und somit wird die Selbsthilfe immer aktiviert. Schon kleine Kinder reiben die Stelle, die ihnen weh tut – Sie haben sich bestimmt auch schon oft dabei ertappt, wie Sie sich ihr schmerzendes Knie oder den Rücken halten und massieren. Eine Aromamischung unterstützt diese einfachen Maßnahmen um ein Vielfaches, denn damit nehmen Sie sich genau die Zeit, die Ihr Körper braucht, um sich zu regenerieren. Neben dem Einölen und Massieren können auch Entspannung, Ruhe und bewusste Atemübungen hilfreich sein. Lernen Sie, sich bei Schmerzen selbst etwas Gutes zu tun!

Schmerzende Gelenke und Muskelverspannungen

Muskelverspannungen führen oft zu Nacken- und Rückenschmerzen. Wer von »rheumatischen Beschwerden« spricht, meint oft nur allgemeine Glieder- oder Rückenschmerzen.

Mit Aromamischungen können Schmerzen gelindert und Medikamente oft reduziert werden. Bei Schmerzzuständen spielt aber auch die Psyche eine bedeutende Rolle. Und wie Sie bereits wissen: Ätherische Öle stärken auch die Psyche.

Schmerzlindernde Öle sind unter anderem Cajeput, Lavendel, Nelke, Rosmarin Ct. Borneon (Campher), Teebaum und Thymian Ct. Thymol; außerdem Nadelholz-Öle wie Kiefer und Co. All diese Öle wirken auch noch entzündungshemmend, muskelentspannend sowie durchblutungsfördernd und darüber hinaus seelisch aufhellend.

An dieser Stelle rate ich Ihnen, eine ärztliche Praxis und/oder eine Apotheke zu suchen, die kompetent ist in Aromatherapie und Ihnen für die Erst-Selbstbehandlung eine höher dosierte Aromamischung verordnen bzw. anmischen kann. Diese Fachleute wissen auch mit Ölen umzugehen, die für Laienhände ungeeignet sind. Ebenso können Öle verordnet werden, die eher selten benötigt werden und somit zuhause oft nicht zur Hand sind. Zu diesen Ölen zählen: Rosmarin Ct. Borneon, Nelkenknospe, Tonka, Wintergrün und Zimtrinde.

Folgende Aromamischung hat sich auch in der Selbsthilfe bewährt. Mischen Sie in 50 ml Johanniskrautöl:

Schmerzöl bei akuten und chronischen Schmerzen

- 20 Tr. Lavendel
- 20 Tr. Cajeput oder Rosmarin Ct. Cineol oder Teebaum

Gut zu wissen: Tonka gegen Muskelschmerzen

In Schmerzmischungen hat sich das sehr entspannende und entkrampfende Tonkaöl bewährt. Es ist besonders hilfreich bei Schmerzen im Rücken-, Nacken- und Lendenwirbelbereich und bei chronischen Schmerzen (siehe auch Rezept unten).

Mit der folgenden Mischung können Sie sich mehrmals täglich die schmerzenden Körperstellen einreiben. Geben Sie auf 50 ml Johanniskraut- oder Olivenöl folgende Ätherische-Öle-Mischung:

Schmerzöl bei Muskelverspannungen im Rücken-, Nacken- und Lendenwirbelbereich

- 4 Tr. Lavendel
- 4 Tr. Rosmarin oder Cajeput
- 2 Tr. Nelkenknospe
- 3 Tr. Tonka
- 3 Tr. Edeltanne sibirisch

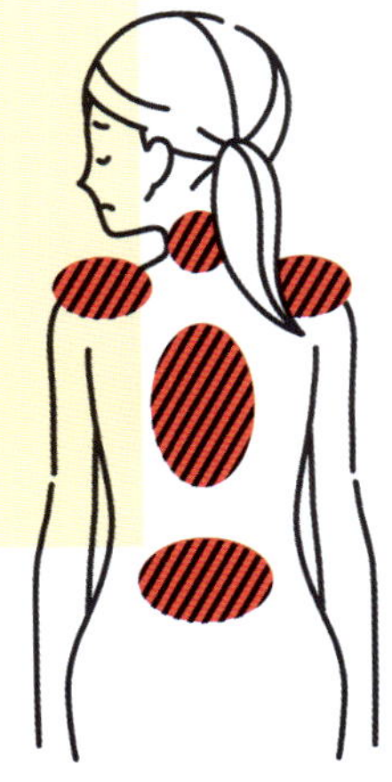

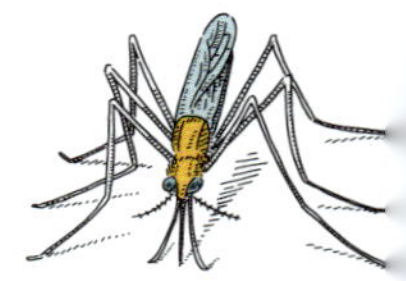

Ungeliebte Mitbewohner auf Haut und Haar

Wir Menschen sind leider ein begehrter Wirt für unterschiedliche Parasiten wie Läuse oder Mücken, die uns zum Anbeißen finden. Ätherische Öle sind starke Helfer, um diese Quälgeister von unserer Haut fernzuhalten oder gar wieder loszuwerden, denn Pflanzen haben seit Millionen von Jahren wirksame Biowaffen gegen sie gebildet. Wir sind die Nutznießer davon, denn viele Düfte sind ungeliebten Mitbewohnern ein Graus oder können sie sogar vernichten.

Mücken von der Haut abhalten

Die folgende Aromamischung ist erfahrungsgemäß geruchlich ein Graus für Mücken und hält vielleicht auch Zecken fern. Dazu empfiehlt es sich übrigens auch, einfach die Haut mit Kokosfett einzureiben.

Mit dem Körperöl können Sie gefährdete Regionen oder den ganzen Körper einreiben. Das Spray darf gelegentlich auch für die Haut benutzt werden, besser sprühen Sie es aber auf die Kleidung. Es wirkt ca. 4 – 6 Stunden. Tragen Sie, wenn Sie auf eine »Insekten-Hochzeit« gehen, am besten immer ein Fläschchen Anti-Mücken-Spray in der Handtasche oder im Hosensack bei sich. Für Kindernasen ist das Spray aber zu intensiv.

Die ätherischen Öle reichen für 50 ml Körperöl oder Spray.

Körperöl zur Mückenabwehr

- 5 Tr. Rosengeranie
- 3 Tr. Palmarosa
- 2 Tr. Lavendel
- 1 Tr. Lemongras oder Litsea oder Zitroneneukalyptus
- 1 Tr. Nelke

Anti-Mücken-Spray

Dreifache Menge der obigen ätherischen Öle in eine 50-ml-Sprühflasche geben. Dazu geben Sie 5 ml Weingeist und füllen mit Hydrolat auf, dann gut verschütteln. Nicht für Kinder geeignet!

Insektenstiche behandeln

Bei Insektenstichen haben sich unterschiedliche Öle bewährt. Besonders hervorzuheben sind Lavendel und Pfefferminze, denn sie lindern die typischen Beschwerden wie Juckreiz, Entzündungen und Quaddelbildung.

Geben Sie 1 – 2 Tropfen Lavendelöl unverdünnt auf den Stich, bei Bedarf mehrmals täglich. Lavendel 10-prozentig verdünnt in Jojobawachs hilft ebenso gut und haftet sogar etwas länger auf der Hautoberfläche. Alternativ hat sich auch eine Mischung von Lavendel mit Pfefferminze im Verhältnis 2 : 1 bewährt, sie ist ebenfalls unverdünnt anzuwenden.

Es sind auch sehr wirksame Fertigprodukte gegen Insektenstiche als Roll-on für die Haut im Handel erhältlich, sie sind auch zur Abwehr dieser Blutsauger geeignet.

Wenn sie Ihr »Mücken-Garaus-Spray« vergessen haben oder die Tierchen doch ein Schlupfloch gefunden haben, gilt: Je eher Sie Ihre Haut nach dem Stich mit einer Aromamischung pflegen, desto weniger wird sie gereizt und umso weniger juckt sie. Am besten tragen Sie die Aromamischung Ihrer Wahl nach dem Stich in kurzen Abständen, etwa stündlich, auf und an den folgenden Tagen noch zwei- bis dreimal täglich. Dann verschwindet die Reizung meist bald.

Kopfläuse loswerden

Kopfläuse sind trotz guter Hygiene immer wieder eine Plage, besonders bei Kindergarten- und Schulkindern. Mit ätherischen Ölen haben Sie gute Helfer, indem Sie diese in 50 ml neutrales Shampoo geben:

Duftendes Anti-Läuse-Shampoo

- 10 Tr. Rosengeranie
- 10 Tr. Lavendel
- 7 Tr. Teebaum

Mit dieser Mischung die Haare waschen und das Shampoo ca. 5 – 10 Minuten einwirken lassen. Nach dem Waschen die Haare mit einem Nissenkamm auskämmen. Das Haarewaschen muss meist 10 Tage lang einmal täglich wiederholt werden, um auch den letzten Läusenachwuchs zu erwischen, denn so lange dauert die Entwicklung vom Ei (der Nisse) zur Laus.

Kopfkissen, Schmusetiere, Nuckelkissen etc. müssen ebenfalls unbedingt von Läusen und Nissen befreit werden, denn Läuse können zwar nicht fliegen, sind aber schnell zu Fuß. Wie das am besten geht, erfahren Sie in Ihrer Apotheke.

Krätze – hochansteckend

Die hochansteckende Krätze (auch *Scabies* genannt, von Lateinisch *scabere* = kratzen) ist auf dem Vormarsch und kommt auch in den besten Familien vor. Ausgelöst wird die Krätze von der Krätzmilbe *(Sarcoptes scabiei)*. Ähnlich wie Läuse breiten sich diese Tiere dort aus, wo viele Menschen auf engem Raum leben. Die winzige Krätzmilbe gräbt sich in die Hornschicht der Epidermis und legt dort ihre Eier ab. Ihre Ausscheidungsprodukte, winzige Kotbällchen, verursachen primär Entzündungen und unerträglichen Juckreiz. Das Kratzen sorgt dann für eine weitere Verteilung der ungeliebten Mitbewohner.

Ein typisches Symptom ist starker nächtlicher Juckreiz. Das Problem ist, dass die Krätze heute selbst von Fachleuten nicht immer rechtzeitig erkannt wird. Oft wird die Diagnose Neurodermitis gestellt. Das hat fatale Folgen, denn so werden weitere Mitmenschen angesteckt.

Ätherische Öle sind bei Krätzebefall ausgesprochen wirksam, da die fettlöslichen Moleküle auch in tiefe Hornschichten der Haut gelangen. Dort vernichten sie die Milben mit ihrem Nachwuchs. Zusammen mit den Pflanzenölen pflegen und fördern sie den Heilungsprozess der Haut und die befallenen Hautstellen jucken weniger lang. Auch Schwangere, alte Menschen oder Kinder profitieren von dieser Behandlung.

In-vitro-Studien[26] haben gezeigt, dass folgende Öle selbst in niedrigen Konzentrationen von 1 % über den Kontakt mit den Milben wirksam sind: Nelke, Palmarosa, Rosengeranie und Lemongras. Reiben Sie mit der folgenden **50-ml-Kokos-Pflegemischung** die Haut an den befallenen Stellen mehrmals täglich großzügig ein. **Bei Kindern nur ein Drittel Tropfenanzahl** verwenden:

Pflegemischung bei Krätze

- 13 Tr. Palmarosa oder Rosengeranie
- 7 Tr. Nelke

Diese Mischung kann dazu beitragen, die Milben abzutöten, lindert den Juckreiz und fördert den Regenerationsprozess der Haut.

Pflege der Haut nach Krätzebefall

Nach einem Krätzebefall ist die Haut ziemlich lädiert und kann noch lange jucken. Da hilft ein Pflegeöl, das den Juckreiz und die Hautreizungen lindert und den Regenerationsprozess der Haut fördert. Pflegen Sie Ihre Haut einige Wochen damit:

Für eine Mischung aus 50 ml Kokosöl und 50 ml Sonnenblumenöl:

Pflegemischung nach Krätzebefall

- 10 Tr. aus einer der Grundmischungen »Entspannend« (siehe Seite 286)

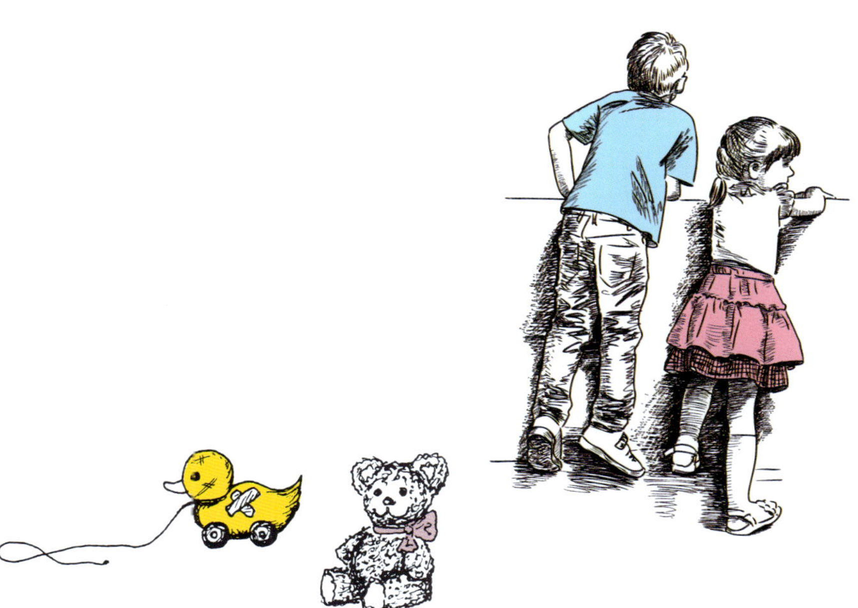

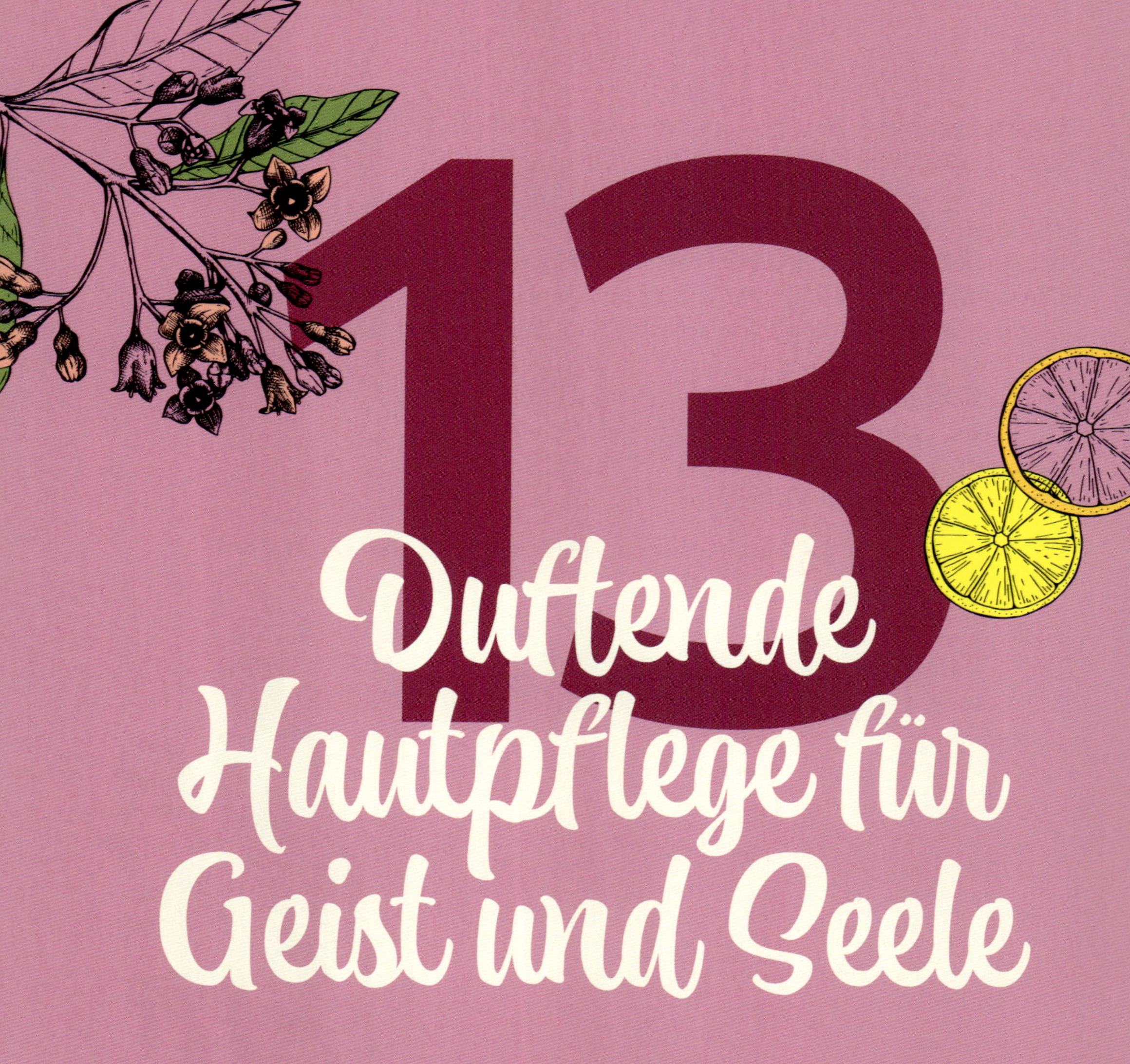

13 Duftende Hautpflege für Geist und Seele

Dass unsere Haut mit unserem Gehirn über die Haut-Hirn-Achse eine intime Beziehung pflegt, haben Sie schon im Kapitel 3 gelesen. Unsere »Denkzentrale« ist aber nicht nur für das Denken verantwortlich, dort ist auch der Sitz unserer Gefühle. Daher ist es nicht verwunderlich, dass sich unser seelisches Wohlbefinden, unser Gefühlsleben, auch über die Haut, genauer gesagt die richtige Hautpflege, positiv beeinflussen lässt. Außerdem sprechen immer mehr Resultate von In-vivo-Untersuchungen dafür, dass Düfte, insbesondere von ätherischen Ölen, neben Stimmung und Wohlbefinden auch die Denkleistung günstig beeinflussen können.

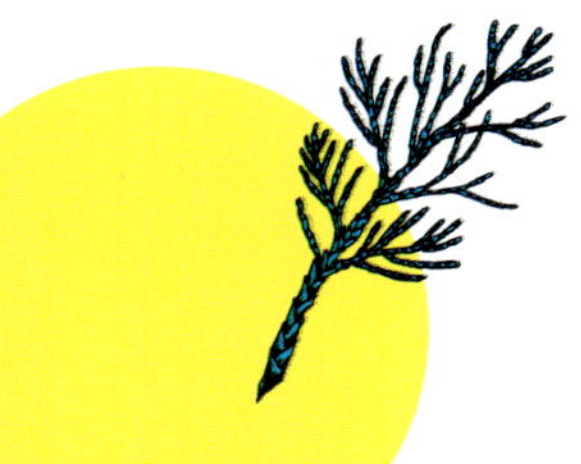

Rezepturen für viele Gemütszustände

Deshalb möchte ich Ihnen im nun folgenden Teil eine breite Auswahl von Rezepten an die Hand geben, die Ihnen dabei helfen können, seelischen und geistigen Stress zu vermindern oder zu vermeiden, und Sie so bei der Bewältigung von emotional oder mental schwierigen Lebensphasen unterstützen.

Hautpflege für »Gefühlsmenschen«

Gefühle zu haben und zu erleben, ist etwas Wunderbares! Aber wenn Sie in einem Ansturm von Gefühlen unterzugehen drohen, haben Sie ein Problem – und Ihre Mitmenschen auch. Da helfen klare und frische Düfte wie zum Beispiel Myrte, Rosmarin, Zitrusöle, Minzöle, Lemongras, Litsea oder Nadelholz-Öle. Sie bringen etwas Ordnung in ein Gefühlschaos, denn diese Öle fördern ein wenig das rationale Denken. Auch stärkende Holzöle wie Atlaszeder oder Sandelholz und Harze wie Benzoe haben sich hier bewährt. Entspannende Düfte wie Lavendel, Bergamotte, Rose oder Benzoe sind ebenfalls wichtig, damit die Gefühle sich wieder beruhigen.

Geben Sie die ätherischen Öle in 50 ml Körperöl und pflegen Sie sich damit über einige Wochen oder einfach bei Bedarf.

Für mehr Durchblick

- 10 Tr. aus einer der Aroma-Vorratsmischungen »Belebend« (Seite 287/288) oder »Ausgleichend« (Seite 287)

»Alles ist gut, wie es ist«

- 5 Tr. Grapefruit (oder ein anderes Zitrusöl) oder Litsea oder Lemongras
- 1 Tr. Atlaszeder
- 2 Tr. Zypresse oder ein anderes Nadelbaum-Öl
- 2 Tr. Benzoe

Für klare Gedanken

- 3 Tr. Pfefferminze oder Nanaminze
- 3 Tr. Litsea oder Lemongras oder Zitrone oder Grapefruit
- 4 Tr. Palmarosa oder Ho-Blätter

Hautpflege für »Kopfmenschen«

Menschen, die sich schwer damit tun, Zugang zu ihren Emotionen zu finden und/oder sie auszudrücken, erhalten wirkungsvolle Unterstützung von Düften mit blumig-weichem Unterton – zum Beispiel Lavendel, Bergamotte, Rose, »Süße Rose« (siehe Seite 169), Rosengeranie, Palmarosa, Benzoe, Ylang-Ylang –, von holzigen Düften wie Atlaszeder oder Sandelholz, von wohlig-warmen Düften wie Benzoe, Vanille, Nelkenknospe und von Zitrusölen wie Bergamotte oder Orange. Sie helfen, einen besseren Zugang zu den eigenen Gefühlen und zur Intuition zu finden.

Pflegen Sie Ihre Haut täglich, auch Eigen-Berührungen gehen nämlich buchstäblich unter die Haut und öffnen den Schlüssel zum inneren Ich.

Geben Sie die ätherischen Öle in 50 ml natives Pflanzenöl Ihrer Wahl:

Sich gut fühlen, sich spüren

- 10 Tr. aus einer der Aroma-Grundmischungen »Sich geborgen fühlen« (Seite 288/289)

»So wie ich bin, ist es gut«

- 3 Tr. Orange oder ein anderes Zitrusöl
- 2 Tr. Bergamotte
- 3 Tr. Benzoe
- 1 Tr. Nelkenknospe
- 1 Tr. Ylang-Ylang oder 2 Tr. Rose (10 %) oder 2 Tr. Jasmin (10 %)

Alle Rezepte von Seite 334 können Sie auch als Raumduft verwenden und sie bei Bedarf (mehrmals täglich) in Ihren Wohn- oder Arbeitsräumen versprühen. Achten Sie aber auf die Akzeptanz anderer Menschen, die diese Räume ebenfalls nutzen.

Mit folgender Mischung können Sie für zwischendurch und unterwegs Ihren Riechstift oder Roll-on bestücken:

Roll-on oder Riechstift für emotionale Ausgeglichenheit

- 10 Tr. aus einer der Aroma-Vorratsmischungen »Belebend« (Seite 287/288), »Ausgleichend« (Seite 287) oder »Sich geborgen fühlen« (Seite 288/289)

Stress, lass nach!

Stress ist nicht gleich Stress, wie Sie in diesem Buch schon gelesen haben (Seite 80). Es gibt sehr unterschiedliche Belastungssituationen. Entsprechend unterschiedlich können wir sie lindern.

Wie immer müssen auch hier bei der Auswahl der ätherischen Öle einige Punkte beachtet werden, um sie erfolgreich einzusetzen. Die Dosierung spielt bei der Anwendung eine wichtige Rolle, ebenso das Alter: Handelt es sich um Babys, Kleinkinder, Kinder, Erwachsene oder alte Menschen? Der anlagebedingte und momentane Hautzustand spielen ebenfalls eine Rolle, denn Stress kann bekanntlich zu einer empfindlichen, entzündlichen Haut führen (siehe »Stresshaut« in Kapitel 12, Seite 295). Achten Sie deshalb, wenn es um das Thema Stress geht, immer auch generell auf gute Hautpflege.

Immer wieder im Leben gibt es Situationen, die einen buchstäblich überwältigen, wütend, zornig, traurig oder hilflos machen. Da ist schnelle Hilfe angesagt. Ich möchte Ihnen einige ätherische Öle vorstellen, die bei Stressreaktionen besonders hilfreich sind:

- Lavendel ist in meinen Augen das Notfallöl schlechthin. Seine entspannenden und angstlösenden Eigenschaften sind beeindruckend. Ein Lavendelfläschchen sollte immer bereit stehen.
- Atlaszeder ist ein mutmachendes und stärkendes Öl und bringt etwas Gelassenheit in eine chaotische Gehirnchemie. Das kraftvolle Öl stabilisiert und stärkt die Seele bei großer Erschütterung.

- **Benzoe** spielt für mich eine Schlüsselrolle unter den ätherischen Ölen. Es passt zu jedem Typ und hilft Jung und Alt bei vielen schwierigen Lebenslagen – oder um sich einfach wohlzufühlen. Das Öl vermittelt ein Gefühl von Geborgenheit. Das mag und braucht wohl jeder Mensch.
- **Bergamotte** ist eine gute Alternative zu Lavendel für alle, die den Geruch von Lavendel nicht mögen. Das ausgleichende und angstlösende Öl kann ebenfalls den Stresspegel schnell senken und bringt Licht in die Seele.
- **Edeltanne sibirisch** gehört ebenfalls zu meinen Favoriten. Das kraftvoll-belebende und gleichzeitig entspannende und hautpflegende Öl eignet sich besonders gut, wenn Sie das Gefühl haben, den Boden unter den Füßen zu verlieren, und kopflos reagieren. Sie können auch andere kraftvolle Nadelholz-Öle wie Zirbel- oder Latschenkiefer, Riesen- oder Weißtanne verwenden.
- **Rose und Rosengeranie** sind sehr vielseitige Öle. Sie reduzieren die Effekte der Stresshormone und sorgen für seelisches Gleichgewicht.
- **Rosmarin und Lavendel** haben sich gemeinsam bewährt, insbesondere, wenn Menschen völlig »kopflos« reagieren. Diese Mischung beruhigt bei Anspannung und belebt bei Mutlosigkeit, Kummer und Erschöpfung.
- Eine Mischung aus **Rosmarin und Atlaszeder** mit ihrem erfrischenden Duft ist eine ausgezeichnete Kombination, um schnell aus einer Erstarrung herauszukommen. Zusammen fördern die beiden Öle klares Denken. Mischen Sie hierfür 1 Tropfen Atlaszeder mit 2 Tropfen Rosmarin.

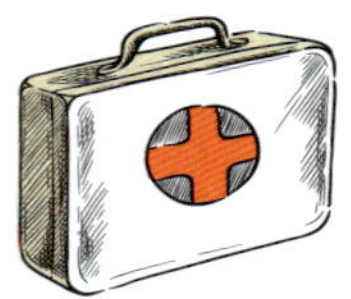

Erste Hilfe: tief durchatmen und entspannen

Geben Sie einen Tropfen eines ätherischen Öls oder einer Mischung auf ein Papiertaschentuch und riechen oder schnüffeln Sie einige Male intensiv daran.

Wenn der Schreck so sehr im Nacken sitzt, dass Sie umzukippen drohen, helfen am besten Bergamotte, Eukalyptus, Nadelholz-Öle, Pfefferminze, Rosmarin oder Edeltanne sibirisch.

Schnüffelparfüm

Sowohl bei kurzfristigem wie auch bei langanhaltendem Stress hat sich ein Naturparfüm (z. B. als Roll-on) bewährt, wie Untersuchungen um Dr. Steflitsch gezeigt haben[27]. Die Mischung wurde einen Monat lang dreimal täglich auf die Pulszonen der Handgelenke aufgetragen. Der Stress konnte bei den meisten Versuchsteilnehmenden reduziert werden.

Sie können sich damit bei Bedarf die Pulsregion, den Solarplexus oder die Schläfen leicht einreiben. Mein Rat für den Akutfall: Riechen, besser schnüffeln Sie intensiv an dem Parfüm bzw. an der duftenden Hautstelle.

Anti-Stress-Schnüffelparfüm

- 10. Tr. eines der zuvor genannten Öle oder einer Mischung in 10 ml Jojobawachs

Roll-ons eignen sich sehr gut!

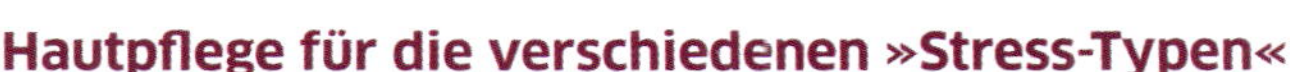

Hautpflege für die verschiedenen »Stress-Typen«

Je nach Temperament reagieren Menschen auf Stress sehr unterschiedlich. So wird der fröhliche und temperamentvolle Sympathikotoniker in Stresssituationen schnell nervös, ungeduldig, aggressiv, kann sich schlecht entspannen und abschalten. Der ruhige, freundliche und besonnene Vagotoniker hingegen fühlt sich in Stresssituationen oft überfordert: Er wird antriebslos, freudlos oder pessimistisch und zieht sich zurück. (Ausführlich sind diese Konstitutionen auf Seite 87 beschrieben.) Beachten Sie daher bei der Auswahl der ätherischen Öle Ihre Stresskonstitution.

Welche ätherischen Öle können Erwachsenen und Jugendlichen bei lang anhaltendem Stress helfen?

- *Wichtig sind entspannende und ausgleichende ätherische Öle wie Atlaszeder, Benzoe, Bergamotte, Lavendel, Muskatellersalbei, Palmarosa, Petit-grain, Rose, Rosengeranie, Neroli, Sandelholz oder Tonka. Sie wirken etwas regulierend auf den Serotoninstoffwechsel ein.*
- *Anregende Öle wie Lemongras, Litsea, Pfefferminze, Rosmarin oder Zitrusöle fördern in geringen Dosierungen die Wachheit, ohne unruhig und hektisch zu machen.*

Anti-Stress-Rezepte für Sympathikotoniker

Entspannende Öle wie Lavendel, Bergamotte, Petit-grain oder Muskatellersalbei sowie ausgleichende Öle wie Atlaszeder sind beim »sympathikotonen Stresstyp« (siehe Seite 87) die erste Wahl.

Anti-Stress-Rezepte für Vagotoniker

Anregende und mutmachende Öle wie Rosmarin, Nelkenknospe, Zitrusöle, Nadelholz-Öle sowie ausgleichende Öle wie Atlaszeder oder Bergamotte sind beim »vagotonen Stresstyp« (siehe Seite 88) die erste Wahl.

Depressive und ängstliche Verstimmungen

Nicht jedes Stimmungstief muss gleich eine behandlungsbedürftige Depression sein. Ob männlich, weiblich oder divers, nachdenkliche Stunden, manchmal auch Tage, gehören zum Leben. Sich Gedanken zu machen über das, was war und noch kommen wird, ist vollkommen natürlich. Lernen Sie über Ihre Ängste und Sorgen zu sprechen, suchen Sie sich Gleichgesinnte und nutzen Sie auch die wunderbaren Möglichkeiten der duftenden Hautpflege – dann wird Ihr Spiegelbild bald nicht mehr die Gramfalte auf der Stirn, sondern ein optimistisches Lächeln auf den Lippen offenbaren.

Sollte die negative Stimmung allerdings schon über längere Zeit anhalten, dann nehmen Sie bitte fachliche Hilfe in Anspruch.

Bei ängstlichen Zuständen hilfreich sind: Atlaszeder, Bergamotte, Lavendel, Neroli, Rose, Rosengeranie, Sandelholz, Vanille und Ylang-Ylang. Die Öle können auch therapiebegleitend bei Depressionen und Angststörungen auf natürliche Weise unterstützen. Untersuchungen haben gezeigt, dass ätherische Öle auch bei depressiven älteren Menschen die Stimmung heben[28].

Meine Erfahrungen zeigen, dass vor allem ätherische Öle mit blumig-holzig-balsamischer Note seelisch aufhellend-stärkend wirken und geeignet sind, auch Männer aus ihrer »inneren Einsamkeit« herauszulocken.

Folgende Öle eigenen sich gut: Jasmin, Lavendel, Muskatellersalbei, Neroli, Rose und Ylang-Ylang, aber auch Atlaszeder, Bergamotte, Benzoe, Sandelholz, Tonka und Zitrusöle. Körperlich und seelisch erwärmende Öle wie Nelkenknospe oder Zimt in sehr geringen Dosierungen sind genial.

Die ätherischen Öle geben Sie in **50 Hautpflegeöl, Balsam oder Hydrolat**. Oder Sie füllen **mit einem Drittel der angegebenen Tropfenzahl ein Roll-on-Fläschchen**.

Körperöl bei depressiven und ängstlichen Verstimmungen

- 5 Tr. Lavendel oder Petit-grain oder Muskatellersalbei
- 5 Tr. Bergamotte oder Rosengeranie
- 2 Tr. Atlaszeder oder 1 – 2 Tr. Ylang-Ylang

Riechstift bei depressiven und ängstlichen Verstimmungen

- 10 Tr. Rose (10 %) oder Neroli (10 %) oder Vanille oder Ylang-Ylang

Bewährt haben sich Naturparfüms aus Rose (1 %) oder Neroli (10 %). Aber auch in diesem Bereich bietet der wachsende Markt wunderbare Fertigprodukte als kleine Aroma-Helfer.

Aus dem Stimmungstief kommen

Warme, umhüllende »Kuschelöle« wie Benzoe, Bergamotte, Lavendel, Mandarine, Neroli, Orange, Rose oder Rosengeranie wirken seelisch aufhellend.

Kraftvolle Öle wie Atlaszeder, Litsea, Lemongras, Nadelholz-Öle, Rosmarin, Sandelholz und Zitrusöle wirken Wunder, um schnell wieder aus dem Seelenloch zu kommen.

Tun Sie sich etwas Gutes – nicht nur mit Körperölen und Balsamen, sondern auch mit einem Fußbad, duftenden Vollbad, erwärmenden Wickel oder einem anderen schönen Erlebnis. Die ätherischen Grundmischungen (ab Seite 284) lassen sich auch hier vielseitig einsetzen. Geben Sie die ätherischen Öle in Ihr Lieblingspflanzenöl. Sie können auch immer etwas Nachtkerzenöl hinzufügen, aber achten Sie auf seine eher kurze Haltbarkeit nach Anbruch.

Ebenso bietet der seriöse Naturkosmetikfachhandel eine beachtliche Palette an Fertigprodukten für seelisches Wohlbefinden.

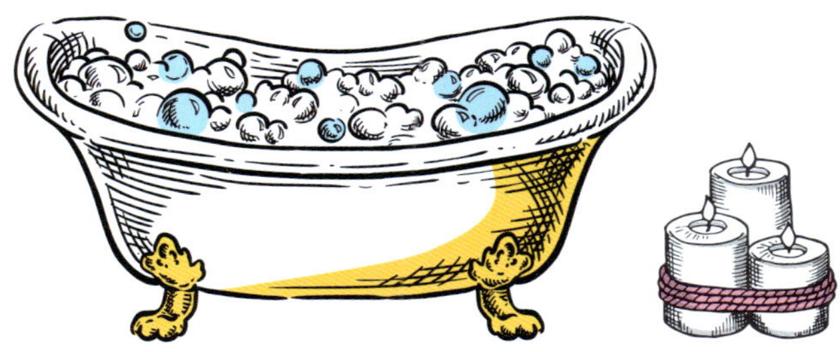

Die folgenden Angaben sind für 50 ml Körperöl gedacht:

Körperöl »Gute-Laune-Mischung«

- 3 Tr. Orange oder Grapefruit oder Limette
- 2 Tr. Bergamotte
- 2 Tr. Lavendel oder Rosengeranie
- 1 Tr. Petit-grain
- 1 Tr. Sandelholz oder Ylang-Ylang
- 1 Tr. Vanille oder Benzoe oder Tonka

Körperöl – Wenn die Batterien leer sind

- 3 Tr. Grapefruit oder Limette oder Orange
- 2 Tr. Edeltanne sibirisch oder Weißtanne oder ein anderes Nadelholz-Öl
- 2 Tr. Atlaszeder oder Sandelholz
- 2 Tr. Ho-Blätter oder Palmarosa
- 1 Tr. Nelkenknospe

Fußbad für gute Laune

- 3 Tr. Grapefruit oder Limette
- 2 Tr. Bergamotte

Sich den Rücken und die Seele stärken

Am Rücken machen sich emotionale Spannungen, Dauerstress oder seelische Belastungen als Schmerzen, vor allem im Lendenwirbelbereich, besonders oft bemerkbar. Einreibungen mit Aromamischungen sind hier sehr wirksam, da sie Verspannungen und Stress reduzieren.

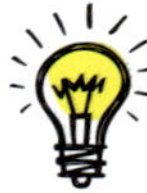

Tipp: *Verordnen Sie sich selbst ein Verwöhnprogramm, gönnen Sie sich ab und zu eine Massage. Am besten nehmen Sie Ihr »Rücken-Öl«, das Sie sich in Ihrer bevorzugten Aroma-Apotheke gekauft oder selbst gemischt haben, auch mit!*

Geben Sie die ätherischen Öle in 50 ml Johanniskrautöl:

Ganz ausgeglichen und entspannt

- 5 Tr. Muskatellersalbei oder Petit-grain
- 10 Tr. Orange

Sich spüren und sich wohlfühlen

- 6 Tr. Orange
- 4 Tr. Benzoe
- 3 Tr. Sandelholz oder Atlaszeder oder Patchouli
- 2 Tr. Ylang-Ylang oder Edeltanne sibirisch

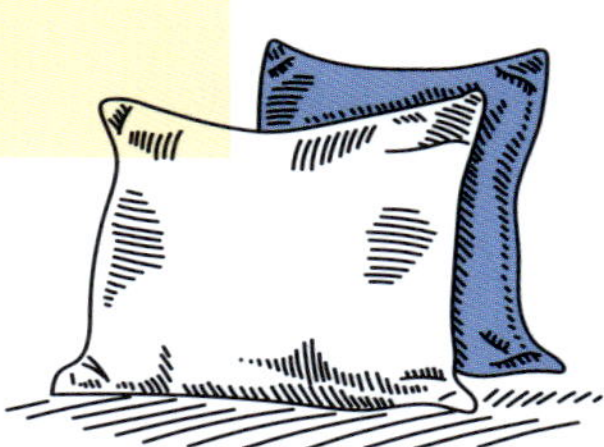

Abendliche Hautpflege bei Schlafstörungen

Schlafstörungen können unterschiedliche Ursachen haben. Meistens werden sie durch psychische Anspannung hervorgerufen. Das entspannende und beruhigende Lavendelöl ist hier perfekt, da es einen gesunden Schlaf fördert. Vermischen Sie einige Tropfen Lavendelöl mit einem fetten Pflanzenöl Ihrer Wahl und tragen Sie diese Mischung auf die Brust oder den Solarplexus auf. Manche raten zu einer Fußmassage – welche Anwendung die richtige ist, entscheiden Sie selbst. Wer Lavendel nicht mag, kann stattdessen Bergamotte verwenden:

Schlaffördernde Einreibung

- 2 Tr. Lavendel oder Bergamotte
- 1 Tr. Orange

Besonders hilfreiche Öle sind neben Lavendel (entspannend) auch Vanille (sich geborgen fühlen), Neroli (sich wohlfühlen), Orange oder Mandarine (stimmungsaufhellend), Atlaszeder (seelisch stärkend), Tonka oder Nadelholz-Öle wie die sibirische Edeltanne. Natürlich können Sie auch ein Lieblingsöl oder eine entspannende Lieblingsmischung verwenden.

Alle diese Öle können Sie auch in ein abendliches Fuß- oder Vollbad einmischen oder direkt auf ein Papiertaschentuch träufeln, das Sie als Schnüffeltuch nutzen, während sie z. B. bewusste Atemübungen zur Entspannung durchführen. Mit einem solchen Abendritual schlafen Sie bestimmt leichter ein.

Mutter werden, Eltern sein

Aromamischungen sind in der Schwangerschaft eine große Hilfe für die Mutter und das ungeborene Kind. Aber die ätherischen Öle müssen der werdenden Mama unbedingt gefallen! Wie immer lautet die Devise: Wenn Sie den Geruch eines Öls nicht mögen, dann verwenden Sie es auch nicht.

Nach der Geburt übertragen sich Nervosität, Überforderung und selbst ein gestresstes Umfeld von Mutter oder Vater oft sehr schnell auf das Baby. Nehmen die Eltern das Kind ruhig und liebevoll zu sich, tragen es herum und besinnen sich auf ihre Atmung – wie bei der Geburt, können sie ihrem kleinen Liebling beim Stressabbau helfen. Durch beruhigende Streicheleinheiten, betonte Ausatmung oder einen leisen, summenden Singsang fühlt sich das Baby angenommen und wieder geborgen.

Nur in Ausnahmefällen rate ich zu einer Aromamischung. Babys brauchen in erster Linie Nähe und Ruhe, denn Stillzeit heißt: stille Zeit. Auch wenn das Kind mit der Flasche ernährt wird, tun ihm jede ruhige Minute und Zuwendung in den Armen von Mutter, Vater oder Großeltern gut. Eine Hebamme verriet mir einmal: »Jeder Mensch wird als Frühchen geboren, er muss ein Jahr getragen werden – anders kann er nicht überleben.«

Es gibt qualitativ hochwertige und gute Wohlfühlmischungen für werdende Mütter und für Babys zu kaufen. Da bei Schwangeren größte Vorsicht bei Auswahl und Dosierung der ätherischen Öle nötig ist, rate ich Ihnen, auf die bereits seit Jahren in allen Apotheken erhältlichen Aromamischungen der Bahnhof-Apotheke Kempten zurückzugreifen.

Bevorzugen Sie andere Produkte, achten Sie besonders gut auf die Inhaltsstoffe und die Qualität. *Woran Sie gute Qualität erkennen, können Sie ab Seite 260 nachlesen.*

Kinder mögen duftende Körperöle

Kleinkinder – und auch größere Kinder – lassen sich duftmäßig mit sanften Streicheleinheiten besonders gern verwöhnen. Diese fördern ein wunderbares Vertrauensverhältnis und ein Urvertrauen; sie stimmen friedlich, fördern Gesundheit, Selbstvertrauen sowie kognitive und emotionale Intelligenz. Die Haut ist das Medium für Berührungen, denn zarte Berührungen sind symbolisch Nahrung für die Seele. Emotional stabile Kinder sind später dem alltäglichen Stress der modernen Arbeitswelt besser gewachsen. Schenken Sie daher Ihrem Nachwuchs viele kleine, zarte Kuschel- und Streicheleinheiten!

Mit den folgenden Aromamischungen können sie den Rücken, die Füße und/oder den Bauch Ihrer Kinder massieren oder einfach mit Streicheleinheiten verwöhnen, die ätherischen Öle jeweils eingemischt in 50 ml Pflanzenöl, z. B. Kokosöl.

Sanfte, streichelnde Berührungen für Kinder

- 2 – 4 Tr. aus einer der Grundmischungen »Entspannend« (Seite 286), »Ausgleichend« (Seite 287) oder »Sich geborgen fühlen« (Seite 288/289)

oder

- 4 – 6 Tr. Lavendel oder Neroli (10 %) oder Rose (1 %)

Mit einem Duftspray, ab und zu in den Raum gesprüht, schaffen Sie eine entspannte Atmosphäre im Kinderzimmer. Die Rezepturen von oben eignen sich auch als Raumduft, die Dosierung finden Sie in der Tabelle auf Seite 276.

Meiden Sie unbedingt – gerade im Kinderzimmer – synthetische »Duftöle« und andere Produkte wie Duftkerzen oder Duftstäbchen zur Raumbeduftung! Nur mit naturreinen, qualitativ hochwertigen ätherischen Ölen tun Sie Ihren Kindern etwas Gutes.

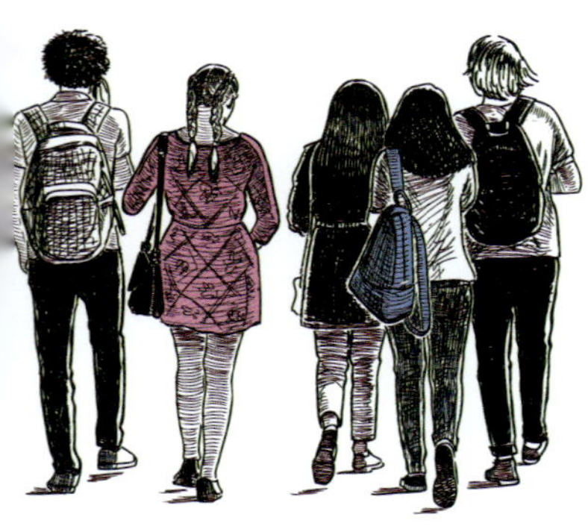

Jugendzeit – nicht immer »nice«

In der Phase des Heranwachsens und während der Pubertät sind ätherische Öle besonders hilfreich, aber gut gemeinte Ratschläge der Eltern kommen bei den Jugendlichen meistens schlecht an. Wenn Sie es dennoch versuchen wollen – bzw. wenn Ihr Kind schon in früheren Lebensphasen gute Erfahrungen mit entspannenden Ölen gemacht hat –, hier ein paar Rezeptvorschläge.

Frische ätherische Öle wie Bergamotte, Lemongras, Litsea, Rosmarin oder Zitrusöle werden von Jugendlichen erfahrungsgemäß gut angenommen und kommen vorzugsweise als Riechstifte zum Einsatz. Stärkende Öle wie Atlaszeder und Sandelholz können bei der »Umbauphase« helfen. Auch Benzoe und Vanille haben sich bewährt, diese beiden sind wie eine »innere Umarmung«. Sie fördern Geborgenheit, eine Art Ur-Vertrauen und Sicherheit.

Bewährt haben sich auch Raumsprays (50 ml), deren Düfte klar, frisch und stärkend sein sollten. Hier können Sie die Rezepturen von unten oder von Seite 345 für ein Naturparfüm, z. B. als Roll-on nutzen, den die Jugendlichen nach Bedarf auftragen können:

Naturparfüm – Sich wohlfühlen

- 6 Tr. Benzoe oder Vanille
- 10 Tr. Orange oder Mandarine oder Grapefruit
- 4 Tr. Atlaszeder oder Edeltanne sibirisch

Naturparfüm – Für mehr Durchblick in der Schule

- 3 Tr. Litsea oder Lemongras oder Grapefruit oder Limette
- 3 Tr. Palmarosa oder Ho-Blätter oder Pfefferminze oder Nanaminze

Natürliche Hautpflege für Jugendliche

Für Jugendliche haben sich belebende, cineolhaltige Öle wie Rosmarin oder Zitrusöle bewährt, außerdem Nadelholz-Öle wie Sibirische Edeltanne oder Kiefernnadel, erwärmend-vitalisierende Öle wie Nelkenknospe oder Zimt und einhüllende Öle wie Benzoe. Gut sind auch stärkend-ausgleichende Öle wie Atlaszeder oder Sandelholz. Und natürlich alle Öle, deren Duft der jungen Generation gefällt.

Mit folgenden Hautpflegemischungen können sich Jugendliche regelmäßig (ein- bis zweimal täglich) den Körper und/oder die Füße einreiben:

Die ätherischen Öle sind für 20 ml Pflanzenöl ausreichend.

»Ich fühl mich gut, so wie ich bin«

- 10 Tr. aus einer der Grundmischungen »Belebend« (Seite 287/288), »Ausgleichend« (Seite 287) oder »Sich geborgen fühlen« (Seite 288/289)

oder

- 4 Tr. Orange
- 2 Tr. Edeltanne sibirisch
- 2 Tr. Benzoe oder Vanille oder Tonka
- 1 Tr. Atlaszeder oder Sandelholz
- 1 Tr. Nelkenknospe

Für die schnelle Hilfe zwischendurch eignet sich natürlich auch bei Jugendlichen ein Anti-Stress-Roll-on oder -Riechstift, der immer in der Hosentasche oder dem Rucksack griffbereit ist. Dazu einfach die im obigen Rezept angegebene Menge an ätherischen Ölen auf das Vlies des Riechstifts tropfen oder in einen 10-ml-Roll-on geben und mit Jojobawachs auffüllen.

Das weibliche Hormonsystem unterstützen

Damit auch in schwierigen Lebenslagen das weibliche Hormonsystem wieder rundläuft, können Sie es gut mit ätherischen Ölen unterstützen. Wie die Wirkungen der ätherischen Öle auf das Hormonsystem genau zustande kommen, ist noch längst nicht ausreichend geklärt. Die Wirksamkeit scheint aber dennoch gegeben zu sein – viele Frauen berichten von positiven Erfahrungen. Welchen Bereich Ihres Körpers Sie mit Aromamischungen pflegen wollen, ob Bauch, die Genitalregion oder andere Areale, bleibt Ihnen überlassen. Wichtig ist, dass Sie den Duft gut finden.

Am besten geben Sie die folgenden ätherischen Öle in 30 ml Pflanzenöl Ihrer Wahl und nutzen diese Aromamischung als Massageöl über einige Menstruations-Zyklen hinweg:

Damit das Hormonsystem wieder rundläuft

- 3 Tr. Rosengeranie
- 2 Tr. Bergamotte
- 1 Tr. Sandelholz
- 2 Tr. Muskatellersalbei oder Ylang-Ylang oder Jasmin (10 %)

Menstruationsbeschwerden

Typische Menstruationsbeschwerden sind unter anderem schmerzhafte Bauchkrämpfe, die den Alltag vieler Frauen stark beeinträchtigen. Leichte Bauchmassagen, warme Körnerkissen oder eine Wärmflasche mit krampflösenden und schmerzlindernden ätherischen Ölen haben sich bewährt.

Reiben Sie mit der folgenden Rezeptur den Bauch sanft ein. Mit einem kleinen Handtuch abdecken und eine warme Auflage (siehe Seite 274) darauflegen. Etwa 15 – 30 Minuten einwirken lassen.

Die Rezeptur ist für 30 ml Pflanzenöl geeignet:

Massageöl bei Menstruationsbeschwerden

- 2 Tr. Nelkenknospe
- 3 Tr. Muskatellersalbei
- 4 Tr. Bergamotte oder Lavendel
- 1 Tr. Ylang-Ylang oder Jasmin (10 %)

Beschwerden und hormonelle Dysbalance in den Wechseljahren

Die Wechseljahre sind besondere Jahre. Wenn Sie Ihnen gut vorbereitet in dem Wissen begegnen, dass alle nun statthabenden Veränderungen physiologisch sinnvoll sind, werden Sie viel Neues an sich selbst und auch um Sie herum entdecken. Die Fruchtbarkeit gehört langsam aber sicher der Vergangenheit an – nehmen Sie bewusst Abschied von dieser Lebensphase und seien Sie bereit für eine neue Zeit der Weisheit. Vielleicht wollen Sie noch einmal durchstarten, dann aber bitte bewusst und nicht mehr mit Vollgas!

Wenn trübe Gedanken und miesepetrige Launen Sie plagen, denken Sie immer daran: Jedem Tief folgt ein Hoch!

Ganz wichtig: Die folgenden Aromamischungen sind nicht nur für Frauen geeignet! Sie helfen auch Männern sowie allen Geschlechtsvariationen bei hormonell bedingtem seelischem Ungleichgewicht.

Geben Sie die ätherischen Öle in 50 ml Pflanzenöl und verwenden Sie die Mischung regelmäßig für die Hautpflege:

Ausgeglichen in den Wechseljahren

- 3 Tr. Orange oder Mandarine oder Grapefruit oder Limette
- 3 Tr. Bergamotte
- 2 Tr. Petit-grain oder Muskatellersalbei oder Lavendel
- 2 Tr. Sandelholz oder Atlaszeder oder 1 Tr. Patchouli
- 1 Tr. Neroli (10 %) oder Rose (1 %)

oder

- 4 Tr. Orange oder Mandarine oder Grapefruit
- 2 Tr. Sandelholz oder 1 Tr. Patchouli
- 2 Tr. Bergamotte oder Petit-grain
- 2 Tr. Neroli (10 %) oder Rose (1 %)

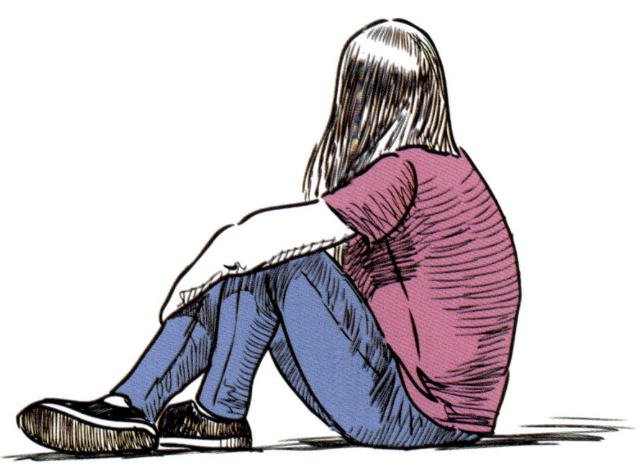

Stärkende Hautpflege für Umbruchphasen und Neubeginn

Das Leben konfrontiert uns leider immer wieder mit den unterschiedlichsten Problemen. Es gibt viele Situationen, die nur schwer oder gar nicht zu bewältigen zu sein scheinen: ob in der häuslichen Pflege, der Kranken- und Altenpflege, wenn Sie selbst mit einer schweren Krankheit kämpfen, eine Trennung oder eine existenzbedrohende Situation erleben (bzw. solche Situationen bei einem geliebten Menschen miterleben) müssen, um nur einige Beispiele zu nennen. In diesen Fällen ist Selbstfürsorge einfach notwendig.

Es gibt viele Möglichkeiten der Selbstfürsorge. Die natürliche Hautpflege mit Aromamischungen ist eine höchst effiziente und wirksame Art, für sich selbst zu sorgen, und sie lässt sich mit allen anderen Maßnahmen wie Meditation, Manualtherapien und Mind-Body-Medizin gut kombinieren. Selbstfürsorge sollte zum täglichen Ritual werden. Was gibt es Schöneres, als sich selbst etwas Gutes zu tun? – schon morgens bei der Hautpflege und am Abend als Dank an den Körper dafür, dass er wieder Erstaunliches geleistet hat.

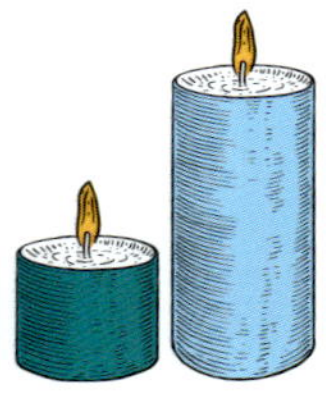

Kleine Auszeit zwischendurch

Wenden Sie mit diesen Rezepten auch regelmäßig Fußbäder oder ein entspannendes Vollbad an für eine kleine Auszeit!

Mit den folgenden Mischungen können Sie wieder Farbe in Ihr Leben bringen und kleine Stresssituationen vielleicht sanft abfangen, sodass sich kein großer Stress daraus entwickelt.

Schauen Sie sich doch gleich einmal um, in welcher Apotheke Sie passende Aromaprodukte erhalten, denn gerade in solchen anstrengenden Lebensphasen fehlt oft die Kraft oder die Zeit für eigene Mischungen!

Die ätherischen Öle eignen sich für **50 ml Körperpflegeöl**.

Entspannung pur, um Kraft zu tanken

- 10 Tr. aus einer der Grundmischungen »Entspannend« (Seite 286), »Ausgleichend« (Seite 287) oder »Sich geborgen fühlen« (Seite 288/289)

»Don't worry, be happy!«

- 2 Tr. Bergamotte
- 5 Tr. Orange
- 1 Tr. Tonka
- 1 Tr. Nelkenknospe
- 1 Tr. Ylang-Ylang oder Jasmin (10%) oder 3 Tr. Rose (1%)

Stark und gelassen

- 3 Tr. Orange
- 2 Tr. Grapefruit oder Zitrone oder Lemongras oder Litsea
- 2 Tr. Bergamotte oder Lavendel
- 2 Tr. Sandelholz oder Atlaszeder
- 1 Tr. Edeltanne sibirisch oder ein anderes Nadelholz-Öl

Abschiednehmen

Der letzte Weg, den wir alle gehen müssen, ist fast immer schmerzvoll. Sie werden erkennen, ob Ihr Familienmitglied im Sterben allein sein will, oder Ihre Nähe als tröstlich empfindet. Eine Hand zu halten, vielleicht ganz zart und sanft zu streicheln, oder einfach nur da zu sein, die Dinge anzunehmen, wie sie sind, das kann für Sie bereichernd sein. Bitte versuchen Sie nicht, den sterbenden Menschen festzuhalten, er muss nun loslassen und gehen dürfen. Das fällt manchen leichter, wenn sie ganz allein sind oder nicht mehr berührt werden. Jeder Mensch hat auch in diesem letzten Lebensmoment immer noch ganz eigene Wünsche und Bedürfnisse.

Wenn Berührung guttut, können ätherische Öle meinen Erfahrungen nach Brücken schlagen, denn sie fördern Nähe und eine nonverbale, liebevolle Kommunikation. Beide Seiten – Sterbende wie Begleitende – fühlen sich getröstet und gestärkt. So gelingen das Abschiednehmen und ein Neubeginn leichter.

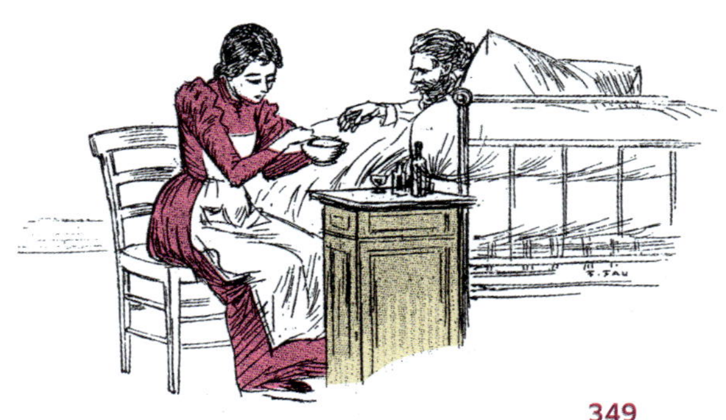

Geben Sie von einer der folgenden Aromamischungen etwas auf Ihre Hände und reiben Sie die Hände des sterbenden Menschen damit leicht streichelnd ein.

Hautöl »Abschiednehmen«

- 7 Tr. Rose (1 %) oder Neroli (10 %)

in 30 ml Hautöl geben.

Oder

- 2 Tr. Atlaszeder oder Sandelholz oder Sibirische Edeltanne
- 3 Tr. Benzoe
- 5 Tr. Orange

in 50 ml Hautöl geben.

Anhang

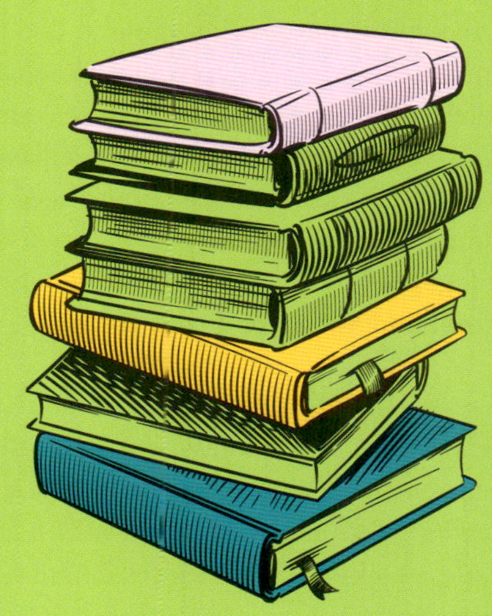

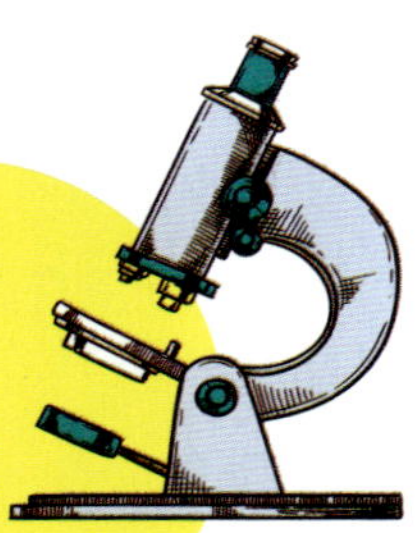

Natalie Stadelmann

Naturkosmetik und Pflanzenwirkstoffe für die biologische Hautpflege[29]

Seit dem 11.07.2013 gilt für alle Kosmetika, die in der Europäischen Union auf den Markt gebracht werden, die einheitliche EU-Kosmetikverordnung. Wichtige Grundpfeiler dieser Verordnung sind die Produktsicherheit, der Gesundheitsschutz der Verbrauchenden, der Tierschutz und somit das Verbot von Tierversuchen für kosmetische Produkte sowie das Verhindern irreführender Werbung für kosmetische Mittel. Um diese Ziele zu erreichen, müssen alle Kosmetikprodukte in Bezug auf ihre Qualität und Sicherheit aufwendig geprüft und registriert werden, bevor sie in den Regalen der Geschäfte zu finden sind. Außerdem müssen alle Inhaltsstoffe eines Kosmetikproduktes für die Verbrauchenden offensichtlich sein. Dies wird erreicht durch eine Kennzeichnungspflicht nach der *International Nomenclature of Cosmetic Ingredients*. Jeder Inhaltsstoff hat eine eigene INCI-Bezeichnung, die auf der Verpackung angegeben werden muss.

Viele Konsumentinnen und Konsumenten greifen bewusst lieber zu »natürlichen« Kosmetik- und Körperpflegeprodukten. Sie erwarten von ihnen, dass auf problematische Inhaltsstoffe verzichtet und Naturstoffen der Vorzug gegeben wird.

Naturkosmetik hat viele Vorteile – nicht nur für die eigene Gesundheit, sondern auch für unsere Umwelt: Potentiell schädliche Inhaltsstoffe sowie synthetische Duft- und Konservierungsstoffe sind verboten, ebenso umweltschädliche Stoffe wie beispielsweise Mikroplastik, also kleinste Partikel fester und unlöslicher Kunststoffe, oder hormonell wirksame Chemikalien.

Für die Klientel, die auf die Natürlichkeit der Produkte Wert legt, ist es trotz der Kennzeichnungspflicht schwierig eindeutig festzustellen, ob sich nun echte Naturkosmetik, Bio-Rohstoffe, oder nur vermeintlich natürliche Inhaltsstoffe im Cremetiegel befinden.

Naturkosmetik: kein geschützter Begriff

Dass ein natürliches Image Produkten zu gutem Absatz verhilft, haben viele Herstellungsbetriebe konventioneller Pflegeprodukte erkannt. Sie springen seit einiger Zeit auf diesen Trend auf und bringen vermeintlich »natürliche« Kosmetikprodukte auf den Markt.

Der Begriff »Naturkosmetik« ist aber rechtlich weder eindeutig definiert noch geschützt. »Greenwashing« von großen Kosmetikfirmen ist daher mittlerweile gängige Praxis.

»Grüne« Kosmetik gibt es längst nicht mehr nur in Reformhaus, Bioladen und Apotheke, sondern auch in fast allen Drogeriemärkten, Supermärkten und Diskountern. Hier tummeln sich neben konventionellen Hautpflegeprodukten mittlerweile auch »naturnahe Kosmetik« und Naturkosmetik. Was bedeuten die verschiedenen Begriffe? Und wie viel »Natur« und »Bio« steckt in solchen Produkten wirklich?

Richtlinien und Siegel

Die Auslobungsrichtlinien der EU-Kosmetikverordnung ziehen keine klare Grenze zwischen naturnaher Kosmetik und Naturkosmetik. Naturnahe Kosmetik kann sowohl pflanzliche und natürliche Wirkstoffe als auch synthetisch hergestellte Inhaltsstoffe enthalten. Um sich von ihr abzugrenzen, haben einige Organisationen auf dem Markt ihre Definitionen von Natur- und Biokosmetik zu eigenen Standards verarbeitet und Produkte, die diesen Vorgaben entsprechen, mit ihren Labels zertifiziert. Dabei wird jedes einzelne Produkt einer Kosmetikfirma separat zertifiziert und bekommt nach genauer Prüfung das entsprechende Siegel.

Die bekanntesten Siegel für Natur- und Biokosmetik im deutschsprachigen Raum stammen von:

- COSMOS,
- BDIH,
- NATRUE und
- NCS.

Diese Siegel oder Labels möchte ich Ihnen nun näher vorstellen. Eine Zusammenfassung und Übersicht über die wichtigsten Kriterien der einzelnen Siegel finden Sie in der Tabelle 5 auf Seite 366/367.

Der COSMOS-Standard

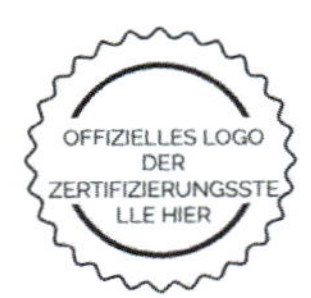

COSMOS
ORGANIC

Die *COSMOS-Standard AISBL* (Association internationale sans but lucratif) ist eine internationale Non-Profit-Organisation und eine Vereinigung der europäischen Standardgeber BDIH (Bundesverband der Industrie- und Handelsunternehmen für Arzneimittel, Reformwaren, Nahrungsergänzungsmittel und kosmetische Mittel e.V., DE), Cosmébio (FR), Ecocert S. A. (FR), ICEA (Istituto per la Certificazione Etica ed Ambientale, IT) und Soil Association (GB). Sie vergibt das Label des COSMOS-Standards, das weltweit gültig und international verbindlich ist. Es wird seit 01.01.2017 zusätzlich zu den Siegeln der Gründungs-Organisationen vergeben. Das Logo erscheint deshalb immer in Verbindung mit dem einer Gründungs-Organisation. Die Erfüllung der im COSMOS-

Standard festgeschriebenen Anforderungen wird geprüft durch verschiedene nationale Zertifizierungsstellen der einzelnen Gründungs-Organisationen. Produkte, die vor dem Stichtag im Januar 2017 entwickelt wurden, dürfen weiterhin ihr Siegel ohne den COSMOS-Zusatz (also z. B. »BDIH Kontrollierte Natur-Kosmetik«) behalten, hier gibt es geringe Abweichungen der Anforderungen.

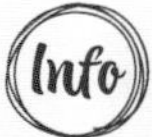

Anforderungen des COSMOS-Standards

Sie entsprechen denen der jeweiligen Gründungs-Organisationen. Der COSMOS-Standard unterscheidet fünf Kategorien von Bestandteilen in einem kosmetischen Mittel: Wasser, Mineralien und Bestandteile mineralischen Ursprungs, physikalisch verarbeitete Agrar-Bestandteile (pflanzliche oder tierische Stoffe; PPAI), chemisch verarbeitete Bestandteile (CPAI) und andere Bestandteile. Jede Gruppe unterliegt definierten Anforderungen. Innerhalb des COSMOS-Standards gibt es zwei Signaturen. Die Signatur *COSMOS ORGANIC* wird für Bio-Kosmetik vergeben und fordert, dass mindesten 95 % der PPAI aus kontrollierter Bio-Qualität (kbA) stammen sowie dass das Gesamtprodukt zu mindestens 20 % aus kbA-Rohstoffen besteht. Daneben gibt es Anforderungen in Bezug auf Nachhaltigkeit und Umweltmanagement, Herstellung, Verpackung und Lagerung sowie textile Komponenten eines kosmetischen Mittels (zum Beispiel Gesichtstücher, Streifen, Masken, Pads).

Die Signatur *COSMOS NATURAL* für Naturkosmetik verlangt nicht die geforderten Mindest-Bio-Anteile, alle anderen Vorgaben des COSMOS-Standards müssen aber eingehalten werden.

Bei beiden Signaturen dürfen maximal 2 % der gesamten Inhaltsstoffe petrochemisch sein. Diese Stoffe sind in einer **Positivliste** genau definiert, z. B. als Verdickungsmittel, Konservierungsstoffe oder als Denaturierungsmittel. Daneben sind einige Inhaltsstoffe mineralischen Ursprungs wie z. B. Natriumfluorid oder Aluminiumhydroxid als Pigmente oder Wirkstoffe positiv gelistet.

Der COSMOS-Standard gibt erlaubte physikalische und chemische sowie nicht zugelassene **technische Verfahren** vor. Außerdem definiert er zugelassene Bestandteile mineralischen Ursprungs und andere zugelassene Bestandteile sowie Bestandteile, die in Bio-Qualität verwendet werden müssen.

Der COSMOS-Standard wird regelmäßig überprüft und aktualisiert. Alle Vorgaben des Standards finden Sie im Internet unter https://www.cosmos-standard.org.

BDIH Kontrollierte Natur-Kosmetik

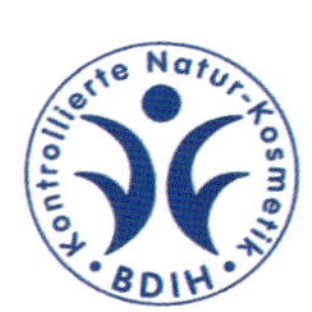

Das *BDIH-Prüfzeichen für kontrollierte Natur-Kosmetik*, vergeben durch die gleichnamige Organisation, war weltweit das erste private System für eine unabhängige Produktkontrolle. Es berücksichtigt ökologische, gesundheitliche und soziale Kriterien und reguliert neben den eingesetzten Rohstoffen auch den Herstellungsprozess und die Endprodukte. Die Prüfung erfolgt durch ein Tochterunternehmen. Der BDIH-Standard wurde Anfang 2017 in den COSMOS-Standard eingegliedert, das bekannte Kontrollzeichen des BDIH wird für alle seither zugelassenen oder veränderten Produkte zusammen mit dem COSMOS-Siegel vergeben.

Produkte, die vor dem Stichtag im Januar 2017 entwickelt wurden, dürfen weiterhin ihr Siegel des BDIH ohne den COSMOS-Zusatz behalten. Wenn ein Produkt das BDIH-Siegel trägt, dann ist gewährleistet, dass mindestens 60 Prozent der gesamten Produktlinie dem BDIH-Standard entsprechen.

Einzelheiten zum BDIH-Standard

Der BDIH-Standard **fordert**, dass folgende 15 Stoffe aus kbA stammen, wenn sie vollständig oder als Pflanzenteile enthalten sind: Brennnessel, Hagebutte, Jojobawachs, Kamille, Kokospalme, Ölpalme, Olive, Pfefferminze, Ringelblume, Rosmarin, Salbei, Sesam, Sheabutter, Soja und Sonnenblume. Für ätherische Öle aus diesen Pflanzen gilt diese Vorschrift nicht. Alle anderen Rohstoffe sollen, soweit möglich, aus kbA oder kontrollierter Wildsammlung (WS) stammen.

Rohstoffe aus folgenden Stoffgruppen dürfen **nicht verwendet** werden: aus toten Wirbeltieren gewonnene Stoffe (z. B. Kollagen, tierische Fette), organisch-synthetische Farbstoffe, synthetische Duftstoffe, ethoxilierte Rohstoffe (z. B. Tenside, erkennbar an den Silben »PEG«, »ethoxy«), Silikone (z. B. Dimethicone, Dimethiconole, Disiloxane), Paraffine und andere Erdölprodukte.

Zur Konservierung der Produkte dürfen folgende naturidentische Konservierungsstoffe verwendet werden: Benzoesäure und ihre Salze, Benzylalkohol, Dehydracetsäure und ihre Salze, Salicylsäure und ihre Salze, Sorbinsäure und ihre Salze. Dies muss auf dem Etikett entsprechend ersichtlich sein.

Als Duftstoffe dürfen natürliche Riechstoffe zum Einsatz kommen, die der ISO-Norm 9235 (siehe Kapitel 6, Seite 93) entsprechen. Außerdem können biotechnologisch gewonnene Riechstoffe verwendet werden.

In einer Positivliste sind alle Stoffe vermerkt, deren Verwendung als zulässig erklärt wird, unter anderem Zinkoxid und Aluminiumverbindungen.

Alle Vorgaben des Standards finden Sie im Internet unter https://kontrollierte-naturkosmetik.de.

Als Erweiterung für Nutzer/-innen, die Wert auf Produkte ohne tierische Rohstoffe wie Milch, Eier, Honig oder Wollwachs legen, gibt es das Siegel *Vegan BDIH*, welches gleichermaßen die Voraussetzungen für eine vegane Naturkosmetik definiert. Nähere Informationen dazu finden Sie auf der Seite https://www.bdih-vegan.info.

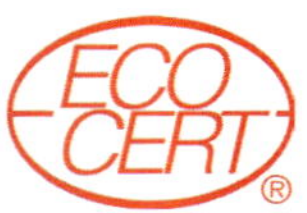

Ecocert Natur- und Bio-Kosmetik

Das französische Natur- und Bio-Kosmetik-Siegel *Ecocert* wird nach eingehender Prüfung durch Tochtergesellschaften vergeben. Neben Kosmetik prüft und zertifiziert Ecocert zahlreiche andere Produkte und Unternehmen, z. B. Textilien, Öko-Produkte, Landwirte, Spas und Wellness Center.

Neben der Verwendung von umweltfreundlichen und gesundheitlich unbedenklichen Herstellungs- und Produktionsprozessen arbeitet Ecocert an der Entwicklung des Konzepts der »grünen Chemie«, dem verantwortungsvollen Umgang mit natürlichen Ressourcen und der Förderung der Biodiversität.

Auch der Ecocert-Standard ist seit 2017 in den COSMOS-Standard für Natur- und Bio-Kosmetik eingegliedert, seitdem müssen alle neu auf den Markt gebrachten oder veränderten Kosmetikprodukte den Anforderungen des COSMOS-Standards entsprechen, dann erscheinen das Ecocert- und das COSMOS-Siegel zusammen auf dem Kosmetikprodukt.

Produkte, die bereits vor Anfang 2017 nach den Ecocert-Richtlinien zertifiziert worden sind, können weiterhin nur das Ecocert-Siegel tragen, und zwar in zwei Abstufungen: *Ecocert natural cosmetic* für Naturkosmetik und *Ecocert organic cosmetic* für Bio-Kosmetik.

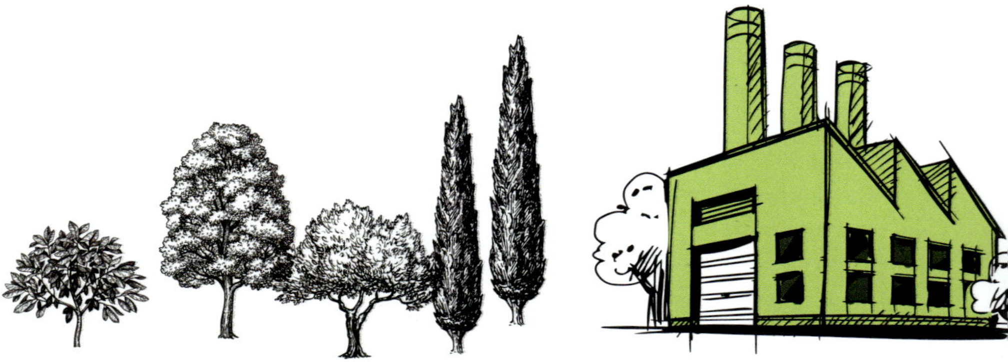

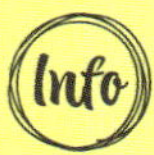

Ecocert-Standard im Detail

Verzichtet werden muss für ein Ecocert-Label auf petrochemische Inhaltsstoffe wie Parabene, Phenoxyethanol, synthetische Duft- und Farbstoffe sowie auf gentechnisch veränderte Organismen (GVO). Die Produkte müssen in einer recycelbaren oder biologisch abbaubaren Verpackung auf den Markt kommen.

Ecocert fordert, dass mindestens 95% der Inhaltsstoffe eines Produkts natürlichen Ursprungs sind, mit Ausnahme einer begrenzten Anzahl von geprüften Inhaltsstoffen (wie Konservierungsstoffen), die in geringen Mengen zugelassen sind. Bei Naturkosmetik, die das *Ecocert natural cosmetic*-Label trägt, müssen mindestens 50% der pflanzlichen Rohstoffe und mindestens 5% der Gesamtinhaltsstoffe aus kbA stammen. Bio-Kosmetik mit dem *Ecocert organic cosmetic*-Siegel muss mindestens 95 % Bio-Anteil bei den pflanzlichen Rohstoffen und mindestens 20% kbA-Inhaltsstoffe in der gesamten Formulierung enthalten. Bei kosmetischen Produkten, die im Zuge der Anwendung abgewaschen werden (Rinse-off-Produkte, z. B. Duschgele, Shampoos), und bei Pudern müssen nur 10% aller Inhaltsstoffe aus kbA stammen.

Alle Vorgaben des Standards finden Sie im Internet unter https://www.ecocert.de.

Cosmébio Natur- und Bio-Kosmetik

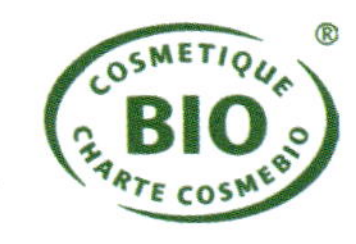

Um das Siegel des französischen Bio-Kosmetikverband Cosmébio zu erhalten müssen Kosmetikunternehmen die ethischen Werte der Cosmébio-Charta einhalten: Eine schwarze Liste bannt umstrittene Inhaltsstoffe, die Produktion muss sozial und umweltverträglich stattfinden, auf nachhaltige Verpackungsmittel wird geachtet.

Alle nach Anfang 2017 auf den Bio-Markt gebrachten Kosmetikprodukte müssen auch den Anforderungen des COSMOS-Standards entsprechen, dann erscheinen das Cosmébio- und das COSMOS-Label gemeinsam auf der Kosmetik. Das kombinierte Label umfasst also das Produkt als Ganzes.

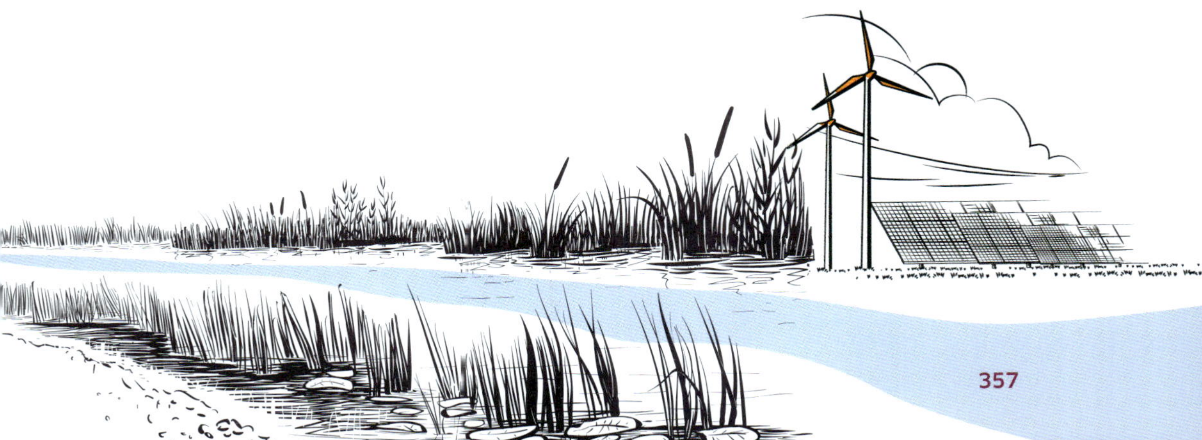

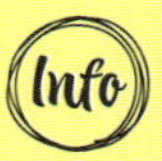

Richtlinien von Cosmébio

Damit das Cosmébio-Siegel vergeben wird, müssen **unabhängig vom COSMOS-Standard** mindestens 95 % der Inhaltsstoffe des Gesamtprodukts natürlichen Ursprungs sein (wobei Wasser und mineralische bzw. aus Mineralien gewonnene Inhaltsstoffe als natürlich gelten), mindestens 95 % der pflanzlichen Inhaltsstoffe müssen aus kbA stammen und mindestens 10 % der gesamten Rezeptur müssen aus kbA stammen (wobei Wasser und mineralische oder aus Mineralien gewonnene Inhaltsstoffe als nicht-kbA gelten, da sie nicht von einem Lebewesen gewonnen werden).

In Kombination mit der Signatur *COSMOS ORGANIC* müssen mindestens 95 % der Inhaltsstoffe des Gesamtprodukts natürlichen Ursprungs sein (wobei Wasser und mineralische oder aus Mineralien gewonnene Inhaltsstoffe als natürlich gelten) **und** darüber hinaus müssen 95 % der Zutaten, die aus kbA stammen können, wie Pflanzenmaterial, Bienenwachs oder Milch, auch aus Bio-Anbau stammen. Unter dem Link https://www.cosmebio.org/en/ finden Sie alle Anforderungen der verschiedenen Cosmébio-Siegel.

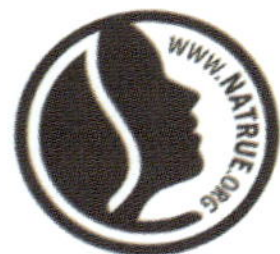

NATRUE Natur- und Biokosmetik

Das *NATRUE*-Label wird vergeben vom internationalen Verband NATRUE, dessen Mitglieder Naturkosmetik-Unternehmen sind. Eine Zertifizierung ist jedoch unabhängig von einer Mitgliedschaft. Die Prüfung für die Siegelvergabe findet durch unabhängige Zertifizierungsstellen statt. Kosmetikunternehmen dürfen die Siegel nur dann verwenden, wenn 75 % einer Produktlinie zertifiziert werden können.

Ab dem 01.01.2021 werden erstmalig von NATRUE zertifizierte kosmetische Fertigprodukte entweder als Naturkosmetik (Stufe 1) oder Biokosmetik (Stufe 2) zertifiziert.

Bis 2021 vergab NATRUE auch ein Siegel für Naturkosmetik mit Bio-Anteil. Produkte, die bereits unter dieser auslaufenden Zertifizierungsstufe zertifiziert sind, können ihr Siegel behalten, bis das Zertifikat des Produkts abläuft. Danach können die Produkte unter einer der beiden neuen Stufen rezertifiziert werden, sofern sie die jeweils festgelegten Anforderungen erfüllen.

NATRUE-Richtlinien im Einzelnen

Als zulässige Inhaltsstoffe definiert NATRUE drei unterschiedliche Kategorien: Naturstoffe sind pflanzlichen, anorganisch-mineralischen oder tierischen Ursprungs (außer aus Wirbeltieren), werden nur durch physikalische, enzymatische oder mikrobiologische Verfahren hergestellt, sind chemisch unverändert; naturnahe Stoffe werden aus Naturstoffen gewonnen durch bestimmte, definierte chemische Reaktionen und biotechnische Verfahren; naturidentische Stoffe sind zugelassene Konservierungsstoffe (dies muss auf dem Etikett entsprechend ersichtlich sein) und anorganische Pigmente und Mineralien.

In einer **Positivliste** sind alle zugelassenen Stoffe vermerkt. In Bezug auf GVO, Fertigprodukte, Ausgangsmaterialien und die verwendeten Enzyme und Mikroorganismen müssen die Kriterien der EU-Öko-Verordnung erfüllt sein.

Als Duftstoffe zum Einsatz kommen dürfen natürliche Riechstoffe, die der ISO-Norm 9235 entsprechen, auch Isolate aus ätherischen Ölen sowie daraus rekonstruierte ätherische Öle.

NATRUE unterscheidet 13 Gruppen von kosmetischen Mitteln (z. B. dekorative Kosmetik, Emulsionen zur Hautpflege) und fordert für jede Gruppe und jede Zertifizierungsstufe einen bestimmten Mindestgehalt an Naturstoffen und einen Maximalgehalt an naturnahen Stoffen, jeweils bezogen auf das Gesamtprodukt. *Naturkosmetik (Stufe 1)* muss mindestens 0,1 - 80 % Naturstoffe enthalten und darf maximal 10 - 20 % naturnahe Stoffe enthalten.

Um ein Zertifikat für *Biokosmetik (Stufe 2)* zu erhalten, müssen mindestens 95 % der pflanzlichen oder tierischen Natur- oder naturnahen Stoffe aus kbA oder WS stammen. Außerdem muss das Kosmetikprodukt mindestens 1 - 90 % Naturstoffe aus kbA enthalten und darf je nach Rezeptur maximal 5 - 99 % naturnahe Stoffe enthalten. Letztere müssen aus organischem Ausgangsmaterial stammen.

Bei Produkten mit dem älteren Siegel *Naturkosmetik mit Bio-Anteil* müssen mindestens 70 % der Natur- bzw. naturnahen Stoffe aus kbA oder WS stammen.

Auch Kriterien für Verpackungs- und Trägermaterialien sowie ökologische und ethische Kriterien sind in den Standardbedingungen aufgeführt.

Alle Vorgaben des Standards finden Sie im Internet unter https://www.natrue.org.

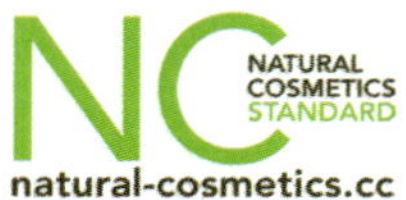

Natural Cosmetics Standard NCS

Das Qualitätssiegel NCS legt für zertifizierte Naturkosmetik strenge Kriterien an, die im gleichnamigen Standard hinterlegt sind. Eine Zertifizierung der Produkte ist nicht an eine Mitgliedschaft gebunden. Es gibt dabei 4 Auslobungsmöglichkeiten.

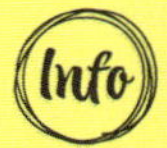

NCS-Anforderungen im Detail

Produkte die dem Mindeststandard entsprechen dürfen als *zertifizierte Naturkosmetik* ausgelobt werden und das NCS-Siegel tragen. Ein NCS-zertifiziertes Produkt darf als *Biokosmetik*, gekennzeichnet durch den Zusatz »Organic Quality«, ausgelobt werden, wenn mind. 95 % der Inhaltsstoffe landwirtschaftlichen Ursprungs aus kbA stammen.

Ein NCS-zertifiziertes Produkt darf als *vegane Naturkosmetik* ausgezeichnet werden, wenn keiner der Inhaltsstoffe tierischen Ursprungs ist oder aus tierischen Stoffen gewonnen wurde. In Kombination mit den Kriterien für Biokosmetik dürfen vegane Produkte das Label *vegane Biokosmetik* tragen.

Es dürfen nur die im Standard **benannten Rohstoffe** und ihre **Herstellverfahren** verwendet werden, um NCS-zertifizierte Produkte herzustellen. In einem separaten Anhang findet sich eine **Positivliste** der zugelassenen modifizierten Rohstoffe und naturidentischen anorganischen Pigmente und Mineralien.

Der Standard unterscheidet 6 Gruppen von **Inhaltsstoffen**: Naturstoffe sind chemisch unveränderte Rohstoffe pflanzlichen, anorganischen/mineralischen oder tierischen Ursprungs sowie deren Gemische und Reaktionsprodukte untereinander; modifizierte Rohstoffe werden aus einem Naturstoff gemäß obiger Definition durch zugelassene chemische Reaktionen gewonnen; naturidentische anorganische Pigmente und Mineralien sind Stoffe, deren chemische Zusammensetzung identisch mit in der Natur vorkommenden Pigmenten und Mineralien ist; naturidentische Konservierungsstoffe sind Stoffe, deren chemische Zusammensetzung identisch mit in der Natur vorkommenden Stoffen ist und die zur Konservierung genutzt werden (müssen auf dem Etikett benannt werden); Aerosole, also Treibmittelgase.

Pflanzliche Rohstoffe und Rohstoffe, die durch Fermentation oder in der Natur vorkommende biotechnologische Verfahren gewonnen werden, müssen nicht in der Positivliste aufgeführt werden. Sonnenblumenöl, Olivenöl, Sojaöl, Kokosöl und Jojobaöl müssen aus zertifiziert ökologischem Ausgangsmaterial gewonnen werden. Sheabutter stammt entweder aus ökologischem Ausgangsmaterial oder aus WS. Tierische Naturstoffe wie beispielsweise Milch oder Honig dürfen verwendet werden. Dagegen sind Naturstoffe von toten Wirbeltieren nicht gestattet.

Duftstoffe müssen der ISO-Norm 9235 entsprechen. Außerdem können biotechnologisch gewonnene Duftstoffe verwendet werden. **Tenside** müssen innerhalb von 28 Tagen zu mehr als 60 % biologisch abbaubar sein.

Hinsichtlich GVO-Freiheit gelten die Anforderungen der EG-Öko-Verordnung für das Endprodukt und die eingesetzten Rohstoffe.

Alle Vorgaben des Standards finden Sie im Internet unter https://gfaw.eu/ncs/.

Weitere Siegel für Biokosmetik

Neben den beschriebenen Zertifikaten gibt es noch zahlreiche andere Label für kosmetische Mittel, zum Beispiel die aus dem Lebensmittelbereich bekannten Label *Naturland* und *demeter*. Um diese Labels führen zu dürfen, muss ein festgelegter Anteil der Gesamtzutaten der Naturkosmetikprodukte den strengen Anbaukriterien des jeweiligen Verbandes entsprechen. Bei *demeter* müssen alle Bestandteile zu 90 % aus demeter-Rohstoffen, der Rest aus Bio-Rohstoffen stammen. Die Richtlinien für eine Naturland-Zertifizierung basieren auf den COSMOS-Standards.

Vegane und tierversuchsfreie Hautpflege

Für viele Menschen spielt zunehmend auch das Thema nachhaltige und tier(versuchs) freie Körperpflege eine wichtige Rolle. Hier hat der Kosmetikmarkt mittlerweile einige Standards zu bieten, wie die oben bereits beschriebenen Labels BDIH vegan und NCS vegane Natur- bzw. Biokosmetik. Auch das Siegel des internationalen Verbandes Vegan Society *VEGAN* (https://www.vegansociety.com) wird vergeben für Produkte die frei sind von tierischen Bestandteilen, Nebenprodukten und Derivaten.

Die Label des *IHTN* (Internationaler Herstellerverband für tierschutzgeprüfte Naturkosmetik, Kosmetik und Naturwaren e. V., https://ihtn-e-v.jimdosite.com) und des *Leaping Bunny Program* (Internationale Initiative für tierversuchsfreie Kosmetik und Haushaltsprodukte, https://leapingbunny.org) werden vergeben für Produkte ohne an Tieren getestete Inhaltsstoffe. Diese Standards greifen weiter als das Verbot von Tierversuchen der EU-Kosmetikverordnung für kosmetische Mittel und deren Inhaltsstoffe. Denn dieses betrifft nur solche Stoffe, die ausschließlich für Kosmetik verwendet werden – und das sind nur ungefähr 10 % der gesamten Kosmetikinhaltsstoffe. Stoffe, die nicht ausschließlich in kosmetischen Mitteln, sondern auch in der Industrie verwendet werden oder für die Herstellung von Arznei- oder Reinigungsmitteln, dürfen nach wie vor an Tieren getestet werden.

Die europäische Chemikalienverordnung REACH (Registrierung, Evaluierung und Autorisierung von Chemikalien) schreibt die Prüfung für viele dieser Stoffe sogar ausdrücklich vor. Allerdings besteht auch von Seiten der zuständigen EU-Behörde das Bestreben nach einer Vermeidung von Tierversuchen durch alternative Methoden wie z. B. das Teilen von Datensätzen oder computergestützte Untersuchungen der Toxizität. Dennoch ist für Verbraucherinnen und Verbraucher eine tierfreundliche Auswahl anhand der Inhaltsstoffliste kaum möglich. Außerdem dürfen kosmetische Produkte weiterhin vertrieben werden, die vor bereits vor dem EU-weiten Tierversuchsverbot im Handel waren und damals an Tieren getestet wurden.

*Positivlisten zu konsequent tierversuchsfreier Kosmetik finden Interessierte beispielsweise auf den Seite der Organisation **PETA** (https://www.peta.de) oder der **Ärzte gegen Tierversuche e. V.** (https://www.aerzte-gegen-tierversuche.de/de/).*

Mikrobiom-freundlich – der neue Stern am Kosmetikhimmel

Relativ neu im Kosmetiksegment sind Mikrobiota-freundliche Hautpflegeprodukte. Die wissenschaftlichen Erkenntnisse über die Bedeutung unserer residenten Hautkeime (siehe auch Kapitel 1, Seite 30) gepaart mit dem zunehmenden Auftreten von Antibiotika-Resistenzen bei pathologischen Erregern haben dazu geführt, dass auch bei der Pflege verschiedener Hauttypen und -zustände immer mehr auf schonende und probiotische Zubereitungen geachtet wird. Da viele Produkte auf dem Kosmetikmarkt problematische antibakterielle Stoffen enthalten, wartet das Gütesiegel *Microbiome-friendly* mit verschiedenen Standards für unterschiedliche Körperpflegeprodukte auf. Sie sollen gewährleisten, dass »das zertifizierte Testprodukt frei von Kontaminationen, also unerwünschten Keimen oder Pilzen ist, [...] die Bakterien der entsprechenden Körperregion in Gegenwart des Testproduktes gut wachsen können, [...] die Vielfalt eines bakteriellen Gemisches in Gegenwart des Testproduktes erhalten bleibt [...] und das Testprodukt die Balance der Haut aufrecht erhält, indem es weder die Ansiedlung von schlechten Bakterien begünstigt noch schützende Bakterien verdrängt.«[30] Mehr zu den Standards finden Sie unter dem Link https://www.microbiome-friendly.com/de/.

Ein Wort zur Stabilität von Naturkosmetik

Anders als die reaktionsträgen Erdölprodukte und Silikonverbindungen in konventioneller Kosmetik weisen viele natürliche Rohstoffe eine beachtliche chemische Reaktionsfreudigkeit auf. Die einzelnen Bestandteile können sich einerseits unter dem Einfluss von Luftsauerstoff, Außentemperatur oder UV-Strahlung verändern. Andererseits können Sie miteinander reagieren. Dabei können Stoffe gebildet werden, die ihrerseits zu Hautunverträglichkeiten oder der Entstehung von Allergien beitragen können. Ein

Beispiel für eine solche Umsetzung sind Peroxide, die bei falscher Lagerung in ätherischen Ölen aus Monoterpenen entstehen.

Neben der chemischen Stabilität ist für die Hautverträglichkeit und Anwendungssicherheit eines kosmetischen Mittels auch seine **mikrobielle Stabilität** wesentlich. Es muss schon im Herstellungsprozess danach getrachtet werden, dass möglichst keine Keime und Schimmelsporen in das Produkt gelangen. Denn diese Mikroben können sich während der Lagerung und Anwendung des Kosmetikprodukts je nach Zusammensetzung – hier ist der Wasseranteil der Formulierung entscheidend – explosionsartig vermehren und rasch zum Verderb des Kosmetikprodukts führen. Dies ist vor allem ein Problem bei Kosmetika, die keine Konservierungsstoffe enthalten wie z. B. die naturreinen Aromamischungen.

Optimale Bedingungen in der professionellen Kosmetikherstellung …

In der Kosmetikindustrie ist die Herstellung nach GMP (*Good Manufacturing Practice*)-Richtlinien durch die EU-Kosmetikverordnung vorgeschrieben, mit ihnen wird sichergestellt, dass alle Vorgänge rund um die Herstellung unter hygienisch einwandfreien Bedingungen ablaufen. Darüber hinaus müssen alle Prozesse lückenlos dokumentiert werden, damit bei Beanstandungen durch die Verbrauchenden die Fehlerquelle rasch ermittelt und das Problem behoben werden kann.

Außerdem können die Betriebe ihre Produkte beispielsweise unter Sauerstoffausschluss herstellen und setzen optimale Packmittel ein wie *Bag-in-bottle*-Gefäße, die undurchlässig sind für Licht und UV-Strahlung oder das Eindringen von Luft und Keimen verhindern. Diese technologischen Innovationen tragen ebenfalls zu einer höheren Stabilität und **langen Produkthaltbarkeit** bei.

Wie wird die Haltbarkeit von Kosmetik-Fertigprodukten gekennzeichnet?

Für Produkte mit einer Haltbarkeit bis 30 Monate wird auf der Verpackung das Haltbarkeitsdatum angegeben, und zwar mit dem Symbol der Sanduhr. Bei Kosmetik mit einer Mindesthaltbarkeit über 30 Monate muss eine Angabe zur Verwendbarkeit nach dem erstmaligen Gebrauch, also ab dem Öffnen des Produkts gemacht werden. Dafür ist auf den Kosmetikprodukten ein Tiegel mit einem geöffneten Deckel und einer Zahl abgebildet. Sie gibt die Aufbrauchfrist in Monaten an.

… und die realen Bedingungen zuhause

Diese technologischen Möglichkeiten stehen Ihnen natürlich nicht zur Verfügung, wenn Sie Ihre Pflegeprodukte zuhause selbst herstellen. Und deshalb ist der DIY-Trend auch nicht völlig unbedenklich. In Ihrer Küche herrschen ganz andere Bedingungen als in einem Industriebetrieb. Zudem ist vielen begeisterten »Hobby-Cremerührenden« die Problematik der mikrobiellen und chemischen Instabilität dieser Produkte nicht ausreichend bekannt oder ihr wird nicht ausreichend Beachtung geschenkt. Dabei ist es unbedingt erforderlich, auch bei der Herstellung, Lagerung und Anwendung von selbstgemachter Naturkosmetik auf möglichst gute hygienische Bedingungen zu achten.

Info: Wichtig beim Herstellen von selbstgemachter Kosmetik:

- Reinigung der Arbeitsplatzes und der Arbeitsgeräte vor dem Herstellprozess mit Seifenlauge (Wasser und Spülmittel) und eventuell mit alkoholischer Lösung (Isopropylalkohol 70 %)
- gründliches Händewaschen bzw. -desinfizieren
- Fenster geschlossen halten, um die Luftzirkulation zu verringern
- möglichst keimfreie Herstellung mit geringster Luftkontamination, deshalb Schmelzen und Rühren im geschlossenen System (Topf mit Deckel, Küchenmaschine), zügig und gleichmäßig (nicht mit dem Schneebesen, sondern mit Pistill)
- alle Vorratsgefäße unmittelbar nach der Entnahme der benötigten Rohstoffmenge wieder verschließen
- bei nicht konservierten Produkten nur die Menge herstellen, die in der sicheren Aufbrauchfrist von acht Wochen benötigt wird (siehe auch Kap. 11, Seite 263)
- Abfüllen in UV-Licht beständigem Braun- oder Opalglas

Wichtig bei der Lagerung:

- hohe Temperaturen und UV-Strahlung vermeiden
- optimale konstante Lagertemperatur bei ca. 20 °C
- Temperaturschwankungen vermeiden, denn diese können zur Kondensation von Flüssigkeiten am Deckel führen und dort die Keimvermehrung beschleunigen

Wichtig bei der Anwendung:

- hygienische Entnahme nur mit sauber gereinigtem Finger, besser noch mit abwaschbarem Spatel
- Flaschenhälse nicht berühren, um auch hier eine Kontamination zu vermeiden
- Verschließen des Kosmetikgefäßes sofort nach der Anwendung
- zügiges Aufbrauchen

Nachhaltigkeit nicht nur im Kosmetiksegment

Immer größere Bedeutung erhalten Siegel, die verschiedene Aspekte nachhaltigen Handelns und Wirtschaftens würdigen. Das *FSC®-Siegel* tragen Holz- und Papierprodukte (Verpackung) die aus umweltgerechter, sozial förderlicher und wirtschaftlich tragfähiger Forstwirtschaft stammen. Das Sozial-Siegel *FAIRTRADE* zeichnet Produkte aus, für deren Herstellung soziale Mindeststandards und der Ausschluss von Kinderarbeit garantiert werden. Der Standard *FAIRWILD* steht für eine garantiert artenschonende Wildsammlung von Heil- und Aromapflanzen sowie faire Lohnzahlungen.

Im Bereich der Unternehmensverantwortung oder *Corporate Social Responsibility* (CSR) finden sich Siegel, die betriebliches nachhaltiges Engagement in den Bereichen Ökologie, Soziales und Ökonomie zertifizieren. Dazu zählen zum Beispiel *BIPS* (BDIH Initiative for Practical Sustainability), *EcoControl* und *CSE* (Certified-Sustainable-Economics-Standard)-Siegel.

Beim Naturkosmetikkauf die Auslobung kritisch hinterfragen

Bezeichnungen wie »Natural«, »Bio« oder »Organic« auf Kosmetikprodukten bedeuten nicht zwangsläufig natürliche Inhaltsstoffe oder Bioqualität der Rohstoffe. Denn anders als bei Lebensmitteln gibt es bei Pflegeprodukten keine gesetzliche Rechtsvorschrift, die den Begriff »Bio« definiert und schützt. Leider fehlen oftmals in den Richtlinien der Naturkosmetiksiegel selbst harte Kriterien für die Naturbelassenheit der verwendeten Inhaltsstoffe, beispielsweise in Hinblick auf raffinierte und native Pflanzenöle.

Wer beim Kosmetikkauf Wert auf zertifizierte Qualität legt, sollte dennoch auf die entsprechenden Naturkosmetiksiegel achten, selbst wenn diese keine 100-prozentige Natürlichkeit der Inhaltsstoffe garantieren. Auch die Auslobung von Bioprodukten sollten Sie kritisch hinterfragen. Die Vergabe der Zertifikate ist lediglich an Mindestkriterien geknüpft, die Produkte dürfen durchaus auch günstige Rohstoffe aus konventionellem Anbau enthalten. Das erklärt auch, dass sowohl im Diskounter als auch in Reformhäusern, Naturkostläden und Apotheken zertifizierte Naturkosmetik erhältlich ist – allerdings mit großen Preisspannen. Die qualitativen Unterschiede sind für Verbraucherinnen und Verbraucher auf den ersten Blick nur schwer erkennbar.

Daneben gibt es auf dem Kosmetikmarkt auch Herstellungsbetriebe, die nach eigenen, durchaus noch strengeren Standards hochwertige, naturreine Kosmetikprodukte vertreiben oder sich als neu gegründete Firma oder kleine Manufaktur schlichtweg die teure Zertifizierung nicht leisten können. Konkretes Nachhaken beim Hersteller lohnt sich!

Die bekanntesten Siegel für Natur- und Biokosmetik im deutschsprachigen Raum

Die Tabelle bietet eine prägnante Übersicht über die wichtigsten Anforderungen zur Vergabe der einzelnen Labels zum schnellen Vergleichen. Einzelheiten zu den Vergaberichtlinien für jedes der hier aufgeführten Siegel finden Sie im Text.

	COSMOS		BDIH		Ecocert	
Siegel	**NATURAL**	**ORGANIC**	**kontrollierte Natur-Kosmetik**	**vegane Naturkosmetik**	**natural**	**organic**
Naturkosmetik	JA	JA	JA	JA	JA	JA
Bio-Naturkosmetik mind. 95 % Bio-Rohstoffe	NEIN	JA	NEIN (15 pflanzliche Rohstoffe kbA)	NEIN (15 pflanzliche Rohstoffe kbA)	NEIN	JA
vegane Naturkosmetik	NEIN / JA*	NEIN / JA*	NEIN	JA	NEIN	NEIN
vegane Bio-Naturkosmetik	NEIN	NEIN / JA*	NEIN	NEIN	NEIN	NEIN

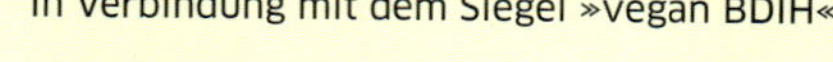

Tab. 5: Bekannte Siegel für Natur- und Biokosmetik und ihre wichtigsten Anforderungen. Grundlagen für Natur-/Biokosmetik: Verordnung (EG) 1223/2009 (EU-Kosmetikverordnung), Verordnung (EG) 1907/2006 REACH, individuelle Richtlinien zur Standardvergabe;
* In Verbindung mit dem Siegel »vegan BDIH«.

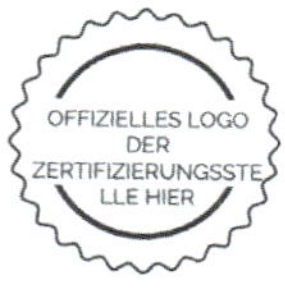

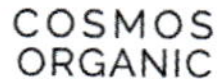

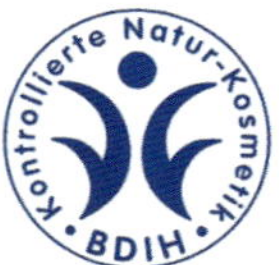

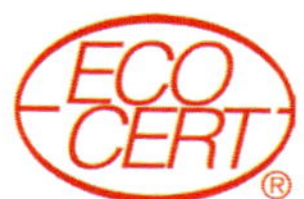

Cosmébio	NATRUE		NCS			
Cosmetique Bio Chartre Cosmebio	**Natur-kosmetik (Stufe 1)**	**Bio-kosmetik (Stufe 2)**	**NC**	**NC Organic Quality**	**NC vegan**	**NC Organic Quality vegan**
JA	JA	JA	JA	JA	JA	JA
JA (pflanzliche Rohstoffe)	NEIN	JA	NEIN	JA	NEIN	JA
NEIN	NEIN	NEIN	NEIN	NEIN	JA	JA
NEIN	NEIN	NEIN	NEIN	NEIN	NEIN	JA

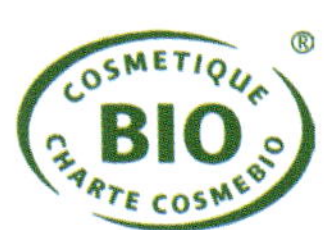

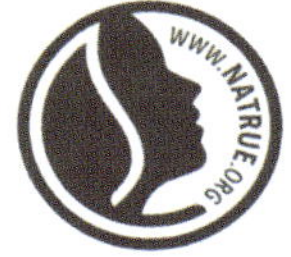

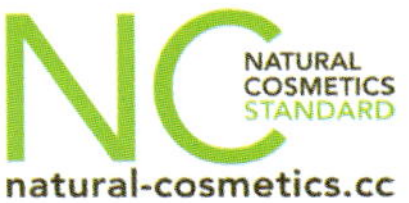

Pflanzenwirkstoffe für die biologische Hautpflege

Neben den beschriebenen Pflanzenextrakten fettes Öl, ätherisches Öl und Hydrolat, über die Sie bisher schon viel erfahren haben, gibt es noch mehr Pflanzenwirkstoffe, die in anderen Formen in Kosmetikprodukten Verwendung finden. Beispiele sind Extrakte, also Auszüge aus Pflanzenteilen mit Öl (Mazerat), Alkohol (Tinktur), Kohlenstoffdioxid (CO_2) oder Glycerin, Pflanzenpresssäfte, -abkochungen (Dekokt) und -aufgüsse (Tee/Infus) oder getrocknete Pflanzenpulver und rückverdünnte Trockenextrakte. Auch einzelne Pflanzeninhaltsstoffe, die durch andere physikalische oder chemische Verfahren oder biotechnologisch mithilfe von Bakterien oder Pilzen gewonnen werden, sind oft als Wirkstoffe in Kosmetik enthalten. Eine Übersicht in alphabetischer Reihenfolge soll Ihnen die Auswahl geeigneter Pflegeprodukte für Ihre gesunde Haut erleichtern.

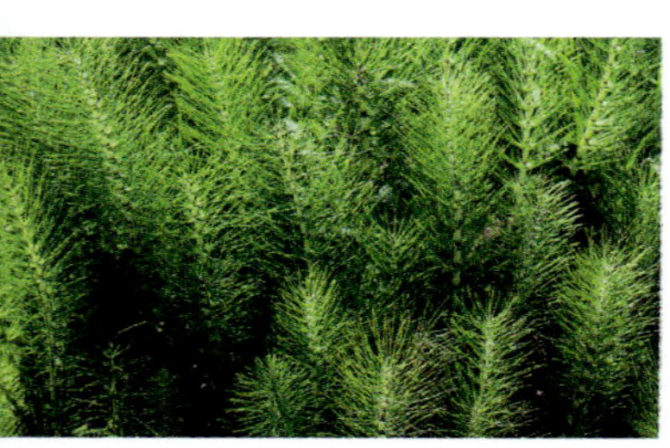

Ackerschachtelhalm/Zinnkraut

- Hautstoffwechselanregend und juckreizstillend, wundheilungsfördernd bei oberflächlichen Wunden.
- Als Dekokt, Presssaft oder Glycerolextrakt in verschiedenen kosmetischen Zubereitungen.
- INCI-Name: Equisetum arvense (und Pflanzenteil/Zubereitung wie z. B. (leaf) extract, juice, powder)

Allantoin

- Hautpflegend, wundheilungsfördernd und irritationsmindernd bei gereizter und entzündlicher Haut.
- Pflanzliches Allantoin kommt natürlich in Beinwell, Sanikelkraut, Rosskastanienrinde und Weizenkeimen beziehungsweise deren wässrigen Extrakten vor. Irrtümlicherweise wird auch behauptet, die Sheabutter enthalte Allantoin. Da dieses aber wasserlöslich ist, ist es dort nicht zu finden. Für den kosmetischen Einsatz wird Allantoin als Reinsubstanz verwendet, die synthetisch durch Erhitzen von Harnstoff mit Dichloressigsäure dargestellt wird.
- INCI-Name: Allantoin

Aloe

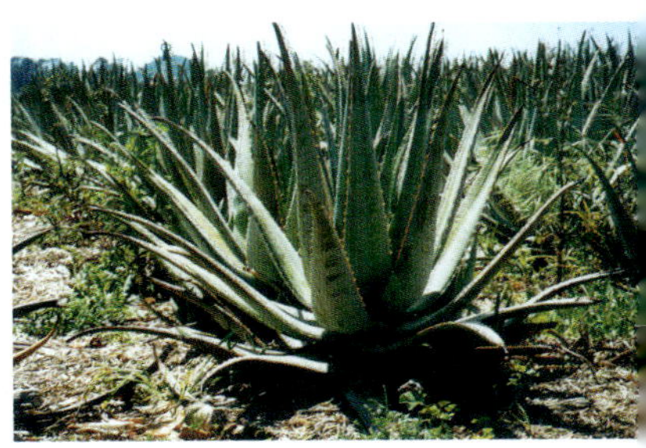

- Befeuchtend, antientzündlich, leicht antibakteriell.
- Für das in der Kosmetik verwendete Aloe-Gel wird das Wasserspeichergewebe der Blätter der Echten Aloe verwendet. Das innere wässrige Mark der Aloe-Blätter wird wie ein Filet herausgeschnitten, gewaschen, um es von Resten des bitteren Blattsafts zu befreien, und dann zu einem naturtrüben Saft verarbeitet.
- INCI-Name: Aloe barbadensis (und Pflanzenteil/Zubereitung wie z. B. leaf extract, leaf juice)

Arnika/Bergwohlverleih

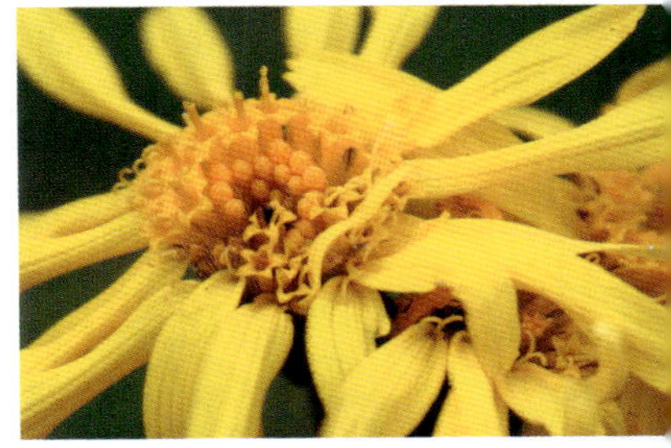

- Hautberuhigend und entzündungshemmend; unterstützend bei Blutergüssen, Verstauchungen und Entzündungen infolge von Insektenstichen.
- Als öliger Auszug (Mazerat) von Arnikablüten in Salben, als Tinktur für Umschläge und als Bestandteil von Salben, Gelen und Flüssigkeiten zur äußeren Anwendung.
- INCI-Name: Arnica montana (und Pflanzenteil/Zubereitung wie z. B. flower extract, flower oil)

*Bei bestehenden **Allergien** gegen Korbblütler (Asteraceae) müssen Arnikablüten-Zubereitungen (außer Mazerat) gemieden werden.*

Augentrost

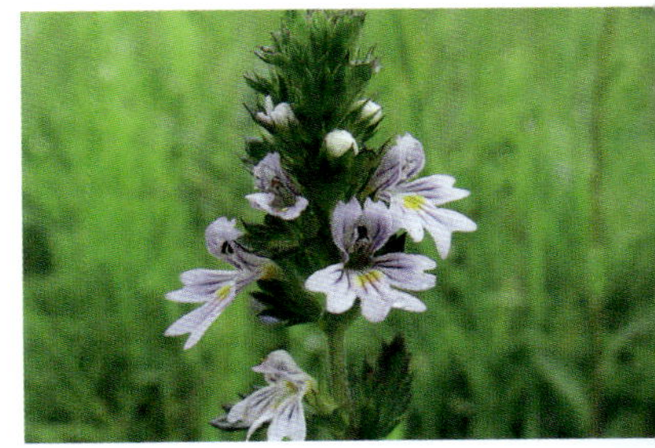

- Entzündungshemmend, leicht antibakteriell, reizlindernd und juckreizstillend.
- Augentrostkraut wird äußerlich als Teeaufguss zu Waschungen, Umschlägen und für getränkte Kompressen bei Bindehautentzündungen und Augenreizungen verwendet.
- INCI-Name: Euphrasia officinalis (und Pflanzenteil/Zubereitung wie z. B. extract, flower/leaf/stem water)

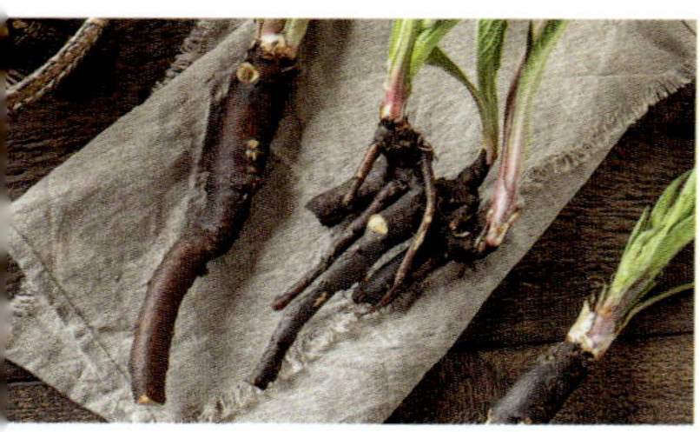

Beinwell/Wallwurz

- Hautpflegend, schmerzstillend, entzündungshemmend und wundheilungsfördernd.
- Frische oder getrocknete Wurzel äußerlich als Pflanzenpulver-Brei (Kataplasma), Teeaufguss, Frischpflanzensaft oder Flüssigextrakt in Cremes bei Schmerzen und Schwellungen von Muskeln und Gelenken, Entzündungen, Prellungen und Verstauchungen.
- Da Beinwellwurzel leberschädigende Pyrrolizidinalkaloide enthält, sollten speziell Pyrrolizidinalkaloid-arme Züchtungen verwendet und die Produkte nur auf intakter Haut und nicht länger als vier bis sechs Wochen pro Jahr angewendet werden. Pyrrolizidinalkaloid-freie Extrakte werden mit Spezialverfahren hergestellt, mit denen die Pyrrolizidine entfernt werden. Für solche Produkte besteht keine Beschränkung in der Anwendungsart und -dauer.
- INCI-Name: Symphytum officinale (und Pflanzenteil/Zubereitung wie z. B. rhizome/root extract, leaf powder)

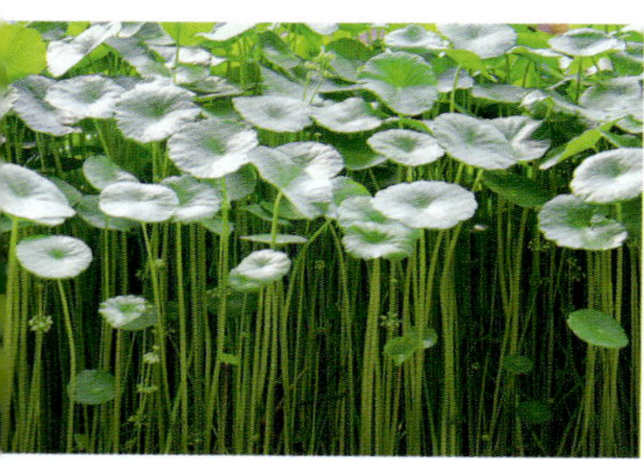

Centella/Asiatischer Wassernabel

- Hautpflegend und tonisierend, juckreizlindernd, wundheilungsfördernd, soll die Kollagensynthese fördern, zur Vorbeugung von Schwangerschaftsstreifen bzw. Dehnungsstreifen.
- Als Extrakt in Cremes und Lotionen.
- INCI-Name: Centella asiatica (und Pflanzenteil/Zubereitung wie z. B. callus extract, leaf water)

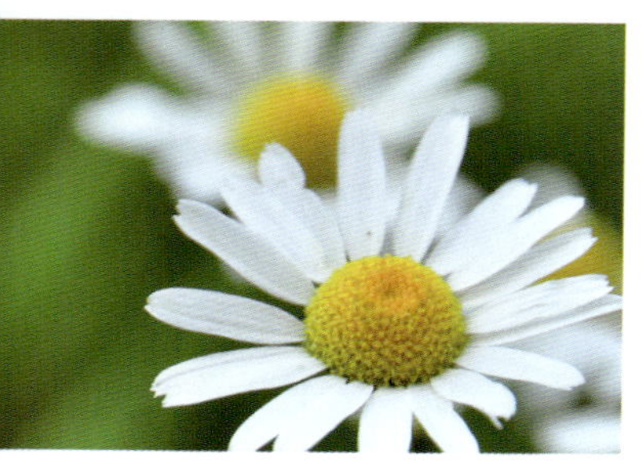

Echte/Deutsche Kamille

- Antientzündlich und wundheilungsfördernd, beruhigend und entspannend bei sensibler, gestresster oder irritierter Haut; unterstützend bei Haut- und Schleimhautentzündungen sowie bakteriellen Hauterkrankungen.
- Die Echte Kamille ist *eine der Hautpflanzen* schlechthin und kann in Kosmetikprodukten vielseitig angewendet werden. Kamillenblüten als Auszüge, Flüssigextrakte und Kamillenöl in Cremes, Lösungen und Bädern.
- Extrakte der Römischen Kamille (*Anthemis nobilis*) haben eine andere Zusammensetzung als die der Echten Kamille!

- INCI-Name: Chamomilla recutita (und Pflanzenteil/Zubereitung wie z.B. flower oil, extract)

*Bei bestehenden **Allergien** gegen Korbblütler (Asteraceae) müssen Kamillenzubereitungen gemieden werden.*

Eibisch/Weiße Malve

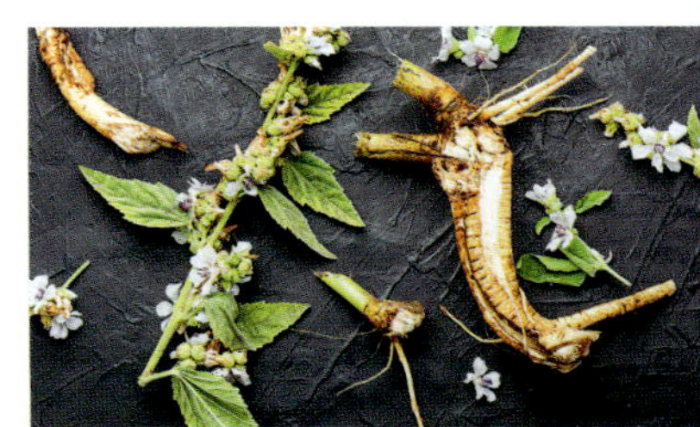

- Reizlindernd und hautberuhigend.
- Verwendet werden die geschälten oder ungeschälten Wurzeln und die Blätter, die beide reichlich Schleimstoffe enthalten. Als Kaltauszug in Frischekosmetik oder als Extrakt und Pflanzenpulver in Cremes und Masken.
- INCI-Name: Althaea officinalis (und Pflanzenteil/Zubereitung wie z.B. leaf/root extract)

Gänseblümchen

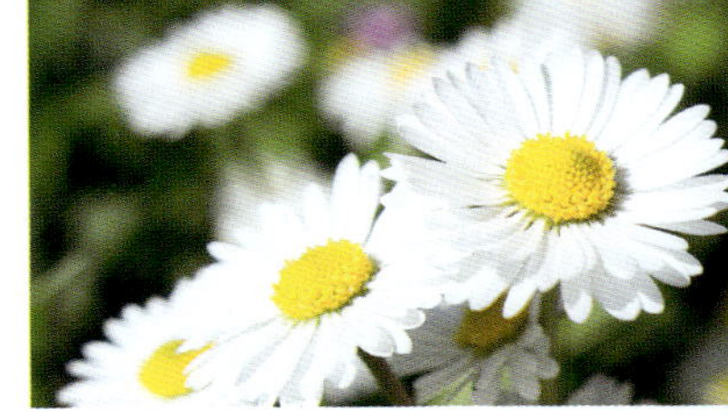

- Hautpflegend, entzündungshemmend, adstringierend und juckreizlindernd bei empfindlicher Haut und Ekzemen.
- Als Teeaufguss für Umschläge, als Extrakt in Cremes und Lotionen.
- INCI-Name: Bellis perennis (und Pflanzenteil/Zubereitung wie z.B. (flower) extract)

Glycerin

- Wasserbindend bei trockener Haut.
- Als Extraktionsmittel für Pflanzenauszüge und Tinkturen.
- Durch Spaltung von pflanzlichen Triglyceriden in Glycerin und Fettsäuren kann aus biologisch zertifiziertem Soja und Mais palmölfrei pflanzliches Bio-Glycerin hergestellt werden.
- INCI-Name: Glycerin

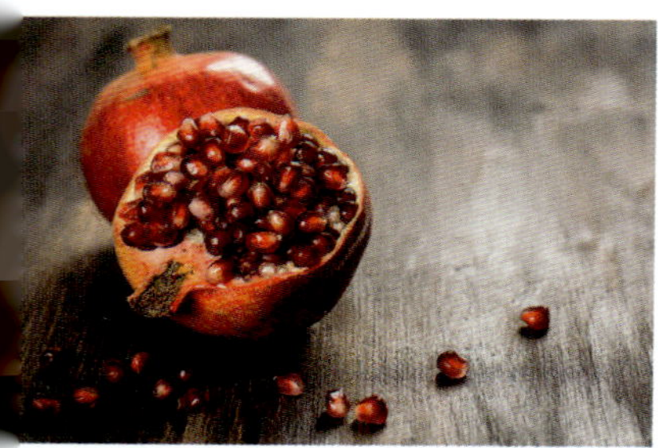

Granatapfel

- Hautschützend, beruhigend und antioxidativ, vor allem bei reifer Haut.
- Neben dem fetten Granatapfelsamen-Öl wird auch ein hydrolysierter Fruchtextrakt als kosmetischer Bestandteil, insbesondere in »Happy Aging«-Serien, verwendet.
- INCI-Name: Punica granatum (und Pflanzenteil/Zubereitung wie z. B. seed oil, fruit extract)

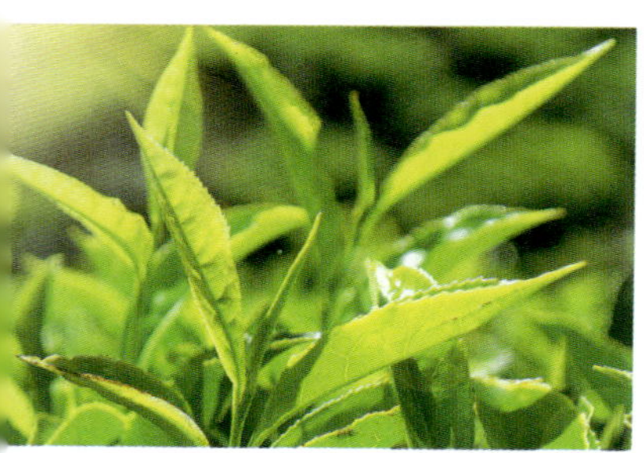

Grüner Tee

- Antioxidativ, leicht entzündungshemmend und hautberuhigend.
- Grüner Tee wird, anders als schwarzer Tee, nicht fermentiert und enthält deshalb noch mehr antioxidative Wirkstoffe. Die enthaltenen Gerbstoffe (Tannine) wirken leicht entzündungshemmend und juckreizstillend.
- INCI-Name: Camellia sinensis (und Pflanzenteil/Zubereitung wie z. B. leaf extract, catechins)

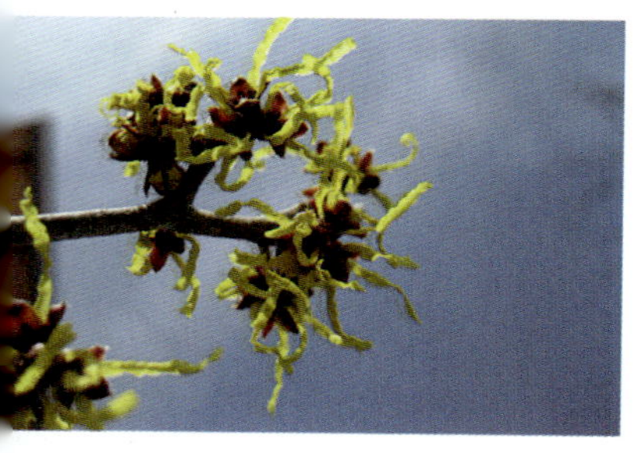

Hamamelis/Zaubernuss

- Reizlindernd bei leichten Hautverletzungen, lokalen Entzündungen der Haut und Schleimhäute; zur Linderung der Symptome bei Neurodermitis.
- Verwendet werden verschiedene Pflanzenteile, z. B. die getrockneten Blätter und die getrocknete Rinde. Je nach Gewinnung des Endprodukts unterscheiden sich Inhaltsstoffe und Einsatzgebiete: Hamameliswasser ist ein Destillat und enthält vor allem ätherisches Öl und flüchtige Stoffe, Extrakte und Abkochungen von Blättern oder Rinde enthalten Gerbstoffe und werden als Bestandteil von Cremes, für Umschläge und Spülungen genutzt.
- INCI-Name: Hamamelis virginiana (und Pflanzenteil/Zubereitung wie z. B. flower water, bark/twig extract)

Hafer

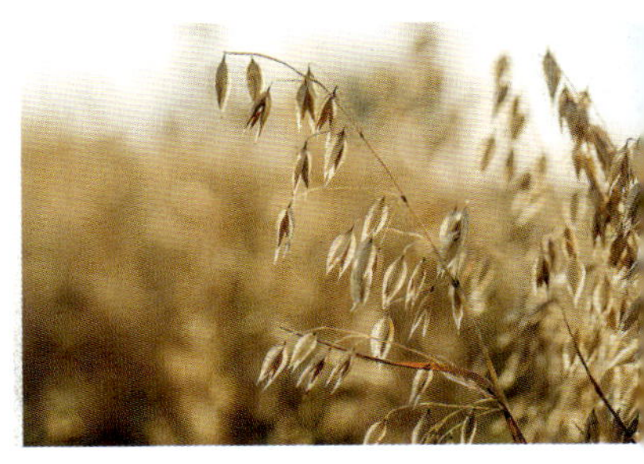

- Beruhigend bei entzündlichen und seborrhoischen Hauterkrankungen, speziell mit Juckreiz.
- Hafer findet traditionell in vielerlei Form Anwendung in der Hautpflege. Haferflocken als Brei, das gepresste, fette Öl oder Haferkraut als Frischpflanzensaft und Teeaufguss. Als Wirkstoff eingesetzt werden ein Extrakt aus Haferstroh in Kosmetikprodukten oder geschnittenes Haferstroh als Zusatz zu Bädern.
- Technologisch wird Haferkleie als Quellstoff in Kosmetik verwendet.
- INCI-Name: Avena sativa (und Pflanzenteil/Zubereitung wie z. B. kernel oil, leaf/stem extract)

Hyaluronsäure

- Sehr feuchtigkeitsspendend und feuchtigkeitsbindend, NMF (natural moisturizing factor; Hyaluronsäure ist ein natürlicher, körpereigener Feuchthaltefaktor, der in der Dermis, im Bindegewebe, aber auch in Augen und Gelenken vorkommt) und Anti-Aging-Wirkstoff bei trockener und reifer Haut.
- Hyaluronsäure für die Naturkosmetik wird aus Pflanzenmaterial biotechnologisch durch bakterielle Fermentation hergestellt.
- INCI-Name: Hyaluronic acid

Quitte

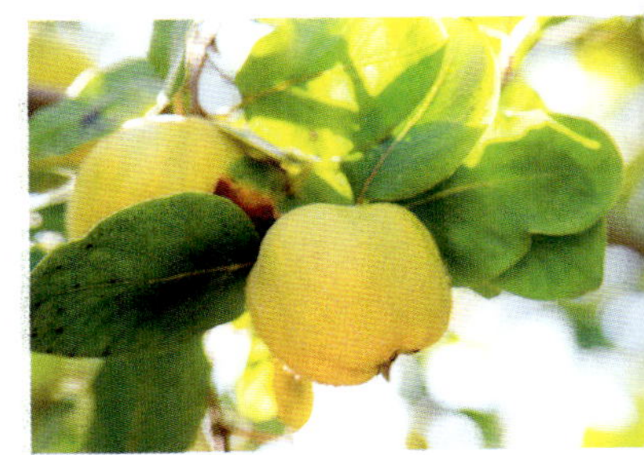

- Adstringierend, reizlindernd und entzündungshemmend bei empfindlicher Haut.
- Die schon in der Antike geschätzte Quitte kann verschiedenartig zur Hautpflege eingesetzt werden. Die Samen enthalten ein wertvolles fettes Öl, die den Samen umgebenden Schleimstoffe ermöglichen die Herstellung einer reizlosen, fettfreien Salbengrundlage. Im Pflanzensaft enthaltene Gerbstoffe wirken leicht entzündungshemmend und adstringierend.
- INCI-Name: Cydonia oblonga/Prunus cydonia und Pflanzenteil/Zubereitung wie z. B. fruit juice, seed extract/oil)

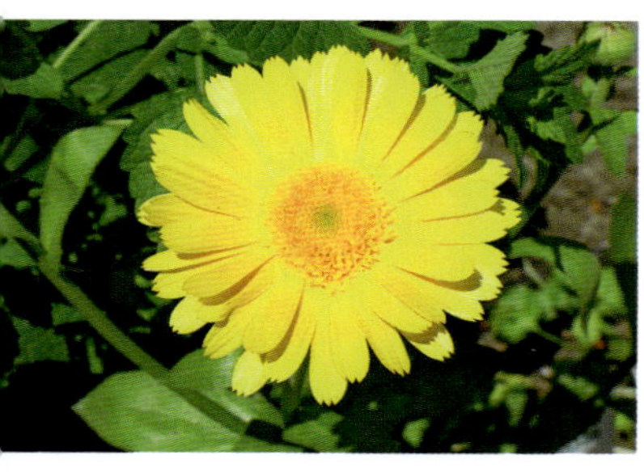

Ringelblume/Calendula

- Reizlindernd und entzündungshemmend bei empfindlicher Haut, unterstützend bei der Heilung kleiner Wunden.
- Die Calendula hat sich bei vielerlei Hautbeschwerden und vor allem zur Pflege empfindlicher Babyhaut bewährt. Eingesetzt werden Ringelblumenblüten als Auszüge (mit fetten Pflanzenölen als Mazerat) oder Aufgüsse zur Bereitung von Cremes oder Salben.
- INCI-Name: Calendula officinalis (und Pflanzenteil/Zubereitung wie z. B. flower extract)

*Bei bestehenden **Allergien** gegen Korbblütler (Asteraceae) müssen Ringelblumenblüten und deren Zubereitungen gemieden werden.*

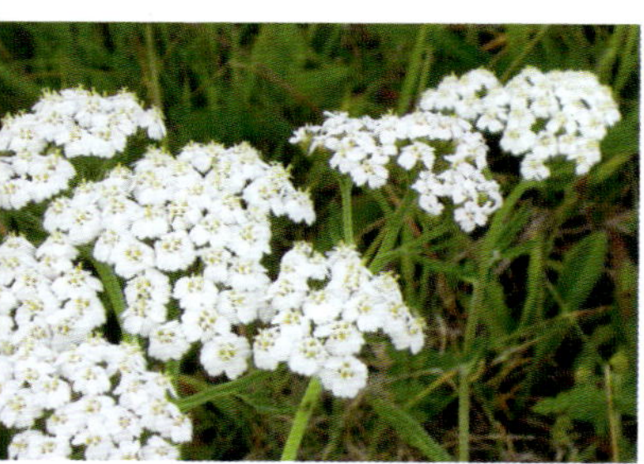

Schafgarbe

- Antientzündlich, antiseborrhoisch, adstringierend.
- Schafgarbenkraut und Schafgarbenblüten werden als Teeaufguss und Flüssigextrakt in Kosmetika und zur unterstützenden Behandlung kleiner, oberflächlicher Wunden eingesetzt.
- INCI-Name: Achillea millefolium (und Pflanzenteil/Zubereitung wie z. B. flower/leaf/stem extract, water)

*Bei bestehenden **Allergien** gegen Korbblütler (Asteraceae) sollte auf die Anwendung von Zubereitungen aus Schafgarbe verzichtet werden.*

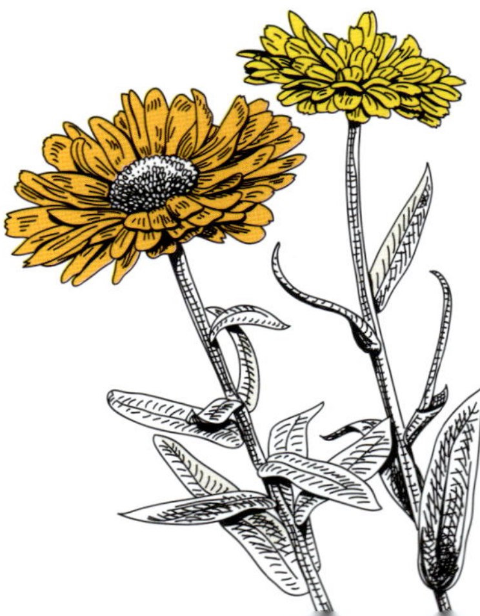

Stiefmütterchen

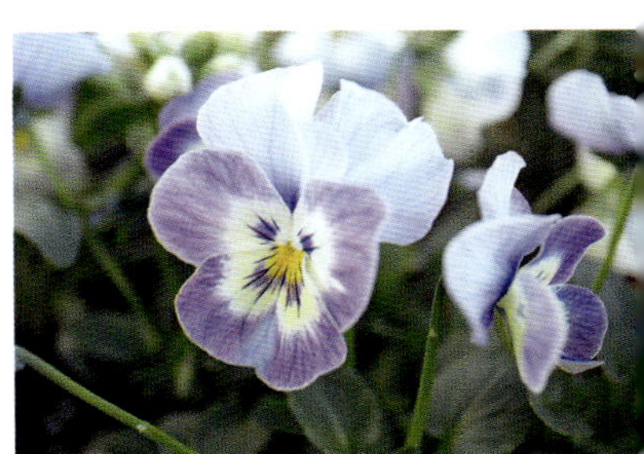

- Hautberuhigend, entzündungshemmend, schützend und pflegend bei trockener und empfindlicher Haut, Ekzemen, Hautschuppen, Milchschorf und Windeldermatitis.
- Stiefmütterchen-Extrakte (Tinktur und Ölauszug) aus Blättern, Stängeln und Blüten sowie der frische Blütensaft werden kosmetisch und in pharmazeutischen Präparaten verwendet. Als Teeaufguss wird das Stiefmütterchen volkstümlich bei Juckreiz und leichtem Milchschorf angewendet.
- INCI-Name: Viola tricolor (und Pflanzenteil/Zubereitung wie z. B. extract, flower juice, flower/leaf/stem water)

Wilde Malve/Käsepappel

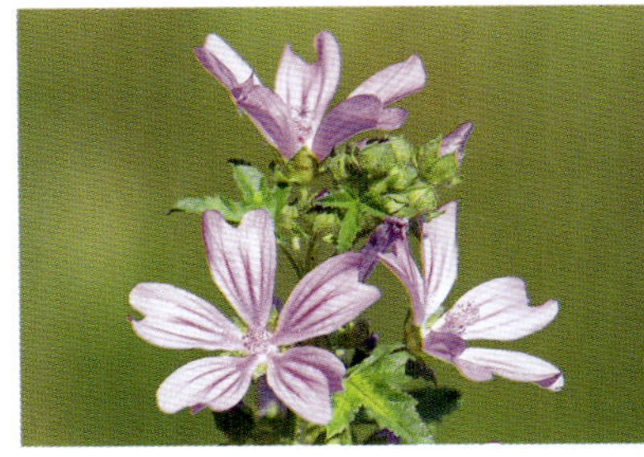

- Reizlindernd und entzündungshemmend.
- Die Wilde Malve enthält in ihren Blüten und Blättern hautwirksame Bestandteile, vor allem beruhigende Schleimstoffe, Flavonoide und Anthocyane (violett-blaue Farbstoffe).
- Kosmetisch eingesetzt wird meist ein Flüssigextrakt.
- INCI-Name: Malva sylvestris (und Pflanzenteil/Zubereitung wie z. B. flower/leaf extract)

Verzeichnis der Rezepturen

Kapitel 12 – Optimal gepflegt von Kopf bis Fuß

Kapitel 13 – Duftende Hautpflege für Geist und Seele

Quellen- und Literaturverzeichnis

Verwendete Quellen

[1] Gerlach H. Senioren Wellness – Sinnvolle und sinnliche Rituale bei Isolation, Trauer und Einsamkeit. Vortrag, 7. Primavera Fachakademie, Oy-Mittelberg, 18.10.2014.

[2] Knox S. & O'Boyle N. M. Skin lipids in health and disease: A review. Chem Phys Lipids 2021, 236, 105055. doi: 10.1016/j.chemphyslip.2021.105055.

[3] Glombitza B. Lipidsysteme als Stratum corneum Modelle. Charakterisierung und Eignung für Permeationsuntersuchungen, Dissertation Technische Universität Braunschweig, 2001.

[4] Knox S. & O'Boyle N. M. a. a. O.

[5] Glombitza B. a. a. O.

[6] Lautenschläger H. Korneotherapie – Bindeglied zwischen Dermatologie und Kosmetik. 1. Aufl., Stuttgart: Deutscher Apotheker Verlag, 2011.

[7] Heine H. Lehrbuch der biologischen Medizin: Grundregulation und extrazelluläre Matrix. 4., vollst. überarb. u. erw. Aufl., Stuttgart: Haug Verlag, 2014.

[8] Heine H. a. a. O.

[9] Moll I. Duale Reihe: Dermatologie. 8. Aufl., Stuttgart: Thieme Verlag, 2016.

[10] Nischwitz D. In aller Munde. Biologische Zahnmedizin. Unsere Zähne und ihre Bedeutung für die Gesundheit des gesamten Körpers. München: Mosaik Verlag, 2019.

[11] Busse D. Olfaktorische Rezeptoren in humanen Keratinozyten. Dissertation, Ruhr-Universität Bochum, 2015.

[12] Arzt V. Kluge Pflanzen. Wie sie locken und lügen, sich warnen und wehren und Hilfe holen bei Gefahr. München: C. Bertelsmann Verlag, 2009.

[13] Friebe R. Hormesis. Das Prinzip der Widerstandskraft. Wie Stress und Gift uns stärker machen. München: Hanser Verlag, 2016.

[14] Baldinger P. u. a. Effects of Silexan on the Serotonin-1A Receptor and Microstructure of the Human Brain: A Randomized, Placebo-Controlled, Double-Blind, Cross-Over Study with Molecular and Structural Neuroimaging. Int J Neuropsychopharmacol 2015, 18, pyu063. doi:10.1093/ijnp/pyu063.

[15] Her J. & Cho M.-K. Effect of aromatherapy on sleep quality of adults and elderly people: A systematic literature review and meta-analysis. Complement Ther Med 2021, 60, 102739. doi: 10.1016/j.ctim.2021.102739.

[16] Göbel H. u. a. Oleum menthae piperitae (Pfefferminzöl) in der Akuttherapie des Kopfschmerzes vom Spannungstyp. Schmerz, 2016, 30 (3), 295–310. doi: 10.1007/s00482-016-0109-6.

[17] Chae Y. u. a. The effects of forest therapy on immune function. Int J Environ Res Public Health 2021, 18 (16), 8440. doi: 10.3390/ ijerph18168440.

[18] Wagner H. Pharmazeutische Biologie, Bd. 2, Arzneidrogen und ihre Inhaltsstoffe. 6. Aufl., Stuttgart: Wissenschaftliche Verlagsgesellschaft, 1999.

[19] Choi S. Y. u. a. Effects of Inhalation of Essential Oil of Citrus aurantium L. var. amara on Menopausal Symptoms, Stress, and Estrogen in Postmenopausal Women: A Randomized Controlled Trial. Evid Based Complement Alternat Med 2014, 2, 796518. doi: 10.1155/2014/796518.

[20] Schilcher H. u. a. Leitfaden Phytotherapie. 5. Aufl., München: Urban & Fischer Verlag, 2016.

[21] Okugawa H. u. a. Effects of Sesquiterpenoids from 'Oriental Incenses' on Acetic Acid-Induced Writhing and D2 and 5-HT2A Receptors in Rat Brain. Phytomedicine 2000, 7 (5), 417 – 422. doi: 10.1016/S0944-7113(00)80063-X.

[22] Oetzel S. Repellentien. Geschützt vor Zecken, Mücken und Co. PZ online 24/2013, 26.07.2013. https://www.pharmazeutische-zeitung.de/ausgabe-242013/geschuetzt-vor-zecken-muecken-und-co/ (abgerufen am 28.04.2022).

[23] Her J. & Cho M.-K. a. a. O.

[24] Ohloff G. Irdische Düfte – Himmlische Lust. Basel: Birkhäuser Verlag, 1992.

[25] Schempp Ch. Photosensibilisierende und immunmoduliernde Wirkungen von Johanniskraut-Creme. https://www.johanniskraut.net/docs/johanniskraut-haut-entzuendungen.pdf (abgerufen am 17.06.2022).

[26] Fang F u. a. In vitro activity of ten essential oils against Sarcoptes scabiei. Parasites Vectors, 2016, 9, 594. doi: 10.1186/s13071-016-1889-3; Li M. u. a. Lemongrass (Cymbopogon citratus) oil: A promising miticidal and ovicidal agent against Sarcoptes scabiei. PLoS Negl Trop Dis 2020, 14 (4), e0008225. doi: 10.1371/journal.pntd.000822.

[27] Steflitsch W. u. a. Stress- und Burnout-Prophylaxe mit ätherischen Ölen. Signifikant positive Ergebnisse einer Aromatherapie-Studie. F·O·R·U·M Aromatherapie – Aromapflege – Aromakultur 2016, 47, 24 – 27.

[28] Koczy P. Studien kurz und knapp. Aromatherapie hebt die Stimmung depressiver Senioren. https://www.carstens-stiftung.de/artikel/aromatherapie-hebt-die-stimmung-depressiver-senioren.html, 02.10.2018 (abgerufen am 28.04.2022).

[29] Dieser Beitrag basiert auf dem Fachartikel »Naturkosmetik – eine Frage der Definition« von Natalie Stadelmann in F·O·R·U·M Aromatherapie – Aromapflege – Aromakultur 2014, 43, 4 – 8.

[30] MyMicrobiome, Zertifizierung, Unsere Standards. https://microbiome-friendly.com/de/standards (abgerufen am 26.04.2022).

Weitere verwendete Literatur

Arck P. u. a. Is there a 'gut-brain-skin axis'? Exp Dermatol 2010, 19 (5), 401 – 405. doi: 10.1111/j.1600-0625.2009.01060.x.

Arvay C. G. Der Biophilia-Effekt. Heilung aus dem Wald. 2. Aufl., Berlin: Ullstein Verlag, 2016.

Bauer J. Das Gedächtnis des Körpers. Wie Beziehungen und Lebensstile unsere Gene steuern. 9., akt. und erw. Aufl., München: Piper Verlag, 2013.

Blech J. Leben auf dem Menschen. Die Geschichte unserer Besiedler. Hamburg: Rowohlt Taschenbuchverlag, 2015.

von Braunschweig R. Pflanzenöle. Über 50 starke Helfer für Genuss und Hautpflege. 7., akt. Aufl., Wiggensbach: Stadelmann Verlag, 2020.

Damasio A. R. Descartes' Irrtum. Fühlen, Denken und das menschliche Gehirn. 5. Aufl., München: Deutscher Taschenbuch Verlag, 2000.

Damasio A. R. Ich fühle, also bin ich. Die Entschlüsselung des Bewusstseins. 2. Aufl., München: Econ Ullstein List Verlag, 2000.

DVAI Deutscher Verband der Aromenindustrie e. V. Sicherheit für den Verbraucher. März 2020. http://aromenverband.de/sicherheit-fur-den-verbraucher/ (abgerufen am 27.04.2022).

Erdeniz B. & Done J. Common and Distinct Functional Brain Networks for Intuitive and Deliberate Decision Making. Brain Sci 2019, 9 (7), 174. doi: 10.3390/brainsci9070174.

Fischer H. Stoff-Wechsel. Auf dem Weg zu einer solaren Chemie für das 21. Jahrhundert. München: Antje Kunstmann Verlag, 2021.

Gensthaler G. Jojoba: Kein Öl, sondern eigentlich ein Wachs. PTA-Forum online, 2015, Ausgabe 19. https://ptaforum.pharmazeutische-zeitung.de/ausgabe-192015/kein-oel-sondern-eigentlich-ein-wachs/ (abgerufen am 17.06.2022).

Giebel J. Extrazelluläre Matrix und Bedeutung der Grundregulation. Referat, 9. Curriculum Anatomie & Schmerz, LWS und Abdomen, 07.–09.09.2006. http://anatomie-und-schmerz.de/Referate/2006/Abstract_2006_07.pdf (abgerufen am 27.04.2022).

Gilbert J. u. a. Current understanding of the human microbiome. Nat Med, 2018, 24 (4), 392 – 400. doi: 10.1038/nm.4517.

Golemann D. EQ. Emotionale Intelligenz. 19. Aufl., München: dtv Verlag, 2007.

Hatt H. & Dee R. Das kleine Buch vom Riechen und Schmecken. München: Albrecht Knaus Verlag, 2012.

Heymann E. Haut, Haar und Kosmetik, eine chemische Wechselwirkung – Handbuch für Körperpflegeberufe, Apotheker, Dermatologen. 2., vollst. überarb. u. erw. Aufl. Bern: Hans Huber Verlag 2001.

ISO 9235:2021-06 Natürliche aromatische Rohstoffe – Vokabular. International Organization for Standardization, 01.06.2021.

Käser H. Naturkosmetische Rohstoffe. Wirkung, Verarbeitung, kosmetischer Einsatz. Linz: Freya, 2010.

Köpke D. Molecular Characterization of Pine Response to Insect Egg Deposition. Dissertation, Freie Universität Berlin, 2010.

Kraft U. Hormone. Die Macht des Weiblichen. Geist & Gehirn 1/2004, 68 – 73.

Krämer T. Das limbische System. dasgehirn.info, 14.11.2010. https://www.dasgehirn.info/grundlagen/anatomie/das-limbische-system (abgerufen am 27.04.2022).

Krist S. Lexikon der pflanzlichen Fette und Öle. Wien: Springer Verlag, 2013.

Lorenz H. Anti-Aging. Wunschtraum oder Wirklichkeit? Norderstedt: Books on Demand, 2008.

Marabini L. u. a. Effect of plant extracts on the genotoxicity of 1'-hydroxy alkenylbenzenes. Regul Toxicol Pharmacol 2019, 105, 36–41. doi: 10.1016/j.yrtph.2019.03.017.

Maßberg D. & Hatt H. Humann olfactory receptors: novel cellulär functions outside of the nose. Physiol Rev 2018, 98 (3), 1739–1763. doi: 10.1152/physrev.00013.2017.

Mertin A. Umstrittene Vitaminbomben. Der Mythos der gesunden Radikalfänger. Spiegel Gesundheit, 18.04.2014. https://www.spiegel.de/gesundheit/ernaehrung/vitamine-zu-viele-antioxidantien-gegen-freie-radikale-bergen-risiken-a-964012.html (abgerufen am 27.04.2022).

Michalsen A. Heilen mit der Kraft der Natur. Erw. Neuausgabe, Berlin: Insel Verlag, 2020, S. 236.

Niestroj I. Praxis der orthomolekularen Medizin: Physiologische Grundlagen, Therapie mit Mikronährstoffen. 2., durchges. Aufl., Stuttgart: Hippokrates Verlag, 2001, S. 171.

Ohloff G. Riechstoffe und Geruchssinn. Die molekulare Welt der Düfte. Berlin, Heidelberg: Springer Verlag, 1990.

Oschmann J. L. & Bischof M. Energiemedizin. Konzepte und ihre wissenschaftliche Basis. 2. Aufl., München: Elsevier Verlag, 2009.

PhytoDoc. Ist Entschlacken Unsinn oder nicht? https://www.phytodoc.de/naturheilkunde/fasten/entschlacken (abgerufen am 27.04.2022).

Ploss O. Moderne Praxis bewährter Regulationstherapien: Entgiftung und Ausleitung, Säure-Basen-Haushalt, Darmsanierung. 2. Aufl., Stuttgart: Haug Verlag, 2010.

Rätsch Ch. Räucherstoffe. Der Atem des Drachens. 72 Pflanzenportraits – Ethnobotanik, Rituale und praktische Anwendung. Aarau: AT Verlag, 2006.

Reichhart T. Das Prinzip Selbstfürsorge. Wie wir Verantwortung für uns übernehmen und gelassen und frei leben. Roadmap für den Alltag. 3. Aufl., München: Kösel Verlag, 2021.

Reichling J., Iten F. & Saller R. Naturstoffchemie. Sind Naturprodukte mit Methyleugenol kanzerogen? DAZ 2004, 28, 42.

Roth G. Wie einzigartig ist der Mensch? Die lange Evolution der Gehirne und des Geistes. Heidelberg: Spektrum Akademischer Verlag, 2010.

Sell C. Chemistry of essential oils. In: Başer K. H. C., Buchbauer G. Handbook of essential oils. Science, technology, and applications. Boca Raton: CRC Press, 2020, S. 161 – 189.

Stadelmann I. Aromapflege. Praktische Aromatherapie für den Pflege- und Familienalltag. 3. Aufl., Wiggensbach: Stadelmann Verlag, 2020.

Steflitsch W. u. a. (Hrsg.) Aromatherapie in Wissenschaft und Praxis. 2., erw. und akt. Aufl., Wiggensbach: Stadelmann Verlag, 2021.

Storch M. Das Geheimnis kluger Entscheidungen. Von Bauchgefühl und Körpersignalen. 11. Aufl., München: Piper, 2011.

Süfke B. Männerseelen. Ein psychologischer Reiseführer. Düsseldorf: Patmos Verlag, 2008.

Teuscher E. Gewürzdrogen. Stuttgart: Wissenschaftliche Verlagsgesellschaft, 2003.

Theierl S. Aromapflege Palliative Care für Einsteiger – Band II. 2., überarb. Aufl., Esslingen: Hospiz Verlag, 2017.

Universitätsklinikum Heidelberg: Patienteninformationen. Patienteninformation zu dem Brokkoli-Inhaltsstoff Sulforaphan und weitere wertvolle Tipps für eine gesunde Ernährung. https://www.klinikum.uni-heidelberg.de/fuer-Patienten.111688.0.html (abgerufen am 27.04.2022).

Van Den Berg S. J. P. L. u. a. Matrix-derived combination effect and risk assessment for estragole from basil-containing plant food supplements (PFS). Food Chem Toxicol 2013, 62, 32 – 40. doi:10.1016/j.fct.2013.08.019.

Vester F. Phänomen Stress. Wo liegt sein Ursprung, warum ist er lebenswichtig, wodurch ist er entartet? 19. Aufl., München: Deutscher Taschenbuch Verlag, 2008.

Wabner D. & Beier C. (Hrsg.) Aromatherapie. Grundlagen, Wirkprinzipien, Praxis. München: Urban & Fischer Verlag, 2009.

Wagner H. & Wiesenhauer M. Phytotherapie: Phytopharmaka und pflanzliche Homöopathika. 2. Aufl., Stuttgart: Wissenschaftliche Verlagsgesellschaft, 2003.

Werner M. & von Braunschweig R. Praxis Aromatherapie. Grundlagen, Steckbriefe, Indikationen. 6., akt. und erw. Auf., Stuttgart: Haug Verlag, 2020.

Empfohlene Bücher und Internetseiten

von Braunschweig R. & Klee J. S. Gesund im Mund. Warum eine biologische Mund- und Zahnpflege nachhaltig unsere Gesundheit stärkt. Oy-Mittelberg: Joy-Verlag, 2022.

Friebe R. Hormesis. Das Prinzip der Widerstandskraft. Wie Stress und Gift uns stärker machen. München: Hanser Verlag, 2016.

Heymann E. Haut, Haar und Kosmetik, eine chemische Wechselwirkung – Handbuch für Körperpflegeberufe, Apotheker, Dermatologen. 2., vollst. überarb. u. erw. Aufl. Bern: Hans Huber Verlag, 2001.

Morschitzky H. Vegetatives Nervensystem. https://panikattacken.at/vegetatives_nervensystem/vegetatives_nervensystem.html.

Thumm A. & Kettenring M. Waldmedizin. Die Heilkraft der ätherischen Baumöle. Oy-Mittelberg: Joy Verlag, 2018.

Bezugsquellen und Adressen

Ätherische Öle, Hydrolate, Pflanzenöle/-fette und Fertigprodukte für die biologische Hautpflege

AOT Organic Products
All Organic Treasures GmbH
Am Mühlbach 38
D–87487 Wiggensbach
www.aot.de

Aromapflege GmbH
Sepp-Haggenmüller-Straße 6
A–6600 Lechaschau
www.aromapflege.com

Arte Verde GmbH
Duftmanufaktur und Studienkreis
Gertraud Lüftenegger
Wingatweg 6
A–6832 Röthis
www.arteverde.at

Bahnhof-Apotheke
Bahnhofstraße 12
D–87435 Kempten
www.bahnhof-apotheke.de

Farfalla Essentials AG
Florastrasse 18b
CH–8610 Uster
www.farfalla.ch

Neumond – Düfte der Natur GmbH
Gewerbegebiet 2
D–82399 Raisting
www.neumond.de

Ölmühle Fandler GmbH
Prätis 1
A-8225 Pöllau
www.fandler.at

Ölmühle Solling GmbH
Höxtersche Straße 3
D-37691 Boffzen
www.oelmuehle-solling.de

Primavera Life GmbH
Naturparadies 1
D-87466 Oy-Mittelberg
www.primaveralife.co

Rapunzel Naturkost GmbH
Rapunzelstraße 1
D-87764 Legau
www.rapunzel.de

suissessences Genossenschaft
Deitingenstrasse 31
CH-3380 Wangen an der Aare
www.suissessences.ch

TAOASIS GmbH
Natur Duft Manufaktur
Am Duftgarten 1
D-32791 Lage
www.taoasis.com

Auswahl von Vereinigungen für Aromatherapie, Aromapflege und Aromakultur

AromaAlliance
c/o Forum Essenzia e. V.
Nesso 8
D-87487 Wiggensbach
www.aromaalliance.org

Aroma Forum International e. V.
Obere Dorfstrasse 14
D-88145 Opfenbach
www.aroma-forum-international.de

FORUM ESSENZIA e. V.
Verein für Förderung, Schutz und Verbreitung der Aromatherapie, Aromapflege und Aromakultur
Nesso 8
D-87487 Wiggensbach
www.forum-essenzia.org

ÖGwA
Österreichische Gesellschaft für wissenschaftliche Aromatherapie und Aromapflege
Perfektastraße 28/1
A-1230 Wien
www.oegwa.at

Danksagung

An einem so umfangreichen Werk sind natürlich viele Mitstreiterinnen und Freunde im Hintergrund beteiligt.

Einige wichtige Menschen haben mich über viele Jahre bei diesem Projekt begleitet und mir geholfen, bei ihnen möchte ich mich besonders bedanken. Von ganzem Herzen danke ich meiner Familie, insbesondere meinem Ehemann Leo von Braunschweig, der mich immer wieder ermutigt hat und mich geduldig bis heute begleitet. Meine Tochter Bettina von Braunschweig half mir immer wieder durch hartnäckige Fragen, Anregungen und seelische Unterstützung. Ihnen beiden ist es zu verdanken, dass ich nicht auf halber Strecke aufgab.

Meine gute Freundin Eva Wagner, selbst Biologin und Lektorin, hat mich vor allem zu Beginn des Projektes intensiv begleitet. Mit ihrer kompetenten Art brachte sie die nötige Struktur in mein Verständnis des komplexen Netzwerks Haut – Psyche – Immun- und Hormonsystem.

Dieses Buch ist ein gelebtes Buch: Die Erkenntnisse und Rezepte, die ich hier beschreibe, beruhen auf meinen Erfahrungen aus dreißig Jahren Praxis. Ich danke daher auch allen Krankenschwestern, Pflegern, Hebammen, Altenpflegerinnen und -pflegern sowie vielen aufmerksamen privaten Anwenderinnen und Anwendern, die ich in dieser langen Zeit kennenlernen durfte. Diese Praktiker/-innen beobachten gut und so konnte ich von ihren Erfahrungen viel lernen. Der Austausch auf Augenhöhe war und ist mir das Allerwichtigste.

Ganz herzlich möchte ich mich bei Ingeborg und Thomas Stadelmann bedanken. Sie standen mir stets mit Rat und Tat zur Seite und ermöglichten es, mein umfangreiches Manuskript zu veröffentlichen. Besonders habe ich mich über das ansprechende Layout gefreut. Meiner Lektorin, Frau Dr. Eva Heuberger, und dem ganzen Stadelmann-Team gilt mein besonderer Dank. Mit viel Einfühlungsvermögen haben sie sich dem Thema Hautgesundheit gewidmet. Ein herzlicher Dank geht auch an Natalie Stadelmann, denn sie hat den »Dschungel Naturkosmetik« gelichtet.

Die Autorin

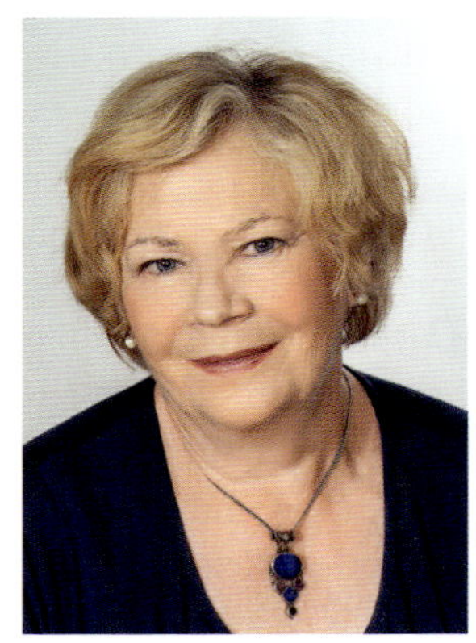

Ruth von Braunschweig, geboren 1943, schloss ihr Biologie- und Chemiestudium mit dem Zweiten Staatsexamen für das höhere Lehrfach (Chemie und Biologie) und als Diplombiologin (Schwerpunkt Meeresbiologie) ab. An der Universität Kassel, Institut für Sport und Sportmedizin, begleitete sie ein wissenschaftliches Projekt zur Stressbewältigung bei Leistungssportlern. Im Anschluss absolvierte sie eine Ausbildung zur Heilpraktikerin.

Die ätherischen Öle entdeckte sie, als sie nach Hilfen zur Stressbewältigung suchte, und erforscht sie seither mit der größten Leidenschaft. Daneben gilt ihr Interesse auch den fetten Pflanzenölen als ganzheitliche Hautpflegemittel und als Trägersubstanzen für die Aromatherapie.

An einer Kosmetikfach- und Heilpraktikerschule in Kassel leitete sie die Abteilung »Ganzheitliche Hautpflege« und war dort viele Jahre als Dozentin für Dermatologie, Produktkunde, Aromatherapie und Phytotherapie tätig.

Sie leitet bis heute Seminare über Aromatherapie, Aromapflege und Pflanzenöle. Zu diesen Themen hat sie bereits mehrere Fachbücher und -artikel veröffentlicht.

Ruth von Braunschweig war lange Zeit Vorstandsmitglied von Forum Essenzia e.V., Verein für Förderung, Schutz und Verbreitung der Aromatherapie, Aromapflege und Aromakultur, und ist Ehrenmitglied des Vereins.

Sie ist verheiratet, hat zwei erwachsene Kinder sowie drei Enkelkinder und lebt im Raum Köln.

Register

Kursive Stichworte: wissenschaftliche Namen. Aus Platzgründen wurden hier die einzelnen ätherischen Öle, fetten Pflanzenöle und Hydrolate, ihre Inhaltsstoffe sowie ihre hautpflegenden und sonstigen Wirkungen nicht erfasst. Diese Informationen finden Sie in den individuellen Öl- bzw. Hydrolate-Portraits und Übersichtstabellen.

A

B

C

D

E

F

G

H

I

J

K

Bildnachweis

Alle Abbildungen und Bildlizenzen sind von www.istockphoto.com, www.shutterstock.com, www.stock.adobe.com und aus dem Archiv des Stadelmann Verlag.
Des Weiteren danken wir: S. 151: Daniel Fuchs, S. 183: Christian Herb, S. 241 Marco Schmidt, S. 242: Eva Wagner, S. 162: https://de.wikipedia.org @Crusier, S. 261: www.forum-essenzia.org/, S. 355: https://utopia.de/siegel/bdih-kontrollierte-naturkosmetik/, S. 356: https://biolonreco.ca/?attachment_id=23591, S. 357: http://www.anyssa.fr/images/cosmetique-bio-charte-cosmebio_3.jpg, S. 358: www.natrue.org, S. 358: https://www.cosmos-standard.org/cosmos-certification?lang=de, S. 360: https://naturesbestcosmetics.nl/wp-content/uploads/cosmeticakeurmerken-Natural-Cosmetics-Standard.png, S. 137/369: Johanna Köppl, S. 623: Martina Berg, S. 668. Anja Maurer, S. 719: Tinofrey, S. 734: Daniel Dillenseger, S. 737: Farfalla, S. 829: Fotolia, S. 840: Jean-Claude Richard, S. 849: Marion Schneider & Christoph Aistleitner, S. 948: AlejandroLinaresGarcia, S. 942: Chau Phuoc Minh